科伯特药物安全和药物警戒手册

（第三版）

杨吉江　朱承　徐菊萍 **主译**

Cobert's Manual of Drug Safety and Pharmacovigilance

3rd Edition

【美】巴顿·科伯特（Barton Cobert）
【美】威廉·W. 格里高利（William W. Gregory）　著
【法】让-卢普·托马斯（Jean-Loup Thomas）

U0284052

清华大学出版社
北京

北京市版权局著作权合同登记号：图字01–2020–3182号

COBERT'S MANUAL OF DRUG SAFETY AND PHARMACOVIGILANCE
3RD EDITION
(ISBN: 9789811215230)
By BARTON COBERT, WILLIAM W. GREGORY, JEAN–LOUP THOMAS

图书在版编目（CIP）数据

科伯特药物安全和药物警戒手册：第三版/（美）巴顿·科伯特（Barton Cobert），（美）威廉·W.格里高利（William W. Gregory），（法）让–卢普·托马斯（Jean–Loup Thomas）著；杨吉江，朱承，徐菊萍主译. -- 北京：清华大学出版社，2024.10. -- ISBN 978-7-302-67494-8

Ⅰ．R965.3-62
中国国家版本馆CIP数据核字第2024T2E559号

责任编辑：罗　健
封面设计：常雪影
责任校对：李建庄
责任印制：刘海龙

出版发行：清华大学出版社
　　网　　址：https://www.tup.com.cn, https://www.wqxuetang.com
　　地　　址：北京清华大学学研大厦 A 座　　　邮　　编：100084
　　社 总 机：010-83470000　　　　　　　　　邮　　购：010-62786544
　　投稿与读者服务：010-62776969, c-service@tup.tsinghua.edu.cn
　　质量反馈：010-62772015, zhiliang@tup.tsinghua.edu.cn
印 装 者：涿州汇美亿浓印刷有限公司
经　　销：全国新华书店
开　　本：185mm×260mm　　　印　　张：33.25　　　字　　数：787 千字
版　　次：2024 年 12 月第 1 版　　　　　　　　印　　次：2024 年 12 月第 1 次印刷
定　　价：107.00 元

产品编号：087477-01

翻译委员会名单

《科伯特药物安全和药物警戒手册》（第三版）

主　译　杨吉江　朱　承　徐菊萍

主　校　杨晓燕

翻译委员会名单　（以下姓名按拼音排序）

包海燕	毕　薇	常雯婷	陈　昕	初晓玉	褚雅静
代琛贤	范林林	扶琦博	高　歌	高　建	高诗雨
侯宇尧	胡志强	季思伟	季婷婷	贾　君	贾宪军
江　玲	金顺福	蓝丽丽	李佳彦	李　俊	李叔娟
林　琳	林　鑫	刘丹青	刘　昊	刘　佳	刘凯泓
刘小颖	卢　毅	吕晓兰	马春路	马天乐	钱　岚
屈　婕	荣　靖	商京丽	宋姣姣	苏敏实	万邦喜
王爱花	王冬媛	王金辉	王可心	王雯雯	王雪玲
文晓伟	吴　昊	夏郁松	谢　凡	谢诒诚	徐菊萍
闫任章	杨吉江	杨晓燕	喻　娟	张彩权	张　菡
张宏燕	张　铭	张少森	张稀翎	张潇潇	张晓娟
张晓倩	张　艳	赵　岚	赵杏娜	智会静	仲　霞
周应群	朱　承	朱明芳	祖　莹		

本书作者之一巴顿·科伯特（Barton Cobert）博士，是ICH的创始成员和工作组主席，作为美国资深胃肠病专家、全球知名的药物安全（DS）和药物警戒（PV）顾问，凭借30多年行业经验，写了6本关于药物安全的教科书，为药物警戒领域提供咨询和指导。

《科伯特药物安全和药物警戒手册》（第三版）作为全球唯一一部再版三次的药物安全及药物警戒权威手册，是一本全面指导药物安全和药物警戒活动的优秀工具书，适用于药物安全、临床研究、药理学、药品监管事务、风险管理、质量或合规领域以及政府和法律专业人员阅读、参考。

本书作为一部综合、实用的专业指南，介绍了药物安全和药物警戒的理论和实践，并提供了有关美国、欧盟等国家和地区的药品安全信息和相关法规。具体内容包括：药物流行病学，欧美药物警戒监管机构及相关法规，国际学术机构（UMC、CIOMS、ICH、WHO），医学学术机构，政府与行业的互动，制药公司，药物安全部门，药物警戒的相关定义，临床试验安全报告，个例报告处理流程，数据库及E2B R3，急性与慢性AE，AE文件管理，严重、预期、相关性的判断，医学及药学编码，临床试验的快速与汇总报告，上市后自发安全报告，真实世界研究，定期药物不良事件报告/定期安全更新报告/定期获益-风险评估报告（PADER/PSUR/PBRER），信号及风险管理，风险评估及最小化措施，数据监测委员会，机构审查委员会/伦理委员会（IRB/EC），伦理问题，PV质量系统，PV培训，稽查及检查，PV系统主文件，药品说明书，特殊患者人群，药物间相互作用，产品质量，疫苗警戒，医用毒品的药物警戒，合作伙伴间药物安全信息交换，数据隐私及安全。

《科伯特药物安全和药物警戒手册》（第三版）于2019年出版，指导全球制药行业、医院、药品监督管理机构和其他卫生监管机构的药物安全日常工作，并为相关机构在面临药物安全问题时采取应对措施提供关键信息。

中国国家药品监督管理局自2017年加入ICH以来，有计划、有步骤地实施ICH相关规定及指南，药物安全及药物警戒首当其冲，领先全行业，快速与国际标准接轨。2018年，ICH E2A、E2B R3、M1率先在临床试验领域实施，其中E2B R3的实施为世界首次，领先全球。但在转化与实施过程中，不可避免地会遇到各种问题，广大药物警戒从业人员，包括监管机构、医疗机构、药品生产企业、药品经营企业、CRO等，都面临对药物警戒专业知识及国际标准的学习、更新和应用，特别是建立符合E2B R3标准的药物警戒系统，曾一度成为制药行业全面实施ICH标准操作的难题，全行业期待系统、全面、准确介绍药物安全及药物警戒的手册和书籍。

有关临床试验个例安全报告的药物警戒法规在中国率先与国际标准接轨后，指导上市后不良反应报告的E2D、临床试验期间的RCP（中国）/RMP、DSUR指南及多部药物警戒指南相继出台，2019年新版《药品管理法》开始实施，推动了一系列监管法规包括新版GCP和首版GVP的出台，对整个医药行业的药物安全及药物警戒提出了全新的要求：随着创新药产业的快速发展，监管机构需要不断推出新的法律规定和更详细的技术指南；制药企业需要在法规要求的时限内完成自身药物警戒体系的建立和完善；医疗机构及药品经营企业需要继续强化对药物安全的监控及上报工作；CRO企业需要按照更精确、完善的知识和流程为整个医药行业提供符合新法规的服务；药物研发机构则需要不断创新，与世界同行，与全球同步。

为满足广大从业者对药物警戒最新知识的渴求和对国际操作惯例的理解及对跨国药物警戒操作的精准把握，译者在中国翻译出版国际久负盛誉的《科伯特药物安全和药物警戒手册》（第三版），旨在为我国的药物警戒同仁了解和跟踪国际药物警戒发展情况提供有益参考。

中国药品监督管理研究会会长　张　伟

2024年2月2日

药物警戒是保障药品安全的重要手段，它既包含一系列复杂的科学研究工作，也包含众多与药品安全相关的管理工作。随着2019年新修订的《中华人民共和国药品管理法》的深入实施和我国新药研发高潮的兴起，药物警戒在我国获得了快速的发展，并发挥了重要的作用。但也常常听到一些从业者反映不知道如何开展药物警戒工作。杨吉江、朱承、徐菊萍翻译的世界名著《科伯特药物安全和药物警戒手册》即将面世，这对于我国广大药物警戒工作者是一个喜讯。

本手册介绍了药物警戒的定义、理论、方法、工具，以及国际法规和经验，是一本有关药物警戒工作全方位、系统性的教材和工具书。希望本书的出版能够对我国药物警戒工作的开展发挥重要的作用。作为长期致力于药品安全工作的药品监管工作者，我也对本书的作者、翻译者，以及对本书出版作出贡献的各方人士表示感谢和敬意。

药物警戒是一项实践性很强的工作，其核心价值是实践。毛泽东主席曾指出，对于工作，不是先学好了再干，而是干起来再学习，干就是学习。借此机会，我也以此与致力于从事药物警戒工作，并对公众用药安全承担着重大使命责任的诸位同仁共勉。

中国药品监督管理研究会

药物警戒研究专业委员会主任委员　李国庆

2024年2月2日

第三版中文翻译版译者的话

《科伯特药物安全和
药物警戒手册》

    2019年国庆节，我回到新泽西的家中度假，闲暇之余，照例在网上搜索药物警戒的相关信息，不期然间，刚刚问世的《科伯特药物安全和药物警戒手册》（*Cobert's Manual of Drug Safety and Pharmacovigilance*）第三版吸引了我的视线，科伯特博士果然不负众望，名著再版，精雕细琢，如期问世，以飨读者。

    巴顿·科伯特（Barton Cobert）博士，作为ICH的创始成员和工作组主席，是美国资深胃肠病专家，全球知名的药物安全（DS）和药物警戒（PV）顾问，在制药行业有30多年的经验，写了6本关于药物安全的教科书，为药物警戒的所有领域提供专业咨询，出版了全球唯一一本再版三次的药物警戒手册。

    与前两版相比，新版紧扣"获益-风险"这个药物警戒的灵魂，全面介绍药物警戒相关的理论、实践、法规、技术、地区差异、发展方向等内容，加入了药物警戒全球最新成果，同时保持了既往平实、生动的语言风格，恰到好处的俚语偶尔绽放幽默之花。读着此书，眼前浮现出中国药物警戒行业同仁们焦急渴望的目光。凡是经历过2018年中国全面实施ICH药物警戒指南的人，对这本书都会产生由衷的向往，中国药物警戒行业急需一本这样的专著。我当即决定，把这本书介绍给中国的同行们。

    后面的事一帆风顺，国外出版社立即同意合作，科伯特博士本人也欣然同意将此书翻译成中文，他交流时的机智幽默令人印象深刻。我所在的诺思格公司各级领导从人力、物力上大力支持，清华大学出版社慧眼识珠，第一时间签约合作，同时得到了国家药品监督管理局、中国药品监督管理研究会、北京大学公共卫生学院等机构的具体指导，就在此时，新型冠状病毒肺炎疫情爆发了。

    经过几年的沉寂，摆脱了疾病的阴影，此书的翻译重新提上日程，北京石成医学咨询平台（CMAC）及太美公司鼎力支持，共同完成了翻译团队的组建及主要资金的落实工作，近百位行业同仁满怀热情投入此项公益事业，各选一章，执笔翻译，清华大学的杨吉江教授及太美公司的徐菊萍也作为共同译者加盟，行业前辈杨晓燕作为本书的翻译主校为本书的学术水平严格把关。经过所有译者（特别是十几位翻译组长）殚精竭虑，辛勤劳作，一部几十万字的药物警戒专著终于呈现在广大读者面前！

    本书完美地再现了当今药物警戒的圭臬精华及前世今生。从当年药物安全旗下的个例报告填写，到全球范围的统一上报，从严重不良事件（SAE）相关性、预期性分析，到药品全生命周期的获益-风险评估，从患者、医生、监管机构、学术机构、医药企业的不同视角描绘了药物警戒的全貌。本书是一本全面、详细、简明、易懂的药物警戒日常工具书，很适合医药企业、监管机构、学术机构的药物警戒从业者参考。

    药物警戒行业发展很快，书中的内容随着时间进展有的会显得不合时宜，在翻译过程中，我们注意到原著个别内容与某些国内现行法规不尽一致，我们为此做了译者标注。另外，很多链接已经无法点开，译者们查找了最新链接，效果仍然差强人意，读者可以根据需要自行搜索最新链接。在使用中还可能碰到新问题，欢迎反馈，以求咱们共同解决这些问题。

在本书翻译过程中，由于本人水平有限，加之参加者众多，不同译者对某些内容的理解有时不尽统一，且行文中各位译者个人的偏好、习惯难免反映在译著中，虽经译者、组长、主校、出版社编辑等反复审核修改，仍可能偶露瑕疵。作为译者，我们迫切希望看到读者的反馈，对我们翻译中的错误直言相告，以利于将来第四版翻译水平的提高。

此次翻译是本书的第三版，科伯特博士及其团队正在积极准备出版第四版，我们急切盼望新版问世，并希望再次把新书介绍到中国，推进中国药物警戒行业与全球接轨，在药物安全国际舞台与全球同行持续互动，以谋求共同发展。

特别提醒：本书涉及大量英文专业名词缩写，为方便读者查阅和理解，在书后单独列表说明。

译者

联系方式：15996241568@163.com

英文原著第三版简介

这是本手册的第三版。在这一版中，你会注意到下面一些变化：

第一，我们现在有三位作者，而不是之前的一位。药物警戒这个领域正变得如此复杂、多样、混乱和全球化，以至于一个人不可能完全精通整个领域，更别说由单一作者来编写一本复杂的教科书了。

第二，我们删除了一些关于特定国家的章节，并删除了其他已经过时的章节或细节（例如，2005年美国食品药品监督管理局关于风险的三项指南）。我们将重点放在美国和欧盟，在那里集中了本书的大部分读者，他们在药物警戒和药物安全方面发挥着关键作用，但是对于本版书中未讨论的那些国家，我们没有任何轻视之意。

该领域的变化如此之快，以至于我们很难随着美国、欧盟及其成员国的变化而变化，更不用说许多其他现在开展药物安全工作国家的变化了。

英国脱欧的特殊情况就让我们陷入了困境。本手册是在英国与欧盟谈判期间编写的。随着欧洲药品管理局从英国迁往荷兰，英国和欧盟及其成员国的情况已经并将继续发生变化。对此我们作出了一个现实的决定，省略了英国及英国药监局（MHRA）的大部分信息，我们充分意识到这是一个重大损失。我们觉得，当您读到本书时，我们在写此文时所说的一切肯定会有更多的变化。

第三，药物安全（DS）和药物警戒（PV）领域一直在持续发展。现在更加强调药物安全的风险和毒性分析，而不只是强调数据收集（"填写所有空格"）。卫生机构和"药物警戒从业者"（pharmacovigilantes）（一个幽默的新词汇，指在药物安全领域工作的人）越来越强调风险分析以及最大限度地减少毒性和风险才是PV的主要目标。鉴于IT和数据收集方式的巨大变化，卫生机构现在认为，全球数据可以而且将在临床试验和上市后环境中被准确、完整地收集和处理。随着药品上市审批程序的变化，我们现在看到药品进入市场前参与临床试验的患者越来越少，已知的安全特性也越来越少。由此我们也看到了更多的上市后药物安全研究需求。这可能是一件好事，也可能不是一件好事。

其他主要变化包括许多领域的分歧，这些分歧或多或少被非人用药品技术要求国际协调理事会（ICH）所协调。协调似乎在21世纪初达到了顶峰。我们现在看到美国和欧盟以及许多其他领域的分歧。ISO已经进入了这一领域，现在有更多的国家和非医药组织介入到制药领域中。希望这些都是好事。

该手册的不足之处似乎与第二版引言中的如下描述基本一致：

"令人沮丧的是，我们看到了药物安全和医学领域的公司化、数字化、去个性化、政治化、商品化和'其他化'。药品现在是一种大众市场商品，药品安全也在走这条路。我们看到行业、医疗从业者、患者、消费者、政府、大学和非政府组织的松懈和不良行为，我们还看到政治和金钱继续在药理学世界中发挥着重要作用。我们也看到了全球化的负面影响，即国家之间巨大的差异造成认知和操作差异，各国的重复劳动浪费资源，却几乎没有什么正面影响。"

一些关于出版管理的意见：

■ 我们已经删除了大多数URL，这些URL在前两个版本中使用得更多。我们发现它们变化很快，在出版后不久就变得毫无用处。您应该在网络搜索引擎（如谷歌）上搜索所需的网站或文档，以获取最新的URL。

■ 尽管本手册中有一个很好的索引，但您最好使用电子版并使用PDF搜索工具来找到你想要的东西。

综上所述，全世界各地和制药行业的药物警戒领域正在发生众多变化，我们需要记住，药物安全和药物警戒的目标仍然非常简单明了：保护患者，最大限度地减少药物的毒性伤害和风险。

我们能否在这一领域取得进展还很难说。

第二版简介的最后一句话仍然有效：

"好了，我希望您觉得这是一本有用、准确、易于阅读和理解的工具书。祝您好运，您会需要它的。"

英文原著第三版读者注意事项

　　这本书并非用于医学实践或为各种药物、生物制品、非处方药、保健食品、补充剂等开具处方。本书所描述的药物不一定得到美国食品药品监督管理局、欧洲药品管理局、加拿大卫生部或任何其他监管机构、卫生机构的特批，得到批准才可以用于所讨论的疾病、患者或剂量。在美国和其他国家及地区，必须在使用任何处方药之前先查询该管辖区域内批准的说明书文件。由于使用标准的变化，建议持续关注修订后的说明书内的推荐事项、注意事项、安全警告和不良事件，特别是那些关于新产品的信息。

　　这本书并不是旨在评价某特定产品的价值或其在药品类别中的相对价值，即使在用特定产品来举例说明不良反应时也是如此。这本书不是为了帮助医疗保健从业者或消费者在医疗实践中选择疗法，与所有药物和疗法一样，在开处方或使用前应参阅官方批准的产品说明书文件。

　　最后，本书并不是一个全面的药物开发指南。我们已经就药物开发和市场营销中的许多药物安全问题给出了我们的看法，但情况每天都在变化，请查询更多信息来源。信任，并去验证。祝好运！

英文原著第二版简介

这本书的第一版是几年前写的，从那时起，药物安全的世界发生了很大的变化。在过去的三四十年里，那些驱动医学进步的其他领域迅速发展的新技术，现在已经影响到了药物安全领域（EDC、E2B、CDISC、HL-7、DSUR、PPR、ICSR——如果你不知道这些意味着什么，请阅读本书的其余部分）。新技术的推动，现在是，将来也是一个"游戏规则的改变者"。今天每个人的医疗生活（如果不是整个生命的话）正在变得数字化，医疗记录可以随时进行调阅、研究、分析、关联，也可在推特和社交媒体上分享等，我们目前的体系很可能在10年、20年或30年后看起来是"史前的"，或者充其量是"中世纪的"。不管人们喜欢与否，与时俱进以保持最新的操作能力和进行高质量的药物安全工作都是必要的。本书试图帮助读者从药物安全和药物警戒的理论和方法论中获得高质量的工作能力。

该领域的许多变化令人振奋，但也有许多令人沮丧的地方。令人振奋的是，我们开始更好地理解药理学。人们正在开发一种方法，有望预测个体的潜在和可能的药物毒性。也许基因组学将使我们能够真正为个人量身定制药物治疗，但我们还没有做到这一点，所以这本书中几乎没有提及基因组学。幸运的是，随着我们医学知识的增加，我们将看到对公共卫生的重大贡献。药物安全的模式正在发生变化：现在的关注点是"获益-风险"、"质量管理系统"和"风险规避"，这些词和概念在50年前几乎没有在医学中使用过。另外，药物安全已经走向全球。1989年开始的人用药品技术要求国际协调理事会（ICH）非常奇特地包括了该领域的所有主要参与者——美国、欧洲（实际上只有三四个主要西欧国家）和日本，以及几个沉默的观察员国家。很大程度上因为乌普萨拉监测中心的推动，药物安全现在变得更加全球化，有来自世界各地充满活力的新想法。

令人沮丧的是，我们看到了药物安全和医学领域的公司化、数字化、去个性化、政治化、商品化和"其他化"。药品现在是一种大众市场商品，药品安全也在走这条路。我们看到行业、医疗从业者、患者、消费者、政府、大学和非政府组织的松懈和不良行为，我们还看到政治和金钱继续在药理学世界中发挥着重要作用。我们也看到了全球化的负面影响，即国家之间巨大的差异造成认知和操作的分裂，各国的重复劳动浪费资源，却几乎没有带来什么正面影响。再加上"人类的特性"，即想要一种神奇的药丸，让我们可以随心所欲地吃喝玩乐，而不会损害我们的健康。

建议：本手册有两个主要用途：第一个用途是作为教科书，供那些希望学习该领域或复习药物安全知识的人使用，这些人可能会从头到尾阅读本书（自学或作为课程的一部分），也可以只复习需要的部分章节。第二个用途是作为参考书，为此，我强烈建议将手册电子版加载到您的个人电脑、手机、平板电脑或其他新技术产品上，并使用PDF搜索工具（例如Adobe）查找您要查找的关键词或概念。尽管我试图将概念尽量保留在专门的章节中，但许多概念（例如因果关系确定）必须在多个章节中进行讨论。使用PDF搜索将快速将您带到文本中的正确位置。

　　好了，我希望您觉得这是一本有用、准确、易于阅读和理解的工具书。祝您好运，您会需要它的。

本手册是一本实用的药物安全工具书，它针对的读者既涵盖该领域的新来者，也包括老前辈乃至局外人，这些人希望揭开药物不良事件的神秘面纱，并了解药物安全部门是如何工作的。希望读者，尤其是那些非本专业领域的读者，能够理解药物安全作为一门学科，和医学的所有其他领域一样，既是一门艺术，也是一门科学。

对新手来说，本书是药物安全的入门课，本书对药物不良事件的处理方式进行了全面概述。对老前辈来说，这本书将填补药物安全知识的空白。对不直接从事药物安全领域工作的局外人，本书将解释该行业和卫生当局是如何处理药物"副作用"的。

这本书不应该是百科全书，行业内可以找到像这样的百科全书。相反，我希望它是一本易于日常使用的、对药物安全领域进行全面概述的工具书。

在仔细阅读和消化吸收其内容后，读者将能够在药物安全部门工作，或者，如果是局外人，能够了解药物安全部门发生了什么，了解各种列表或不良事件的来源。

我一直试图避免使用过多的行业术语（例如"此例自发的SAE是可以快速上报的，因为它属于未预期"），并让那些医学或药理学知识有限或一无所知的人能轻松使用这本书。

出版管理：在这个高科技时代，本书中的参考文献主要是网站，而不是发表的论文。经过多次讨论，我们认为将网络上的统一资源定位符（URL）直接放在文本中会分散读者的注意力，而且用处不大，因此，它们被记录在书后面的附录中。此外，本书还附有一张光盘，里面有本书的全部内容。这能帮助读者快速而容易地搜索他希望看到的任何主题。URL是"活动的"，因此读者在使用光盘时只需点击一两次就可以跳转到该网站。在编写本书时，所有链接都是活动的且正确的，但不能保证将来一定也会这样。此外，将链接复制并粘贴到浏览器中可能会解决您遇到的问题。

我祝愿您在药品安全的世界里一切顺利！

第1章　药物安全及药物警戒的理论和定义 ·· 1

1.1　理论 ··· 1

1.2　ICH对不良事件（AE）的定义 ··· 1

1.3　EMA对不良事件（AE）的定义 ·· 2

1.4　FDA对不良事件的定义 ·· 2

1.5　不良反应（AR） ·· 3

1.6　严重不良事件（SAE）和严重不良反应（SAR） ·· 3

1.7　非严重不良事件（NSAE）和非严重不良反应（NSAR） ··································· 4

1.8　FDA对疑似不良反应（SAR）和疑似不良反应药物（SADR）的定义 ·················· 4

1.9　可疑的非预期严重不良反应（SUSAR） ··· 4

1.10　可疑的预期严重不良反应 ··· 5

1.11　FDA对非预期不良事件的定义 ··· 5

1.12　EMA对非预期不良反应的定义 ·· 5

1.13　EMA对说明书文件未列出的不良反应的定义 ·· 6

1.14　不良事件的预期性（说明书文件已列出和已标注的不良事件） ···························· 6

1.15　药物安全及药物警戒实践 ··· 6

第2章　临床试验、临床研究组织、Ⅰ～Ⅳ期临床试验及研究者发起的试验 ················· 8

2.1　简介 ··· 8

2.2　Ⅰ期临床试验 ·· 9

2.3　Ⅱ期临床试验 ··· 10

2.4　Ⅲ期临床试验 ··· 10

2.5　Ⅳ期临床试验 ··· 11

2.6　后期研究 ·· 12

2.7　研究者发起的试验 ·· 13

2.8　其他研究的相关问题 ··· 14

2.9　常见问题 ·· 15

第3章　自发的上市后不良事件 ··· 19

3.1　简介 ·· 19

3.2 美国法规 ······ 23

3.3 欧盟法规 ······ 23

3.4 其他地区的法规 ······ 24

3.5 流程问题 ······ 24

3.6 常见问题 ······ 25

第4章 药物安全及药物警戒理论 ······ 27

4.1 FDA简史 ······ 27

4.2 各国法律、法规和行业指南的差异 ······ 28

4.3 美国药物安全法规和指南 ······ 29

4.4 欧盟的药物安全立法（指令、法规）和指南 ······ 29

4.5 常见问题 ······ 33

第5章 不良事件的统计和药物流行病学概述 ······ 34

5.1 简介 ······ 34

5.2 病例报告或个例安全报告 ······ 35

5.3 汇总报告 ······ 35

5.4 不良事件的报告频率及其对应的风险 ······ 37

5.5 为什么我们不能计算出好的不良事件报告频率 ······ 38

5.6 定量信号检测方法 ······ 39

5.7 其他数据挖掘方法 ······ 40

第6章 流行病学和药物流行病学 ······ 43

6.1 流行病学和药物流行病学及其局限性和优势 ······ 43

6.1.1 简介 ······ 43

6.2 随机对照试验 ······ 44

6.3 适应性临床试验 ······ 45

6.4 队列研究 ······ 45

6.5 病例-对照研究 ······ 46

6.6 巢式病例对照研究 ······ 48

6.7 置信区间 ······ 48

6.8 常见问题 ······ 49

第7章 法规、指令、指南、法律和共识文件 ······ 50

7.1 美国的法规、指令、指南、法律和共识文件 ······ 50

7.2 欧盟的法规、指令、指南、法律和共识文件 ······ 51

7.3 共识文件 ······ 53

7.3.1 实践中的共识文件 ·· 53

7.4 非处方药的相关法规 ·· 54

    7.4.1 美国的相关法规 ·· 54

    7.4.2 欧盟的相关法规 ·· 55

7.5 与时俱进 ·· 55

    7.5.1 科学和医学文献 ·· 56

    7.5.2 会议和研讨会 ·· 56

    7.5.3 互联网 ·· 57

第8章 美国食品药品监督管理局 ·· 58

8.1 简介 ·· 58

8.2 FDA药物评价与研究中心 ·· 58

    8.2.1 概述 ·· 58

    8.2.2 药物警戒与流行病学办公室 ·· 59

    8.2.3 药品安全监督委员会及CDER网站介绍 ·· 60

8.3 安全报告门户 ·· 61

8.4 风险管理 ·· 63

8.5 MedWatch计划 ·· 63

8.6 安全数据库 ·· 64

8.7 其他有用的FDA网页 ·· 65

8.8 生物制品审评与研究中心 ·· 66

8.9 器械和放射中心（CDRH） ·· 67

8.10 非处方产品 ·· 68

8.11 药品安全监督委员会 ·· 68

8.12 处方药使用者付费法案 ·· 69

8.13 处方药使用者付费法案：五年计划 ·· 69

8.14 2007年《食品药品管理法修正案》（FDAAA） ·· 69

8.15 《21世纪治疗法案》 ·· 70

8.16 2017年《FDA再授权法案》 ·· 71

8.17 哨点系统与主动风险识别和分析（ARIA）工具 ·· 71

8.18 FDA对制药公司的期望是什么？ ·· 73

8.19 FDA对消费者和医疗专业人士的期望是什么？ ·· 74

8.20 FDA的出版物和更新 ·· 74

8.21 药品安全检查 ·· 77

8.22 常见问题 ·· 77

第9章　欧洲药品管理局 79

9.1　简介 79

9.2　欧盟的药品注册程序 79

　　9.2.1　中央授权程序（centralized authorization procedure，CAP） 79

　　9.2.2　国家授权程序 80

9.3　欧洲药品管理局概述 80

　　9.3.1　组织架构 80

　　9.3.2　风险管理 82

　　9.3.3　欧盟药物警戒系统EudraVigilance 82

9.4　什么不属于EMA监管范围？ 84

9.5　药物警戒风险评估委员会 84

9.6　欧盟上市后药物警戒法规 85

9.7　《欧盟药品法规汇编》（第10卷）：临床试验的药物警戒 90

9.8　EMA网站 91

9.9　欧洲药物流行病学和药物警戒各中心网络 92

9.10　通讯稿和RSS源 92

9.11　对EMA的评论 92

9.12　法国国家药品和保健品安全局 93

　　9.12.1　机构的职责 93

　　9.12.2　职权范围 93

　　9.12.3　组织架构 94

9.13　常见问题 94

第10章　欧盟药物警戒负责人 97

10.1　简介 97

10.2　实际情况 99

10.3　EMA检查各公司药物警戒负责人时经常发现的问题 99

10.4　常见问题 100

第11章　乌普萨拉监测中心（UMC） 102

11.1　世界卫生组织的国际药物监测计划 102

11.2　UMC的关键职能 102

第12章　国际医学科学组织理事会 104

12.1　简介 104

12.2　CIOMS Ⅰ（1990）：药物不良反应国际报告 104

12.3　CIOMS Ⅱ（1992）：药物安全定期更新国际报告 ·· 105

12.4　CIOMS Ⅲ（1995年和1998/1999年）：药物核心临床安全信息撰写指南
　　　（1995年），包括对研究者手册撰写的新建议（1998/1999年）··················· 106

12.5　CIOMS Ⅳ（1998）：上市药物的获益风险平衡：评估安全信号 ·················· 107

12.6　CIOMS Ⅴ（2001）：药物警戒当前的挑战：实用方法 ································· 109

12.7　CIOMS Ⅵ（2005）：临床试验安全信息的管理 ·· 115

12.8　临床试验安全信息的监管报告和沟通 ·· 119

12.9　CIOMS Ⅶ（2006年）：研发期间安全更新报告（DSUR）························· 120

12.10　CIOMS Ⅷ（2010）：信号检测（在药物警戒中做信号检测需要考虑的
　　　　问题）·· 121

12.11　CIOMS/WHO疫苗药物警戒工作组（2012年）：疫苗药物警戒术语的
　　　　定义和应用··· 122

12.12　CIOMS Ⅸ（2014）：医药产品风险最小化的实用方法 ····························· 122

12.13　CIOMS Ⅹ（2016）：证据综合和荟萃分析 ·· 122

12.14　CIOMS标准化MedDRA查询（SMQs）（2016）：SMQ的开发和合理使用：
　　　　使用MedDRA检索药物不良反应（第二版）··· 123

12.15　CIOMS（2017）：疫苗安全主动监督指南 ··· 123

第13章　药物警戒数据的来源 ··· 124

13.1　简介 ··· 124

13.2　FDA不良事件报告系统（FAERS）··· 124

13.2.1　FAERS网站公共页面 ··· 125

13.2.2　FAERS季度数据文件 ··· 126

13.2.3　修订的ICSR ··· 126

13.3　临床试验数据 ·· 126

13.4　乌普萨拉监测中心（UMC）··· 127

13.4.1　维吉数据库（VigiBase）··· 127

13.5　欧盟药物警戒系统（EMA EudraVigilance）··· 128

13.6　母婴风险数据库（Motherisk）··· 128

13.7　加拿大卫生局 ·· 129

13.8　英国药品和医疗产品监管局（MHRA）··· 129

13.9　致畸药物数据库 ·· 129

13.10　通用医学实践研究数据库和临床医学实践研究数据链 ······························ 129

13.11　其他监管机构和数据库 ··· 130

第14章　信息技术、数据库和计算机 ··· 131

14.1　简介 ·· 131

14.2　安全数据库必须包含的功能 ································· 131

　　14.2.1　数据录入 ··· 132

　　14.2.2　工作流 ··· 133

　　14.2.3　管理功能 ··· 133

　　14.2.4　供应商支持与信息技术问题的解决 ··············· 134

　　14.2.5　系统验证 ··· 134

　　14.2.6　说明书文件功能 ······································ 134

　　14.2.7　报告功能 ··· 134

　　14.2.8　数据导出与导入 ······································ 135

　　14.2.9　药物警戒功能 ··· 135

14.3　数据库支持 ··· 135

14.4　数据录入 ··· 136

14.5　数据传输（E2B） ··· 137

14.6　E2B（R3）格式 ··· 138

14.7　安全数据库 ··· 139

14.8　数据库迁移 ··· 139

14.9　HL7组织 ··· 140

14.10　临床数据交换联盟 ·· 140

14.11　医学临床术语的系统命名法 ······························ 141

14.12　常见问题 ·· 141

第15章　新化学实体、仿制药、辅料、安慰剂和假药的不良事件（AEs） ·········· 142

15.1　简介 ··· 142

15.2　仿制药 ··· 143

15.3　辅料 ··· 143

15.4　安慰剂 ··· 144

15.5　其他生产商药物的不良事件 ································· 146

15.6　安慰剂与临床试验中的揭盲 ································· 146

15.7　由于以下原因导致的不良事件 ······························ 147

　　15.7.1　辅料 ··· 147

　　15.7.2　仿制药 ··· 148

15.8　假冒、不纯和其他非标准产品引起的不良事件 ············ 148

　　15.8.1　网上药店 ··· 149

　　15.8.2　作者对PV人员的建议 ·································· 150

15.9　常见问题 ··· 151

第16章　儿童、老年人和其他特殊（易受伤害）群体 152

16.1　儿童群体 152

16.1.1　美国的现状 153

16.1.2　欧盟的现状 154

16.2　老年人群体 154

16.2.1　FDA和ICH E7指南 155

16.2.2　FDA指南和老年用药规则 156

16.2.3　EMA法规和指南 156

16.3　其他特殊群体 157

16.3.1　妇女群体 157

16.3.2　非洲裔美国人 157

第17章　妊娠和哺乳 160

17.1　简介 160

17.2　美国现状 160

17.2.1　妊娠期 162

17.2.2　哺乳期 162

17.2.3　有生殖潜力的女性和男性 162

17.2.4　FDA妊娠登记指南（2002） 163

17.2.5　流行病学质量管理规范 163

17.2.6　监管报告要求 164

17.3　欧盟现状 164

17.3.1　妊娠期 164

17.3.2　哺乳期 165

17.4　男性服用药物后伴侣怀孕的不良事件 166

17.5　其他资源 166

17.5.1　perinatology.com网站 167

17.5.2　母亲风险 167

17.5.3　畸形登记和机构 167

17.6　常见问题 168

第18章　急性和慢性（迟发）不良事件 169

18.1　简介 169

18.2　Bendectin®：错误的警报 169

18.2.1　退市 169

18.2.2　重返加拿大和欧洲市场 170

18.3　阿霉素®··170
18.4　基因治疗··171
18.5　抗反转录病毒药物···171
18.6　己烯雌酚（DES）···171
　　18.6.1　恶性肿瘤延迟发生（长潜伏期）···172
　　18.6.2　采取的行动···172
18.7　长潜伏期不良事件未来的处理方法···173
18.8　常见问题··173

第19章　药物相互作用···174
19.1　简介··174
19.2　细胞色素P450··175
19.3　药物与食物相互作用、药物与酒精相互作用、药物与疾病相互作用和
　　　其他相互作用··176
19.4　药物与药物相互作用的频率··176
19.5　信息交流··177

第20章　产品质量问题···179
20.1　简介··179
20.2　有关假药的问题···183
20.3　常见问题··184

第21章　不良事件（AE）数量、质量、药品文档质量管理规范及病例记录·····185
21.1　简介··186
21.2　药物安全事件存档···189
21.3　存档保留时间···190
21.4　药品文档质量管理规范··190

第22章　个例安全报告的严重性、预期性和相关性··191
22.1　个例安全报告的严重性··191
22.2　个例安全报告的预期性··194
22.3　个例安全报告的相关性（因果关系）···195
　　22.3.1　相关性评估的方法···196
　　22.3.2　对相关性评估的评论···198
　　22.3.3　卫生监管部门对相关性评估的指南和要求··199
　　22.3.4　CIOMS I 因果关系评估··202
　　22.3.5　乌普萨拉监测中心（世界卫生组织）对相关性的评估························202

22.4 在不同时间，例如收到安全报告时、做安全信号监测时及准备定期安全更新
报告时，对安全报告的判断⋯⋯⋯⋯⋯⋯⋯⋯⋯⋯⋯⋯⋯⋯⋯⋯⋯⋯⋯⋯⋯⋯⋯202

22.5 综述和评论⋯⋯⋯⋯⋯⋯⋯⋯⋯⋯⋯⋯⋯⋯⋯⋯⋯⋯⋯⋯⋯⋯⋯⋯⋯⋯⋯⋯⋯202

第23章　不良事件和药物名称的编码⋯⋯⋯⋯⋯⋯⋯⋯⋯⋯⋯⋯⋯⋯⋯⋯⋯⋯⋯204

23.1 简介⋯⋯⋯⋯⋯⋯⋯⋯⋯⋯⋯⋯⋯⋯⋯⋯⋯⋯⋯⋯⋯⋯⋯⋯⋯⋯⋯⋯⋯⋯⋯204

23.2 AR/AE编码⋯⋯⋯⋯⋯⋯⋯⋯⋯⋯⋯⋯⋯⋯⋯⋯⋯⋯⋯⋯⋯⋯⋯⋯⋯⋯⋯⋯205

　　23.2.1 MedDRA⋯⋯⋯⋯⋯⋯⋯⋯⋯⋯⋯⋯⋯⋯⋯⋯⋯⋯⋯⋯⋯⋯⋯⋯⋯⋯205

　　23.2.2 监管状态⋯⋯⋯⋯⋯⋯⋯⋯⋯⋯⋯⋯⋯⋯⋯⋯⋯⋯⋯⋯⋯⋯⋯⋯⋯205

　　23.2.3 MedDRA的实际应用⋯⋯⋯⋯⋯⋯⋯⋯⋯⋯⋯⋯⋯⋯⋯⋯⋯⋯⋯⋯206

　　23.2.4 标准化MedDRA查询（SMQ）⋯⋯⋯⋯⋯⋯⋯⋯⋯⋯⋯⋯⋯⋯⋯⋯209

　　23.2.5 培训⋯⋯⋯⋯⋯⋯⋯⋯⋯⋯⋯⋯⋯⋯⋯⋯⋯⋯⋯⋯⋯⋯⋯⋯⋯⋯210

　　23.2.6 医学系统命名法-临床术语⋯⋯⋯⋯⋯⋯⋯⋯⋯⋯⋯⋯⋯⋯⋯⋯⋯210

23.3 AE严重程度编码⋯⋯⋯⋯⋯⋯⋯⋯⋯⋯⋯⋯⋯⋯⋯⋯⋯⋯⋯⋯⋯⋯⋯⋯⋯210

23.4 药物名称和药物词典⋯⋯⋯⋯⋯⋯⋯⋯⋯⋯⋯⋯⋯⋯⋯⋯⋯⋯⋯⋯⋯⋯⋯211

23.5 一药多名及药物名称的更改⋯⋯⋯⋯⋯⋯⋯⋯⋯⋯⋯⋯⋯⋯⋯⋯⋯⋯⋯⋯212

23.6 世界卫生组织全球药物词典（WHO Drug Global）⋯⋯⋯⋯⋯⋯⋯⋯⋯⋯⋯213

23.7 欧盟药物警戒（EudraVigilance）医药产品词典⋯⋯⋯⋯⋯⋯⋯⋯⋯⋯⋯214

23.8 未来方向⋯⋯⋯⋯⋯⋯⋯⋯⋯⋯⋯⋯⋯⋯⋯⋯⋯⋯⋯⋯⋯⋯⋯⋯⋯⋯⋯215

23.9 常见问题⋯⋯⋯⋯⋯⋯⋯⋯⋯⋯⋯⋯⋯⋯⋯⋯⋯⋯⋯⋯⋯⋯⋯⋯⋯⋯⋯215

第24章　临床试验中的快速报告和汇总报告⋯⋯⋯⋯⋯⋯⋯⋯⋯⋯⋯⋯⋯⋯216

24.1 快速报告⋯⋯⋯⋯⋯⋯⋯⋯⋯⋯⋯⋯⋯⋯⋯⋯⋯⋯⋯⋯⋯⋯⋯⋯⋯⋯⋯216

24.2 临床试验报告⋯⋯⋯⋯⋯⋯⋯⋯⋯⋯⋯⋯⋯⋯⋯⋯⋯⋯⋯⋯⋯⋯⋯⋯⋯216

24.3 美国对临床试验期间（IND）加速报告的要求⋯⋯⋯⋯⋯⋯⋯⋯⋯⋯⋯⋯217

24.4 临床试验期间快速报告（Expedited IND reports）（警示报告、7天和
15天IND报告）⋯⋯⋯⋯⋯⋯⋯⋯⋯⋯⋯⋯⋯⋯⋯⋯⋯⋯⋯⋯⋯⋯⋯⋯⋯217

24.5 临床试验期间年度报告⋯⋯⋯⋯⋯⋯⋯⋯⋯⋯⋯⋯⋯⋯⋯⋯⋯⋯⋯⋯⋯⋯220

24.6 其他临床试验（IND）期间安全报告问题⋯⋯⋯⋯⋯⋯⋯⋯⋯⋯⋯⋯⋯⋯221

24.7 欧盟对安全报告的要求⋯⋯⋯⋯⋯⋯⋯⋯⋯⋯⋯⋯⋯⋯⋯⋯⋯⋯⋯⋯⋯⋯223

　　24.7.1 临床试验中的快速报告⋯⋯⋯⋯⋯⋯⋯⋯⋯⋯⋯⋯⋯⋯⋯⋯⋯⋯223

　　24.7.2 临床试验期间安全更新报告⋯⋯⋯⋯⋯⋯⋯⋯⋯⋯⋯⋯⋯⋯⋯⋯224

24.8 临床试验中严重不良事件开始收集的时间⋯⋯⋯⋯⋯⋯⋯⋯⋯⋯⋯⋯⋯227

24.9 加拿大对安全报告的要求⋯⋯⋯⋯⋯⋯⋯⋯⋯⋯⋯⋯⋯⋯⋯⋯⋯⋯⋯⋯227

24.10 其他地区的要求⋯⋯⋯⋯⋯⋯⋯⋯⋯⋯⋯⋯⋯⋯⋯⋯⋯⋯⋯⋯⋯⋯⋯⋯228

24.11 底线要求⋯⋯⋯⋯⋯⋯⋯⋯⋯⋯⋯⋯⋯⋯⋯⋯⋯⋯⋯⋯⋯⋯⋯⋯⋯⋯⋯228

第25章　上市后自发个例安全报告（ICSR）及严重不良事件的上报 ····················· 229

25.1　一般原则 ·· 229

25.2　上市后ICSRs与临床试验ICSRs ··· 229

25.3　不良事件的来源 ·· 232

25.4　文献和出版物 ··· 233

25.5　其他报告来源 ··· 234

25.6　不良事件的随访 ·· 234

25.7　美国对药品上市后发生的严重不良事件（SAE）报告的要求 ····················· 234

25.8　为制造商制定的MedWatch项目 ·· 235

25.9　依据《信息自由法案》从FDA获取安全性报告 ·· 236

25.10　关于填写MedWatch表格的说明 ··· 237

25.11　欧盟的相关法规 ·· 237

25.12　对上市后安全报告的一般性评论 ·· 238

25.13　常见问题 ·· 238

第26章　定期药物不良事件报告（PADER）、定期安全性更新报告（PSUR）和
定期获益-风险评估报告（PBRER） ··· 240

26.1　简介 ··· 240

26.2　新药申请（NDA）定期报告 ·· 240

26.3　向FDA提交PSURs ··· 242

26.4　上市后定期汇总报告 ·· 243

　　26.4.1　概述性总结与分析 ··· 243

　　26.4.2　所采取的措施的概述性总结 ··· 244

　　26.4.3　行列表的索引 ·· 244

　　26.4.4　个例安全报告（ICSR） ··· 244

26.5　其他报告 ··· 245

26.6　定期安全性更新报告 ·· 245

26.7　ICH E2C（R2）格式的PSUR：定期获益-风险评估报告 ·································· 247

26.8　常见问题 ··· 247

第27章　风险管理背景下的信号和信号处理 ··· 248

27.1　信号的定义 ·· 248

27.2　信号源和信号生成 ·· 249

27.3　不良事件发生频率的增加 ··· 251

27.4　数据挖掘 ··· 251

27.5　信号数据的其他来源 ·· 253

27.6　数据汇总分析 ··· 253

 27.6.1　组建团队 ·· 253

 27.6.2　信号审查 ·· 254

 27.6.3　信号优先级排序 ·· 254

 27.6.4　数据的排列和审阅 ·· 254

 27.6.5　分析评估 ·· 256

 27.6.6　结论和下一步行动 ·· 256

 27.6.7　安全委员会 ·· 257

27.7　用于信号检测和处理的计算机化工具 ·· 258

27.8　关于信号检测和《药物警戒质量管理规范》的关键文档 ················· 258

 27.8.1　2005 年 3 月 FDA 关于 GVP 的指南 ·· 258

 27.8.2　信号的调查 ·· 260

 27.8.3　信号的解释 ·· 260

27.9　欧盟对信号管理的要求 ·· 262

27.10　常见问题 ··· 265

第 28 章　风险是什么？风险管理和评估、风险评估和减低策略（REMS）、

  风险管理计划（RMP） ·· 266

28.1　简介 ··· 266

28.2　为什么要做风险管理？ ··· 267

28.3　美国 FDA 的风险评估和减低策略（REMS） ·································· 269

 28.3.1　药企提交的 REMS ··· 270

 28.3.2　FDA 对 REMS 的批准 ·· 272

 28.3.3　REMS 主要参与者的作用 ·· 273

 28.3.4　关于 REMS 目的的评论 ·· 274

 28.3.5　REMS 共享系统 ··· 275

 28.3.6　REMS 模板 ·· 276

 28.3.7　关于 REMS 实施的评论 ·· 276

28.4　欧盟的风险管理计划（RMP） ·· 277

 28.4.1　什么时候需要 RMP？ ··· 278

 28.4.2　欧盟 RMP 内容 ··· 278

 28.4.3　关于欧盟风险管理计划的评论 ··· 285

28.5　实际情况、协作情况和其他意见 ·· 287

28.6　制药公司如何开展风险管理 ·· 288

28.7　评论与建议 ··· 289

第29章　数据监查委员会和机构伦理审查委员会（IRB）/伦理委员会（EC）··········290
  29.1　数据监查委员会·····························290
  29.2　机构伦理审查委员会（IRB）/伦理委员会（EC）·············295
  29.3　常见问题·······························296

第30章　制药公司····························298
  30.1　简介······························298
  30.2　大型制药公司·························298
  30.3　中小型制药公司·······················301
  30.4　合同研究组织或临床研究组织·················301
  30.5　合并、收购和破产·······················302

第31章　典型药物安全部门的组织架构·················304
  31.1　简介······························304
  31.2　药物安全部门的管理······················304
  31.3　药物警戒负责人·······················305
  31.4　分流小组·························305
  31.5　病例评估和优先排序·····················306
  31.6　数据录入小组·························306
  31.7　病例处理小组·························307
  31.8　病例医学审核小组······················307
  31.9　病例报告传输小组······················307
  31.10　药物警戒法规监测小组····················307
  31.11　法规事务部门·······················308
  31.12　法务部门·························308
  31.13　信号处理、药物警戒、药物流行病学、医学信息及医学事务小组········308
  31.14　汇总报告编制小组······················309
  31.15　药品说明书文件安全信息审核及更新小组·············309
  31.16　档案室···························309
  31.17　信息技术（IT）小组及信息联络小组··············311
  31.18　质量文件的创建和维护····················311
  31.19　培训···························311
  31.20　质量保证与质量控制·····················312
  31.21　安全性信息交换协议的创建和维护················313
  31.22　文献检索·························313
  31.23　数据词典维护·······················314

31.24　医学编码小组 ………………………………………………………………… 314

31.25　项目规划与管理小组 ……………………………………………………… 314

31.26　风险管理 …………………………………………………………………… 315

31.27　外部组织联络员/药物安全情报小组 …………………………………… 315

31.28　药物警戒从业人员的教育背景、技能及综合能力要求 …………………… 315

　　　31.28.1　教育背景 …………………………………………………………… 316

　　　31.28.2　技能 ………………………………………………………………… 316

　　　31.28.3　综合能力 …………………………………………………………… 317

31.29　常见问题 …………………………………………………………………… 319

第32章　如何从头到尾处理个例安全报告（ICSR） ………………………… 320

32.1　简介 ………………………………………………………………………… 320

32.2　不良事件来源和送达药物安全部门 ……………………………………… 321

32.3　病例分流 …………………………………………………………………… 323

32.4　病例的数据库录入 ………………………………………………………… 326

32.5　病例质量审核 ……………………………………………………………… 326

32.6　病例随访 …………………………………………………………………… 326

32.7　病例医学审核 ……………………………………………………………… 327

32.8　个例关闭 …………………………………………………………………… 327

32.9　病例分发和传输 …………………………………………………………… 328

32.10　病例追踪 ………………………………………………………………… 328

32.11　研究者通知 ……………………………………………………………… 329

32.12　15个日历日、第0天与第1天 ………………………………………… 331

第33章　药物警戒质量体系 …………………………………………………… 332

33.1　简介 ………………………………………………………………………… 332

33.2　药物警戒质量体系的基本要素 …………………………………………… 333

33.3　卫生当局对SOP的要求 …………………………………………………… 335

33.4　质量培训 …………………………………………………………………… 336

33.5　质量文件的实施 …………………………………………………………… 337

33.6　药物警戒绩效指标（KPI） ………………………………………………… 338

第34章　培训 …………………………………………………………………… 340

34.1　简介 ………………………………………………………………………… 340

34.2　组织架构和临床试验场所信息 …………………………………………… 343

34.3　计算机、表单、电子和纸质资源 ………………………………………… 343

34.4　什么是药物警戒？ ………………………………………………………… 344

34.5 公司和药物安全标准操作规程、工作文件、指南和手册 ⋯⋯⋯⋯⋯ 344

34.6 监管活动术语医学词典（MedDRA®）和其他词典 ⋯⋯⋯⋯⋯ 344

34.7 药物安全数据库 ⋯⋯⋯⋯⋯⋯⋯⋯⋯⋯⋯⋯⋯⋯⋯⋯⋯⋯⋯ 344

34.8 工作流程 ⋯⋯⋯⋯⋯⋯⋯⋯⋯⋯⋯⋯⋯⋯⋯⋯⋯⋯⋯⋯⋯⋯ 345

34.9 与合作伙伴及CRO的互动 ⋯⋯⋯⋯⋯⋯⋯⋯⋯⋯⋯⋯⋯⋯⋯ 346

    34.9.1 信号处理与药物警戒 ⋯⋯⋯⋯⋯⋯⋯⋯⋯⋯⋯⋯⋯ 346

34.10 学术培训 ⋯⋯⋯⋯⋯⋯⋯⋯⋯⋯⋯⋯⋯⋯⋯⋯⋯⋯⋯⋯⋯ 346

34.11 其他外部培训 ⋯⋯⋯⋯⋯⋯⋯⋯⋯⋯⋯⋯⋯⋯⋯⋯⋯⋯⋯ 346

第35章 稽查和检查 ⋯⋯⋯⋯⋯⋯⋯⋯⋯⋯⋯⋯⋯⋯⋯⋯⋯⋯⋯ 347

35.1 基本知识 ⋯⋯⋯⋯⋯⋯⋯⋯⋯⋯⋯⋯⋯⋯⋯⋯⋯⋯⋯⋯⋯⋯ 347

35.2 稽查范围 ⋯⋯⋯⋯⋯⋯⋯⋯⋯⋯⋯⋯⋯⋯⋯⋯⋯⋯⋯⋯⋯⋯ 348

35.3 检查流程 ⋯⋯⋯⋯⋯⋯⋯⋯⋯⋯⋯⋯⋯⋯⋯⋯⋯⋯⋯⋯⋯⋯ 350

35.4 稽查和检查中发现的问题 ⋯⋯⋯⋯⋯⋯⋯⋯⋯⋯⋯⋯⋯⋯⋯ 351

35.5 美国食品药品监督管理局 ⋯⋯⋯⋯⋯⋯⋯⋯⋯⋯⋯⋯⋯⋯⋯ 351

35.6 欧盟药品管理局 ⋯⋯⋯⋯⋯⋯⋯⋯⋯⋯⋯⋯⋯⋯⋯⋯⋯⋯⋯ 352

35.7 处罚 ⋯⋯⋯⋯⋯⋯⋯⋯⋯⋯⋯⋯⋯⋯⋯⋯⋯⋯⋯⋯⋯⋯⋯⋯ 352

35.8 检查中发现的常见问题 ⋯⋯⋯⋯⋯⋯⋯⋯⋯⋯⋯⋯⋯⋯⋯⋯ 353

35.9 对检查或稽查的回复 ⋯⋯⋯⋯⋯⋯⋯⋯⋯⋯⋯⋯⋯⋯⋯⋯⋯ 353

35.10 纠正与预防措施（CAPA）计划 ⋯⋯⋯⋯⋯⋯⋯⋯⋯⋯⋯ 354

35.11 美国食品药品监督管理局（FDA）安全检查 ⋯⋯⋯⋯⋯⋯ 354

35.12 对欧洲药品管理局（EMA）和英国药品与医疗保健产品监督管理局（MHRA）检查的评论 ⋯⋯⋯⋯⋯⋯⋯⋯⋯⋯⋯⋯⋯⋯⋯⋯⋯⋯⋯⋯⋯ 355

35.13 公司内部的质量体系和公司对检查的准备 ⋯⋯⋯⋯⋯⋯⋯ 355

35.14 关键文件 ⋯⋯⋯⋯⋯⋯⋯⋯⋯⋯⋯⋯⋯⋯⋯⋯⋯⋯⋯⋯⋯ 356

    35.14.1 美国食品药品监督管理局（FDA） ⋯⋯⋯⋯⋯⋯ 356

    35.14.2 欧洲药品管理局（EMA） ⋯⋯⋯⋯⋯⋯⋯⋯⋯ 356

35.15 摘要和评论 ⋯⋯⋯⋯⋯⋯⋯⋯⋯⋯⋯⋯⋯⋯⋯⋯⋯⋯⋯⋯ 357

第36章 药物警戒体系主文件 ⋯⋯⋯⋯⋯⋯⋯⋯⋯⋯⋯⋯⋯⋯ 358

36.1 简介 ⋯⋯⋯⋯⋯⋯⋯⋯⋯⋯⋯⋯⋯⋯⋯⋯⋯⋯⋯⋯⋯⋯⋯ 358

36.2 药物警戒体系主文件（欧盟《药物警戒质量管理规范》模块Ⅱ） ⋯⋯ 358

36.3 评论 ⋯⋯⋯⋯⋯⋯⋯⋯⋯⋯⋯⋯⋯⋯⋯⋯⋯⋯⋯⋯⋯⋯⋯ 361

第37章 伦理问题和利益冲突 ⋯⋯⋯⋯⋯⋯⋯⋯⋯⋯⋯⋯⋯⋯ 363

37.1 简介 ⋯⋯⋯⋯⋯⋯⋯⋯⋯⋯⋯⋯⋯⋯⋯⋯⋯⋯⋯⋯⋯⋯⋯ 363

37.2 公司内部关于药物安全的动态 ⋯⋯⋯⋯⋯⋯⋯⋯⋯⋯⋯⋯ 365

37.3　数据安全管理委员会和机构伦理审查委员会/伦理委员会 ································ 368

37.4　安全评估委员会 ·· 368

37.5　卫生机构关于药物安全的动态信息 ··· 369

37.6　学术和非学术医疗机构关于药物安全的动态 ··· 370

37.7　消费者群体、患者群体和互联网（博客、网站、社交媒体等）关于药物
　　　安全的动态 ·· 371

37.8　律师/诉讼方面关于药物安全的动态 ·· 372

37.9　行为守则 ·· 372

37.10　评论和摘要 ·· 373

**第38章　药物安全部门在临床研究、CRO、市场和销售、说明书文件、法规
事务、质量、尽职调查、法律问题、毒理学、流行病学、医学信息和
生产制造中的作用** ·· 374

38.1　临床研究 ·· 374

38.2　合同研究组织（CRO） ··· 378

38.3　市场和销售 ··· 379

38.4　说明书文件管理部门 ·· 380

38.5　法务部门 ·· 380

38.6　法规事务部 ··· 381

38.7　质量与合规部 ·· 382

38.8　新业务尽职调查 ··· 382

38.9　毒理学和药理学 ··· 382

38.10　信号处理和流行病学团队 ··· 383

38.11　医学信息及医学事务部 ··· 383

38.12　生产制造（产品质量投诉） ··· 383

第39章　药品说明书文件 ·· 385

39.1　研究者手册 ··· 385

39.2　公司核心安全信息 ··· 386

39.3　美国上市药品的安全说明书文件 ·· 386

39.4　欧盟上市药品的安全说明书文件 ·· 388

39.5　其他国家药品的安全说明书文件 ·· 389

39.6　关于说明书文件内容的评论 ··· 390

39.7　美国OTC药品的说明书文件 ·· 390

39.8　说明书文件更新流程 ·· 392

39.9　对说明书文件管理的评论 ·· 393

39.10　常见问题 ·· 394

第40章 大学和医学学术中心 395

40.1 美国的贝赫-多尔法案（Bayh-Dole Act） 395

40.2 临床研究单位及学术研究单位 396

40.3 转化医学 397

40.4 学术界的药物安全培训 397

    40.4.1 北美 397

    40.4.2 欧洲 398

40.5 学术咨询 398

40.6 不良行为 399

40.7 阳光法案 400

第41章 疫苗警戒 402

41.1 疫苗警戒与药物警戒之间的差异 402

    41.1.1 因果关系与归因 402

    41.1.2 时间关联 403

    41.1.3 药物被代谢；疫苗被免疫系统处理 403

    41.1.4 不良事件症状的发生率和患病率 403

    41.1.5 疫苗的有效性 404

41.2 美国倡议：疫苗不良事件报告系统 404

41.3 全球疫苗安全咨询委员会（GACVS）和欧盟委员会 405

41.4 疫苗不良事件的报告 407

41.5 欧盟体系处理特别关注的不良事件 407

41.6 更多的疫苗安全信息来源 408

第42章 商业合作伙伴和安全数据交换 410

42.1 简介 410

42.2 为什么需要书面的安全数据交换协议 411

42.3 将新合同或协议告知药物安全部门 411

42.4 通用协议、样板协议或模板协议 412

42.5 与药物安全部门共同制定安全协议 413

42.6 药物警戒协议数据库 413

42.7 安全协议内容 414

42.8 监管状态 414

42.9 监管责任 414

42.10 监管文件 415

42.11 卫生当局的质询和要求 415

　　42.12　监管文件的递交 ··· 415

　　42.13　申办方就盲态和非盲态、数据监查委员会（DMC/DMSB/DMSC）、数据
　　　　　　安全委员会相关事宜向研究者、研究审查委员会/伦理委员会发出通知 ······ 416

　　42.14　安全数据库 ··· 416

　　42.15　定义集 ··· 417

　　42.16　数据和数据交换机制 ··· 417

　　42.17　信号处理、安全审阅和风险管理 ··· 419

　　42.18　稽查 ··· 419

　　42.19　其他问题 ··· 420

　　42.20　见微知著 ··· 420

　　42.21　评论 ··· 421

　　42.22　药物尽职调查 ··· 421

第43章　数据隐私和安全 ··· 423

　　43.1　简介 ·· 423

　　43.2　美国可流通健康保险责任法案（HIPAA） ·· 423

　　43.3　欧盟和隐私条例及指令 ··· 425

　　43.4　欧盟 - 美国隐私保护 ·· 427

　　43.5　常见问题 ·· 427

第44章　公司、政府、非政府组织和其他方在药物警戒世界中的角色和互动 ········· 428

　　44.1　简介 ·· 428

　　44.2　制药公司 ·· 429

　　44.3　政府 ·· 430

　　44.4　媒体 ·· 433

　　44.5　非政府组织和游说团体 ··· 433

　　44.6　行业组织 ·· 434

　　44.7　诉讼、律师和法律 ··· 434

　　44.8　其他团体 ·· 435

　　44.9　药品安全人员的组织 ··· 435

　　44.10　结论和评论 ··· 436

　　44.11　常见问题 ··· 436

第45章　真实世界的问题：病例研究 ··· 438

　　45.1　非阿鸟苷 ·· 438

　　45.2　"芬-芬" ··· 440

　　45.3　诺米芬辛 ·· 442

45.4　CD28受体单抗：TGN-1412/TAB08 ································· 443

第46章　医用大麻与药物警戒 ·································· 446

46.1　美国医用大麻概况与大麻的药理学 ························· 446

46.2　美国联邦监管情况 ······································· 447

46.3　美国各州监管情况 ······································· 448

46.4　有效性 ·· 448

46.5　安全性 ·· 449

46.6　加拿大 ·· 450

46.7　欧洲 ·· 450

46.8　评论 ·· 450

46.9　大麻安全监管的底线 ····································· 452

第47章　人用药品技术要求国际协调会（ICH） ·················· 453

47.1　E1：用于评估长期治疗非危及生命疾病药物临床安全性的人群暴露程度 ··· 455

47.2　E2A：临床安全数据管理——快速报告的定义和标准 ············ 455

47.2.1　定义 ·· 455

47.2.2　管理盲态病例 ····································· 456

47.2.3　其他问题 ··· 457

47.3　E2B：临床安全数据管理——用于传输个例安全报告的数据元素 ··· 457

47.3.1　E2B（R2）和M2文件 ······························ 457

47.3.2　E2B（R3）和ISO/HL7文件 ························· 459

47.4　E2C（R2）定期获益-风险评估报告和E2C（R2）Q&A ·········· 461

47.4.1　E2C（R2）定期获益-风险评估报告（PBRER） ········ 466

47.5　E2D：上市后安全数据管理——快速报告的定义和标准 ········· 469

47.5.1　定义 ·· 469

47.5.2　个例安全报告来源 ································· 470

47.5.3　快速报告标准 ····································· 471

47.5.4　病例管理质量规范 ································· 471

47.6　E2E：药物警戒计划 ······································ 473

47.6.1　背景和范围 ······································· 473

47.6.2　药物警戒计划的架构 ······························· 473

47.6.3　药物警戒计划 ····································· 474

47.7　E2F：研发期间安全性更新报告 ···························· 476

47.8　E19：安全数据收集的优化 ································· 477

47.9　M1：MedDRA®术语（监管活动医学词典） ·················· 477

专业名词英文及相应中文翻译 ································· 479

第 1 章

药物安全及药物警戒的理论和定义

什么是不良事件（AE）、严重不良事件（SAE）、药物不良反应（ADR）以及可疑、非预期、严重不良反应（SUSAR）？什么是可疑的、预期、严重不良反应？预期、非预期、列出（listed）和未列出（unlisted）是什么意思？

注：除非另有说明，本书中的"药""药品"或"医药产品"也应包括"生物制品"和"疫苗"。

1.1 理 论

多年来，安全问题相关的术语和定义有许多变化，药物警戒术语和缩写也有些混乱。下面是一些常用术语的释义，其中，表1-1为相关缩写列表，在本手册的首字母缩写部分有更多关于药物警戒中使用的缩写。

大多数国家的"官方"和公认的定义均基于国际协调会议（International Conference on Harmonization，ICH）E2A指南，在以下章节中一并给出。请注意，ICH已于2015年更名为国际人用药品注册技术协调理事会，仍简称为ICH（International Council for Harmonization of Technical Requirements for Pharmaceuticals for Human）。

1.2 ICH对不良事件（AE）的定义

不良事件（AE）是指任何发生在患者或临床试验受试者用药后的不利医学事件。它并不一定与药物治疗有因果关系（ICH E2A）。

不良事件可以是一种不利的、与用药目的无关的体征（也包括异常的实验室检查结果等）、症状或疾病，与药物使用有时间相关性，不考虑是否与药物有因果关系（ICH E2A）。

表1-1 首字母缩写和缩略词

首字母缩写	释义
AE	不良事件，有时称为药物不良事件（ADE），FDA也解释为不良事件经历
API	药物活性成分
AR	不良反应，有时称为药物不良反应（ADR）

首字母缩写	释义
CCSI	公司核心安全信息
CFR	联邦法规（美国）
DCSI	研发核心安全性信息
GVP	药物警戒质量管理规范（用于欧盟上市后）
ICH	国际人用药品注册技术协调理事会（前身为国际协调会议）
IME	重要医学事件
SAE	严重不良事件
SAR	疑似不良反应（Suspected Adverse Event），或被称为严重不良反应（Serious Adverse Event）
SADR	严重的（Serious）药物不良反应，或被称为疑似（Suspected）药物不良反应，目前两者均不常用
SUSAR	可疑且非预期严重不良反应，用于欧盟和除美国以外地区的临床试验中；与FDA非预期且可疑严重不良反应的概念相似（FDA没有相关缩略语）
NSAE	非严重不良事件
NSAR	非严重不良反应

1.3 ⋮ EMA 对不良事件（AE）的定义

服用药物的患者或临床试验受试者发生的任何不利医学事件，且不一定与该治疗有因果关系［指令2001/20/EC第2（m）条］。因此，不良事件可能是任何不利的、与用药目的无关的体征（如异常的实验室发现）、症状或疾病，无论是否与药物相关（EMA，《药物警戒质量管理规范》附件1中定义）（http://www.EMA.europa.eu/docs/en_GB/document_library/Scientific_guide/2013/05/WC500143294.pdf）。

在药物警戒和除临床试验之外的情况下，服用药物的患者发生的任何不利医学事件，该事件不一定与治疗有因果关系。

1.4 ⋮ FDA 对不良事件的定义

FDA对"不良事件"的定义如下：

- 对于上市后的情况：人们使用药物后发生的任何不良事件，无论是否与药物相关，包括以下情况：在正规医疗实践中使用药物时发生的不良事件；无论是否故意过量用药而发生的不良事件；药物滥用引起的不良事件；停药引起的不良事件；以及任何预期的药理作用失效［21CFR314.80（a）］。

- 对于临床试验的情况：受试者使用药物后发生的任何不利的医学事件，无论是否与药物相关。在实践中，大多数人使用"AE"一词来指在使用药物过程中发生的任何"坏事"，但并不意味着坏事是由药物引起的。坏事并不一定由活性成分导致，也可能是由原料药、辅料、包装、储存问题或其他问题导致。

1.5 ⋮ 不良反应（AR）

同义词：药物不良反应（ADR）、可疑不良（药物）反应或严重不良反应（SAR）、副作用、不良反应（见 EMA GVP 模块附件 1 定义）。

- 对于批准上市前（即尚未上市、试验性）产品，定义如下：

"任何剂量下发生的，所有有害的、与用药目的无关的药物反应都被认为是药物不良反应。"这意味着"药物与不良事件之间至少存在合理的可能性，即因果关系无法排除。"（ICH E2A）

- 对于已上市的药品，定义如下：

"在人体上使用正常剂量来预防、诊断、治疗疾病或改善生理功能时出现的有害的、与用药目的无关的药物反应。"（ICH E2A）

EMA（GVP 模块附件 I 定义）：有害且非预期的药物反应。药物反应意味着药品和不良事件之间的因果关系存在合理的可能性（见 GVP 模块附件 Ⅰ）。与不良事件相反，不良反应的特征是怀疑药品和事件之间存在因果关系。出于监管报告目的，如果事件是自发报告的，即使作为主要来源的医疗专业人员或消费者不知道或未说明因果关系，它也符合不良反应的定义。因此，医疗专业人员或消费者报告的所有自发报告均被视为可疑不良反应，因为它们传达了主要来源者的怀疑，除非主要来源者明确声明他们认为事件无关或可以排除因果关系。

1.6 ⋮ 严重不良事件（SAE）和严重不良反应（SAR）

不良事件（"AE"）和不良反应（"AR"）之间的关键区别是因果关系的概念。"事件"仅仅是发生的"坏"事件，但"反应"抓住了事件与药物暴露之间的关系。

严重不良事件或反应是指以下不利的医学事件（在任何剂量下）：

- 导致死亡。
- 危及生命。

（**注意：**严重中的"危及生命"的定义是指患者在不良事件发生时即刻存在死亡的风险，并非是指假设将来发展严重时可能导致死亡。）

- 导致住院或现有住院时间延长。
- 导致永久或显著的残疾/功能丧失。
- 先天性异常或出生缺陷。
- 重要医学事件。

必须运用医学和科学的判断决定是否对其他的情况快速报告，如重要医学事件可能不会立即危及生命、死亡或住院，但可能危及患者或需要采取医疗措施来预防如上情况之一的发生，也通常被视为是严重的。例如，针对过敏性支气管痉挛在急诊室或在家进行了强化治疗，未住院的恶病质或惊厥，产生药物依赖或成瘾（ICH E2A）。

EMA认为任何疑似的由于药物污染所导致的感染都属于严重不良反应。

需要注意的是，一个事件或反应可能同时满足一个或多个严重性标准。然而，只要满足一项标准，就可以认定该事件/反应是严重的。要判定个例安全报告（ICSR）是严重的，只需要其中任意一条AE满足严重性标准即可；如果要确认某个ICSR是非严重的，则需要该ICSR所有的不良事件都必须是非严重的。

FDA对临床试验中严重不良事件或反应的定义［21CFR312.32（a）］如下：

如果研究者或研究申办方认为该不良事件或疑似不良反应导致以下任何结果，则认为是"严重的"：死亡、发生危及生命的不良事件、住院治疗或延长现有住院时间，持续或/和严重丧失正常生活功能，或先天性异常/出生缺陷。如重要医学事件可能不会立即危及生命、死亡或住院，但可能危及患者或需要采取医疗措施来预防如上情况之一的发生，也通常被视为是严重的。例如，需要在急诊室或家中进行强化治疗的过敏性支气管痉挛，未住院的恶病质或惊厥，产生药物依赖或成瘾。

FDA对临床试验可疑不良反应的定义如下：

药物有引起不良事件的合理可能性，就IND安全性报告而言，"合理可能性"是指有证据表明药物与不良事件之间存在因果关系。疑似不良反应是指因果关系的确定程度低于不良反应，即药物引起的任何不良事件。

1.7 非严重不良事件（NSAE）和非严重不良反应（NSAR）

如果事件或反应不符合任何严重性标准，则该事件或反应不严重。

1.8 FDA对疑似不良反应（SAR）和疑似不良反应药物（SADR）的定义

任何与药物使用存在合理可能性的不良事件。就IND安全性报告而言，"合理可能性"指有证据表明药物与不良事件之间存在因果关系。疑似不良反应是指因果关系的确定程度低于不良反应，即药物引起的任何不良事件。

这里的重点是"疑似"一词，它意味着事件与药物存在某种程度的因果关系。它可能是严重的或非严重的。

1.9 可疑的非预期严重不良反应（SUSAR）

EMA在临床试验中使用此术语描述怀疑由药物引起的严重的并且未在参考安全信息（如研究者手册）中列出（即非预期）的SAR。具体参见"严重"和"非预期"的定义。尽管FDA的用语类似于SUSAR，但并没有正式使用这一定义或缩写；FDA对此概念的措辞是"可疑、非预期、严重不良反应"。此类SAR通常会在欧盟触发快速报告程序，并考虑向FDA快速报告（见下文）。缩略词"SUSAR"仅适用于临床试验数据，它不适用于上市后阶段的自发报告。

1.10 可疑的预期严重不良反应

EMA在临床试验中使用该术语描述怀疑是由药物引起的严重的且已经在参考安全信息（如研究者手册）中已列出（即预期的）的SAR。具体参见"严重"和"预期"的定义。尽管FDA相关术语的应用与EMA类似，FDA没有在21CFR312.32（a）中定义该术语，也没有正式使用该术语。

1.11 FDA对非预期不良事件的定义

上市前：FDA在21CFR312.32（a）中对临床试验中的"非预期"进行了定义：

如果不良事件或疑似不良反应未在研究者手册中列出，或与已列出的既往已观察到的特异性或严重性不一致，或研究者手册非必要或不可用，与一般研究计划中描述的风险信息或当前申请修订后的其他地方不一致，该不良反应或疑似不良反应被认为是"非预期的"。例如，根据这一定义，如果研究者手册仅提及肝酶升高或肝炎，则肝坏死将被认为非预期（因为更严重）。同样，如果研究者手册仅列出脑血管意外，则脑血栓栓塞和脑血管炎也是非预期的（因为有更高的特异性）。本定义中的"非预期"，也包含在研究者手册中提到同类药物预期的不良事件或疑似不良反应，或仅根据药物的药理学特性预测可能发生，但并没有被特别提到与正在研究的药物有关的不良事件或疑似不良反应。

上市产品：考虑药品当前说明书文件［包装说明书或产品特性概述（SmPC）］中未包含的任何药物不良事件经验。这包括可能在症状和病理生理上的表现与说明书文件中已列出的事件一致，但由于更严重或特异性更高，而与已列出事件不同的事件。FDA在21CFR314.80（a）中提供了一个例子：如果说明书文件仅提及肝酶升高或肝炎，则肝坏死是非预期的（因为更严重）。

被视为"药物类相关"（即据称在该类药物的所有产品中出现）的不良事件，以及说明书文件（包装说明书或SmPC）或研究者手册中提及的不良事件，但未具体描述为与该产品发生的事件，被视为非预期事件。

1.12 EMA对非预期不良反应的定义

不良反应，其性质、严重程度或结果与SmPC［指令2001/83/EC67第1（13）条］不一致，这包括SmPC中提到的药物类相关反应，但未具体描述为本产品发生的不良反应。对于国家授权的产品，相关的SmPC是由接收不良反应报告的成员国监管当局批准的（通常使用当地语言）。对于欧盟集中授权产品，相关SmPC是欧盟委员会授权的SmPC。在人用药品委员会（CHMP）同意授予上市许可与委员会决定授予上市许可之间的时间段内，相关SmPC为CHMP意见所附的SmPC（EMA GVP模块附件1定义）。

当产品特性概述（SmPC）用作参考文件时，这些不良反应称为未标明（unlabeled），这与未列出的（unlisted，见下文）大不相同。

注：对于在欧盟注册的产品，欧盟SmPC是唯一参考文件，甚至涉及临床试验中的ICSRs；研究者手册是临床试验ICSR的参考文件，但仅限于产品未注册时。

1.13 : EMA对说明书文件未列出的不良反应的定义

公司核心安全信息（CCSI）中未明确列为可疑不良反应的不良反应。这包括性质、严重程度、特异性或结局与CCSI中的信息不一致的不良反应。它还包括CCSI中提到的药物类别相关反应，但未具体描述为本产品导致的反应［GVP附件Ⅳ，ICH-E2C（R2）］。

1.14 : 不良事件的预期性（说明书文件已列出和已标注的不良事件）

与"非预期"相反，"预期"指的是研究者手册或说明书文件（包装说明书或SmPC）中注明的事件。一个复杂的问题是，上市药品有两种不同的标签参考文件，一个是监管机构批准的处方信息（例如，包装说明书或SmPC等），这可能因国家/地区而异，另一个是公司的核心安全信息（CCSI）。后者提供给监管机构，但这是一份由公司推动的文件，通常不需要监管机构批准。通常情况下，这些文件可能不完全相同但非常相似，但也可能并不完全如此。CCSI包含公司对最基本安全性信息的立场，无论产品在任何地区上市销售，在每个监管机构批准的说明书文件中均包含这些信息。CCSI中可能不包括在常规批准的说明书文件中的事件/反应，但反之不成立。如果事件/反应没有在SmPC中，则是未标明。如果没有在产品核心说明书文件（即产品的CCSI）中列出，则是"未列出"。如果事件/反应没有在说明书文件或SmPC中列出，则属于"未标明"。上市后阶段的定期汇总报告中，CCSI用于判断是否已"列出"。

因此，一个事件是预期的还是非预期的，取决于它是否出现在安全性参考信息（RSI）中：未上市产品的研究者手册或FDA批准的上市产品说明书文件。在欧盟，未上市产品也是如此，但对于上市产品，非预期事件/反应可能未标明（不在SmPC中）或未列出（不在CCSI中）。

1.15 : 药物安全及药物警戒实践

在实际运用中，这些定义相当模糊和混乱，并且也会定期变更。上文引用的GVP附录I定义文件是一份包含EMA定义的综合性文件，从中可以获得更全面的关于欧盟（以及其他地方）使用的上市后药物警戒相关定义，它们与FDA的定义非常相似。

不良事件是使用药物（生物制剂或疫苗等）时发生的非预期"坏事"。它们可能是或可能不是由于药物本身［"活性成分"或"活性药物成分"（API）］、剂型、产品中的辅料（如非活性成分、填料）、包装（如某化合物从容器中浸出并混合到液体药物产品中）、污染物、制造问题、潜在疾病或其他未知原因造成的。因此，不良事件并不意味着药物（即活性成分）必然导致"坏事"发生。

不良反应是指与药物之间存在因果关系"合理可能性"的不良事件。有人认为合理可能性意味着不能排除这种关系。这种看法可能过于极端，因为它意味着除非因果关系可以被绝对、肯定地排除，否则就是"可能相关的"，或者因果关系存在"合理的可能性"。FDA在2012年12月的IND安全报告指南中（https://www.fda.gov/downloads/druges/guidancecomplianceregula-toryinformation/guidances/ucm227351.pdf）对此进行了详细讨论，并表示如果"没有足够的证据表明该药物有合理的可能导致不良事件"，他们不希望看到这些病例作为加速IND报告去进行报告。这样做是为了让发送给FDA的信息更可能是"可解释的，并将有意义地有助于评估研究药物的安全性，并提高安全报告的整体质量"。因果关系的概念在第22章中有更详细的讨论。因此，可能或很可能由药物引起的不良事件是ADR或AR。

这些术语在实际应用中正在被疑似不良反应取代，疑似不良反应强调怀疑药物可能是导致不良事件的原因或可能导致不良事件。从逻辑上来说，我们现在有了"可疑、非预期、严重不良反应"一词。在许多国家，在疑似不良反应基础上同时满足"严重"和"非预期"两个标准，即为向政府卫生机构提交临床试验快速报告的标准。该说法的含义与欧盟临床试验中进行快速报告的SUSAR非常相似。

可疑的、预期的、严重的不良反应通常不必作为快速报告向政府机构提交。它们通常定期（如每年）或在最终研究报告中提交。但是，一些监管辖区要求，如果与产品存在合理的因果关系的可能性，需要提交所有"严重"不良反应（SARs），无论是否预期。

预期性通常属于一个高度主观的范畴。包含在产品参考文件（临床试验的IB或已批准药物的上市后说明书文件）中的事件或反应属于预期的。但是，与之相比更具特异性或更严重的事件或反应被认为是非预期的。因此，如果研究者手册（IB）产品说明书文件中包含"肺炎"，而患者患有"链球菌肺炎"，这被认为是非预期的，因为"链球菌"的名称更为具体。同样，如果仅肺炎是已标明的，则"致命肺炎"被认为是非预期的（见第22章）。

这里的结论是存在多个定义和变体。在美国、欧盟和其他许多地方，但并非所有情况下，这些或多或少都构成了同样的"可快速"上报的病例。尽管相关/不相关的定义存在细微差异，但从根本上说，在临床试验中可以快速报告的病例可归结为严重（死亡、危及生命、导致住院、残疾/无行为能力、出生缺陷）、相关（"合理可能性"即不良事件是由药物引起的）和非预期（不在IB中或仅包括在说明书文件中药物类相关反应事件部分）。

另一个细微差别是临床试验报告因果关系确定的责任：（仅）FDA已将此责任分配给申办方，而在其他地方，申办方或研究人员的判断均适用。一般来说，人们在应用这些定义时应该保持保守原则，如果有人必须讨论或辩论某件事是否严重和/或相关和/或非预期，那么它就是严重的。也就是说，如果对这三个定义中的任何一个有任何疑问，应选择更保守的判断（严重的、相关的、非预期的）。

第 **2** 章

临床试验、临床研究组织、Ⅰ～Ⅳ期临床试验及研究者发起的试验

　　一个新的药物要想在美国、加拿大、欧盟和其他大多数国家获批上市，需要对患者进行一系列临床试验。试验的范围取决于药物（如已批准的用于其他用途或剂型、一种新的突破性疗法但预期有很强毒性的产品等）、治疗的疾病或适应证（包括严重疾病如晚期癌症与轻度过敏、没有已知治疗手段的疾病、患者数量较少的罕见疾病等）、所研究患者的类型（如健康、重病、年轻、老年等）、在其他国家已有销售经验以及其他因素。

2.1 ┆ 简　　介

　　在适当的体外和动物药理学和毒理学试验、小规模甚至有时（即便在此早期阶段）更大规模生产流程的开发以及其他准备性试验之后，该药物就可以用于所谓的"首次人体"试验。在试验开始之前，必须向监管机构申请研究许可。在美国，由公司（有时是单个研究者或学术中心）向美国食品药品监督管理局（FDA）提交一份研究性新药申请（IND）。IND包含支持人类使用试验药物的准备数据。欧盟法规要求通过单一提交门户，提交可供所有相关成员国获取的临床试验申请（Clinical Trial Application，CTA）档案（2019年）；在开始临床试验之前，为所有相关国家提供一个单一许可。在其他地方，也需要向当地卫生当局提交一份同等的数据包。此数据包通常包含专有数据，不向公众提供。此外，申请人应在数据包中提交一份人体临床试验方案。在美国以外，该数据包被归类为"CTA"。在一些国家，监管机构必须在第一次人体试验开始前向申请人出具批准意见，而在另一些国家，有一段等待期，如果申请人没有收到监管机构的拒绝意见，试验可以开始。在这种情况下，"CTA"可能指临床试验授权（Clinical Trial Authorisation）。

　　在极少数情况下，医生可能会为特定患者申请紧急使用IND。在美国，这种情形需要经过FDA批准。药物试验受到严格监管，并需要制订多重保护和预防措施来保护受试者，包括伦理审查委员会、数据安全监察委员会、申办方和卫生当局审查，以及一定程度的公开通知和在互联网上公示此项研究（如临床试验注册）。尽管经常存在一些重叠，临床试验一般被分为四个阶段。

　　学术机构正在越来越多地开展临床试验以及其他早期发现性研究，目标是创造从实验

室到临床的多学科方法，以获得新的更好的治疗方法。这些现在称之为转化医学，许多医学中心现在都有转化医学部门。

2.2 ⋮ Ⅰ期临床试验

区别于动物药理学，一期临床试验（"首次人体研究"或FIH）实际上属于人类药理学的范畴，这是确定对人类获益和不利影响的第一步，它们的设计主要是为了找到最大耐受剂量以及药物代谢和排泄途径。在此阶段，安全性比有效性更重要。首个研究通常是对少数（如十几名）健康男性志愿者（以避免任何可能的怀孕问题）进行单剂量试验。如果耐受，随后进行多剂量研究和剂量递增研究。Ⅰ期临床试验的目的是研究吸收、体内分布、代谢和排泄（所谓的"ADME"研究），以及安全性和毒性。

其他可能需要研究的内容还包括拟用于后续试验和上市销售的处方制剂（通常可能不同），给药频率或给药时间。药物相互作用研究可以在Ⅰ期临床试验或Ⅱ期临床试验后期进行。如果已知药物毒性较大或预测有严重的不良反应，如癌症化疗或艾滋病治疗，出于伦理原因，Ⅰ期研究通常在需要治疗的患者中开展，而不在健康志愿者开展。研究都很短，通常几天到几周。试验设计通常比较简单，一般是开放性试验。研究中可能设计对照或无对照。一些Ⅰ期研究可能需要一年左右的时间并包含约100名患者。

参与试验的健康受试者通常没有获益，他们参与试验是因为精神意愿或因为获得报酬。由于对受试者没有益处，需要应尽一切努力将毒性风险降至最低。严重不良事件（SAE）在Ⅰ期试验中很少见，如果发生严重不良事件（SAE），通常会导致研究方案的暂停或修改（有时甚至会因SAE停止化合物的进一步开发）。受试者通常被"安置"在学术机构的医学中心或临床研究组织（CRO）运营的特殊临床研究中心进行这些研究。研究中心提供持续的监督，并对受试者进行仔细监控。需要注意的是，本上下文中的受试者一词通常指"健康人"，而不是患者。但是，"受试者"一词通常也用来指参与临床试验的患有该疾病的人。

因此，Ⅰ期临床试验通常包括健康受试者，Ⅱ期、Ⅲ期和Ⅳ期试验包括待研究疾病的受试者。有时也并未严格区分，"患者"和"受试者"这两个术语被交替使用，例如，参加任何临床试验的任何人均可被称作研究受试者。这两个术语在本书中互换使用，以指代参加试验的个人。建议将参加研究的人称作"受试者"，而在医疗系统中寻求或接受治疗的人称作"患者"。

应重视在Ⅰ期试验中发现的不良事件（AE），因为受试者通常是正常的，并且通常使用低起始剂量的药物。由于研究的受试者很少，应彻底调查任何不良事件。应立即关注Ⅰ期试验中出现的SAE和罕见死亡，并考虑停止进一步给药或入组。

为了避免多个受试者同时出现惨痛的不良经历，目前，一些国家要求：在先前一名受试者结束方案中规定的监测期后，再给下一名受试者用药。需要注意的是，FDA目前要求所有SAE（无论是否预期，无论是否认为是由于药物引起的）作为快速报告提交。除了药物制剂的毒性外，还存在受试者在参与研究时隐瞒严重的医疗问题或病史的问题，尤其是在受试者得到补偿的情况下。

2.3 Ⅱ期临床试验

Ⅱ期临床试验在药物成功通过全部或部分一期试验后进行。Ⅱ期临床试验通常在患有该研究药物拟治疗疾病的患者中进行。一期试验通常是为了耐受性和安全性而进行，而Ⅱ期临床试验则是为了有效性和安全性而进行。试验目的是找到最小有效剂量，且在此剂量下不良事件和安全问题均最少。Ⅱ期临床研究还可以继续开展Ⅰ期的ADME研究。此外，它还可以开发安全性和有效性的标志物及检测，为后续更大规模的Ⅲ期临床试验做准备。这些研究通常是双盲对照的，可能包括多达数百名患者，开展数周或数月。

因为可能发生非预期的严重不良事件包括死亡，参与Ⅱ期临床试验的申办方和研究者必须特别关注毒性。严重和非预期的毒性可能会迫使立即停止研究或中途修改方案和知情同意书。Ⅱ期临床试验中的患者通常不会因其参与试验而获得补偿，但他们通常会接受研究药物治疗和研究相关的医疗护理。

特殊研究可在Ⅰ、Ⅱ、Ⅲ或Ⅳ期进行，如开展药物相互作用研究（有时在健康志愿者中，有时在患者中），食物或酒精相互作用研究，以及肾衰竭或肝衰竭患者的评价研究。另外，这些特殊研究通常是上市许可申请（MAA）或新药申请（NDA）提交所必需的，因此必须在某个时间点完成。

一些药物或产品如肿瘤药物或中草药，可能没有按照传统做法和上述方法完全进行Ⅰ期和Ⅱ期试验。肿瘤药物通常毒性很大，很少在健康人身上研究，而是直接在恶性肿瘤患者中进行研究。同样，"孤儿药"是针对罕见疾病开发的药物，可以进行简化试验。FDA孤儿药认证为药物和生物制品提供孤儿药资质，这些药物和生物制品被定义为用于安全有效地治疗、诊断或预防影响美国不到200 000人的罕见疾病的药物和生物制品，或影响超过200 000人，但预计无法收回开发和销售治疗药物的成本。欧盟也存在类似机制，对疾病的发病率不超过万分之五，或者潜在利润不足以收回其合理研发成本的药物认定为孤儿药。

2.4 Ⅲ期临床试验

Ⅲ期临床试验通常分为ⅢA和ⅢB。该阶段试验包括数百至数千名患者，根据所研究疾病的治疗时间和要求，整个试验可能需要几年才能完成。每个单独的试验可能包括一个或多个大洲的多个临床研究中心，并开展数月到一年或更长时间的研究（生存期研究可能需要更长的时间，因为研究直到最后一名患者死亡才结束）。

对于肿瘤产品，方案通常设计为患者先完成一个固定时间段（如五年）的药物治疗，再随访其无进展生存率。某些先进的治疗方法，如基因治疗，也可能需要对延迟出现的不良事件进行长期随访。基于各种科学标准，FDA指南建议基因治疗方案应考虑至少15年的随访时间。

Ⅲ期临床试验的目的是获得足够的临床试验数据，以支持监管部门批准该药物上市。但是，也可能在所有随访活动完成之前，获得产品批准。

　　ⅢA期试验通常是提交监管部门批准的关键研究，并纳入NDA提交或"MAA档案"。这些试验中使用的设计通常是双盲的，也可能还有其他类型的设计。根据研究的药物和疾病，每个研究组的患者，将接受研究药物治疗加上当前普遍认可的治疗（"标准治疗"），而对照组仅为标准治疗。这在几乎所有的癌症、感染、严重疼痛试验中都是必需的。使用此模型有许多变数。在某些情况下，FDA和其他机构可能需要安慰剂对照试验。在有标准治疗的情况下使用安慰剂，从伦理的角度来说越来越有争议。许多卫生机构和付款人经常要求对照标准治疗而不是用安慰剂进行试验。虽然两者都在药物开发中占有一席之地，但安慰剂试验越来越不被接受。例如，在传染病中，从伦理上来说，将活性对照物排除在方案之外是不可接受的。

　　ⅢB期试验是附加的（通常）大规模研究，可在卫生机构检查和审阅初始档案期间开始，并可在上市批准（NDA或MA）之前或之后结束。由于卫生机构的总审查时间可能需要一年或更长时间，申办方可在此审查期间继续研究。这些研究可能侧重于药物经济学或风险评估问题，以及成本效益和针对竞品药物的研究。有时，ⅢA期研究出乎意料的结果迫使ⅢB期研究出现后期更改。由于大多数产品现在都有完整的生命周期风险评估和管理计划，可能会在Ⅲ期试验中增加额外的试验，以评估尚不清楚或需要进一步评估的风险。尽管可在Ⅳ期试验中继续进行上市后研究或评估、管理和缓解风险的其他承诺（或要求）性研究，在Ⅲ期试验中进行此类试验，可加快获批上市。另外，FDA允许在后期研究中对具有良好安全性特征的产品的非严重事件进行选择性安全数据收集。允许这样做的例子主要是肿瘤产品的产品线扩展。

　　其他提高临床试验效率的方法包括适应性临床试验设计，它允许在研究开始后根据规定的计划修改方案参数（或统计程序）。在保持研究的完整性和有效性的同时，通常可有几种类型的自适应设计用于不同的情况。

　　在某些地区，在付款人（如政府、保险公司等）使用该产品进行医保报销之前，甚至在相关药品监管机构批准上市后，也需要卫生技术评估（HTA）数据来证明产品价值。这可能是一项复杂的工作，会影响产品的商业可行性。例如，在英国，国家健康和临床卓越研究院（NICE）和法国国家卫生局（French National Authority for Health）审查英国/法国批准的产品，看看它们是否能改善疾病结局并增加到患者治疗中。如果他们认为某个产品没有达到相应结果，他们的建议可能会决定该产品是否由英国或法国国家卫生局报销。也就是说，该药物在英国/法国获得批准，但可能无法通过保险报销。

2.5 ┊ Ⅳ期临床试验

　　Ⅳ期临床试验包括不同类型的研究，均在药品获批和上市后进行。需要注意的是，药物可能并不都是在批准后立即上市。有时，获得批准的公司可能会选择出售或对外授权该药物的许可证，或者等待更合适的时间将该药物推上市，例如，新的季节性过敏药物应在过敏季节来临之前上市。

　　有时，可能需要批准要求之外的额外研究。公司（申请人）可选择提出并同意额外工作，如美国的"上市后承诺"（PMC）。许多监管机构也有权强制要求额外工作，即美国的"上市后的要求"（PMR）或欧盟的上市后研究。这些研究可能是为了澄清Ⅲ期后仍然存在的一些安全性和有效性问题，但卫生机构认为这些问题不足以阻止或推迟该药物的上市。在美国，这些研究可能包括在风险评估和降低策略（REMS）中，也可能独立于REMS。在欧盟，欧洲药品管理局（EMA）和成员国可能需要在其风险管理计划（RMP）中进行进一步研究，即上市后药品安全性研究（PASS）和/或上市后药品有效性研究（PAES）。若未能在约定或规定的任何司法管辖区内执行上述任务可能导致公司受到处罚、罚款，甚至撤销或限制上市许可。此类不当行为通常会被公开，这可能会影响公司及其产品的公众信任。

Ⅳ期研究也可能是市场或药物经济学研究，通过与竞品的对标头对头研究来帮助销售产品（见上文HTA注释）。它们可能是针对批准人群或适应证的某一亚组，例如，在老年糖尿病患者或同时患有心力衰竭的糖尿病患者身上研究已批准的糖尿病药物。Ⅳ期研究还可能在儿童身上进行，不仅是为了评估有效性和安全性，还为了在不同的市场上获得额外的专利独家权。在美国，获得用于治疗"罕见儿科疾病"的药物或生物制剂批准的申办方可能有资格获得后续产品上市审批的优先审查。这些资格可转让，并可出售给其他公司。

Ⅳ期研究可能出于特别的安全性原因开展，目的是为了调查某个不良事件或上市后检测到的非预期的信号。这些研究可能是经典的临床试验，也可能是在大型数据库中进行的观察性或流行病学研究。设计和规模是各种各样的，从小型开放说明书文件试验到大规模、多中心、双盲对照试验或具有简单方案和最少记录的"大型简单安全性研究"。有时患者因参与研究而获得补偿。

所谓的市场驱动的Ⅳ期"种子研究"如今在世界大部分地区被禁止。这些都是纯粹的营销项目，旨在鼓励医生开一种特定的产品来代替竞争对手的产品。这些研究通常会编写一份方案（以证明其付出的努力可以算作正规的研究），但质量往往很差。申办方可能并不收集结果，即使收集结果，通常也不进行分析。开处方的人有时会得到补偿。另一种更微妙的看似合法的上市后试验包括让医生使用新药代替另一种产品（"隐形种子试验"）。这样操作后，开处方的人就熟悉了该产品，公司希望他或她在试验完成后让其他患者也用该产品。

2.6 后 期 研 究

最近几年出现的一个术语是后期研究，是机构和公司为了注册、评估风险和营销原因而开展的一系列活动，包括注册（产品、疾病、安全性）、上市后观察研究、前面讨论过的经典Ⅳ期试验、临床实效研究（如真实世界证据）、非处方（OTC）试验、社区试验、卫生经济和结果研究（回顾性、前瞻性、观察性）、成本效益、疾病负担、患者报告结局（PRO）、生活质量（QoL）、图表审查、调查（医生、患者）、卫生经济负担试验、风险管理、扩大使用、药物安全等。

商业驱动的"客户参与项目"，如患者支持项目等，其中可能存在双向沟通，是产品上市后AEs的另一个来源。患者安全通常不是此类计划的重点，但必须对产生的任何安全数据进行评估。

值得一提的其他研究设计包括实用性临床试验和低干预性研究。实用性临床试验是随机试验，旨在评估常规日常实践中的治疗效果。这些研究方案要求较少，因此对患者的标准治疗影响最小。随机后，后续患者治疗由医务人员根据其常规标准治疗进行。实用性临床试验解决了日常实践中常规情况下治疗的风险、获益和成本等实际问题。这种类型的研究也可用于评估依从性，如患者是否真正遵守说明书文件中要求的每日剂量、用药时间、避免已知的食物或药物相互作用等。

在一些实用研究中，包括了非标准的医疗诊断或监测程序，与常规临床实践相比，这些程序对患者安全造成的额外风险或负担不得超过最低限度。二手数据源（如电子健康记录、索赔数据、安全监测数据库等）可用于获取后续资料。

低干预性研究的研究方案不要求任何可能影响临床结局的干预措施。但是，它们确实需要非标准的医疗诊断或监测程序，与常规临床实践相比，这些程序对患者安全造成的额外风险或负担不会超过最低限度。低干预性研究是在真实世界的医疗环境中设计和进行的，以评估例如流行病学或疾病自然史，或常规医疗条件下治疗的安全性或有效性。

2.7 研究者发起的试验

研究者发起的研究（IIR）包括研究者发起的试验（IIT）和研究者赞助的试验（IST）。研究通常来自学术界研究人员的新想法，偶尔来自制药公司的建议。学术研究人员经常向制药公司建议药物的新用途或给药方式。许多公司有医生、医学博士或药理学家（通常被称为"医学联络人"），他们会去学术机构医学中心寻找这种聪明的新用途。此类试验通常只在单中心进行。有时，研究人员会提出想法并向公司（申办方或专利持有人）寻求资助或产品供应（特别是价格昂贵的产品）。

这类研究有助于药物的科学开发。IIR的优势在于发现和探索新想法，成本通常相对较低，而且研究可以相当快完成。缺点是在试验前许多细节没有提前考虑（如该人群的有效剂量和安全性）。失败的IIR通常会结束这个新想法的探索，因此，如果选择的剂量太低，人们可能永远不会知道更高的剂量会产生更积极的结果。资金通常来自制药公司，形式为资助款、药品供应、方案或病例报告表支持。

此类研究大多有双方签字的合同或协议。该研究的法定发起人不是制药公司，而是研究者。是他或她向FDA或其他国家同等监管机构（通常经制药公司同意，研究人员参考公司IND）申请IND。IIR研究遵循常规的安全性规定：药物临床试验质量管理规范（GCP）、伦理审查委员会、研究者向卫生机构报告SAE。需要注意的是，FDA在其2011年IND监管法规中要求IIR的研究者/申办方像典型的申办方如制药公司一样向FDA、机构伦理审查委员会（IRB）等提交安全报告。大多数制药公司还要求IIR研究者除向卫生当局报告外，还应向公司报告SAE，以便公司为产品涉及的所有用途而维护完整的安全数据库。

研究者和制药公司之间的合同/协议需要明确双方对安全报告的职责，及如何满足卫生机构或合作伙伴新要求的方法。制药公司不应参与监测数据，如检查源文件，因为这被认为是承担了申办方的责任。研究者被要求向FDA直接提交报告，如果制药公司从IIR研究者处收到一份报告，FDA法规未明确规定制药公司是否也应提交该报告。如果研究新的适应证、制剂处方或给药方式，这类研究被认为是典型的Ⅰ期临床试验。以上研究如果不涉及新的适应证、制剂或给药方式等内容，则更可能被认为是Ⅳ期研究。并非所有研究都需要IND，特别是如果使用的药物已经有说明书文件。此类研究通常必须在适当的卫生当局和临床试验数据库（如美国的clinicaltrials.gov和欧盟的EudraCT）注册。

早些年，数据所有权和负面结果的发布（或不发布）引发了争议。一般来说，双方都保留数据的"所有权"，无论结果如何，研究人员将保留发布数据的权利。

2.8 其他研究的相关问题

研究阶段的定义通常比上述"官方的"描述模式更为模糊。超出起始剂量的Ⅰ期研究及拓展研究，通常在数年内贯穿各个研究阶段进行。如果一种药物由于缺乏疗效而未超过Ⅱ期（即公司"杀死"了此药），那么进行药物、食物或酒精相互作用研究就没有意义。因此，这些研究通常不会在开发过程的早期进行。同样，早期临床研究中使用的制剂配方与最终被批准上市的制剂处方通常经过更新，并不完全一致。

众所周知，一些公司试图通过进行规模较大的Ⅱ期试验来加快研发（并降低成本），如果成功，这些试验将作为Ⅱ期和Ⅲ期联合试验提交给卫生机构批准。对于关键药物，只要不影响安全性和疗效评估，这样做是有利的。一般来说，研究的患者越多，人们对药物的安全性就越满意。因为上市后有更多不同的患者使用该药物，Ⅰ至Ⅲ期获得的安全性数据较少，就可能需要投入更大的上市后安全性研究来获得更多信息用于评估产品的获益/风险。不言而喻，申办方应与卫生当局讨论对经典药物开发提出的任何修改。

大多数制药公司的Ⅰ期研究由一个专门的Ⅰ期研究小组（如药代动力学/药效学小组）组成和监督，该小组通常由药理学家（医学博士、药学博士）、护士和医师组成。实际研究时通常外包给CRO或学术中心（临床研究单位），在那里进行患者登记和给药，这样可以对受试者进行密切观察和持续监控。

Ⅱ期和Ⅲ期研究通常由医生（通常是心脏病专家、肿瘤学家等专科医生）领导，代表公司内"高权力级别"的临床或医学研究小组。这些研究很复杂且需要各职能部门支持，包括生物统计学、研究现场监查、内部数据监查、临床研究、法规事务、安全性监测、质量控制、质量保证、监督各个方案的独立数据监查委员会、监督所有方案的开发项目的安全评估委员会等。许多公司，特别是小型公司，也将试验（或部分试验）外包给一个或多个CRO和其他供应商。这些研究是严格进行的，并且可能在上市批准之前由卫生当局进行审计。这些研究可能耗资数千万美元，需要复杂的组织、项目管理和信息技术支持。

Ⅳ期研究可由Ⅱ期和Ⅲ期小组或单独的上市后小组开展。如果在临床研究部门进行Ⅳ期研究，早期临床研究的严谨性通常会延续到Ⅳ期研究。如果Ⅳ期研究是由市场营销部独立于临床研究的小组进行，那么研究的质量和严谨性方面可能会有更多的变化。一些公司现在有单独的安全/流行病学/风险管理部门来处理上市后临床（PMCs）和上市后研究（PMRs），例如上市后临床试验和流行病学研究（市场研究除外）。现在，此类研究许多都外包给CRO或专门从事"后期"试验的公司。

　　一些公司高管认为，小规模的Ⅳ期市场研究或IIR是危险的，因为可能会发现一些安全"问题"以及可能无法显示疗效，从而对药物造成双重伤害。而药监部门官员通常持相反的观点：这些研究可能会发现一个以前未知的安全问题，对该产品是件好事，新发现可以添加到产品说明书文件中，以更好地告知医生和患者。

　　临床试验注册工作由卫生当局和政府（美国的clinicaltrials.gov和欧盟的EudraCT）以及制药公司和其他机构共同完成，所有或几乎所有的试验现在都详细地公布在一个网站上。一些人认为，这将提高所有试验的标准，并使数据比较变得更容易。是否达到上述目的目前还不清楚，但可以确定的是，患者、疾病支持团体和患者支持者现在只需在数据库中简单搜索，就可以更轻松地找到和跟踪涉及他们疾病的研究。目前，还有一个挖掘各种数据库的行业，以获取关于患者和研究者可及性、注册、完成日期等信息。

　　IIR项目一直以来面临一些问题。IIR通常受到有常设医学联络人的公司支持，医学联络人访问学术医疗中心，提供医疗信息，寻找新的试验。这些来访的医学联络人不一定接受过经典临床研究方法的培训，但他们可以对学术医疗中心介绍制药公司的最新产品。因此，这个角色结合了医学和营销的功能。在架构良好的制药公司中，由临床研究部门、统计学家和药物警戒小组审查学术人员提交方案，以确保良好的质量。一份正式合同规定了要在限期（如1年）内完成最终报告，并按照GCP要求报告SAE。公司的药物警戒部门通常会根据情况将SAE提交给他们自己的MAs、NDA和IND（视情况而定），即使研究人员说他或她已提交。在架构不太完整的公司，医学营销团队可能与其他研究团队的联系不太紧密，细节可能会遗漏，应审核合同（协议）的细节是否符合要求。

　　出于下列各种原因，公司还采用了其他类型的扩展项目（有时与注册相结合）：

- 帮助已经开始用药的患者完成疗程。
- 作为REMS/RMP的一部分：确保药物安全使用的要素（ETASU）。
- 帮助销售药物：特别是对于癌症、肝炎和高血压等慢性疾病，公司发现鼓励患者坚持治疗到底（直到癌症缓解或治愈，病毒滴度下降等）是一种良好的治疗和营销方式。这意味药物持续销售以及患者治疗成功。停止治疗的常见原因是不良事件、剂量问题或便利性原因以及费用原因。利用护士或药剂师每周或每月联系患者以处理不良事件和其他问题的外展项目现在很常见。这是一种客户参与项目，必须与药物安全部门联系起来，因为它们通常是安全信息的来源。当项目执行良好时，患者的医生可能会随时了解问题和进展。外展团队能够与患者合作，使患者克服治疗方案中的困难。公司必须收集不良事件数据，保存在安全数据库中，并按要求向卫生部门报告。

2.9　常见问题

　　问：公司是否必须从所有试验中收集所有不良事件？

答：基本上是的，以这样或那样的形式，但也有例外。首先，要想成为好的药品就要收集所有严重和非严重不良事件，这样申办方就有了充分了解产品安全性的基础。其次，在大多数情况下法律要求收集这些信息。实际上，申办方（即申办方的药物安全小组）必须实时从临床试验中只收集SAE，评估数据，在7或15个日历日内报告至监管当局或在年度报告中定期报告。非严重不良事件和某些严重不良事件（例如，申办方和医疗卫生当局同意仅在研究结束时报告的预期严重不良事件）直到提交最终研究报告时才会报告。

这意味着在许多制药公司中，有两个数据库包含安全信息。药物安全小组维护药物安全数据库，用于快速和定期监管报告，临床研究数据库用于上市申请和NDA提交。安全数据库包含所有严重不良事件（以及所有上市后的严重和非严重不良事件），但不包括临床试验中的非严重不良事件。此安全数据库是动态的，始终收集最新的信息，而临床研究数据库包含（纸质或电子）病例报告表信息，包括所有严重和非严重不良事件。

数据有时不会被迅速输入临床研究数据库，而只是在纸质病例报告表到达研究部门时输入，可能是每月一次。在其他情况下，如果使用电子数据采集而不是纸质病例报告表，现场的数据输入可能会延迟或不完整。一些使用电子数据采集（EDC）的公司还需要电子邮件、传真或直接将EDC数据下载到安全部门的数据库中。尽管如此，使用电子病例记录能比纸质记录更快地提供数据。

拥有两个数据库会产生各种问题。为了全面了解试验的安全性，必须从安全性小组（其数据库通常是最新的）获得严重不良事件，从临床研究组的数据库（可能不是最新的）获得非严重不良事件。输出的数据必须进行一致性核对（如果两个数据库输出不兼容或不规范，则会出现问题），以获得完整的数据集。此外，如果在两个不同的地方或以两种不同的方式收集相同的SAE安全性数据，则必须核对两个安全性数据库中的SAE（例如，EDC和通过电子邮件/传真向申办方药物安全组发送报告）。

信号调查应使用所有严重和非严重临床试验数据进行，无论这些数据存储在何处或如何获得。这可能意味着创建"数据仓库"以允许访问两个数据库中包含的数据。随着EDC和健康数据标准化的推进，临床试验安全性数据很可能会在一个地方收集，而不需要双重收集系统。

临床试验数据收集的现代化将产生许多影响：

- 将实时接收安全数据（严重和非严重不良事件）。

- 电子数据输入将在每个研究中心远程进行，而不是在公司或CRO集中进行。这将使数据输入过程脱离公司或CRO的直接控制，并交给每个研究中心的员工（具有不同的技能水平和监督）。每个研究中心的培训、人员流动和质量维护问题现在变得至关重要。

- 公司药品安全数据库可能不会与EDC数据库进行电子链接，必须制订新的程序，将安全数据提交给安全小组，以便准确及时地输入安全数据库。

- 由于临床研究实现"无纸化"，原始文件（如实验室检查、X光报告）可能不会被发送给公司。事实上，源文件现在可能是电子的，因为经典的病例报告表格已经不存在了。如果存在纸质源文件，则可能需要对其进行扫描并将其添加到EDC、临床试验或安全数据库中。

获取后续随访信息仍然是一项挑战，仍然很困难。大家可以想象有一天，美国、欧盟和其他医疗系统均实现标准化和网络化。所有数据，包括研究数据和安全数据，都可能将以电子方式实时并同时发送到公司、医疗机构、医院、保险公司等所有所需的数据库。安全数据将准确且迅速地在需要的任何地方接收。

问：Ⅳ期研究的严重不良事件是否可作为临床试验不良事件（向美国的IND）或上市后不良事件（向美国的NDA）报告，或同时向两者报告？

答： 如果一项研究是在IND或类似的上市前情况下进行的，那么符合报告标准的SAE将报告给IND。请注意，FDA只喜欢"信息充分"的报告（表2-1）。

表2-1 美国CDER监管产品的安全报告要求（摘自FDA指南，2010年9月）

序号	在美国销售或批准的药物？	是否在美国IND下？	试验地点	必须向IND报告吗？	必须按照上市后要求报告？
1	是	是	美国或美国以外	是	是
2	是	否	美国或美国以外	否	是
3	否	是	美国或美国以外	是	不一定
4	否	否	美国以外	不一定	不一定

注：*如果一种药物在美国获得批准，但目前尚未在美国上市，则上市后上报要求仍然适用。

此外，FDA对根据单一一份受试者的报告来确定因果关系持怀疑态度。因此，累积的类似报告被认为比单一案例更有价值，特别是在考虑事件背景率的情况下。许多公司认为NDA/MA优先于IND，并将向NDA/MA报告这些SAE。这可能因国家而异，因此必须查看当地的规章制度。未根据IND进行的研究产生的SAE应报告给NDA，在大多数地区，这些AE被视为上市后AE。

问：如果一项试验涉及多家公司或研究者（无论是IIR还是正式的公司申办的试验），是否应该进行双重（甚至三重）报告以确保报告不被遗漏？

答： 一般来说，重复报告没有逻辑上的理由，大多数监管者不鼓励这样做。如果涉及多家公司，签署的协议或其他正式书面文件应包含一个商定机制，由单个公司处理安全报告。在这种情况下，两家公司都可以将AE保存在各自的数据库中，但只有一家公司将快速报告和汇总（年度）报告提交给监管机构（两家公司应相互审计是否遵守协议）。

然而，在某些情况下，公司要求参与IIR的研究者向公司发送每个SAE个例安全报告的副本。研究者作为申办方必须向监管机构提交此类报告。

在许多情况下，"只是为了确保上报"，该公司还将向监管机构上报该报告，并在传输中指出，这是一份IIR，研究者本人就是申办方，也应提交该报告。需要注意的是，在某些情况下，必须将重复的报告发送给FDA的IND和NDA。

问：观察性研究或流行病学研究或注册研究是否都应报告AE？

答： 这同样可能因国家而异，但一般来说，如果一份报告符合有效性的四个标准，即使它不是来自经典临床试验，也应该提交。FDA在其IND报告指南中澄清了这一问题，要求必须报告此类病例。对于大量数据（例如来自毒物控制中心的"数据转储"），申办方可能希望与机构讨论如何处理如此大量的病例。研究方案应规定如何识别和处理这些数据，在某些情况下，经过协商，可不用报告这些数据。

问：我认为对临床试验SAE病例大多数报告的要求在全球已经得到协调，那么为什么它看起来还如此复杂呢？

答：在某种程度上，已经实现了协调。临床试验中非预期且可能与研究药物有关的死亡和危及生命的严重不良事件分别在7和15个日历日内报告。然而，美国FDA处理这些报告的方式与世界其他地方存在实质性差异。在美国境外，应加速报告每一份SUSAR（可疑且非预期严重不良反应）；因果关系取决于研究者或申办方任何一方。虽然监管机构对"严重"的定义是一致的，并且仅有一本全球研究者手册用于判断预期性，但确定向美国FDA报告相关性（仅）是申办方的责任。此外，美国法规中不承认"SUSAR"一词，尽管其概念相同。在全球范围内，还有许多例外情况或其他要求：如果是国内病例，则有当地语言要求，如不是国内病例，则并非加速报告，等等。一些国家希望或要求电子报告，而另一些国家仍然采用或要求纸质报告（如CIOMS I或MedWatch表格）。很可能要求最终会协调一致，但它们还没有达到上市后个例报告的协调水平。需要注意的是，医疗器械和复方药有不同的要求，在一些国家，对非处方药、保健品、生物制剂和草药有不同的要求。最后，一种药物在一个国家可能处于临床试验阶段，尚未批准上市，但在另一个国家已经获得批准和上市，各有不同的报告要求。

美国拼写"harmonization"带有"z"（在美国发音为"zee"，在其他地方读为"zed"），而英国和其他国家拼写"harmonisation"带有"s"。可见，我们甚至还没有协调拼写和发音！

第 3 章

自发的上市后不良事件

当一种新药进入市场以后，会有更多的人使用，自发的病例报告在提供安全性信息方面发挥着关键且不可替代的作用。

3.1 简　介

药物上市前在患者中进行的临床试验，是为了在特定人群中显示出该产品对特定疾病的疗效。临床试验可能是大型的——参加的患者可多达10 000名，也可能是非常小型的——仅数十至数百名患者参加（如针对孤儿药或罕见疾病的临床试验）。临床试验也是为了至少要在某特定的患病人群中确定该药物的安全性特征。

这些研究（通常）采用严格且高度规范的方法，在统计学上可以证明其有效性，但在确定安全性特征方面却有很大的局限性，通常只能发现发生频率较高的不良事件（AE）。例如，如果研究对象为10 000名患者，没有患者发生某个不良事件，比如心脏病发作，那么根据该试验的数据，我们只有95%的把握认为发生心脏病发作的概率低于1/3333。如果我们将安全阈值提高到有99%的把握度认为使用该药物后心脏病发作的发生率仅为1/10 000，那么我们需要对46 000名患者进行研究才能证实。换句话说，即使对5000名或10 000名患者进行研究，也不足以说明主要或罕见的安全性问题都已经在药物上市之前得到明确。

这意味着很多不常见的不良事件，乃至十分常见的不良事件（如发病率为1/500），要在该药物上市后广泛应用于普通人群中时才会被发现。比如说，当一种新药上市后的几个月内有100万人开始使用时，大约100名患者可能会出现发病率为1/10 000的"罕见"AE。如果所讨论的AE是快速发生的，并且很快能被发现，例如尖端扭转性室性心动过速、再生障碍性贫血或横纹肌溶解症（一种严重的骨骼肌损伤）。如果指责为什么这些不良事件没有在临床试验中早点被发现，肯定会受到猛烈的回击。准确的回应是：由于药物审批制度的设计方式，仅对5000至10 000名患者进行的试验无法发现如此罕见的事件，而这种回应通常会被指责声淹没。目前，申办方尝试在药物上市前更好地把控药物的安全性特征，并在药物上市后以更严格的方式跟踪安全性（和获益）特征。

同样值得注意的是，临床试验通常是在有限的患者群体中进行的。例如，抗组胺药在过敏的18～60岁的健康成年人中进行试验。即使该药物仅被批准用于该人群，大多数国家的医生也有权（他们可以自由行使这一权利）为任何人和任何疾病开具该药物的处方。因此，许多患有其他疾病以及在年龄范围以外的人（高龄人和年幼者）服用该药物，可能出现18～60岁健康研究人群在临床试验中没有出现过的不良事件。例如，老年人对某些不良事件（如吞咽障碍）或某些类别的精神药物特别敏感。

在未上市的情况下，无法充分研究多药联用和药物相互作用等问题。虽然食物-药物相互作用研究和一些药物-药物相互作用研究是在上市前进行的，但不可能研究"真实世界"中的患者（通常是老年人）——他们服用多种药物，并且有特殊或不规则的饮食习惯。即使在药物上市后，也很难甚至不可能预测或知道同时服用三种、四种或更多药物会如何发挥作用或相互作用。

因此，在产品首次上市后的一段时间内必须特别关注，以充分了解药物的安全性特征并将风险降至最低。从某种意义上说，上市后第一批50万～100万名被处方的患者都是在进行大规模的安全性测试。而且，在临床试验之外，几乎都是由医疗从业者和公众自发地去向生产企业和药品监管机构报告安全性信息。

这意味着，在此阶段药物安全体系的整体数据来源取决于护士、药剂师、医生和消费者报告不良事件的良好意愿和驱动力。没有他们的主动报告，持有人将不会知道在全国或世界各地尤其是偏远地区出现的个例不良事件。他们需要抽出时间来报告这些事件，他们还会被要求耗时费力地提供其他数据（实验室报告、心电图、医院记录等）。报告者是不会有明显或直接的受益的，受益的是整个社会，但他们这一努力并未被社会大众意识到。

医疗卫生当局和监管机构充分理解这一制度的弱点，目前正在努力探索自发报告制度在过去是如何运作的。尽管我们认为依靠这一制度是有益且合适的，但事实上，它是否能让严重的问题被早点发现，从而修改产品的说明书文件及其在临床实践中的使用规则呢？

各种医疗卫生机构，特别是北美和欧洲的这类机构，都正在研究这个问题。

还有更多储存在云端的关于药物安全的数字化数据没有被系统地研究过。持续获取这些数据并将其用于安全性分析是一种确定药物安全性特征的理想方法。然而，细节往往决定成败。必须要确定世界各地的数据库，并以有效和一致的方式提取数据。这是一项非常困难的任务，因为数据收集尚未标准化，不同的信息技术（IT）系统之间几乎没有真正的互操作性。另外，获取此类安全信息通常意味着二次使用这些数据集。目前正努力（在全国和全球范围内）使数据标准化和规范化，从而能够便捷地以有用、有效和快速的方式去收集、检索和分析数据。如果患者每一次接触的都是数字化医疗系统，我们就能够快速检索出完善的安全性数据。然而，在国家层面实现这一目标尚需数年时间，更不用说在全球层面了。在这种情况下，自发报告制度的重要性可能会下降。目前用于发现上市后产品不良事件的基本制度仍然是自发报告制度。世界上许多国家和地区都以不同的形式使用这一制度，例如美国、加拿大、中国、欧盟、日本、韩国、澳大利亚、新西兰、南非，以及世界上许多其他国家。世界卫生组织（WHO）和乌普萨拉监测中心与150多个国家积极合作，建立药物警戒（PV）体系并提高监管能力。

另一个使数据分析新机制放慢脚步的潜在问题，是世界各地（特别是欧盟）对数据保护要求的增加。我们可能需要患者以某种形式同意才能获取他们的数据。

该制度的原理很简单，即鼓励所有医疗保健专业人员（以及大多数国家和地区的消费者，包括美国、欧盟和加拿大）自发向生产企业、政府医疗机构或第三方报告不良事件。已专门为此建立了标准化表格（美国的 Med-Watch 表格、其他地方的 CIOMS I 表格），这些表格可在网上、出版物（如美国的 *Physicians' Desk Reference*）、iPhone 和其他智能手机的应用程序中及其他地方获得。该表格可以折叠并邮寄（免邮费）、传真或在线填写并上传至医疗机构，也可以通过电话、在线报告和传真发送给生产企业，对大多数医疗卫生机构也适用。

表格长度为一页到两页，包括了对所需信息的要求：患者基本信息；发生的不良事件；病史；服用的药物，包括一种或多种怀疑引起该不良事件的药物（以及处方的适应证）；合并用药；合并疾病；剂量、时间和给药途径；病例的叙述性概述和报告者信息。在大多数情况下，法律、法规或政策保证了患者身份和报告者身份的保密性。在线系统中，"表单"可能是智能的，因为上下文决定了要问哪些问题，例如，如果患者是男性，妊娠相关问题将从在线表单中删去。

在美国、英国和其他国家，根据《信息自由法》，自发提交给医疗卫生当局的信息可以免费，也可以收取少量费用向公众提供。这些病例在卫生机构公布之前都已经过屏蔽，以避免识别出患者或报告者。在美国，2017年有超过 60 500 份个例报告被直接发送给美国食品药品监督管理局（FDA）（占收到的 1 815 000 份报告总数的 3%），其余约 1 754 500 份（97%）被发送给生产企业，然后由生产企业递交给 FDA。大多数报告者都是药剂师。FDA 在 FAERS（联邦不良事件报告系统）数据库中持有的屏蔽后的病例报告数据会通过 FDA 提供的公开页面在互联网上对大众公开。

2017年，FDA 的监测和流行病学办公室指出，报告来源细分如下：

- 医疗保健专业人员占 53%；
- 消费者占 47%。

不良事件报告的要求在很大程度上已通过人用药品技术要求国际协调理事会（ICH）实现标准化。医疗保健专业人员（以及大多数地方的消费者）的报告通常是自发的，而且机构对此高度鼓励，尽管对消费者报告的实用性和价值有些怀疑，特别是对那些 OTC 药品（非处方药）和未经医疗保健专业人员验证的消费者报告。

在不良事件发生后，消费者或医疗保健专业人员没有报告的时间限制，但出于公共卫生的考虑，更倾向于快速报告，这在某些情况下可能会拯救生命。对于生产厂家而言，几乎在所有司法系统下都是必须报告的。到达公司的任何不良事件，无论是通过销售代表、电话、互联网和电子邮件、文献报告（公司必须主动检索）、患者支持计划或其他媒体，都必须迅速发送给药物安全部门，并由有资质的医学人员进行审查。

在大多数国家，对于已上市药物，公司必须在 15 个日历日内向医疗卫生当局报告所有非预期（即未出现在监管机构批准的产品说明书文件上）的严重不良事件。在美国，大多数其余的严重和非严重病例都必须在新药上市后定期报告［定期药物不良事件报告（PADER）］或定期安全性更新报告（PSUR）/定期获益 - 风险评估报告（PBRER）（新药每季度报告一次，老药每年报告一次）中报告给 FDA。在一些国家，公司会按预定计划

（取决于药物在市场上的时间和接收报告的国家）进行准备，以PSUR/PBRER的形式作为定期汇总报告。在欧盟，PSUR（以PBRER的形式）不再有标准的提交时间间隔，是由监管机构设定周期，监管机构也可随时要求提供定期报告。

这些报告包含了各种数据（选取了部分）的行列表以及公司医学团队（通常由医师负责）准备的医学分析，着眼于预期和非预期的不良事件，并指出需要将哪些作为新的不良反应、警告、预防措施等添加到药物说明书文件中，需要对哪些不良事件/不良反应提高警惕。这些报告之后会被监管机构仔细审查，监管机构可能同意或不同意公司的分析，并对修改药品说明书文件以及药品销售条件等做出决定。在采取行动之前，医疗卫生机构和公司之间通常会进行对话，但如果公众健康受到了影响，医疗卫生当局有权立即单方面采取行动。在医疗卫生机构方面，把数据随后录入到数据库中进行审核，进一步完成对AE个例及汇总的分析。

许多国家从当地AE报告的自发数据库中提取摘要发送给瑞典的乌普萨拉监测中心（UMC）。截至2017年底，有127个正式成员国和29个准成员国，其中大多数都向该中心提供不良事件报告。2017年12月，该中心的不良事件报告超过20 000 000例。大约一半来自美国，10%来自加拿大，来自德国、法国和澳大利亚的各占5%。更多数据库和国际监测制度的详细信息，可从UMC的网站（www.who-umc.org）上获取。

可从UMC或有数据库权限的私营供应商处有偿获取数据库摘要，特别是自发报告方面，公司必须建立一个经过验证的制度来接收、处理、报告和分析不良事件。时限至关重要，因为有些报告必须在15天内递交医疗卫生当局，报告时间从公司（或合作伙伴、合作营销方等）的任何一个人首次获悉该"有效"不良事件的那一刻开始倒计时。

就电话报告而言，公司内的任何电话号码都是不良事件报告的潜在来源，因此所有在公司内接听电话的人必须了解在意想不到的地方出现不良事件报告时该怎么办。如果最先接听电话的公司员工不能立即记录信息，则必须建立快速、便捷的（对呼叫方而言）转接系统。没有人愿意一直在线等待，或者三番五次重复同样的叙述。任何AE都不能丢失，因此必须尽全力去处理这些电话。由于某些不良事件可能需要在15天内报告给一个或多个医疗机构，因此不能浪费时间。在有些国家是常态，公司必须做好准备一周7天、每天24小时以多种语言接听电话。许多公司无法在公司内维持24小时不间断接听电话，这些公司更倾向将这一职能外包给私营公司（有时在国外，通常在印度）。许多公司，即便在工作时间内维持着呼叫中心，也会将下班后的呼叫电话外包给毒物控制中心（那里永远有人值班）或私营公司。许多公司还将此号码（例如，免费拨入号码）用于其他功能，包括产品信息、咨询和营销。

同样，一切外部人员可发送信息或输入自由文本的电子邮件、网站或社交媒体等都是不良事件的潜在来源。许多公司在招聘网站、免费试用网站、问卷调查网站、智能手机应用程序、用户参与计划等地方获悉投诉和不良事件，这让他们十分苦恼。

销售代表还必须意识到，他们拜访的医生、药剂师或其他医护人员可能是不良事件的来源。即使是对公司代表关于可能的不良事件的无意随口一说（"哦，顺便说一下，我的一个患者服用了你的那个XXXX药物，第二天心脏病发作了"），也等同于对公司报告，必须采取行动。即使是在周日下午的烤肉会上，一位邻居给一名公司员工随口说了不良事件，公司员工也必须向药品安全部门报告！一些制药公司在员工合同中加了一句话，以此规定：如果他/她获悉公司药物相关的药物不良反应（ADR），他/她必须向药物安全部门报告该信息。大多数公司在其SOP和培训材料中也注明了这一点。

许多公司都有媒体服务人员，检查报纸、电视节目、网站、博客等的文字记录来查找其产品的相关信息。如果留意到不良事件，必须将其发送给药物安全部门。公司没有义务去网络上搜索不良事件，但在公司主办的网站上发现的或仅在上网浏览过程中发现的任何相关信息都是需要报告的不良事件。

法律诉讼通常也是AE的来源。法务部门必须意识到，他们也必须在48小时内向药物安全部门报告诉讼中记录的不良事件。

一些人仍在写"纸质信件"，公司信件收发室或信件筛选人员必须知道，信件中收到的不良事件须立即发送给药物安全团队（通常是通过PDF/电子邮件或传真，而不是内部邮件）。

公司面临的一个更复杂的问题是，电话或信件提到了一例产品投诉（"药丸颜色不对"）、一例不良事件（"我服用了它，出现了剧烈胃痛"），并且要求赔偿（"我现在想要回我的钱！"）。这些病例必须由公司的三个或三个以上部门处理：①药物安全团队要去获取详细信息并报告不良事件；②生产或质量团队要去弄清药丸颜色不对的原因；③市场/销售团队要去退款（或不退款）。公司必须建立制度来处理这一问题。

3.2 美 国 法 规

美国关于自发报告的报告要求见［21CFR314.80］。就满足了四个基本要素的有效报告而言，须在15个日历日（加上第0天）内报告严重的、非预期的（美国药品说明书文件）、自发的和来自文献的事件，无论其是否与药物有因果关系。来自FDA的报告，无论是来自生产企业从FDA接收的医疗产品安全报告项目，还是FDA信息公开网站（FOI）上的，都不必再发送给FDA，但可能需要发送给其他卫生当局（HA）。

3.3 欧 盟 法 规

欧盟法规在申办者和申请人报告方面要复杂得多，有的是报给国家或省级医疗卫生当局，有的是报给非卫生部门指定的机构。所有病例都应交由欧洲药物警戒系统（EudraVigilance）处理。上报细节取决于病例是来自欧盟成员国还是来自欧盟以外，详情请参见欧洲药品管理局（EMA）网站（www.ema.europa.eu/ema/index.jsp?curl＝pages/regulation/docu-ment_listing/document_listing_000345．jsp）上的药物警戒质量管理规范（GVP）模块Ⅵ（Collection，management and submission of reports of suspected adverse reactions to medicinal products）。

欧盟的GVP模块不时更新，此外还需要关注成员国的更新情况以了解当地的要求是否发生变化。

3.4 其他地区的法规

许多国家遵循ICH/国际医学科学组织理事会（CIOMS）标准上报自发来源的有效病例（四个标准：怀疑药物、AE、患者、报告者）。立即对每个病例进行分类是很重要的。如果是严重AE且非预期，大多数国家要求在首次获悉后15个日历日内向医疗卫生当局报告。一些国家有不同的要求，通常是围绕着"接收所有境内严重不良事件（SAE）（无论是否预期），但仅接收某些境外病例（非预期的SAE）"。一些国家不想接收任何境外病例；一些非英语国家要求病例使用当地语言，尤其是境内病例。

澳大利亚：有趣的是，直至本文撰写之日，澳大利亚仍仅要求通过其"蓝卡"制度（澳大利亚官方用于抓取AE的制度，类似于美国的FDA医疗产品安全报告项目和英国的黄卡制度）在15个日历日内报告澳大利亚境内发生的严重不良事件，无论其预期性。除了"蓝卡"报告表（电子网络表单和纸质表单）外，澳大利亚药品管理局（TGA）还接受E2B形式的个例安全报告（ICSR）。澳大利亚境内非严重不良事件应在PSUR中以行列表形式报告。同样，对于在澳大利亚进行的上市后研究，所有严重不良事件均应在15个日历日内报告，非严重不良事件应在研究结束时报告；非澳大利亚病例无须报告。相反，"由对境外报告的分析而发现的任何重大安全问题，或由境外监管机构采取的任何措施，包括采取此类措施的依据"，应在72小时内向医疗卫生当局（即TGA）（www.tga.gov.au）报告。

加拿大：加拿大卫生部要求在15个日历日内报告所有境内严重不良反应（AR）和"新药异常无效"报告，境外非预期严重不良反应必须在15个日历日内报告。

现在，公司向医疗卫生机构报告严重不良事件正在从纸质或传真纸质报告表（CIOMS I）过渡到使用标准电子格式的电子报告，根据ICH文件，这种传输被统称为"E2B传输"。这种报告是通过互联网（使用电子网关或直接在线录入数据库）进行的。理论上，病例的电子病例传输在世界各地的所有机构都是一样的，而且简化了目前正在实行的向不同国家的多次报告义务。然而，事实并非完全如此，因为各个国家（尤其是美国、日本和中国）都希望在电子传输中获得特定或额外的信息和数据。此外，欧洲药品管理局（EMA）还为E2B（R3）ICSR的导出设计了一个新的纸质表格。请注意，大多数本地定制化与具体的管理要求有关，而与医疗病例无关。

3.5 流程问题

还有一种趋势是根据药物名称、病史和手术史、不良事件编码、实验室数据和人口统计学编码的标准化列表进行报告。这使得人们可以用标准化的语言和格式记录不良事件，且使得计算机可以很容易就将其翻译成任何其他语言。唯一被证实不适用这种计算机化的地方是医学事件描述，即一个病例在此处以文字形式用几个段落进行总结，使读者能够了解患者发生了什么。计算机生成的事件描述（或根本没有事件描述）是否能被证明与受过安全培训的医疗保健专业人员撰写的事件描述一样派上用场，还有待观察。利用人工智能和机器学习或许可以促成此事。

有趣的是，英语已经成为不良事件报告的国际语言，PSUR和E2B传输是用英语的。一些国家要求翻译部分或全部章节，但由于时间仓促，且国际统一要求英语作为药物安全的语言（至少15天的快速报告和定期报告是这样的），这类要求越来越不那么普遍。有时，在某国家发生的不良事件必须用该国的语言而不是英语或其他语言向该国医疗卫生当局报告。

在收到报告或将其上传至公司药物安全部门的数据库后，必须录入报告并分配唯一编号（在搜索重复病例之前或之后）。上述流程如何实现，取决于病例是以电子方式送达还是必须手动录入安全数据库。医疗保健专业人员必须迅速判断报告是否是"快速"报告或是"警示"报告，即必须在首次获悉后15个日历日内发送给医疗卫生当局。数据必须录入数据库（如果尚未上传）、编码、医学审查、质量检查，并发送至公司外部的相关卫生当局、子公司和业务合作伙伴，以及公司内部的其他人，如关注所涉及药物的安全性特征的临床研究医生。也必须识别任何可能立即引起监管或公共卫生问题的极为严重的不良事件，并紧急采取行动。

从更普遍的角度来看，依靠自发的不良事件报告，依赖于医疗界和患者报告的意愿和及时性，这在过去几年来一直被严重质疑是否为明智之举。由于一些药物在报告出现严重毒性后已撤出市场或已紧急更改了说明书文件，许多方面都正在寻求一种更有效的方法来快速识别新的安全问题。FDA和欧盟为了提高效率，持续地研究其自发报告制度，世界各地的其他卫生机构也在研究更好的机制来抓取严重不良事件。

电子医疗记录很可能迟早会取代现在的自发不良事件报告制度。通过电子跟踪所有患者与医疗系统的接触情况（处方开具和填写、就诊、住院、在标准化表格上记录的投诉和诊断等），医疗机构或者公司也许能够使用复杂的搜索算法和人工智能工具进行实时跟踪，来"挖掘"这些信息，前瞻性应用和流行病学研究将变得切实可行。加入基因组数据、卫生经济学信息和其他数据将改善药物安全监测制度。这种情况可能不会很快到来，在获取药物安全数据的过程中肯定会有出师不利和失败的情况，但毫无疑问，这（大概）将有利于每个人。需要注意的是，上市后不良事件处理和报告的法规，尽管相对比较稳定，但并非一成不变。

3.6 常见问题

问： 有必要报告另一例青霉素皮疹或其他那些已被明确描述过的不良事件吗？这难道不是浪费那些本可以更好地用于其他地方的时间、金钱和资源吗？

答： 是的，那或许是事实。老药在已经获批的患者群体中应用已获批的剂型、剂量和给药途径出现的已知反应，并不能真正增加药物安全性的一般认知。使用有限的资源寻找安全性较差的新药或患者群体可能更有助于增加药物安全性的认知。

这不是大多数医疗卫生机构（官方）所说的，因为可以理解的原因是，一旦他们要求医疗保健专业人员和消费者开始对哪些值得报告和哪些不值得报告做出判断，就会开始出现滑坡效应。他们的逻辑是：过度报告，即使是老药发生的已知的不良事件，也要比出现少报和漏报的风险要好。在上市多年后，即使是老药也可能会有不良事件的新数据，特别是药物相互作用方面。是否仍有足够的资源用于这方面，还有待观察。

问：医生或其他医疗保健专业人员是否有权在未经患者同意的情况下向私营公司报告患者的医疗和健康信息？

答：这是个好问题，且相当难回答。在许多国家（包括美国），即使未经患者同意，医疗保健专业人员向公司和医疗卫生机构报告药物安全性也是合法的，而且也是被鼓励的。疾病登记处已经存在了几十年（例如梅毒），医生和医院必须向当局报告病例。然而，在其他国家，法律可能很复杂，可能需要一定程度的同意，特别是如果还需要发送实验室检查、X光检查或扫描，或其他补充数据。医疗保健专业人员应查看其所在国家的要求和限制。在欧盟，数据安全和隐私的重大变革正在触及生活的方方面面，而不仅仅是药物安全。这将如何展开，还有待观察。

问：消费者报告真的值得收集吗？

答：显而易见，与医疗保健专业人员提供的信息相比，从消费者那里收集的信息没有那么有用，也没有那么容易被采纳。造成这种情况的原因有很多：术语不精确、缺乏完整的数据、患者对复杂医学问题的误解等。对于OTC药品尤其如此，因为大多数情况下没有医疗保健专业人员干预，患者是自我诊断和自我治疗。尽管如此，仍可获得有用的信息，从而获得信号并进行进一步研究。然而，这可能不是一种有效的方法。此外，处理消费者信息（特别是通过电话）的公司注意到，这非常耗时，需要呼叫中心工作人员具备高超的交流技巧。消费者往往比医务人员更健谈、更不准确、更有空闲时间，因为医务人员希望报告信息然后就继续处理下一位患者。话说回来，希望电子健康记录在将来能取代这个制度。

第 4 章

药物安全及药物警戒理论

为什么生物制药公司需要药物安全部门？药物安全部门是如何组成的？药物安全部门的使命是什么？概述美国食品药品监督管理局（FDA）在药物安全方面的职责和职能的简要历史、FDA的使命、FDA和各公司药物安全部门所面临的压力、美国境外政府机构所行使的药物安全职能。

4.1 ⋮ FDA简史

在大约一百多年前，对于药品的安全性和有效性几乎没有要求，或微乎其微。

1906年颁布的《纯净食品和药品法案》（FDA）禁止在美国境内跨州销售掺假及说明书文件错误的药品和食品。这一法案规定了药品安全方面的一些考量，但未提及药品的有效性。在当时，FDA还没有对药物有效性的管辖或控制权。

1912年，监管部门对相关法律进行了修订，将虚假和欺诈性的药物索赔纳入管理范围。然而对药物的安全性规定仍未明确。在当时，不安全的药品是可以销售的，市场上也确实有这样的药品在销售。FDA无权查缴不安全药品，仅能发布公共警告以警示大众。

1937年，美国一家公司销售的磺胺酏药剂，以二甘醇（类似于防冻剂）作为溶剂。超过100人因该产品导致肾衰竭而死亡，包括许多儿童。由于法律没有对药物安全性检测的要求，该公司也没有做任何检测。

该事件促成了美国于1938年通过《食品、药品和化妆品法案》，该法律要求对药品进行安全性检测，并须在新药申请（NDA）时将检测证明提交给FDA。对药品的纯度、强度和质量进行测试的其他法律也在20世纪40年代相继发布。

20世纪60年代初发生的沙利度胺重大药害事件是又一个灾难。由于安全性信息不足，当时FDA的审批官员Frances Kelsey博士在巨大的压力下，勇敢地反对沙利度胺新药上市。当时沙利度胺用于预防孕妇晨吐，在欧洲被广泛使用，甚至在德国可作为非处方药销售。尽管沙利度胺还未在美国上市，但它已在美国的研究环境中使用。至1962年，许多婴儿发生了可怕的出生缺陷——四肢严重畸形（phocomelia），这些事件大多数发生在欧洲，而沙利度胺可怕的致畸性（出生缺陷）也因此广为人知。

1962年，美国颁布Kefauver-Harris修正案，要求药品制造商在药品上市之前必须向FDA证明其安全性和有效性。这一法案将世界引入了药品监管的时代。

1971年，美国国家药品事件报告中心和"FDA药物公告"的发布栏建立，以提醒医生和药剂师注意药品相关问题。1985年，法律、法规加强了对上市药物不良事件报告的要求，并对新药临床试验申请（IND）提出了新的要求。

多年来，FDA作为美国药物安全性和有效性的监管机构，其结构和职能进行了多次重组和改变，才造就了我们今天所熟知的不良事件收集、分析和报告的综合性系统。

4.2 各国法律、法规和行业指南的差异

涉及药物安全的法规、法律、指南、指导原则和其他相关指导文件详细但不够系统地分散在美国的《联邦法规》（CFR）以及欧盟（EU）和成员国的法律中。

欧盟通过欧洲药品管理局（EMA）对药物警戒做出规定（包括法规、指令和指南），然后在各个成员国实施；除此之外，一些成员国在其国内可能对药物警戒提出更高的要求（而绝不会更低），因此大多数欧盟文件更新相当频繁。

世界上大多数其他国家都有自己相应的法律、法规和指南（通常只有当地语言版本）。大部分国家想要通过法律、法规来保护患者安全（包括临床试验中的受试者）的意图都是相似的。多数地方法规都规定，几乎所有严重不良事件和对公共卫生有潜在影响的非严重不良事件都应迅速报告。尽管在实际判定中存在细微的差别，"严重"和"非严重"不良事件的定义基本已有了统一的标准。

与此同时，更多的"常规"个例不良事件是通过定期报告的方式进行汇总和分析的。许多国家都会要求临床试验中或上市后的药品递交定期报告，根据其是否在研究阶段或上市年限的不同，每3个月、6个月、每年或每3年对严重和非严重不良事件进行汇总报告。

这些规则在全世界都是相似的，但它们在细节上有很大的不同（"细节决定成败"）。各个国家都需要有专业人员密切关注这些法规细则的状态，以便实时追踪各法规的最新进展并对其进行分类和记录。

以下列出美国和欧盟的主要文件。药物安全从业人员须认真学习和实践其中带星号的文件。这些文件的内容即为本书进行拓展和讨论的主要内容。

在美国，美国国会通过且由美国总统签署认可的立法已经确定，FDA享有制定法规的权限。大多数FDA颁布的法规赋予FDA制定法规和执行相关要求的广泛权限。

FDA法规没有明确规定申办方或申请人的组织内必须有一个专职部门来处理药物安全问题，而是规定了申办方/申请人的义务："申办方"对临床试验负责，"申请人"负责满足与上市申请相关的要求以及上市后的相关要求。而为了充分实现这一目标，药物安全体系和专职部门的建立不可或缺。

欧盟法规则更为具体，要求申请人（医药公司）建立正式的药物警戒体系，并确保其符合"药物警戒质量管理规范（GVPs）模块 I - 药物警戒系统及其质量体系"中的要求。此外，欧盟法规要求医药公司必须配备一名欧盟药物警戒负责人（EU QPPV）：该EU QPPV确保公司对所有注册产品履行其安全性监控的法律义务。

4.3 ⋮ 美国药物安全法规和指南

　　美国的药物安全相关法规在《联邦法规》（CFR）中若干章节皆有列出。美国食品药品监督管理局（FDA）发布的法规合并在《联邦法规汇编》第21篇中（可在www.regulations.gov获取《联邦法规》第21篇的可检索版）。

　　《联邦法规汇编》第21篇第321章第32节［21CFR312.32］规定了新药临床试验申请相关内容，包括7天和15天加速报告；第33章［21CFR33］规定了IND年度报告；第314章第80节［21CFR314.80］列出了药品的新药上市申请（NDA）相关规定。

　　FDA每天在《联邦公报》中发布新法规或修订法规的建议版本，公众可查看（www.regulations.gov）。值得一提的是，拟议的或最终的法规会在汇总版《联邦法规》中公布，该汇总版每年4月1日更新一次。《食品、药品和化妆品法》可通过https://www.fda.gov/RegulatoryInformation/LawsEnforcedbyFDA/federalfooddrugandcosmeticactfdcact/default.htm查询。

4.4 ⋮ 欧盟的药物安全立法（指令、法规）和指南

　　欧盟安全文件摘要可在欧盟药物警戒系统（EudraVigilance）网站（www.EudraVigilance.eu）、欧盟委员会网站（www.ec.europa.EU）和欧洲药品管理局（EMA）网站（www.EMA.europa.EU）获取。

　　有几个主要文件涉及药物安全性相关规定：临床试验可参见《欧盟药品法规汇总》（EudraLex）第10卷（2019年根据欧盟第536/2014号法规修订实施）。对于上市后药品，欧盟于2010—2012年间对相关法规进行了全面审查；主要相关文件如下：

- 欧盟第1235/2010号和第1027/2012号法规。
- 指令2010/84/EU和指令2012/26/EU。
- 药物警戒质量管理规范（GVP）：包含一系列总计12项药物警戒质量管理规范（GVP）模块，编号从Ⅰ至ⅩⅥ（计划模块Module Ⅻ，ⅩⅢ，和ⅩⅣ内容已合并入其他模块，因此为空）。GVP模块为上市许可持有人（MAH）、欧洲药品管理局（EMA）和欧盟成员国的国家卫生当局提供相关指导。GVP范围也涵盖在欧洲经济区获批的药品，获批途径不限。

EudraVigilance网站还提供了几个关于药物安全的细节，其中"第10卷-临床试验指南"包括以下内容：

- 关于收集、验证和提交人用药物临床试验中产生的不良反应报告的详细指南；
- 欧洲可疑且非预期严重不良反应数据库详细指南（EudraVigilance——临床试验模块）；
- 关于临床试验中不良反应报告的问题和解答。

　　医药公司有义务收集不良事件信息，对其进行分析，并将其报告给当地的卫生机构和

其他卫生当局。如果在境外有正式的销售或临床试验合作公司，则交由国外的公司提交给其当地的卫生机构。因此，医药公司需要建立或拥有全职（24/7）药物安全团队或部门，或外包药物安全相关业务，以根据要求处理自发和临床试验不良事件。如果一家医药公司的业务仅面向单一国家，则其药物安全部门可能相对较小且架构简单，仅向该国的卫生机构报告不良事件。然而，如果存在来自（或需要去向）其他国家的子公司或附属公司的不良事件，或者来自与公司有合同关系的商业伙伴的不良事件，那么不良事件报告的需求和要求的复杂性将大大增加。如果单个国家的公司在其境外进行临床试验，则必须能够报告不良事件，并与其他国家的卫生机构处理所有其他安全和监管事宜。

为了实现药物安全性监管，合格的药物安全部门必须将不同的语言、时区、不断变化的政府要求、报告时限、报告文件和格式、电子传输方式等带来的复杂性纳入考量；必须运用标准操作程序、监管活动术语医学词典（MedDRA®）和专业的培训系统；必须建立电子安全数据库（这是一项艰巨的任务），或购买或租赁电子安全数据库（仍然是一项复杂而昂贵的工作）；必须建立风险评估和风险管理/降低系统；必须聘用医疗专业人员，包括医生、护士、药剂师和其他支持人员；必须与公司内其他相关部门建立业务关系，如药政或法规事务、销售和市场营销、法务、临床试验部门等。

换句话说，建立药物安全部门是一项必须正确完成的复杂而且昂贵的工作。

药物安全部门收到不良事件报告后，必须将其录入或上传至安全数据库。安全数据库用于存储、检索、分析和报告数据。尽管这种事务性数据库最初可能在小公司中以电子表格的形式出现（数据可能来源于纸质表格），但大多数公司都会通过购买昂贵的专用安全数据库来满足这一需求（取决于用户数量和位置以及信息技术和维护人员的规模，可高达数十万或数百万美元）。除了专门数据库外，一些大型公司还开发了数据仓库（Data Warehouse）来管理和存储大量安全性数据，其中大部分都是外包的，并存储在云端。他们创建了具有严格标准操作程序的复杂部门，以确保公司完全合规，始终遵守所有法律、法规和指南要求，并将接受来自FDA、EMA和其他卫生当局、业务合作伙伴、外部审计公司和其他机构的检查和稽查。

负责监督整个药物安全团队的通常是一名高级管理人员（通常是负责药物安全的副总裁），同时也是一名经验丰富的医生。药物安全团队需要实现多种职能。根据公司的规模，下述的职能可能由不同的人员或团队处理，而在小公司里，所有的职能可能都由一两个人承担，或者全部外包出去：

- 由数据录入人员进行个例接收、分类和处理；
- 由医务人员进行个例报告评估；
- 使用MedDRA对不良事件（AE）进行编码（有时该团队独立于药物安全部门）；
- 世界卫生组织药物词典（WHO-Drug）或其他药物词典中的药物名称编码；
- 质量审查；
- 医生进行的医学审查；
- 提交给卫生当局、子公司、业务合作伙伴等。

药物安全部门的支持团队，通常包括专门的信息团队（IT/计算机）、信号检测/药物警戒团队、培训团队、标准操作流程（质量）团队、流行病学团队、风险管理团队等。这些团队可能隶属于药品安全部门，或独立于药品安全部门。有时，医疗报告撰写团队也会纳入药物安全部门，负责撰写汇总报告，如定期安全更新报告（PSUR、PBRER）、年度报告、NDA 定期报告、IND 年度报告等。

卫生机构中也设有类似的部门。一些机构如 FDA、英国药品和保健产品监管局（MHRA）、加拿大卫生部、法国国家药品和健康产品安全管理局（ANSM）、澳大利亚药品管理局（TGA）、EMA 等，会直接从医疗专业人员和消费者处收到报告。这些机构可以建立与医药公司类似的部门，进行个例事件接收、录入和评估，并对个例做出医学判断。

医药公司每年收到的不良事件数量可能达到数万甚至数十万起。在 2017 年一年中，FDA 收到了 1 779 428 份上市后个例不良事件报告（ICSR），其中 926 304 份（52%）为加速报告，59 044 份（3%）直接来源于医疗机构或消费者（参见 FDA 网站 www.FDA.gov）。这些报告（已编辑）可在互联网公共展示板访问。

全世界大多数卫生机构都在执行药物安全性监测这项艰巨的任务。由于严重报告往往需要向所有卫生机构报告，因此各个机构和公司在创建数据库时存在大量的重复工作。实际上，只有在具有先进药物警戒实践经验的国家中，其卫生机构（HA）才能维护相对完整的数据库并进行富有意义的信号分析。

对于上市后不良事件，有四个主要数据库，其储存着大量但不完全重复的不良事件数据：美国 FDA 数据库、欧洲药品管理局（伦敦/阿姆斯特丹）的 EudraVigilance 数据库、英国 MHRA 数据库和瑞典乌普萨拉监测中心的 Vigibase 数据库。当然也有一些其他的数据库存在。

临床试验不良事件往往比上市产品的不良事件更加分散，透明度也远低于上市产品，这是因为尚未上市的药物的大部分信息都是专有信息，由医药公司和卫生机构双方作为机密信息进行保护。在许多国家，制药公司、大学、联盟、卫生机构和其他机构的临床试验必须进行网上登记注册。最大的临床试验登记注册网站是美国国立卫生研究院的美国国家医学图书馆维护的临床试验网站（www.clinicaltrials.gov），截至 2018 年年中，有来自超过 204 个国家的 276 000 多个临床试验在此登记注册。上述数据库中的数据信息更加多变，但安全性数据少见甚至没有，且数据不是最新的。包括美国在内的多个国家都硬性规定了定期发布和更新安全性（和有效性）数据的"基本结果"的要求。当该数据库于 2000 年首次建立时，临床试验列表和数据都不完整，但在随后的十几年中，这一情况逐渐得到改善。

医药公司必须明确规定药物安全部门的职责，并将其告知公司所有员工，尤其是高级管理层、市场营销和销售人员。让公众了解医药公司或卫生机构对保护患者安全的决心也不失为一个好策略，例如 FDA 的哨点计划（Sentinel Initiative）使命公告。医药公司也可以向公众介绍其药物安全部门，例如辉瑞（www.Pfizer.com）、默克（www.Merck.com）和诺华（www.Novartis.com）公司。

无论是处于医药公司还是卫生机构，药物安全部门的首要任务都是通过维护准确的、最新的和完整的安全性信息，以此来保护公众健康。医学分析必须要牢记保护患者的安全，而不是"保护产品和销售"。有人认为，确保所有"参与"相关者（患者、医疗专业人员、卫生机构和公司）都能以特定受众能够理解的形式，获得全面、公正、科学和完整的安全信息，就能产生最好的产品和销售保护。医药公司中药物安全部门的次要目标则与公司职能相关，如为公司内部药品安全性问题和法律事务（包括诉讼）提供咨询服务、回应患者和医疗专业人员的询问、培训和支持销售团队。

在安全性问题得到完全证实之前，公司总是希望药物安全部门最小化安全性问题的影响或等待药物安全性问题的明确，因此药物安全团队经常承受着巨大的压力。"在被证明有罪之前，药物是无辜的"的态度以及在达到这一点之前不应向卫生机构或公众发布安全性警告的态度，在药物安全领域是完全不合适的。更确切地说，每个安全性问题都必须根据其性质和严重性及时进行评估并采取行动，使得风险最小化。衡量风险和获益以及其他替代方案的风险获益比非常具有挑战性。有些问题必须及时解决，甚至加班加点解决。

在商界，这种态度与企业普遍的职业经理人义务（"通过赚取更多利润来增加股东价值"）背道而驰。药物安全部门的工作人员需要具有相当坚定的信念才能在这一吃力不讨好的领域工作。与临床试验或销售领域不同，在临床试验方向完成一项研究、获得药物批准时，或销售领域销售了更多产品时，相应员工都会获得祝贺（以及金钱奖励和奖金）。而药物安全人则需要强大的信念支持，以便能够向公司管理层表明药品存在安全问题，必须立即采取行动或跟踪，直到收到更多数据。为了得到更多安全性数据，有时需要开展昂贵的研究，然而研究结果可能反而会进一步提供安全性问题存在的证据。优秀而明智的公司管理层理解这一点，并且欢迎药物安全部门的"直言不讳"；管理不善会造成错误或延误，随着惩罚措施（商业、监管和法律）变得越来越严厉，不够妥善的行为一夜之间就会在互联网上传播开来，把情况搞得愈发严峻。

应该指出的是，在只有少数员工的小型初创公司中，药物安全的概念往往不太为人所理解，也不易被发展。他们的主要任务是研发一种或几种药物，他们的目标是快速完成临床试验，然后要么将产品出售给另一家公司进一步研发（如大型Ⅲ期试验），要么快速获得FDA批准以获得正现金流。这些公司通常没有安全部门，有时甚至没有负责药物安全或跟踪法规和新法规要求的专职人员。他们通常依赖于他们的合作伙伴或合同研究组织（CRO）。他们通常不能很好地处理药物安全性问题，当药物安全问题或危机发生时，他们就会遇到重大问题，通常需要外部"紧急"援助来帮助解决问题。

希望企业高管们能够意识到，一个短期隐藏的药物安全问题，从长远来看，可能会出现在《纽约时报》的头版、电视或互联网上，或者六点新闻上。他们可能需要向政府调查小组、向美国频频发生的多起诉讼（集体诉讼、民事诉讼和刑事诉讼）解释自己的行为。现在，与药物安全相关的诉讼也越来越多地出现在世界的各个角落。

药物安全人员在卫生机构中也面临着相似的困难，其主要任务与企业相似，即保护公众健康，没有盈利性目的，但他们却总是面临着巨大的预算压力：要节约资金，还要回应多个要求苛刻的选民问题。在美国，FDA以各种方式回答卫生与公共服务部长、美国国会、公众、新闻界、患者权益倡导团体、互联网博客圈、卫生专业人士以及HA监管的公司（和游说团体）的问题。世界各地的其他卫生机构也面临着类似的政治压力。

4.5 常见问题

问：为什么会有人想从事药物安全工作？

答：这是一个好问题。有人指出，医疗专业人员离开临床进入制药行业时，他们身上的某种人格类型会让他们倾向于从事药物安全工作。与临床试验工作的令人兴奋的新药测试的"魅力"不同，药物安全工作处理新的和令人兴奋的（以及旧的和乏味的）药物的问题往往会带来不同的氛围。

在努力获取所有可用的临床事实、进行合理的医学分析以及基于时常不完整的（甚至误导性的）数据得出医学上合理的结论方面，还有更多的侦查工作和医学分析需要做。制订复杂的信号监测或风险评估/管控计划的工作可能相当学术化。在医学领域，人们永远没有足够的信息，而下一个测试或检查总能让人更接近真理。与临床医生一样，药物安全工作者也常常在处理不确定性，且必须迅速地做出往往不可逆转的决定。基于现有数据，得出医学上合理的且可以被接受的结论，并以令人信服的方式向医疗专业和非医疗专业人员传达这一结论。这项工作充满了挑战性，而当其被圆满完成时则会带来巨大的成就感。

当明确的、令人信服的安全论据要求采取行动时，管理层的不作为会导致伦理问题的出现，这就将药物安全从业人员置于非常尴尬的位置，有时甚至要面临法律上的风险。

药物安全工作中也会有许多充满戏剧性的时刻和激动人心的时刻。有很多工作都是"例行公事"，但如果信号被证实，下一封电子邮件或推特可能就会是一场带来广泛后果的灾难。于是人们的肾上腺素水平上升，"危机"团队启动。药物安全部门就像是公司的急诊室，那些以药物安全为职业的人往往对此充满激情。很少有人在制药职业生涯一开始就决定要"做与副作用相关的工作"。相反，他们希望能够发现新药或进行临床试验或研究药物的药理学。许多人在尝试了医药行业的其他领域后才进入药物安全领域，并深深为之着迷。

问：要求一家医药公司进行自我监督是否存在内在的利益冲突？

答：从某种意义上说，是的，特别是涉及金钱的时候。大多数受监管的行业都有一定程度的自我监管政策要求，包括航空行业、银行和金融行业、食品行业、医药行业和法律行业。自我监督的结果并不总是令人满意的。因此，业界必须规定一定程度的外部监督措施，以确保企业正确实施自我监督，其诀窍就是找到正确的平衡。在实践中，制药行业有太多的事情要完成和监督，不能完全由卫生机构进行外部监督。因此，现实情况迫使医药系统通过法规、定期报告、监测、审查、稽查和其他相应机制来实现自我监督以"保持诚实"。近年来，在可怕的银行和投资丑闻发生之后，社会上出现了强烈的避险倾向，并要求加强监管和控制以防止另一场危机（考虑一下你自己的危机：万络、美国国际集团、麦道夫、地震等）*。因此，我们很可能会看到更多的法规，承担更少的风险。而更多的法规是否会带来更好的结果（即"更安全"的药物）还有待观察。

---

* 译者注：万络，1999年FDA批准上市的非甾体解热止痛药，造成大量心脏相关不良反应，2004年退市。美国国际集团：美国最大的保险公司，2004年因欺诈行为被检察官调查。麦道夫：2008年美国纳斯达克前董事会主席伯纳德·麦道夫因涉嫌证券欺诈罪被逮捕。

第 5 章

不良事件的统计和药物流行病学概述

本章是对药物警戒中使用的"数字"和定量方法选择性的基本概述，而非作为统计学、流行病学或数据分析方法学的参考资料；说明为什么这些"数字"和定量方法在临床医学、药物警戒和监管决策中尚未100%发挥有效作用。

5.1 简　介

当有与产品相关的新不良事件（AE）报告时，监管机构和制造商首先提出的两个基本问题是关于频率（多久发生一次）和因果关系（会发生吗？）。

假设在药物首次获批和使用后不久，在安全性部门或监管机构收到1例或2例X药物肝损伤自发报告。首先，肝脏问题与这些报告中的可疑药物之间可能存在的因果关系是什么？患者是否仅暴露于可疑药物X或同时使用其他药物，包括非处方药（OTC）、"天然"或顺势疗法或"传统"产品等？从服用使用药物到开始发生肝损伤之间的发病时间，是否短到足以暗示因果关系，还是太长以至于怀疑可疑关联性概率很低？是否存在大量饮酒、潜在的传染性肝炎或其他合理的肝损伤原因？患者健康状况是否良好，或者是否有发生病毒性、酒精性或其他肝炎的高风险？在暴露人群（亚群）中是否有已知的肝功能障碍背景发生率？

根据这些和其他诊断标准，PV医师将使用诸如肯定、很可能、可能或不可能的类别或一些其他因果关系分级系统来粗略评估因果关系。当有足够的细节和足够完整的信息时，这些判断是可行的，而且很重要。然后我们说这些报告是有效的，而且（希望）质量很高。本手册其他地方描述的各种技术用于判断这是否是一个足够强的信号，是否值得公布，还是如果信号较弱，则只需要持续监测。

（注：在过去的几十年中，已经发表了许多因果关系评估方法。一位流行病学家在1965年发表了一篇参考文献[1]。）

下一个问题是所报告AE的发生频率（或风险）。换句话说，下一个暴露于X药物的患者发生严重肝病的概率是多少？是用药人群的十分之一、百分之一、千分之一？换言之，能观察到这1/10、1/100、1/1000肝损伤发生所需的用药患者数量是多少（也称为"发

[1] HILL AUSTIN BRADFORD. The environment and disease: association or causation? [J]. Proc Roy Soc Med, 1965, 58 (5): 295-300.

生一例药害所需用药的患者数"）？很显然，知道这一点很重要。

多年来，人们多次尝试运用统计学和流行病学定量方法来研究AE的病例序列，主要是利用自发报告的AE来说明因果关系，结果不尽如人意。

有必要区分通过临床试验（实验性）或流行病学研究（观察性）收到的AE报告和以自发性或征集性方式收到的AE报告（通过监测或监测系统）。正式临床试验会对相关统计量进行充分描述并定义以产生相应的数据。患者群体在很大程度上是受研究者控制的；已充分描述了有效性和安全性分析方法，并在很大程度上是一致的。安慰剂对照和对照药物对照试验给出了不良事件发生率的清晰图像，显著性值和置信区间可以确定并得出结论（至少对于疗效标准而言）。临床试验的设计通常不具备足够的统计把握度，无法用超出描述性统计量的统计结果做出安全性判断。

在制药界，不同类型的试验有不同的目的。随机临床试验是实验性的，测试一种药物与另一种药物或与安慰剂对照或两者兼而有之。药物流行病学研究着眼于观察已上市药品的使用情况（在大多数情况下）。药物警戒研究是为了监测药物的使用和毒性而进行的。每种类型的研究都有不同的用途，尽管有时会有重叠。

因为数据完整性很好，临床试验中的安全性和有效性数据通常非常可靠。由于研究者定期观察患者，并且研究者及其工作人员对患者的不良事件进行询问，因此很少有不良事件遗漏，特别是严重或显著的不良事件。根据这些数据计算的不良事件发生率通常是有效且有用的。

从常规医疗实践中收到的自发报告则是完全不同的情况。在大多数情况下，这些数据是自发提供的，可能来自消费者或医疗保健专业人员。对额外信息的随访是不确定的，且由于隐私问题，源文件（如实验室报告、办公室和医院记录、尸检报告）并不一定是可获得的，由于医生或药剂师工作繁忙，所以无法从多个来源提供记录，或者患者不想披露信息等。如果没有医疗专业人员参与，例如当患者使用OTC产品时，数据通常无法验证。因此，单个自发报告的数据完整性是不确定的和不一致的。如果不止一人在不知情的情况下向其他人报告同一事件，也可能会有重复报告。

5.2　病例报告或个例安全报告

病例报告，也称为"个例安全性报告"（ICSR），是对患者接受药物后经历一起或多起不良事件的临床观察。病例报告最常见的纸质形式是MedWatch表格和CIOMS I表格。等效的电子文件是E2B报告，它是一种传输给卫生当局或公司或其他地方的电子文件，包含了ICSR的所有要素。有时病例在医学期刊上以简短报告的形式发表，其中一些以前曾向卫生当局报告过，而另一些则没有。这些病例是在公司对医学文献进行定期检索审查时发现的。

5.3　汇　总　报　告

汇总报告是对一组暴露于药物（或有时不止一种药物，如联合用药）的患者以及不良事件和其他安全问题（如用药错误或质量问题）的描述、汇编和分析。有多种标准格式，其中定期安全性更新报告（PSUR）是主要格式。美国综合报告有时令人困惑，有时被称为NDA定期报告，有时叫定期报告，有时又称为定期不良药物体验报告（PADER）。更糟糕的是，有时也会使用PADER来指代PSUR。FDA也接受PSUR。无论它们被称为什么，公司都有义务认真仔细地准备它们，并及时递交给有关卫生当局。

在对自发报告的数据进行定量分析时存在多种偏倚和局限性，这些偏倚和局限性可能导致病例信息和趋势不能真正代表药物的真实安全性。两种发生于自发报告数据的现象值得研究：（1）韦伯效应；（2）舆论效应。

（1）韦伯效应：也称为产品生命周期效应，描述了新药首次上市后自发报告增加的现象。"在已确立的药物类别中，新药的不良事件自发报告并非以统一的速率进行，在新药推出的前一到两年可能会高得多"[1]。这意味着在上市后的一段时间内（从6个月到2年），会有大量自发报告的不良事件/药物不良反应（ADR），在该效应结束后会逐渐下降至稳态水平。它与舆论效应不同。自最初的报告以来，韦伯效应已在其他多种情况下出现[2]。

然而，更新的信息使这一现象受到质疑。2014年发表的一项研究调查了FDA FAERS数据库中62种药物的ADR，研究了每种药物在FDA批准后4年内的报告模式。结果显示："本研究中观察到的一般不良事件报告模式似乎只是在批准后的前三个季度出现了报告数量的增加，随后便相对稳定。"因此，不是在开始时出现报告量激增后出现下降，而是在前四年报告量在一定程度上持续上升。但也有一些药物确实表现出韦伯效应。

作者得出结论："我们的结果表明，大多数FAERS中的最新不良事件报告并不遵循韦伯所描述的模式。可能导致这一发现的因素包括，自韦伯效应被描述以来，不良事件报告数量大幅增加，以及FDA为提高人们对上市后不良事件报告意识而做出努力的结果。"[3]

2017年发表的另一项研究在批准后的5年内观察了15种肿瘤药物，也没有发现韦伯效应的证据[4]。

此外，来自客户参与计划（如患者支持计划和疾病管理计划等）的安全数据可能削弱了最初的效应。

因此，总而言之，韦伯效应现在可能不像以前那样是药物警戒的一个因素，但在定量或数值分析中使用自发报告的数据时，它的潜在效应仍值得考虑。

（2）舆论效应在文献中的记录要少得多，此效应是指使用媒体宣传、名人代言或关键性评论或其他外部事件或媒体对药物的评论。

[1] WEBER J C P. Advances in inflammation research [M]. New York: Raven Press, 1984: 1-7.

[2] HARTNELL N R, WILSON J P. Replication of the Weber effect using postmarketing adverse event reports voluntarily submitted to the United States Food and Drug Administration [J]. The Journal of Human Pharmacology and Drug Therapy, 2004, 24 (6): 743-749.

[3] HOFFMAN K B, DIMBIL M, ERDMAN C B, et al. The Weber effect and the United States Food and Drug Administration's Adverse Event Reporting System (FAERS): analysis of sixty-two drugs approved from 2006 to 2010 [J]. Drug Safety An International Journal of Medical Toxicology & Drug Experience, 2014, 37 (5): 318.

[4] ARORA A, JALALI R K, VOHORA D. Relevance of the Weber effect in contemporary pharmacovigilance of oncology drugs [J]. Therapeutics and Clinical Risk Management, 2017, 13: 1195-1203.

药物安全官员对名人或政客使用某一特定产品的报道感到恐惧，特别是当报道不良事件或轶事报道了惊人的疗效或危害时。这种现象也被称为时间偏倚，反映了媒体关注度或谣言增加后，或者名人使用某种药物、卫生机构发出警告、社交媒体评论等之后，对某一药物或某类药物的不良事件报告有所增加。这种影响有很多倍增因素，特别是当事件被广泛报道或在社交媒体上"病毒式"传播时。"由于诸如报告系统的改变或特定药物或不良反应的宣传水平的提高等外部因素，总体药物不良反应报告率可增加数倍"。[1]

这方面最著名的例子是关于疫苗增加自闭症风险的事件，这是一个复杂的案例，并且至今还在一定范围内进行讨论。最终，美国疾病预防控制中心和其他机构得出结论，没有证据表明疫苗（特别是含有硫柳汞作为防腐剂的疫苗）与自闭症风险之间存在联系。

Wakefield 和最初 12 位作者中的 10 位撤回对原始数据的解释。撤回声明中写道："由于数据不足，MMR 疫苗与自闭症之间没有建立因果关系。"此外，Wakefield 没有披露某些财务冲突，即，他是由起诉疫苗公司的律师资助的。[2] 医疗和媒体对此的报道和评论非常广泛。CDC 的评论"疫苗不会导致自闭症"是一个很好的开端（https://www.cdc.gov/vaccinesafety/concerns/autosis.html）。

5.4　不良事件的报告频率及其对应的风险

或许自发和激发性 ADR 报告的最大局限性是不完整的数据，这是其固有的监测属性，从而无法对风险进行准确的定量估计。理想情况下，人们希望计算接受特定药物或风险的患者发生特定 AE 的概率，如下所示：

$$概率 = \frac{某一特定时间发生的 AE 数}{某一特定时间药物暴露的患者数}$$

然而分子数据几乎总是不完整的。报告的不良事件数小于真实的不良事件发生数，因为并非所有不良事件都报告，我们也不知道发生的不良事件中没有报告的事件数占比。

世界各地有许多关于漏报的出版物，但很少有真正能够衡量漏报的真实比例（"已知的未知"）。

据估计，在英国，仅报告了 10% 的严重 ADR 和 2%～4% 的非严重 ADR。[3] 在美国，FDA 估计仅报告了 1% 的严重可疑 ADR。[4] 在法国，据估计实际报告的严重 ADR 不超过 5%。[5]

［1］ SACHS R M, BORTNICHAK E A. An evaluation of spontaneous adverse drug reaction monitoring systems [J]. The American Journal of Medicine, 1986, 81 (5B): 49-55.

［2］ MURCH S H, ANTHONY A, CASSON D H, et al. Retraction of an interpretation [J]. The Lancet, 2004, 363 (9411): 750.

［3］ RAWLINS M D. Pharmacovigilance: paradise lost, regained or postponed? [J]. Journal of the Royal College of Physicians of London, 1995, 29 (1): 41-49.

［4］ SCOTT H D, ROSENBAUM S E, WATERS W J, et al. Rhode Island physicians' recognition and reporting of adverse drug reactions [J]. Rhode Island Medical Journal, 1987, 70 (7): 311-316.

［5］ BÉGAUD B, MARTIN K, HARAMBURU F, et al. Rates of spontaneous reporting of adverse drug reactions in France [J]. JAMA, 2002, 288 (13): 1588.

2006年，英国Hazell和Shakir的一份报告对这一现象进行了研究，并指出："总共有来自12个国家的37项使用多种监测方法的研究被确定。这些研究产生了43个报告不足的数字估计值。37项研究的报告不足率中位数为94%（四分位距82%～98%）。他们报告说，"与报告不足相关的因素包括无知、缺乏自信和冷漠。"[1]

瑞典医院的一项研究发现，一个研究里的10个选定诊断的漏报率为86%（瑞典严重药物不良反应漏报）。[2]

加拿大最近的一份报道（https://uottawa.scholarsportal.info/ojs/index.php/RISS-IJHS/article/download/1448/1422）对截至2014年的情况进行了良好回顾，估计加拿大只有5%的不良事件被报告。

5.5 ：为什么我们不能计算出好的不良事件报告频率

未报告的AEs的数量变化很大，因此这使得分子的比例相当可疑。

分母数据其实也不完整。

在自发报告系统中，分母（患者暴露）通常是未知的。虽然可以获得处方数据，可以知道销售了多少片剂、胶囊或针剂，但很难知道有多少消费者按照规定的方式和时间使用了该产品，使用了多长时间。一日服用三片，连续服用一个月或一年的患者，是否和一次仅服用一片药片的患者一样都算成一个患者？

理想情况下，分母数据将以多种方式报告，包括患者暴露量（用于风险评估）、患者暴露时长（患者数量乘以每位患者服用药物的时间长度，如患者-月或患者-年）用于估算发生率。然而实际上，已知的并不是精准的分母数字，而是药片的销量、生产的千克数、开具或分发的处方数等。

尽管如此，通过获得这些数据，可以对ADR报告的数量除以定量分母或报告率进行粗略估计。然而，这些数字往往不能提供足够的信息。其中一位作者回顾了一种广泛使用的抗组胺药，其中12例心律失常报告的计算结果为：估计有90亿患者服用了这种药，这等于12/9 000 000 000或0.0000000013心律失常事件/患者-暴露年，这不是一个有意义的数字。事实上，这个数字非常低，低于人群中自然发生的心律失常发生率，这意味着不良事件明显漏报。对这些数据进行不同的解释，有人可能会说，这种药物实际上可以预防心律失常，但事实显然并非如此。对需要决定是否应给特定心脏病患者服用该药物的临床医生来说，这个数字是无用的。

生产数据（生产的千克数）可从生产该产品的公司获得，处方信息和患者暴露数据可从跟踪此类信息的各种私营公司获得。但公司在收集品牌药品的AE时也收集到仿制药、甚至假药的AE报告（分子数据），而这些仿制药与假药的暴露量并不纳入分母数据中，这

---

[1] HAZELL L, SHAKIR S A W. Under-reporting of adverse drug reactions [J]. Drug Safety, 2006, 29 (5): 385-396.

[2] BÄCKSRTÖM M, MJÖRNDAL T, DAHLQVIST R. Under-reporting of serious adverse drug reactions in Sweden [J]. Pharmacoepidemiology and Drug Safety, 2004, 13 (7): 483-487.

就成为了混淆因素，使得分子与分母数据来源不一致。尽管如此，药物使用数据可以按性别、年龄和其他人口统计学特征进行细分，随着时间的推移，可以观察到使用趋势。

综上所述，"分子不好，分母更坏，比值毫无意义。"因此，不能根据自发报告数据计算特定不良事件的风险量化方法，只能计算报告频率、周期。

然而，大型自发报告数据存储库，在某种程度上可以通过关注比例报告的创新定量技术，来监控非预期的报告模式。这些技术包括比例报告比率（PRR）、伽马-泊松收缩估计法（GPS）、瓮模型算法、报告优势比（ROR）、贝叶斯置信传播神经网络-信息组件（BCPNN-IC），以及调整后残差值（ARS）、序贯概率比检验（max-SPRT）。PRR用作定量不相称性方法应用的示例，在下文中进行了介绍[1]。

5.6 定量信号检测方法

比例失衡［以比例报告比值法（PRR）为例］：采用了多种方法，都或多或少地围绕着预期比例报告的概念，以及应用于大型数据库观察到的比例失衡报告。他们研究某一特定药物的AE，并比较PV数据库中其余药物的这些相同AE的数量。

这种基础PRR很简单，使用2×2表格：

	关注的药物	所有其他药物
关注的AE	A	B
所有其他AE	C	D

注：PRR＝[A/（$A+C$）]/[B/（$B+D$）]

	药物X	所有其他药物
关注的AE	234	291
所有其他AE	6901	14 556

注：PRR＝[234/（1234+6901）]/[291/（291+14 556）]＝1.67

换句话说，就是一个特定的AE除以所有与关注药物一起出现的AE的比值，除以该AE与数据库中所有药物出现的AE比值得出的比例。在前面的例子中，如果使用药物X出现的所有AE中有3.28%是胸痛，数据库中所有使用其他药物后出现的AE中有1.96%（不包括药物X及其AE）为胸痛，则PRR为3.278%/1.96%或1.67。这意味着与所有其他药物相比，药物X的胸痛AE（不）成比例地增加，也就是使用药物X后出现胸痛的AE更多，

［1］ (a) EVANS S J W, WALLER P C, DAVIS S. Use of proportional reporting ratios (PRRs) for signal generation from spontaneous adverse drug reaction reports [J]. Pharmacoepidemiology and Drug Safety, 2001, 10 (6): 483-486. (b) DUMOUCHEL W. Bayesian data mining in large frequency tables, with an application to the FDA spontaneous reporting system [J]. The American Statistician, 1999, 53 (3): 177-190. (c) VAN PUIJENBROEK E P, DIEMONT W L, VAN GROOTHEEST K. Application of quantitative signal detection in the Dutch spontaneous reporting system for adverse drug reactions [J]. Drug Safety, 2003, 26: 293-301. (d) BATE A, LINDQUIST M, EDWARDS I R, et al. A Bayesian neural network method for adverse drug reaction signal generation [J]. European Journal of Clinical Pharmacology, 1998, 54: 315-321.

这可能是个值得关注的信号。

由于PRR恰好为1.0是不寻常的，当计算数据库中所有AE的PRR时，每个PRR要么低于1.0要么高于1.0。理论上，高于1.0的值表明药物X的AE比数据中的其他药物报告得更频繁。我们必须注意不要过度解释数据，特别是由于MedDRA®中有超过80 000个术语，理论上我们可以计算出大约80 000个PRR。在实践中，我们设定一个阈值，在该阈值之上的PRR一般是值得注意的。例如设阈值为3.0，任何PRR高于3.0的AE都将被视为一个信号，并被进一步验证。PRR越高，特异性越强，但灵敏度越低。或者，我们可以简单地取10个或20个最高的PRR进行评估，而不管PRR高于1.0多少。

使用这种评分还存在其他问题。就是当数据库很小时，可能会出现问题。

- 对于严重罕见AE，增加或减少一个病例可以显著改变PRR结果。例如，如果在使用药物X的4例患者数据库中有1例心肌梗死（MI），则其发生率为1/4或25%。去掉1个MI病例或增加1个MI病例将使比率变为0（0/3）或40%（2/5）。如果数据库中有1000/4000个案例，那么增加或减少一个病例的影响可以忽略不计。

- 如果数据库不合适，可能会出现另一个问题。将使用药物X治疗的人群中某一特定AE的报告频率与整个不良事件数据库中该AE的报告频率进行比较可能不合适。如果药物X的治疗是针对（比如）乳腺癌，并且只给予老年女性使用，那么将老年女性群体中AE的频率与整个数据库中老年女性不占优势的情况下进行比较，可能会得出误导性的结果。

- 如果药物X经常与药物Y一起处方，并且已知药物Y（"旁观者"）会产生特定AE，则可能会出现另一个问题。除非考虑到这一点，否则在简单的PRR中可能会出现药物X引起的AE其实可能是由药物Y引起的。

- 类似地，某些常见的合并症或合并疾病可能会产生大量的AE，而这些AE是由疾病而非药物引起的。

最后，如果用于PRR分母的安全数据库较小，或者特定类型患者或疾病的比例较高，则也可能产生有缺陷的PRR。可以将其他统计方法或过滤器添加到此计算中，以改进该技术，试图提高灵敏度。也可以采用一个经验法则，即如果PRR大于3.0，卡方值大于4，并且至少有三种特定AE存在问题，则信号值得追踪。因此，如果有足够大的数据库，PRR可被编程为定期运行（例如，每月或每季度），使用提到的过滤器以产生可能的信号。如果MedDRA编码不清晰和不正确，这种方法将不太有用。原因是会产生很多的假阳性信号，人工审查这些信号会很有挑战。

5.7 其他数据挖掘方法

尽管公司和卫生机构通常使用比例失衡法来筛选和检测潜在信号，但已经开发出其他方法来弥补其中一些问题。其他一些方法属于"贝叶斯方法"这一大类。这些方法考虑了病例数量（细胞大小），如果细胞较小，则会降低PRR评分的敏感性。乌普萨拉监测中心开发了一种方法，即贝叶斯置信传播神经网络（BCPNN），用于在其数据库中进行信号检测。其他方法，如伽马-泊松收缩估计法（GPS）和多项伽马-泊松缩量估计法（MGPS），也用于尝试使PRR更有用。这些方法已被各种卫生机构使用，包括美国食品药品监督管理局（FDA）、欧洲药品管理局（EMA）以及药品和保健品管理局（MHRA）。这些方法的具体详细介绍超出了本书的范围，读者可以参考药物流行病学的标准教科书。模块IX附录I——从疑似不良反应的自发报告中进行信号检测的方法学方面（EMA的药物警戒管理规范网页）提供了该领域的良好、易于理解的总结。[1]

其他术语的简要说明：

事件发生率：在特定时间段内发生AE的受试者人数占高危人群人数的比例。例如，5/1000人-天例。

绝对风险：暴露于药物的患者发生AE的概率。例如，可以说，使用药物X发生心肌梗死的绝对风险为5%。显然，这个值通常很难或不可能获得，这也是药物警戒存在的原因之一。

绝对风险降低：两个绝对风险率之间的算术差。例如，使用药物X和药物Y的心肌梗死绝对风险分别为5%和2%。风险降低5%－2%＝3%。

相对风险（或风险比）：在试验或观察队列中，暴露于治疗组的不良结果（如AE）比率与对照组的比率之间的比率，它是对因果关系强度的一种衡量。例如，药物X组的心肌梗死率为5%，对照组为2.5%。比率（相对风险）为5%/2.5%＝2。

相对风险降低：两组事件发生率的差异，表示未治疗组事件发生率的比例。

优势比：也称为估计（或近似）相对风险。在有关药物安全性的病例对照研究中，一组病例（有AE）中可疑药物的暴露率与一组非病例（即无AE的对照组）中的暴露率之间的比率。与队列研究中的相对风险一样，优势比是对因果关系强度的一种有用估计。该参数经常用于系统回顾和荟萃分析。

风险差异或归因风险：暴露于试验药物组的不良结果（如AE）发生率与对照组发生率之间的差异。

需要伤害的患者数（NNH）：也称为伤害所需人数。NNH是指观察到一名患者发生一例AE/ADR总共需要观察的使用该药的患者数。例如，药品暴露可能是一个疗程或一年的治疗。例如，我们可以根据一项研究，计算出使用某种他汀类药物产生一例横纹肌溶解症所需的人数为3500名患者。

需要受益的人数（NNB）：与NNH类似，但反映了从药物中获得积极效果所需的人数。例如，人们可能需要使用某种他汀类药物治疗3例患者才能获得积极效果（例如胆固醇降低）。

获益-风险比：已开发了各种技术，使用NNH和NNB等数据来计算获益-风险比的实

---

[1] (a) Council for International Organizations of Medical Sciences. Practical aspects of signal detection in pharmacovigilance: report of CIOMS Working Group VIII [R]. 2010. https://cioms.ch/wp-content/uploads/2018/03/WG8-Signal-Detection.pdf. (b) European Medicines Agency. Guideline on good pharmacovigilance practices [Z]. 2017. http://www.ema.europa.eu/docs/en_GB/document_library/Scientific_guideline/2017/10/WC500236405.pdf.

际数字。尽管已经研究了许多定量方法，但不可能使用估计值来计算一个准确的"比率"。然而，如果可以计算出特定药物的NNH和NNB，就可以计算出获益-风险比。然而，由于数据不完整且不准确，很少有人这样做。

置信区间：大多数研究基于抽样，而不是整个群体，这增加了结果的不确定性和不可靠性，因为没有对整个群体进行研究。因此，我们不能完全确定研究人群中15%的严重不良事件代表整个人群的真实值，还是仅仅代表较小样本的真实值。置信区间代表整个群体的正确或真实值的范围，并给出了数据和估计的可靠性的概念。我们可以计算置信区间的各种"保证"水平，如90%、95%、99%、99.9%等，通常使用95%。置信区间的上限值和下限值之间的距离（称为置信限）越窄或越小则越好。参与研究的患者越多，置信区间越窄（越好）。

第 6 章

流行病学和药物流行病学

6.1 流行病学和药物流行病学及其局限性和优势

本章并不是为了介绍流行病学或药物流行病学。在这些领域有许多优秀的教科书和参考资料。相反，本章试图以简洁的方式介绍在药物安全实际世界的应用背景下的流行病学和药物流行病学。

6.1.1 简介

什么是流行病学？有如下几个类似的定义：

- 对人群中疾病分布及其影响因素的研究。流行病学研究可分为两种主要类型：

描述性流行病学是描述疾病和/或暴露情况，可能包括计算疾病发病率和患病率等。这种描述性研究不使用对照组，通常用于产生假设。然而，如果采用描述性研究来检验关于疾病发病率的假设，则不适合进行比较，因为研究设计中未包括对照组。药物使用和不良事件背景发生率的研究通常属于描述性研究。此类研究设计通常不包括统计学分析部分。

分析性流行病学包括两类研究：

（1）观察性研究，如病例对照和队列研究。

（2）实验性研究，包括临床试验，如随机对照试验（RCT）。分析性研究将暴露组与对照组进行比较，通常设计为假设检验研究。（来自国际药物流行病学学会）

- 研究特定人群中与健康有关的状态或事件的分布和影响因素，并将本研究应用于健康问题控制的研究。（来自疾病预防控制中心）

- 对一种疾病在人群中的频率、分布和行为的研究。

- 对人群中疾病的发病率、分布和控制的研究。

- 对一种疾病的研究，涉及有多少人患有这种疾病，他们在哪里，出现了多少新病例，以及如何控制这种疾病。

- 研究疾病在人群中的发病、分布和行为，以及环境和疾病之间的关系。

- 对人群中感染、疾病或其他健康相关事件的发生率、分布和影响因素的研究。流行病学可以从谁、在哪里、何时、什么以及为什么五个方面来考虑。也就是说，谁有感染或疾病，他们在地理位置上和彼此之间的关系，感染或疾病是什么时候发生的，原因是什么，以及为什么发生。

什么是药物流行病学？

- 在大量人群中对药物的利用及其效应的研究。为了完成这项研究，药物流行病学同时借鉴了药理学和流行病学。因此，药物流行病学可以称为药理学和流行病学的交叉学科（来自国际药物流行病学学会）。

- 研究人群在药物使用上的正确与否，以及药物对这些人群造成好的或坏的影响。

出于本章的目的，流行病学和药物流行病学将交叉使用。因为这两者并不完全一致，纯粹主义者可能会反对这一点。

药物流行病学必须使用数字和统计方法将大量的数据总结成可解释的信息，它是对人群的研究，而不是对个体的研究，因此，它被用于回答关于群体的问题，而不是关于单个患者的问题。它也用于从个体到群体和人群的推断和概括，因此，它可以回答诸如此类问题："生活在纽约长岛的女性比其他地方的女性患乳腺癌的风险更高吗？"或"老年男性心房颤动的较高发病率是否与X药物的使用相关？"而不是诸如此类问题："琼斯女士患乳腺癌是因为她住在纽约长岛吗？"或""79岁的琼斯先生是因为服用X药导致的心房颤动吗？"

在药物安全领域，流行病学用于解决基于不良事件（AEs）特别是严重不良事件（SAEs）中一个或多个病例报告产生的信号问题，目的是确认和量化与信号相关的风险或排除该风险。此类研究很少能回答关于因果关系的问题，而是提供关于概率和统计学关联的信息。

在本章中，我们对不断出现在药物安全和药物警戒文献中的少数概念给出了非常高级的观点，对于这些概念，以现有的知识理解是（至少）有用的。药物流行病学是一个被广泛研究和关注的领域，随着基于风险的药物警戒成为药物安全的支柱，它在药物安全中将发挥着更大的作用。随着更好、更大的数据库和"云"的发展和普及，这一点成为可能。

6.2　随机对照试验

这是大多数人都熟悉的试验类型。这是一项实验性研究，而不是观察性研究，因为研究人员使用的方案决定了谁接受何种药物治疗。该方案可能与医学的标准实践不同。在观察性研究中，人们只是观察和记录在常规的医疗实践和治疗过程中发生的事情。观察性研究可能有一个方案，方案不会规定受试者将接受哪种治疗，而是由主治医生决定受试者接受何种治疗。

随机对照试验具有时间上的前瞻性。它涉及两组或多组患有疾病（或有患病风险）的受试者，他们接受不同的治疗。例如，一组可能使用药物A，另一组可能使用药物B或安慰剂。它可能是单盲（受试者不知道用什么治疗）或双盲（受试者和研究者都不知道用什么治疗）。受试者可以在两个治疗组之间随机分配，以尽量减少已知和未知的偏倚（除试验药物之外可能改变或解释药物效应的因素）。这些研究通常执行起来复杂，需要大量资源。双盲RCT代表了临床研究的金标准。这些研究通常在药物开发的Ⅰ期、Ⅱ期和Ⅲ期进行，并且由于许多原因（伦理、受试者可获得性等），这些研究在药物上市后可能不可行。通过计算组间的风险差异，结果通常是清晰和容易理解的。例如，药物 A 组的 AE 发生率为 4.1%，安慰剂组的 AE 发生率为 2%，差异为 2.1%。这些试验，尤其是在批准上市之前，通常主要是为了检验药物的疗效。受试者的数量和设计是为了最大限度地找到具有主要疗效终点的有意义的临床和统计结果的可能性。随机对照试验通常在统计上"有力"地显示了这一点。统计功效是指试验和统计学检验拒绝错误原假设的可能性，或者换句话说，统计功效是在试验人群中观察到疗效的概率，而这种疗效确实会发生。

来自试验的安全性数据不足以得出结论，因为仅几百到几千名受试者被研究，很少会观察到罕见的药物不良反应（ADR）。这些研究的统计学功效不足以收集安全性信息，人们可能会错误地得出结论，认为一种药物"安全"，或者更准确地说，认为研究药物在安全性方面与对照药物无差异。因此，安全性信息只是以表或列表的形式呈现，而没有进行统计学检验。这就是所谓的"描述性统计"。

6.3 适应性临床试验

临床试验设计中的一种新兴方法被越来越多地使用，这种方法被称为"适应性临床试验"。此方法已使用数年，在序贯剂量耐受研究的 I 期试验中，3～4 名受试者接受固定剂量治疗。如果耐受性良好，则另三个受试者接受更高剂量的治疗，以此类推，直到出现毒性，无法进一步增加剂量。已经开发出许多不同的方法，所有这些方法的共同点是利用早期数据来确定在该试验中接受治疗的下一个受试者要做出哪些改变（以适应）。

贝叶斯技术用于确定如何调整试验。这些试验的目标是通过消除无效或有毒的队列或治疗，获得疗效信息并将毒性降至最低。成功后，可以以较少的受试者或队列更快地获得疗效信息。然而，就安全性而言，较少的受试者将接受不同的治疗或剂量（因为不成功的受试者会迅速放弃）。如果这意味着疗效是由较少的受试者来决定的，则明显的优势是，接受不良事件检查的受试者数量将减少，劣势是不太可能发现罕见的不良事件。这种设计特别适用于研究治疗现有治疗方案很少危及生命的疾病的新疗法。卫生机构普遍支持的这种方法在安全性方面如何发挥作用仍有待观察。

6.4 队列研究

队列研究是药物流行病学研究的基本类型。这是一个重要的概念，因为几乎所有的流行病学设计都有一个潜在的队列概念。这类研究比较容易直观掌握。例如，从数据库中纳入两组受试者（尽管队列研究也可能是前瞻性的，并在实地进行），第一组是使用相关药物一段时间的人，第二组（对照组"队列"）是未使用药物的人。研究者试图选择（"匹配"）一个与药物组在人口统计学和其他相关方面尽可能具有可比性的队列。

研究人员会查阅受试者的病历，并计算出每组讨论中的 AE 发生率。这些研究是前瞻性的，研究者选择一个时间点，在两组研究进展的过程中记录是否发生 AE。这项研究可以对已经收集并存储在数据库中的历史数据进行研究，也可以对正在从头收集并继续收集的数据进行研究。

与病例对照研究相比（表6-1），队列研究的优势在于能够计算真实的风险比、超额危险度、绝对危险差，以及发病率和发病率比。超额危险度有助于确定造成伤害所需的人数，即需要暴露于某种药物才能产生特定AE的患者人数。

表6-1　计算相对危险度和绝对危险度的数据元素和公式

已用药	未用药	
a	b	发生AE
c	d	未发生AE

注：相对危险度 = $[a/(a+c)] \div [b/(b+d)]$ 或暴露比率除以未暴露比率
绝对危险度 = $[a/(a+c)] - [b/(b+d)]$ 或暴露率减去未暴露率

填写数据后，计算绝对危险度和相对危险度（表6-2）。

计算结果显示与对照组相比，药物组发生AE的风险是对照组的两倍以上。如果相对风险为1，则药物组和未用药组发生AE的可能性相同。如果相对风险小于1（但大于零-此计算中的值始终大于零），则药物组发生AE的风险低于未用药组。

表6-2　用于计算相对危险度和绝对危险度的模拟数据示例

已用药	未用药	
90	30	发生AE
50	70	未发生AE

注：相对危险度 = $[90/(90+50)]/[30/(30+70)]$ = 0.643/0.300 = 2.14，是AE病例的2.14倍，其中绝对危险度 = $0.643 - 0.3 = 0.343$

在本示例中，绝对危险度表明每1000名接触该药物的患者中有343例发生额外的AE。因此，观察到出现1例不良反应，需要治疗的患者数约为3；也就是说，平均每三分之一的患者会发生AE（临床医生应该记住这一点）。

为了更好地讨论风险比和比值比，讨论它们的差异，讨论当它们接近相同时的情况（即不良事件AE非常罕见时），以及其他复杂问题，可以参考Bandolier网站，该网站是"关于医疗保健的循证思考"。

6.5　病例-对照研究

这一概念有时很难直观理解。该研究可能是前瞻性的或回顾性的。在回顾性研究中，在病例被归类为病例和对照时，一些事件已经发生。这种类型的研究确定了一组已经发生AE的受试者使用可疑药物的比值（"概率"），并将其与一组没有AE的受试者使用药物的比值进行比较。更简单地说，选择一组发生AE的受试者（病例）和另一组没有发生AE的受试者（非病例或对照组），并查看每组中有多少人使用了相关药物。通常使用大型数据库，如索赔数据库、医院数据库等。

通常情况下，研究者试图选择具有可比性的病例组和非病例组，例如，可以根据人口统计学特征（例如，年龄、性别、种族、治疗适应证、伴随疾病和其他药物）使两组尽可能匹配，这样，除了所关注药物的暴露之外，两组在其他方面都是相同的。两组患者应具有相同的医疗状况和接受药物的机会。例如，如果使用医院数据库，则该药物在研究的整个时间段内都应在药房处方上。因为已发生 AE，研究者将回顾受试者的病史直到发生 AE 时，因此这是一项回顾性研究。

研究人员会回顾受试者的病史，以了解每组中哪些受试者使用了相关药物。然后将简化的数据组织成一个 2×2 的表，如表 6-3 所示。

表6-3 病例对照数据的比值比计算公式

已用药	未用药	
a	b	发生 AE
c	d	未发生 AE

$$比值比 = \frac{[a/(a+c)]/[c(a+c)]}{[b/(b+d)]/[d(b+d)]} = ad/bc$$

模拟数据如表 6-4 所示。

表6-4 模拟病例对照数据计算比值比的示例

已用药	未用药	
90	30	发生 AE
50	70	未发生 AE

- 120 名患者发生了不良事件（AE）
- 90 人服用了药物
- 30 人未服药药物
- 120 名对照组患者没有发生不良事件（AE）
- 50 人服用了药物
- 70 人未服用药物

比值比的计算方法是将使用药物组中发生 AE 的比值（140 名患者中有 90 名患者或 90∶50＝1.8）除以没有使用该药物组中发生 AE 的比值（100 名患者中有 30 名患者或 30∶70＝0.43）。该比值为 1.8/0.43＝4.2。使用上述公式：

$$比值比 = \frac{[90/(90+50)]/[50(90+50)]}{[30/(30+70)]/[70(30+70)]} = \frac{90 \times 70}{50 \times 30} = 4.2$$

比值比的值大于 1.0 表明药物与 AE 之间存在关联。根据经验，大于 2.0 的任何值提示了相当强的关联性的可能。在本示例中，比值比是一个很高的数值（4.2），表明服用药物与 AE 之间存在关联。

　　病例对照研究的优势在于，它们对于研究非常罕见的AE非常有用，研究者要寻找一个数据库，在该数据库中，在足够多的受试者中发现这种AE。显然，如果要使用确定的数据库，数据库中受试者也必须有机会服用该药物。对于罕见的AE，比值比可以被认为近似于概念性队列研究的相对危险度或风险比。还可以使用逻辑回归来调整可能混淆关联的协变量和风险因素，例如，所治疗疾病的严重程度，或并用药物和研究药物之间可能的相互作用。

　　这些研究速度快且成本相对较低。但是，无论是在两组受试者的选择上，还是在药物暴露及病历数据的数量和质量上，它们都可能存在重大偏倚。

6.6　巢式病例对照研究

　　此类病例对照研究是在队列中设计或嵌套在队列设计中的一种设计。巢式病例对照研究设计使用来自队列样本而不是整个队列的估计。它允许收集的数据少于可接受的统计分析的全队列研究，并且可以节省时间和资源。

6.7　置 信 区 间

　　大多数研究都是基于样本而不是整个人群。置信区间反映了由此产生的不确定性。

　　基于人群的样本可获得一个特定的结果，例如，药物A使用者中15%发生SAE。因为我们没有研究整个人群，故不能完全确定15%的数字代表整个人群的真实值，而非研究的较小样本的偶然值。置信区间表示整个人群正确或真实值的范围。人们可以计算置信区间的各种"置信"水平，如90%、95%、99%、99.9%等。通常使用95%的级别。置信区间的上下值之间的距离（称为"置信区间"）更窄或更小最好。一般来说，研究对象越多，置信区间越窄（越好）。换句话说，如果研究组的95%置信区间为43～79个单位，那么我们可以确信整个总体的真实值在43～79之间，如果我们在100个不同的人群样本中重复研究，则其真实值会有95次在43～79之间。如果由于研究对象较多或出于其他各种原因，95%的置信区间更窄（59～66），我们就能更准确地感觉到真实的总体值更接近研究样本中发现的值。

　　其他可能的设计还包括自控病例系列或风险窗口，这些研究通常用于安全性研究，并且在癌症、疫苗和生物制品方面越来越实用。这些设计可以在特定情况下进行控制，例如遗传背景特征。

　　随着风险管理正式成为所有药物开发和生命周期的一个组成部分，药物流行病学和药物安全领域现在比以往任何时候都更加紧密地联系在一起。

　　卫生当局要求进行流行病学安全性研究，特别是作为上市后的承诺或要求。大型数据库和从事相关研究的专业人员越来越多，方法也更加精细化和自动化。许多制药公司现在都有风险管理/药物流行病学部门负责管理这些研究。

　　的确，随着风险管理活动在产品的全生命周期中变得越来越活跃，药物流行病学在风险评估和信号检测中的作用变得越来越突出。

6.8　常见问题

问：我在数学和数字方面从来没有天赋。我真的要学这些东西吗？我在药物安全方面真的需要学这些吗？

答：是的，你真的需要它来解释和做出明智的决定。随着电子病历越来越普遍被使用，大型数据库被用于流行病学和观察性安全性研究、数据挖掘、贝叶斯分析和其他统计技术，所谓的数字素养将非常有用，并且在某些时候可能是必需的。

第 **7** 章

法规、指令、指南、法律和共识文件

药物警戒（PV）的方方面面受众多规范要求的管理和制约。有些要求为必须严格遵守的成文法，也有一些虽然是成文法，但不要求严格执行；还有一些是不具有法律效力的指导原则或指南；另外，也有一些为不成文的行业习惯及业内普遍认可的最优实践经验。很显然，各个国家的PV相关法律、法规均不尽相同。本章将简要概述美国和欧盟对处方药和非处方（OTC）药的要求，同时也介绍了持续获悉药物警戒"最新"法规要求的方法和途径。

7.1 美国的法规、指令、指南、法律和共识文件

在美国，涉及药品安全的法规要求来自多个层面。其中，由美国联邦政府颁布的法律、法规和指南，是管理药品安全的主要文件。

"法律"（Law）是指由立法机关审议批准，并由行政机关签署（必要的时候）的书面法令、要求或条例。也就是说，一项联邦法律需经华盛顿特区国会通过，并由总统签署后颁布。法律可以由不同级别的政府机构（联邦、州和地方）制定。州际商业法规是FDA的主要执法依据。试验药物（即"新药"）相关法律规定见于美国《食品、药品和化妆品法案》第505（i）节［美国法典第21卷第355章］，上市药品相关法律规定见于第505（k）节（https://www.fda.gov/regulatory-information/laws-enforced-fda/federal-food-drug-and-cosmetic-act-fdc-act）。

除法律外，美国食品药品监督管理局（FDA）经国会授权拥有法规制定权。法规（Regulations）是政府部门根据法律制定的一系列规则，因此也具有法律效力。为了制定一项法规，FDA需要在《联邦公报》（https://www.federalregister.gov/）上发布制定新法规或修订法规的提案，并在一定时间内征集公众的书面意见。审议批准后，最终法规将在《联邦公报》上发布，并纳入《联邦法规》（https://www.ecfr.gov/）。从法规提案的发布到法规的最终生效颁布，可能持续较长的时间（比如6个月或更长），即便如此，FDA也无法保证某一法规或指南的提案最终都会生效实施，任何一个法规提案都有被撤销的可能。法规提案或最终法规均可以于任何时间在《联邦公告》上发布，但《联邦法规》只会在每年4月1日更新一次最终法规。

此外，FDA还会发布指南文件，这些指南文件代表了FDA对法律和法规文件的理

解倾向，且通常会借鉴国际专业组织，如人用药品技术要求国际协调理事会（ICH）或国际医学科学组织理事会（CIOMS），制定的指导原则。正如FDA药物评估与研究中心（CDER）在其指南文件页面（https://www.fda.gov/drugs/guidance-compliance-regulatory-information/guidances-drugs）中所述："指南文件仅代表美国食品药品管理局当前对某一特定主题的认识和观点，这些文件不赋予任何人任何权利，也不约束FDA或公众。如果能够证明指南以外其他方法的合理性和合规性，亦可以采用其他方法代替。"然而，业内普遍认为，遵循FDA的指南文件是比较明智的做法。一些适用于药物警戒的指南可在https://www.fda.gov/Drugs/Guidance Compliance Regulatory Information/Guidances/ucm064993上找到，临床试验的相关指南可在https://www.fda.gov/regulatory-information/search-fda-guidance-documents/clinical-trials-guidance-documents上找到。

7.2 ：欧盟的法规、指令、指南、法律和共识文件

欧盟的情况与美国有所不同，美国由50个州级行政区组成，而欧盟目前有27个独立的成员国（英国退出欧盟前是28个）及三个附属国。欧盟成员国都是主权国家，而美国的州不是。欧盟成员国有奥地利、比利时、保加利亚、克罗地亚（译者添加）、塞浦路斯、捷克共和国、丹麦、爱沙尼亚、芬兰、法国、德国、希腊、匈牙利、爱尔兰、意大利、拉脱维亚、立陶宛、卢森堡、马耳他、荷兰、波兰、葡萄牙、罗马尼亚、斯洛伐克、斯洛文尼亚、西班牙和瑞典。

在起草本书时，英国脱欧后的情况尚不清楚。

欧洲法律通常涵盖并适用于欧洲经济区（EEA），包括27个欧盟成员国以及冰岛、列支敦士登和挪威。后三个国家虽然不是欧盟成员国，但其参与了大部分欧盟单一市场，且采用了欧盟的药物警戒法律。更复杂的是，人们有时会提到欧洲自由贸易区（EFTA），该机构专为非欧盟成员的国家设立，现在EFTA只包括冰岛、挪威、瑞士（注意，瑞士不属于欧盟）和列支敦士登。另外，欧洲药品管理局人用医药产品委员会（CHMP-https://www.ema.europa.eu/en/committees/committee-medicinal-products-human-use-chmp）负责协调欧盟医药产品的科学评估，其成员来自27个欧盟成员国以及冰岛和挪威。

欧盟"一级立法"源于成员国之间缔结的条约和协议，包括《单一欧洲法案》（1987年）、《马斯特里赫特条约》（1992年）、《阿姆斯特丹条约》（1997年）和《里斯本条约》（2007年）。"二级立法"源于多种类型的条约，药物警戒相关条约包括如下类型：

法规（regulations）：具有法律约束力，直接适用于所有欧盟成员国，且无须欧盟成员国进行实施性立法，也就是说，条例自其颁布之日起就成为所有欧盟成员国立刻执行的法律。请注意，"法规（Regulations）"在这里的概念与美国的"条例（Regulations）"完全不同。

指令（directives）：该立法约束成员国在一定时间内的立法目标，但允许每个成员国制定自己的国内法来实现这一目标。也就是说，只要满足指令的目标，每个成员国可以修改指令的措辞和要求。

建议、指导原则和意见（recommendations，guidelines，and opinions）：不具约束力，类似于FDA的指南，但欧盟的指导原则通常具有法律效力和强制性。

在进行当地法律转化时，每个欧盟国家都可以增加本国的特殊要求，不同成员国的详细法律要求也会因此而有所不同。

欧盟的网址首页为https://europa.eu/europeanunion/index_en，有关立法的网址为https://europa.eu/european-union/law_en。与药物警戒相关的主要欧盟法规和程序文件，可以访问https://www.ema.europa.eu/en。与药物警戒相关的指导原则可以访问https://health.ec.europa.eu/medicinal-products/eudralex_en#guidelines，该网址收录"药物警戒质量管理规范（GVPs）"，其中包括十多项上市后药物警戒"指导原则"（也被称为"模块"），以及多个文件和"附录"。附录包括其他文件和模板。这些"指导原则"是欧盟的软性法，具有强制性，与上文所述的FDA"指南"（Guidance）不同，后者是非强制性的。这些模块取代了先前在"第9A卷"中包含的药物警戒要求，且在GVPs中按模块进行了逐章讨论，每个模块都包含对监管机构以及申请人（医药公司）的要求。

在许多方面，欧盟关于药物安全的情况远比美国复杂。在美国，对药物安全的要求主要来自于FDA，虽然一些州级和地方要求适用于公司的药物警戒，但在实践中，这些要求并不像报销、处方、医疗保险、药品分发等非药物警戒领域那么多。此外，美国国立卫生研究院（NIH）和美国国家癌症研究所（NCI）等政府实体组织偶尔会发布对临床试验的安全职责和注册登记相关的要求，以及对新药申请（NDA）持有人关于风险评估和降低策略（REMS）或其他上市后安全职责的要求。相较于欧盟，美国的法规简短且详细程度远不及前者。美国有许多要求被视为"指南"，严格意义上是非强制性的，但实际上这些指南已成为标准操作，并具有强制性。例如，数据监测委员会（DMC）仅在指南中有描述，这几乎已成为大多数Ⅲ期临床试验中的标准操作，并且也符合FDA的期望。

相比之下，欧盟的要求惊人的详细，动辄长达数千页。许多人都认同，美国的要求不够详细（例如，不能准确地指出究竟是哪一条法规要求必须如此），而欧盟的法规又过于具体。另一种抱怨是，欧盟GVP自2012年首次发布以来，其各模块已经多次修订，而美国法规的修订频率要低得多。

欧盟拥有超国家的指令和条例，由欧洲药品管理局（EMA）制定（经欧盟委员会、议会和布鲁塞尔部长理事会授权），还有各成员国的法律要求，各国要求与欧盟的要求可能存在差异或是对其的补充。欧盟文件通常会提供多种欧盟语言版本（其中有24种官方语言：保加利亚语、克罗地亚语、捷克语、丹麦语、荷兰语、英语、爱沙尼亚语、芬兰语、法语、德语、希腊语、匈牙利语、爱尔兰语、意大利语、拉脱维亚语、立陶宛语、马耳他语、波兰语、葡萄牙语、罗马尼亚语、斯洛伐克语、斯洛文尼亚语、西班牙语和瑞典语）。有趣的是，欧盟的工作语言主要是英语，而随着英国脱欧，欧盟就只剩下两个英语小国（马耳他和爱尔兰），人们也在思考，未来英语的使用频率是否会降低。

欧盟成员国本国文件以其各自的官方语言发布，仅偶尔会以其他语言发布。但欧盟级文件大多数（即使不是全部）都以英语提供。以产品特性总结（SmPCs）为例，通常以产品获批国家的官方语言提供，即国家级别文件可能仅以该国的语言提供。

任何在欧盟开展贸易的公司都必须具备欧盟和各成员国特有的药物安全专业知识，以确保在安全性职责方面的合规性。在实践中，要求制药公司在其药物销售或研发的欧盟成员国内建立分公司或子公司，也可以雇佣当地公司或代理商。

值得一提的是，欧盟要求医药公司配备一名有资质的欧盟药物警戒负责人（EU QPPV），指令 2010/84/EU 描述："这名有资质的人员应在欧盟境内居住和工作，并负责药物警戒体系的建立和维护"。GVP 模块 1 描述："EU QPPV"应有足够的权力，可影响质量体系和 PV 活动的绩效，从而提升、维持和改善对法律要求的合规性"。QPPV 是 EMA 的第一联系人，负责全部药物警戒活动，准备报告和回答安全性相关问题，包括产品的风险 - 获益分析方面的问题。

7.3　共　识　文　件

本手册的其他章节对这些共识文件进行了讨论，大多数已制定的共识文件由国际组织完成，如 CIOMS 和 ICH。这些文件汇总了政府、制药公司和参与药物研究、开发和销售的其他机构就最佳/最适操作达成的共识。许多国家和政府直接将这些文件作为本国的法律或法规，还有一些国家和政府则在此基础上进行修改后选择性采纳。

关键点在于，这些共识文件本身不具有法律效力，除非某国家或卫生当局确实将其纳入法律或法规中，否则不强制要求执行，因此作为药物警戒工作者必须了解其所在国家或地区的药物警戒要求。

7.3.1　实践中的共识文件

在实践中，法律法规往往会存在模棱两可的地方，任何法律法规都不能预测或解释实际工作中可能出现的所有问题，只能是在可操作的情况下，提供"指南"或其他法规文件，以解决出现的问题。但是，制定法律、指南和法规是一个复杂、耗时、困难且烦琐复杂的过程，从发现某些问题需要澄清，到发布解决此类问题的文件，总是会存在一段时间的滞后。

举个例子，对严重不良事件的定义似乎已经非常明确：

严重不良事件指所有能够导致死亡、危及生命、住院治疗或延长现有住院时间、持续/显著的残疾/丧失能力、或先天性异常/出生缺陷的不良事件。另外，重要医学事件可能不会立即导致死亡、危及生命或要求住院治疗，但是根据适当的医学判断，如果此类事件可能损害患者或受试者的健康，并且可能需要医疗或手术干预，以防止出现上述严重不良事件定义中列出的结果之一，则此类事件也视为严重不良事件。

实际上，有一些问题的答案仍没有定论，并且有一系列讨论、出版物和会议试图解决如下存在争议的问题：

■ 在医院急诊室过夜是否被视为住院治疗（从而成为严重不良事件，SAE）？共识：否。（译者注：此结论不一定适合中国国情。由于医疗资源紧张，中国很多患者的严重程度已经达到了住院的标准，但无法正式入住，不得已以急诊留观的形式在急诊室观察、治疗，甚至超过一夜。需要根据具体情况分析决定）。

■ 在发生不良事件（AE）后住院，而此住院是已经预先计划的住院，与之前的 AE 完全独立，此类情况下 AE 是否被视为 SAE？共识：否。

■ 什么是"重要医学事件"？以血小板减少症为例（注：血小板减少症与血小板计数降低不同，血小板减少症为重要医学事件）。

如果血小板计数为 5000/μL，属于血小板减少症吗？答案是肯定的，是的。

如果血小板计数为 50 000/μL 呢？答案是：可能是。

如果血小板计数为 350 000/μL 呢（正常值为 400 000/μL）？答案是：可能不是。

■ "重要医学事件"中"重要"（important）或"显著"（significant）的标准是什么？在这一点上没有明确的共识，只能取决于每个审核人或报告者的判断。

因此，在没有明确答案的情况下，最好的办法是采取最保守的判断或从严处理。

■ 如果需要在严重不良事件和非严重不良事件之间做选择，建议按严重来处理；

■ 如果判断是否要向监管当局报告病例，建议选择上报。

当然也可以通过电话向监管部门咨询这类问题，但往往很难找到回答这些政策相关问题的合适人选，且大多数监管机构也不鼓励这种做法，因为这会增加他们的工作负担。一旦成功地从监管机构得到某些棘手问题的处理建议，应尝试获得书面确认；如果无法获得，需详细记录电话沟通信息，并与所涉及的病例一并存档。对于需向全球多个监管机构提交的病例，给每个监管当局打电话以获得答案是不现实的，而且答案也可能是相互矛盾的，因此，再次强调，最好的策略就是采取保守的处理方法，这也是最保险的方法。

7.4 ⋮ 非处方药的相关法规

非处方药安全性报告的要求因国家而异。

7.4.1　美国的相关法规

在美国，非处方（OTC）医药产品销售前需要通过相应途径上市，美国 OTC 主要有 2 条上市路径：（1）新药申请（NDA）（处方药转化为非处方药，即 Rx-to-OTC switch）或简略新药申请（ANDA）；（2）OTC 药物专论程序。"时间和范围覆盖申请"（TEA）是另一种通过专论程序使产品上市的方式，但这种方法很少使用。

OTC 产品的安全性报告要求取决于其上市路径。如果通过 NDA 批准上市，则其安全性报告要求与处方产品的要求相同（加速报告、定期报告等）。而对于通过专论程序上市的产品，情况则有所不同，尽管许多药品制造商会主动向 FDA 报告严重不良事件，但直到 2007 年，FDA 尚无强制性的安全报告要求。

在 FDA 提出了以下规定时，相关法规和指南才发生了改变：

■《膳食补充剂和非处方药消费者保护法》（Dietary Supplement and Nonprescription Drug Consumer Protection Act），2006 年 12 月，（网址：https://www.congress.gov/109/plaws/

publ462/PLAW-109publ462.pdf）。

■《未经批准申请上市的人用非处方药的上市后不良事件报告指南》（Guidance for Industry Postmarketing Adverse Event Reporting for Nonprescription Human Drug Products Marketed Without an Approved Application），2009年7月，（网址：https://www.fda.gov/regulatory-information/search-fda-guidance-documents/postmarketing-adverse-event-reporting-nonprescription-human-drug-products-marketed-without-approved）。

这些文件对专论产品安全性报告要求的改变总结如下：

■ 产品说明书文件上列出的制造商、包装商或经销商（统称为"负责人"），必须在15个工作日内向FDA提交所有SAE，并附上产品说明书文件副本。

■ 首次报告后1年内收到的随访信息，必须在收到后的15个工作日内提交（虽然要求是1年，但FDA不希望有时间限制，也就是说，任何时间收到的随访信息都要提交）。

■ 使用E2B递交（不接受来自制造商的MedWatch表，但消费者和医疗保健机构可以使用MedWatch）。

■ 安全性报告的最低标准、可报告性等与NDA产品的要求一致。

• 对于品牌系列的产品，需要知道具体的活性成分，从而确定可报告的药物。

• 如果包含多种可疑产品，请分别向FDA和其他可疑产品的制造商提交个例安全报告（ICSR）。

■ 没有汇总性报告的递交要求，但FDA偶尔会要求提供特殊汇总分析或报告，以澄清某些安全性问题。

■ OTC产品报告要求的变更不影响对NDA/ANDA产品的要求。

7.4.2 欧盟的相关法规

在欧盟，所有药品上市前（OTC或Rx）都要获得上市许可（MA）。因此，所有OTC药物需要遵循与处方药相同的药物警戒要求［加速报告、定期安全更新报告（PSUR）、信号监测等］。此外，还需要确认当地对非处方药的法规要求，如对保健品和草药制剂的要求。监管机构收集OTC产品的不良事件，例如英国药品和保健产品管理局（MHRA）通过其黄卡计划收集AE。总之，欧盟对OTC药品与处方药品的PV要求是相同的。

如果一种非处方药在美国和欧盟都有销售，那么该产品作为全球使用的药物，需要准备加速报告和PSUR等，但是有些是不需要提交给FDA（如汇总报告），除非FDA提出递交需求。

7.5 与时俱进

本手册在多处提到，全球药物安全的形势日新月异，药物安全和药物警戒从业者应通过阅读期刊、参加会议和浏览互联网等方法，及时了解科学、医学领域和监管方面的变化，特别是与自身正在研究的药物相关的新信息（如新发生的SAE、新的药物相互作用等）。

7.5.1 科学和医学文献

在世界各地的许多医学期刊上都可以找到涉及药物安全领域的新的重要医学信息，包括主流的药理学和医学出版物，如《新英格兰医学杂志》《柳叶刀》《内科年鉴》和药物安全专业期刊等，包括：

■《药物安全》(*Drug Safety*)，由 Springer/Adis 出版（网址：https://link.Springer.com/journal/40264）。

■ AdisInsight Safety，是药物警戒文献监测的全球性资源平台，提供涵盖所有药物和治疗领域的已发表的药物不良反应病例报告、药物安全性研究和监管新闻，并且每日更新（网址：https://www.springer.com/gp/adis/products-services/adisinsight-databases/pharmacovigilance/pharmacovigilance-insight/32568）。

■《药物安全专家意见》(*Expert Opinion on Drug Safety*)，涵盖特定药物的医学问题（网址：http://www.tandfon line.com/loi/ieds20）。

■《药物流行病学和药物安全》(*Pharmacoepidemiology and Drug Safety*)，是国际药物流行病学学会的官方刊物（网址：https://onlinelibrary.wiley.com/journal/10991557）。

■《治疗创新与监管科学》(*Therapeutic Innovation and Regulatory Science*)，前身为 *Drug Information Journal*，由药物信息协会（DIA）出版。这本杂志刊登了整个医药领域的文章，包括以药物安全为主题的内容（网址：https://journals.sage pub.com/home/dij）。

目前，有许多涵盖药物警戒等医学领域的期刊，已在线出版并可开放获取，有些期刊声明可被引用。

还有许多博客的内容也会涉及药物警戒信息。另外，在各种网站上还有许多 PV 论坛，如 LinkedIn，但这些内容的可靠性仍有待商榷。

7.5.2 会议和研讨会

有许多会议是关于药物安全专题的，或设置有药物安全专场。

■ DIA 在美国、欧洲和亚洲举行许多大会，以及在年会之前和年会期间的分会。药物安全会议于每年1月在华盛顿特区举行，在欧盟也会举行年度会议（https://www.diaglobal.org/）。

■ 其他私营（非营利性）组织提供培训，包括美国药学教育研究所（PERI）（网址：www.PERI.org）、世界卫生组织的乌普萨拉监测中心（网址：https://www.whoumc.org/）以及英国的药物安全研究组（http://www.dsru.org/courses/）。EMA 和 MHRA 偶尔也举办药物警戒培训。

■ 国际药物警戒学会（ISoP）举行的会议，提供培训课程（网址：http://isopoline.org/）。

■ 国际药物流行病学学会（ISPE）也有会议和培训课程（网址：https://www.pharma-coepi.org/）。

■ FDA 及其他国家的监管机构经常会举行对外开放的顾问委员会会议和公开听证会，有些会议还能通过网络转播，或者在各自的网站上以视频或网络研讨会的形式共享。

■ 美国法规事务协会（www.raps.org）举办医疗领域法规监管事务的培训课程和会议，有时会讨论药物安全问题。

■ 全球许多营利性私营机构均提供药物安全培训，可以通过Google搜索"药物安全会议"找到它们。当然需要注意这些内容的质量可能参差不齐。

7.5.3　互联网

互联网上有非常多的信息资源，它们日新月异，不断变化，新旧更迭，现有的资源也在变化中：

■ 政府电子邮件提醒、电子简报、Facebook和Twitter等：FDA、EMA、MHRA、加拿大卫生部、澳大利亚药品管理局（TGA）以及其他许多政府部门定期在各种论坛发布警示。

■ Fierce Pharma（https://www.fiercepharma.com/）：这是一套涉及制药行业各个领域的每日出版物。

■ 博客：制药行业有很多博客，有些内容严肃，有些怪异，有些骇人听闻，但都主观片面。这些博客经常更新，可信度也各不相同。可以通过谷歌定期搜索找到它们，但需要注意内容质量。

■ 谷歌快讯（Google Alerts）：Google有一个出色的功能叫作Google Alerts，这是一个可以在Google上设置的自动收集功能，可以提供网络上的每日或每周发布的新闻信息。使用"药物警戒"和"药物安全"等关键词会带来有趣的新闻、报道、博客地址和网站等（https://www.google.com/alerts）。

在互联网上浏览博客和新闻，轻易就会浪费一整天的时间。一个比较有效的办法是找到一两个信息来源，为读者的工作提供所需的最新信息。另外，每年参加一次或两次关于药物安全的会议对于信息更新和人际联络也很有价值。

第 **8** 章

美国食品药品监督管理局

药品安全"监管机构"的"祖师爷"可以追溯到18世纪的日本，当时第八幕府将军德川吉宗（1716—1745年）病愈后，授予大阪124名药商在全国范围内检查药品的特权。然而，尽管作了这些努力，药物的安全性仍难以保证。大阪有一座名为"神农君"的神社，供奉着制药行业的守护者和中医的神圣创始人——神农。这些信息源自大阪旅游网站。

8.1 简　介

自幕府时代（译注：指日本幕府将军时代，大约12～19世纪中叶）以来，其他多个政府机构开始致力于药品安全。多数情况下，政府对不当行为或悲剧的反应是加强立法，以弥补其在保护患者安全方面的不足。在过去30年左右的时间里，致力于药品安全的组织数量显著增加，尤其在美国以外的地区。本章重点介绍美国食品药品监督管理局（The US Food and Drug Administration，FDA）的主要活动，该局监管人用生物制药产品和医疗器械。FDA还监管某些食品和兽医产品，每年的产品总价值超过2.4万亿美元；这些内容，本章不作介绍。

FDA是一个复杂的组织，拥有15 000多名员工，且被巧妙地分派至美国国内外站点。安全性问题由FDA的多个部门负责，其中涉及药品安全最广的部门为FDA的药物评价与研究中心（The Center for Drug Evaluation and Research，CDER）和生物制品审评与研究中心（The Center for Biologics Evaluation and Research，CBER）。同时，CDER和CBER内部通常根据上市前和上市后监管活动进行职能划分。

随着科学、公众及政治的各类争端不断、药品撤回事件频发、调查结果公开和法律变更等，FDA已经经历并将继续经历重大的变革。本章将总结涉及医疗产品安全的关键职能，并概述一些举措，这些举措无疑将在未来几年推动"监管科学"的进一步发展。

8.2 FDA药物评价与研究中心

8.2.1 概述

FDA药物评价与研究中心（CDER）是FDA处理美国生物制药产品安全性问题的最

主要、最大的中心。CDER 负责新药从 IND 阶段（当产品首次进入人体研究时）到 NDA/ANDA 或 BLA 评估阶段的审评，从而批准或拒绝该产品在美国的销售申请。此后，CDER 的一个独立工作组会持续评估产品的上市后安全性。尽管理论上很简单，但实际操作却非常复杂，并且随着时间的推移而不断演变。CDER 的职能通常根据国会的授权而不断变化，应视为一项持续进行中的工作。

FDA 组织架构图在其官网上公布且非常实用（https://www.fda.gov/about-fda/fda-organization）。它提供了 FDA 组织架构和关键人员的姓名、地址和联系方式。该架构图会根据人员变化而定期更新（见下文）。

截至撰写本章时，CDER 共有 45 个"办公室"，涵盖多个领域，包括生物技术、新药评估、反恐、儿科药品开发、仿制药（包括生物仿制药）、合规性、生物统计学、处方药推广和转化科学，当然还有产品安全。详见 CDER 网站（https://www.fda.gov/drugs）。

2017 年当年，FDA 共设有 33 个由外部成员组成的咨询委员会，向 FDA 提供咨询和来自专家及消费者的建议。虽然，多数情况下，FDA 会采纳咨询委员会的建议，但也并非必须采纳。药品安全和风险管理委员会为 FDA 的咨询委员会之一，负责评估新产品以及整个生命周期中的安全性问题。

FDA 会定期进行架构调整。截至 2018 年年中，CDER 中心主任办公室下设约 32 个办公室，其中包括监测与流行病学办公室（The Office of Surveillance and Epidemiology，OSE）。OSE 被视为安全性相关的"超级办公室"，可以向其咨询 FDA 涉及的所有安全性问题，而不仅限于 CDER 监管的产品。2018 年当年，OSE 下设两个办公室，包含六个部门：药物警戒与流行病学办公室（药物警戒 I 部和 II 部、流行病学 I 部和 II 部）、用药错误预防与风险管理办公室（用药错误预防与分析部、风险管理部）。

8.2.2　药物警戒与流行病学办公室

• 药物警戒与流行病学办公室

药物警戒 I 和 II 部（两个部门）：工作人员包括安全评估员，其主要职责是检测和评估所有上市药品的安全性信号。他们与新药办公室的医学审核员密切合作，以便将潜在的安全性信号置于正在评估的现有临床前、临床或药理学知识的背景下。

流行病学 I 和 II 部（两个部门）：工作人员负责用哨兵系统进行积极监测，并用观测数据来源进行流行病学研究。对他们而言越来越重要的活动是，审查申请人根据上市承诺或上市要求提交的流行病学研究方案。该部门评估各种上市后监测工具，这些工具可纳入非常规风险最小化策略，如患者登记和受限分配系统。他们通过评估数字索赔数据库、医疗数据集和已发表文献等来评估安全性信号对公共健康的影响。

• 用药错误预防与风险管理办公室

用药错误预防和分析部：工作人员对 CDER 监管产品的所有专有名称、标签和说明书文件进行上市前审查，以减少待审批产品出现用药错误的可能性。该部门还对 FDA 收到的所有用药错误进行上市后审查和分析。

风险管理部：工作人员负责处理数据资源、风险沟通以及药品安全风险管理计划〔即风险评估和减低策略（risk evaluation and mitigation strategies，REMS）]的结果和有效性研究部分。该部门监管MedWatch、风险沟通研究，诸如用药指南、患者说明书文件和药房调研等活动，以及针对所有药物的国际监管联络活动（如视频会议）和治疗性生物制剂的上市后安全性问题。

8.2.3　药品安全监督委员会及 CDER 网站介绍

2005年，FDA成立了药品安全监督委员会（Drug Safety Oversight Board，DSB），该委员会就新出现的重要药品安全问题向CDER中心主任提供处理和沟通建议。该委员会每月召开一次会议，由三个FDA中心和六个其他联邦政府机构的代表组成：医疗保健研究与质量局（The Agency for Healthcare Research and Quality，AHRQ）、疾病预防控制中心（Centers for Disease Control and Prevention，CDC）、国防部（Department of Defense，DOD）、印第安人卫生服务署（Indian Health Service，IHS）、国立卫生研究院（National Institutes of Health，NIH）和退伍军人事务部（Department of Veterans Affairs，VA）。DSB从如下方面向FDA高级管理层提供药品安全、沟通问题和政策相关的科学及监管建议：

- 潜在的重大药品风险和安全问题；
- 向医疗专业人员、患者和公众有效传达药品安全信息；
- 制定有关药品安全问题的一般政策和解决FDA内部政策差异和分歧的方法；
- 当申请人要求DSB审查时，申请人和CDER之间就处方产品获批后的风险评估和减低策略（REMS）发生的争议。

FDA运作该委员会的标准操作规程（standard of procedure，SOP）见FDA官网（https://www.fda.gov/）。事实上，几乎所有FDA的政策和程序都可以在其网站上找到。虽然FDA网站中的信息分散有时不易查询，但其内容丰富而实用，且网站自带的搜索功能也非常好用。该网站提供了有关FDA工作方式、历史、药品供应、假药、网上购药、上市药品的说明书文件和用药指南、信号、REMS、指南、药品［以及器械、生物制品、放射制剂、非处方（over-the-counter，OTC）产品、营养品等］相关法律、法规的广泛信息。CDER主页列出了最新消息，并提供了CDER其他信息的跳转链接，包括（译者注：如今CDER网站结构及公布信息已发生改变，最新信息请前往CDER网站（https://www.fda.gov/drugs）查找：

- **FDA基本信息（FDA basics）**：介绍FDA各部门、职能和负责人的基本信息。
- **药品特有信息（drug-specific information）**：按字母顺序排列的药品列表，包括药品信息、关于正在进行的安全性审查的早期沟通或其他重要信息。
- **药品的开发和获批流程（development and approval process for drugs）**：提供了药品开发和获批过程相关的信息。
- **指南、合规和监管信息（guidance，compliance and regulatory information）**：该页面为行业内的药物警戒（PV）专业人士提供以下重要信息的链接，包括相关法律、法案、规则、经典审查案例、执法活动、安全性监测、上市后承诺要求、警告信、执法行动、新的指南文件、网络信函以及CDER政策和程序手册等。

- **行业专属信息（information for industry）**：该页面为制药行业提供所需重要相关信息的链接，包括指南、上市后信息、处方药使用者付费法案（The Prescription Drug User Fee Act，PDUFA，每5年更新一次）、行业费用、警告信、电子提交、橙皮书（经批准的具有治疗等效性评估的药品）、缩写以及申请类型。

- **JumpStart**：这是供FDA审查人员洞悉应用程序中数据适用性以及哪些分析工具可适用于审查的工具。JumpStart是由CDER的21世纪审查程序（一项将工作分为IT功能和科学分析的综合审查程序）推动产生，旨在应用于企业递交上市申请和CDER归档申请之间的电子数据。

- **MedWatch**：更多详细信息请参见下文。

- **FDA的药品（Drug @FDA）**：该网页链接中包含按字母顺序排列的获批产品列表，并配备搜索引擎，可供用户按名称、活性成分或申请编号查找已获批药品。

- **openFDA**：这是一个旨在促进公众访问和使用FDA公共数据的软件。

- **召回、撤市和安全警示。**

8.3 ：安全报告门户

　　FDA已经启动了一个"一站式购物"安全门户，几乎所有受FDA（和NIH）监管的产品都可以通过该门户递交电子病例安全性报告。申办方/申请人/生产企业/分销商、医疗专业人员、研究人员、公共卫生官员和"相关人员"可以通过该门户提交食品（人用或动物用）、药品、生物制品、血液制品、转基因研究等问题。随着经验的积累，此门户的特性和功能也在不断发展，可接受初始报告和随访报告。用户可以以"访客"身份录入病例，也可以通过创建账户以便于多次录入。但该门户不能作为企业在其安全性系统故障时的紧急报告方式。详情请参见安全报告门户常见问题页面。其他值得关注的页面包括：

- **FDA不良事件报告系统（FDA adverse event reporting system，FAERS）识别的严重风险潜在信号/新的安全性信息**：此页面包含正在监测中信号的相关信息。2007年的法规通常要求FDA在新药批准后18个月或暴露人数达到10 000人后（以较晚者为准）对其进行广泛的安全性分析。然而，一项研究结果表明，这些分析毫无价值；同时，其结果也与已建立的安全监督实践的结果基本相同，这些活动并没有更早地揭示重要的安全性问题，没能很好地利用FDA资源，因此2016年的法规对这些活动进行了限制，在《21世纪治愈法案》中取消了这一要求。

- **提供给患者和医疗人士的上市后药品安全信息**：此网站包含上市后研究的要求和承诺相关信息及临床试验注册和其他安全性相关信息的链接。

- **批准的风险评估与减低策略（REMS）**：此网站包含当前生效REMS的概述信息和RMES摘要链接及其修改或发布日期。此外，还有一个存储已失效REMS的单独链接。

- **指南**：此网站包含FDA在所有领域的最新、现有、修订和撤销的指南，包括药品安全、ICH、OTCs、药品审评质量管理规范、食品药品管理法修正案（Food and Drug Administration Amendments Act，FDAAA）（2007年）、FDA安全与创新法案（FDA Safety and Innovation Act，FDASIA）（2012年）、21世纪治愈法案（2016年）和2017年FDA再授权法案（FDA Reauthorization Act，FDARA）。

- **提供给患者和医疗人士的上市后药品安全性信息：选定的安全性法规：**此页面链接到美国联邦法规的相关章节，涵盖药品和生物制品的安全性事项，以及IND、NDA、BLAs、STN（submission tracking numbers，递交跟踪编号）和说明书文件。
- **警告信：**此网站包含FDA历年的各类警告信和无标题函，内容涉及安全性问题以及非安全性问题，可在该网站使用公司（或研究者等）名称、签发办公室名称等进行检索。
- **妊娠和哺乳期用药说明书文件。**
- **处方药使用者付费法案（PDUFA）：**该网页是PDUFA相关信息的主网页，包括当前版本，并附带多个链接。
- **监测与流行病学办公室（OSE）。**
- **指南、合规和监管信息：**此页面包含各种法律、法案、指南等的链接。
- **监管：药品获批后活动：**提供员工指南、法规和政策、广告和推广信息等的链接。
- **FDA不良事件报告系统（FAERS）：**此网站描述了FDA的主要药品安全数据库，包括化学药物和治疗性生物制剂的上市后数据文件和统计数据，以及从先前数据库迁移的数据。有一个相当用户友好的"公共信息平台"（Public Dashboard），支持编辑后的FAERS数据导航（更多详细信息，请访问https://www.fda.gov/）。
- **疫苗不良事件报告系统（vaccine adverse events reporting system，VAERS）：**此网站包含CBER监管疫苗的上市后报告。该数据库由供应商提供，CBER和疾病控制中心共享其访问权。
- **电子医疗器械报告（electronic medical device reporting，eMDR）系统：**此网站拥有由制造商和使用机构报告的、由设备与放射健康中心（Center for Devices and Radiologic Health，CDRH）监管的医疗器械上市后安全（"事件"）数据。
- **MedWatch至制造商计划（MedWatch to manufacture program）：**新产品上市后3年内，FDA通过该系统通知申请人其直接收到的SAE报告。此功能仅在申请人要求时激活（见下文"MedWatch"）。注：英国的药品与保健产品监管局（Medicines and Healthcare products Regulatory Agency，MHRA）也有类似的计划。
- **DailyMed：**这实际上是一个NIH网站，提供"上市药品相关的高质量信息"。该网站未涵盖全部FDA获批药品，但有7000多种药品的信息。详见Drugs@FDA（https://www.accessdata.fda.gov/scripts/cder/daf/index.cfm）。
- **用药指南。**
- **用药错误。**
- **安全用药行动：**FDA减少药品可预防伤害的项目。

FDA网站内容丰富，人们可以在其网站上找到几乎所有关于FDA、药品和药品安全等的信息，尽管有时查找较为困难。此外，FDA经常更改其网址，页面可能会跳转或移动，或者URL可能是无效链接，这可能需要用户在主页上使用FDA搜索引擎搜索新的URL。请注意，大多数（并非全部）药品安全性信息都在FDA网站的CDER部分。

8.4 风险管理

FDA网站上有大量关于风险管理行动的信息。FDA的其他活动在本章其他部分和本书其他章节中介绍。

1997年，联邦政府提出了药品联邦风险管理的全球框架。基本概念包括以下内容：

风险评估　指对上市前和上市后的风险进行预估和评价。

风险权衡　指决定风险在整体获益背景下的可接受程度，涉及社会和社区的价值倾向以及专业人员的技术判断。FDA可以使用咨询委员会，以综合相关独立专家和各利益相关方的意见。此外，FDA还与各种健康专业人士团体、消费者和患者权益倡导团体、行业组织以及其他政府机构建立了联系，以收集信息和建议。

风险干预　指评估备选风险控制措施、选择风险控制措施和执行风险控制措施的活动。识别和评估风险后，必须对其进行管理或最小化。如果FDA断定该产品的风险大于获益，则可以拒绝该产品上市。如果产品获准上市，FDA通过各种方法（包括审查和批准原始说明书文件及其修订版）将风险降至最低。FDA还对上市产品的广告和推广进行监管。推广材料中不得含有虚假信息（即必须与说明书文件一致并有充分的证据），也不得有误导性（即必须客观并包含重要事实）。FDA还跟踪用药错误事件，并可以对这些问题采取行动。FDA还可以要求采取其他风险最小化或缓解措施，包括强制对产品使用者进行教育，限制产品分发（如仅可分发至特定医院或专家），要求处方者资质、培训或知情同意等。FDA也可能要求开展上市后临床研究或流行病学研究。在紧急情况下，产品可通过多种机制被撤出市场。

风险沟通　旨在向公众传达所需信息。风险沟通模式正在飞速变化，传统沟通方式和社交媒体均可被用于向消费者和医疗从业者传递信息。互联网和各种新的无线通信手段的兴起和应用对各方均提出了挑战，人们需要在浩瀚的信息海洋中获取正确的信息并使其可见。产品说明书文件（包装说明书）一直都是风险沟通的典型途径。FDA已经重新制定或修订了说明书文件撰写要求，规定了向患者和医疗从业者传递信息的方法。但这一话题仍存在争议，因为一些人认为上述修改虽使说明书文件更加完整，但实用性低也更加烦琐。此外，一些产品还为患者提供了非专业语言的用药指南，以指导消费者如何使用产品。这些改变是否会降低特定产品的风险还有待观察。

另一个争议点是"直接针对消费者的广告"，这在美国是允许的，但在许多其他发达国家是不允许的。这究竟使产品使用更安全还是更危险确实是一个备受争议的话题，尚无明确的答案。

8.5 MedWatch计划

MedWatch计划是FDA针对上市产品的国家药物警戒计划。它收集各类产品的安全性信息，并提供这些产品安全性问题相关的临床信息，包括处方药和OTC药品、生物制剂、医疗和辐射装置以及特殊营养产品（如医疗食品、膳食补充剂和婴儿配方奶粉）。请访问 https://www.fda.gov/ 了解 MedWatch 信息。

该网站提供"一站式购物"样信息或信息的链接，涵盖医疗产品安全警报、召回、撤市、最新话题和热点话题、教育材料、词汇表、NIH Daily Med 网站（由美国国家医学图书馆主办，提供最新药品说明书文件信息）、用药指南、药品特定信息（更多药品介绍材料）和药品短缺等。

还有一组链接用于接收定期电子邮件通知和 RSS 提要（如果您的网络主页接受此类提要，您可以将其自动发送到该主页）。FDA 还通过 Facebook、Twitter 等社交媒体平台发布信息。

MedWatch 另一个鲜为人知的功能就是 MedWatch 及制造商计划（MedWatch-to-Manufacturer）（见上文）。药品和生物制剂生产企业可通过该功能接收未经生产企业而直接递交给 FDA 的严重不良事件报告。申请人可以在产品获批后 3 年内的任何时间订阅该功能，FDA 就会在获批后约 3 年内发送报告。

MedWatch 网站的另一个关键部分是使用 MedWatch 表格向 FDA 报告严重不良事件的相关信息，该表格有三种非常类似的变体——3500 表格供公众自愿提交不良事件，3500B 表格比 3500 表格更便于消费者使用，3500A 表格用于强制报告。通常，3500A 表格仅供生产企业提交临床试验的快速报告时使用；上市产品需要结构化的电子报告。

在专为医疗专业人员和公众提供信息的页面中，描述了用于安全性报告的系统，进而通过该页面链接到其他相关信息的页面，包括可下载 PDF 版 MedWatch 表格的链接，以及供公众在线报告的链接。

有页面专为行业提供严重不良事件报告的信息，包括相关法规和表格的信息和链接。涵盖三个关键领域：

- 非处方药和膳食补充剂；
- 药物/生物/人体细胞、组织以及基于细胞和组织的产品制造商、分销商和包装商；
- 人类细胞和组织产品（human cell & tissue products，HCT/P）不良反应报告。

8.6 安全数据库

FDA 维护了几个包含安全性信息的数据库：

FDA 不良事件报告系统（FAERS）：这是 FDA 药品和生物制品上市后安全监督计划的计算机化信息系统。它符合 ICH E2B 指南中规定的数据元素。该数据库是同类数据库中最大的数据库之一，截至 2018 年年中，包含超过 1500 万个 ICSR。其中一半以上属于严重报告。自 2004 年 1 月以来的季度数据文件（非累积）可作为压缩 SGML 或 ASCII 文件下载。这些文件中的数据不是累积的，不能在线搜索。然而，系统的"公共信息平台（Public Dashboard）"支持对 FAERS 数据的搜索，用户也可以通过信息自由（Freedom of Information，FOI）诉求向 FDA 申请 FAERS 病例（经编辑处理）。

可通过"公共信息平台（Public Dashboard）"自由查询的数据包括患者人口统计、报告的可疑药品、不良反应、患者结局和报告来源。可以按产品、患者年龄、不良事件类型、事件发生时间等对数据进行分层和整理。

上市后要求（post-marketing requirements，PMR）和承诺（post-marketing commitments，PMCs）： 该数据库包含申请人承诺在药品获批后开展的研究和试验的信息。

疫苗不良事件报告系统（VAERS）： VAERS是一个由CDC和FDA共同运行的数据库。VAERS收集有关使用获批疫苗后发生的不良事件或疑似预防接种异常反应（Adverse Events Following Immunization，AEFI）的信息。见下文CBER下的内容。

制造商和用户机构的器械经验数据库（manufacturer and user facility device experience database，MAUDE）： 该数据库包含从1991年以来医疗器械报告中筛选的安全性信息，每周更新一次。请参见下面的CDRH。

临床试验数据库： 这不是一个安全性数据库，但它有关于美国和全球正在进行的政府和私人临床试验的信息。目前已登记有170多个国家的数万项临床试验，有些包含安全性信息。PDUFA/FDAAA法律要求将安全性信息放到网上，这是一个渐进的过程。网址：https://clinicaltrials.gov/。

其他数据库包括有毒植物等主题。

8.7 其他有用的FDA网页

提供给患者和医疗专业人士的上市后药品安全信息：一站式购物页面，提供您想要了解的所有安全性相关信息。

适用于FDA监管产品的FDA指南。

非处方药办公室（OTCs）。

自FDA不良事件报告系统（FAERS）的新安全性信息中识别的严重风险的潜在信号。

处方药使用者付费法案（PDUFA），以5年为周期。PDUFA法案规定了FDA审评新药申请的截止日期（新药通常为自FDA受理之日起10个月，优先审评为6个月）。

2007年食品药品管理法修正案（FDAAA）。

警告信。

批准的风险评估和减低策略（REMS）摘要。

全球卫生机构（链接）。

膳食补充剂。

美国联邦法规。

Drugs@FDA-大多数获批药品的美国说明书文件。

最后，还有一个非常实用的页面，涵盖药品和生物制品制造商、分销商和包装商的强制性上市后报告，提供如下相关联邦法规的超链接：

法规编号

✧ 201.56——人体处方药和生物制品说明书文件内容和格式要求。

✧ 其他说明书法规。

- ✧ 208——处方药产品用药指南。
- ✧ 310.501——患者口服避孕药包装说明书文件。
- ✧ 310.515——患者雌激素包装说明书文件。
- ✧ 312——新药（IND）申请。
- ✧ 312.32——IND安全性报告。
- ✧ 312.33——年度报告。
- ✧ 312.88——患者安全保障。
- ✧ 314——FDA新药上市（NDAs）申请。
- ✧ 314.80——药物不良反应的上市后报告。
- ✧ 314.81——其他上市后报告。
- ✧ 314.97——对简略新药申请（Abbreviated New Drug Application，ANDA）的补充和其他变更。
- ✧ 314.98——上市后报告。
- ✧ 314.520——附条件批准，以确保安全使用。
- ✧ 314.540——上市后安全性报告。
- ✧ 314.630——上市后安全性报告。
- ✧ 601——生物许可证。
- ✧ 601.12——获批申请的变更。
- ✧ 601.32——与安全性和有效性相关的一般因素。
- ✧ 601.35——安全性评估。
- ✧ 601.93——上市后安全性报告。
- ✧ 610——通用生物制品标准。
- ✧ 610.11——一般安全。

此外，还提供其他关键文件，如FDA对现场工作人员的说明、E2B ICSR递交信息、ICH文件等。

8.8 生物制品审评与研究中心

与CDER网站相比，CBER网站包含的产品安全性信息较少，因为多数CBER产品的批准和上市后评估的监管责任于2003年转移给了CDER。CBER中剩余的产品包括细胞产品（如用于移植的胰岛细胞、全细胞、细胞碎片或其他用于预防或治疗的疫苗类产品）；用于诊断和治疗过敏性疾病和过敏原斑贴试验的过敏性提取物；抗毒素；抗蛇毒血清/抗蛇毒素；毒液；血液；血液成分；血浆衍生产品（如白蛋白、免疫球蛋白、凝血因子、纤维蛋白黏合剂、蛋白酶抑制剂），包括血浆衍生物（如凝血因子）的重组和转基因产品；血液代用品；血浆容量扩张器；人或动物多克隆抗体制剂，包括放射性标记或结合形式；某些纤维蛋白溶解剂，如血浆源性纤溶酶；红细胞试剂。

关于这一主题的更多信息可在CBER网站上找到。在安全方面，有包括召回、短缺、生物产品偏差报告（即制造过程中的失误和事故）、不良事件报告以及各种产品（如流感疫苗、HIV检测试剂盒、组织制品和血液制品）安全性问题的具体信息。如前所述，大多数不良事件是使用3500自发报告表通过MedWatch进行报告，但疫苗不良事件［如疑似预防接种异常反应（AEFI）］除外，该类报告递交至由FDA和CDC赞助的疫苗不良事件报告系统（VAERS）。与药品一样，报告目的是为了收集和分析安全性信号和疫苗不良事件。与药品相比，疫苗的特殊之处在于，其被接种于大量儿童（FDA网站信息显示每年1岁以下儿童接种的疫苗超过1000万次）。与所有其他产品一样，疫苗在获批时，其完整的安全性尚不清楚。大多数VAERS报告为轻微的事件，包括发热和注射部位反应，但约15%是更严重的不良事件。

VAERS网站上有供消费者和医疗保健专业人士在线、传真或邮件报告不良事件的模块。

与药品数据库FAERS不同，VAERS数据库有一个称为CDC WONDER的系统，用于获取数据并生成有关疫苗不良事件发生率的各种表格、图表和摘录。例如，可以根据症状或医疗问题（如胃肠炎）和其他各种指标（如年龄、性别、制造商、美国地点、接种日期、发病间隔、严重性和结局）生成分组报告。这些数据可即时生成，并且基本上是最新的。同时，数据还可以被下载使用。这是一个非常实用的工具。然而，当报告者未提供真实的诊断时，把应用SMQ推测的诊断添加到数据库中会带来不少偏差。SMQ不是为此而设计或经过测试的，例如，有时会添加不恰当的诊断，故应谨慎使用。

另见第41章。

8.9 :: 器械和放射中心（CDRH）

这是一个处理医疗器械和放射性药物的中心。CDRH网站中有三个部分值得查看。

第一是医疗器械安全性部分：涵盖警示和通知、召回和紧急情况。有很大一部分是来自制造商、进口商和使用机构（如医院、疗养院）的不良事件类医疗器械报告（MDR）。与生物制品和药物类似，消费者和医疗保健专业人员使用3500或3500B自发报告表通过MedWatch进行报告。随着电子报告的引入，eMDR已经启动，强制性报告必须根据CDRH技术规范向eMDR发送。

第二是器械建议：法规和指南部分。这是一个非常实用的部分，解释了有关营销、标准、指南、合规性和上市后要求的法规。请注意，器械的整个批准、营销和安全性流程与药品和生物制品的流程明显不同。

第三是医疗器械数据库部分：虽然医疗器械数据库有多个，但主要的安全性数据库为MAUDE（制造商和使用机构的器械经验）。该数据库包含医疗器械的不良事件报告，包括来自强制报告者（制造商、进口商和器械使用机构）和自发报告者（医疗专业人员、患者和消费者）递交的数据。来自器械使用机构的数据可以追溯到1991年，分销商报告的数据可以追溯到1993年，而制造商报告的数据可以追溯到1996年。这些报告均为在线电子数据，可以按产品问题、产品、类别、制造商、事件类型（死亡、受伤、故障和其他）、商品名称、注册号和时间范围进行检索。重点关注可能出现故障或导致死亡或重伤的医疗设备。

MAUDE中的一些数据是可以下载的，包括自1993年年中以后的自发报告、自1991年以后的使用机构报告、自1993年以后的经销商报告和自1996年年中以后的制造商报告。数据的可搜索部分包含最近10年的记录，每周刷新一次。需要注意的是，MAUDE中可能不包括已被豁免/免除的报告、特殊类型报告或适用于其他报告要求的报告。此外，1996年以前的制造商报告在另一个单独数据库中。本书对医疗器械或药械组合类产品的安全性不做详细描述。

8.10 非处方产品

OTC产品由CDER的非处方药办公室监管，是无须处方即可在美国销售的药品，因此无须任何医疗专业干预。也就是说，它们出售时没有医疗专业人员做出明确的医疗诊断，因此，购买它们主要基于非专业人士的自我症状诊断。有些产品并非真正的非处方药，而是由药剂师"在柜台后面"持有，因此消费者必须与药剂师沟通，药剂师将/应该评估患者需求和产品适宜性。OTC产品的获益大于其风险，误用和滥用的可能性较低，可以贴上适当的说明书文件，且无须保健医生来指导其安全有效使用。

药品可以通过几种方式进入OTC市场。一种为"Rx转换为OTC"，药物可先通过常规的NDA流程获批，然后通过各种途径转换为OTC状态。而另一些"公认安全有效"（generally recognized as safe and effective，GRAS/E）的药物，即会被列入FDA的"OTC专论"中。"OTC专论"规定了哪些药物可以在没有进一步研究、FDA审评或批准的情况下上市；还有一些被称为"拒绝性"的专论，对某些药物成分的特定适应证进行限制。这些专论是《联邦法规》中非常详细的规范，规定了成分、剂量、配方、适应证和使用说明。

如果存在重大风险或缺乏有效性证据，或者如果美国食品药品监督管理局发现常规通知和公示程序不可行、不必要或违反公众利益，美国食品药品监督管理局可以迅速采取行动限制销售或取消产品的销售。因此，FDA可以发布一项规则，要求立即更改说明书文件和限制销售。在非紧急情况下，FDA可以使用通知和评论规则制定机制来改变销售状态。

关于安全性报告，2007年12月以前，对于没有NDA的OTC，不需要行业进行OTC报告。也就是说，没有要求制造商收集、分析或递交不良事件。这一情况在2007年发生了变化，当时FDA发布了一项指南，要求报告"与该药品有关"的OTC产品的严重不良事件。制造商、包装商和分销商使用3500A表格通过MedWatch进行报告。这基本上要求所有严重不良事件（无论是否在说明书文件上）必须在15个日历日内报告给FDA。报告最低有效性标准的要求与药品基本相同。目前，制造商被要求以电子方式递交报告，但其他报告者尚未被要求使用电子方式来完成OTC病例报告。

8.11 药品安全监督委员会

FDA于2005年成立了一个内部药品安全监督委员会（DSB）。DSB随后被2007年

FDA修正案授权，就处理和沟通重要和紧急药品安全问题，特别是这些问题如何影响联邦医疗服务和支付系统，向CDER中心主任提出建议。DSB由来自两个FDA中心和八个其他联邦政府机构的代表组成，包括医疗保健研究和质量局（AHRQ）、疾病预防控制中心（CDC）、医疗保险和医疗补助服务中心（Centers for Medicare and Medicaid Services，CMS）、国防部（DOD）、卫生资源和服务管理局（Health Resources and Services Administration，HRSA）、印第安人卫生服务署（IHS）、国立卫生研究院（NIH）和退伍军人事务部（VA）。DSB的一个重要作用是帮助FDA评估其安全决策对其联邦合作伙伴医疗系统的影响。该委员会拥有来自联邦医疗机构的广泛代表，可以提供有价值的信息，以便FDA获取关于药品安全问题的各种观点。

每月会议记录和结果报告可在线获取。

8.12 处方药使用者付费法案

1992年，《处方药使用者付费法案》（Prescription Drug User Fee Act，PDUFA）获得首次通过，此后每5年更新一次：1997年（PDUFA Ⅱ），2002年（PDUFA Ⅲ），2007年（PDUFA Ⅳ），2012年（PDUFA Ⅴ）和2017年（PDUFA Ⅵ）。该法案允许FDA在申请人递交NDA或BLA时向申请人收取费用。此外，公司还为每一家生产企业和每一种获准上市的处方药产品支付年费。以前，只有纳税人通过国会拨款支付FDA的产品审评费用。

在PDUFA授权的项目中，行业提供资金，作为交换，FDA同意保障药品审评绩效目标。该目标强调及时性，同时不损失审评的科学质量。例如，在2018财年，需要审评临床数据的申请的PDUFA费用为2 421 495美元，无须审评临床数据的申请为1 210 748美元。费用每年调整一次。PDUFA下NDA的常规审评时间为10个月（或优先审评为6个月）。针对批准医疗产品进入商业市场的政府流程，有人对行业资金的适当性提出质疑。然而实际上，使用者付费是用于申请审评，而不是批准，批准是不被保证的。

8.13 处方药使用者付费法案：五年计划

FDA制定了多项行动计划以满足法律要求。针对PDUFA，FDA特别发布了"处方药使用者付费法案五年计划"，并对PDUFA进行定期更新。每个计划都包括满足立法要求的步骤。详细信息和里程碑发布在FDA网站上。

下文简要介绍了FDA正在采取的其他举措。由于形势处于不断变化中，FDA网站上公布的更新和新举措应被定期关注。

8.14 2007年《食品药品管理法修正案》（FDAAA）

事实上，PDUFA是被誉为"2007年主要新法"——《食品药品管理法修正案（FDAAA）》（2007年）的部分之一。

FDAAA有多个部分，其中上市后安全相关的部分为第九篇，它赋予FDA更大的安全方面的权力。特别是，它创建了风险评估与减低策略（REMS）的概念，本章对其进行了简要概述，并在其他章节进行了更详细的描述。

另一部分加强了FDA单方面修改产品说明书文件的权力。在2007年之前，FDA显然没有权力强制更改说明书文件，尽管在实践中，FDA可以强制执行他们想要的修改，但大多数更改都是在"自愿"的基础上进行的。FDAAA正式授权FDA"通知"申请人其"认为应包含在说明书文件中"的新安全信息。申请人需在此后30日内提交修正案和体现FDA要求的新说明书文件，或通知FDA其不同意修改及其原因。之后，FDA可能会与申请人进行讨论，讨论持续时间通常不超过30日。讨论结束后，FDA可能会强制申请人按照其要求进行说明书文件修改。FDA已经多次使用这一新的授权，包括在说明书文件内添加黑框警告：如"老年痴呆症患者服用抗精神病药物后死亡风险增加""氟喹诺酮类抗生素可增加肌腱损伤的风险"，"TNF-α阻滞剂具有致组织胞浆菌病和其他真菌感染的风险"。

FDAAA的其他部分还涉及以下内容：

- 获批前的专用名称审核；
- 信息技术现代化；
- 医疗器械，包括器械审评程序的改进、第三方检查、针对某些一次性使用器械的新要求以及用户费用；
- 更多儿童人群的研究；
- 用于热带病、罕见病和其他"被忽视"疾病治疗的产品研发；
- Reagan-Udall基金会，由联邦政府以外的高级顾问组成，向FDA提供创新及食品和药品安全方面的建议（基金会并非由国会出资创建，而是以可持续发展的模式运作）；
- 基于可能的利益冲突，对顾问团的潜在参与者有更高的透明度要求；
- 扩大了临床试验数据库。

8.15 《21世纪治疗法案》

美国国会通过了《21世纪治疗法案》，并于2016年12月13日签署成为法律。这项立法的明确目的是加速创新医疗产品的开发，并更高效地为需要这些产品的患者提供帮助。

该法鼓励FDA在医疗产品开发决策过程中，包括药物、治疗性生物制剂、疫苗和医疗器械等的创新中，应充分考虑患者观点。该立法还鼓励采用新方法进行科学合理的临床试验设计和临床结果评估。

该法还提供了新的权力，以促进招聘和保留广泛的高素质人才，从而执行这些创新项目。该立法提出了加快创新的新方法，包括：

- **再生医学先进疗法（RMAT）**：描述了某些合格生物制品的加速通道；
- **突破性医疗器械计划**：旨在加速某些创新性医疗器械的审评过程。

此外，该立法指示FDA开展跨中心行动，协调对策略制定有影响的活动，例如，对公共卫生有重大影响的疾病。这些活动还与组合产品的监管密切相关。它还建立了FDA

肿瘤卓越中心（OCE），该中心支持以患者为中心的决策，以及对用于治疗癌症的药物、生物制剂和医疗产品进行综合评估的方法。OCE 与 FDA 各中心和办公室合作。

该法案额外批准了 5 亿美元用于 FDA 在 9 年内落实法律要求。

8.16　2017 年《FDA 再授权法案》

《FDA 再授权法案（FDARA）》于 2017 年 8 月 18 日签署成为法律。该法案将药品、医疗器械、仿制药和生物仿制药的用户付费计划延长至 2022 财年（并增加了其他义务）。它第五次对 PDUFA 重新授权。此外，还对《医疗器械用户付费修正案（MDUFA）》进行第三次重新授权，并首次授权《仿制药用户付费修正案（GDUFA）》和《生物仿制药用户付费法案（BsUFA）》。

以下列出 FDARA 的部分条款内容：
- 加强在药物开发中捕捉患者偏好的能力；
- 根据风险灵活检查医疗器械设施，同时鼓励检查过程的可预测性和透明度；
- 关注罕见疾病的治疗（尤其是儿科）；
- 用于审评突破性疗法的额外资源；
- 为决策提供信息的"真实世界证据"（包括使用哨点系统）；
- 加强与患者的伙伴关系；
- 提高某些医疗器械配件注册路径的灵活性；
- 关于可替代终点的科学建议的新机会；
- 组合产品评审的跨中心协调；
- 加强高素质员工的聘用和留用。

一句话：PDUFA、MDUFA、GDUFA 和 BsUFA 的重新授权支持 FDA 在促进生物医学创新的同时，关注改善健康结果的组织能力。

8.17　哨点系统与主动风险识别和分析（ARIA）工具

由于 2007 年的立法，FDA 于 2008 年启动了哨点系统，该系统是美国国家医疗产品安全监测系统，可在全国范围内访问电子医疗记录。这是一个主动电子安全监测系统，加强了 FDA 监测上市医疗产品安全性的能力。该项目最初是一个试点项目，到 2011 年，达到了 1 亿覆盖人数的里程碑。截至 2018 年 6 月，该机构拥有 17 个分布式数据合作伙伴，拥有 1.78 亿覆盖人员，每个成员都有药房和医疗记录。这是一个具有纵向医疗记录的大型系统，在波士顿有一个分析中心，负责数据合作伙伴间协调。数据合作伙伴保留对医疗记录的控制，以保护隐私和维护安全；FDA 准备分析查询以发现问题，但他们没有为该系统建立一个集中数据存储库。FDA 可以开发查询，在几天内就可以从这些分布式数据集中获得超过 1.78 亿覆盖人员的匿名结果。

FDA 所有中心都可以通过 OSE 访问哨点系统。

为加强FDA更好地利用哨点系统的能力，2007年立法要求FDA建立一个分析工具——主动风险识别和分析（ARIA）。ARIA包含经过验证的模块化程序，这些程序具有可重复使用的分析工具，可用于医疗数据的快速安全分析。分为三个层面数据产出：（a）简单计数；（b）复杂描述性分析；（c）推理分析。ARIA于2016年初启动，起初两年进行了数百次分析。

2007年立法还授权FDA发布上市后要求（PMRs）。然而，在要求申请人进行PMR之前，FDA需要考虑ARIA的充分性："FDA的领导不得要求负责人根据本款开展研究，除非领导确定第（k）（1）款下的报告以及第（k）（3）小节规定的主动上市后风险识别和分析系统不足以满足第（B）小节规定的目的。"因此，对于可能导致申请人承担上市后义务的问题，FDA必须在提出要求之前使用可用的工具进行分析确认。

哨点系统通过"公私伙伴关系"向各方开放。从组织角度来看，Reagan-Udall基金会通过医疗证据开发和监测创新（IMEDS）计划为FDA提供访问权限，旨在使该系统成为公共卫生和医学证据生成的更广泛资源。IMEDS和哨点系统在波士顿共享同一个分析协调中心。IMEDS的私人用户可以访问与FDA相同的数据以及相同的分析工具。这种方法还为哨点系统的可持续性提供资金。

FDA继续扩大哨点数量，并将其能力整合到上市后安全监测系统中。

此外，还有其他合作项目，例如：

- 欧洲药物流行病学和药物警戒中心网络（ENCePP）：该网络由研究和医疗保健中心、医疗数据库、电子注册中心和现有网络组成，以加强上市后监测，并促进安全相关上市后研究的开展（特别是观察性研究）。

- 创新药物倡议（IMI）：一个政府机构与企业的合作伙伴关系，有多个项目专注于提高药物安全性和药物开发的其他方面，例如，一个项目侧重开发经验证的工具和方法，以加强不良事件数据收集、主动信号检测、药物流行病学研究标准和数据整合以用于评估收益风险。

- EU-ADR：设计、开发和验证计算机化系统的项目，该系统利用电子医疗记录和生物医学数据库中的数据进行药品不良反应（ADRs）的早期检测，该系统将补充现有系统的安全信号的早期检测。

- 药品安全和有效性网络（DSEN）：用于评估上市药品风险和获益的虚拟网络。

因此，FDA将能够启动对多个数据库的查询，以获取安全信息，并使用当前和新兴的方法进行积极主动的监测。

2003年3月，FDA公布了新的综合安全规则提案，由于其广度和长度，有时被称为《The Tome（学术巨著）》。参见"人用药品和生物制品的安全报告要求"（68FR12405-12497，2003年3月14日）。虽然该提案目前更主要的价值是其历史意义，但它确实体现FDA当时的想法，还包含对当前试验性新药（IND）和新药申请（NDA）安全相关法规的广泛而复杂的变化，并提出了制药行业的新的主要职责。

FDA征求并收到了数千条意见。该提案的许多部分现在显然已经过时，特别是在电子传输、风险管理和FDAAA要求方面。然而，一些变更和新要求已经通过单独的《联邦公报》公告程序生效。

2010年末，FDA发布了一项新的最终规则，涵盖临床试验安全性报告（21CFR312），该规则于2011年初生效。随后发布了指南，以澄清该规则的要求。该规则与ICH E2A和其他主要监管机构的要求不完全一致。这对考虑全球研发计划可能性的申办方提出了特殊挑战。

FDA已表示将根据情况定期发布最新的上市后法规。

《The Tome》中有一个概念特别值得注意，并可能最终颁布："需始终快速递交的报告（always expedited report）"。对于这类个例安全性报告（ICSR），无论预期（已知）与否，均需要在首次获知后15个日历日内递交：

先天性异常；

急性呼吸衰竭；

心室颤动；

尖端扭转型室性心动过速；

恶性高血压；

癫痫发作；

粒细胞缺乏症；

再生障碍性贫血；

中毒性表皮坏死松解；

肝坏死；

急性肝衰竭；

速发严重过敏反应

急性肾功能衰竭；

硬化综合征；

肺动脉高压；

肺纤维化；

经上市药品/生物制剂传播感染源；

内毒素休克；

FDA针对特定试验产品或方案要求的任何其他有重要医学意义的"严重"不良事件。

8.18 FDA对制药公司的期望是什么？

上述提及的联邦法规描述了FDA希望从生物制药公司收到的关于药物安全信息报告的内容。在任何情况下，申办方都应100%遵守法规，即按时提交完整的报告，并积极随访，以获得完整的医学相关信息：

- 在临床试验中：向IND报告的不良事件。

7个日历日内报告：死亡/危及生命（发生时）、严重的、非预期的且与药物有关的。

15个日历日内报告：严重的、非预期的，且与药物有关的。

对于7天和15天的报告：FDA要求申办方向"母体"IND提交一份ICSR，而不是向所有开放状态的IND提交（"母体"IND是具有最早提交日期的受试活性物质的开放IND）。这是为了避免可能的重复报告混淆安全信号检测。

年度定期报告：总结所有研究的总结、最严重和最常见的严重不良事件、死亡、因不良事件永久停药的表格，以及自上次汇总报告以来提交的15天报告。

- **上市后药品：** 向NDA报告的不良事件

15个日历日内报告：严重的且非预期的。请注意，所有自发报告都被视为"与药物相关"。其理由是，如果报告者不认为与药物至少存在某种程度的关联（因果关系），他或她就不会报告（来自CIOMS早期建议）。

15个日历日内报告：来自医学文献的严重的和非预期的报告。

季度或年度定期报告［定期药品不良事件报告（PADERs）］或定期安全性更新报告（PSUR）：自上次定期报告以来提交的15天报告的叙述性总结和分析，以及所有其他非严重且预期的报告，以及无须报告的国外非严重不良事件。一般来说，临床试验不良事件不必报告给NDA。请注意，目前FDA不要求ICH E2C PSUR，而是法规要求的PADER。FDA确实接受带有PADER特定附录的PSUR；ICH PSUR（PBRER格式）可能在将来某个时候成为强制性的。

主动收集的报告：从有消费者参与且存在互动可能性的项目中收到的不良事件，例如疾病管理项目、患者支持项目等，如果严重的、非预期的且与药物相关的不良事件，则应将其作为15天报告提交给NDA。正是后一种因果关系评估将主动收集报告与自发报告区分开来（FDA行业指南，1997年8月）。

8.19 : FDA对消费者和医疗专业人士的期望是什么？

消费者和医疗保健界进行的安全性报告完全出于自愿，但还是强烈鼓励该行为［例外情况：《美国国家儿童疫苗伤害法案（NCVIA）》要求医疗保健提供者报告：（a）疫苗制造商列为后续剂量疫苗禁忌证的任何事件；（b）FDA"可报告事件表"中列出的在疫苗接种后指定时间段内发生的任何事件（最新"可报告事件表"见www.fda.gov）]。可通过MedWatch（邮件、网络在线、传真等）直接向FDA报告，或向该产品的生产、销售或包装相关制药公司报告。一旦生产商（新药申请持有人或"申请人"）或经销商等获悉其产品出现不良事件，必须向FDA报告。

8.20 : FDA的出版物和更新

FDA在网上免费提供各种出版物和提要，如电子邮件提醒和RSS提要。《什么是新药》（《*What's New Drugs*》）提供新药相关特定信息，每周发布数次。相关出版物非常值得接收，特别是MedWatch和CDER通知。

其他包括以下内容：

- **CDER New：** CDER网站发布的新项目。

- **药物信息（Drug Information）：** 不定时更新与药物信息有关的热门话题、常见问题等。
- **营销和广告传播（Marketing and Advertising Communications）：** 药品营销、广告和传播监管信息；处方药推广办公室网页的更新，偶尔涉及安全事项。
- **药物安全新闻（Podcast alert）：** 关于药物的新安全信息，与公共卫生咨询和其他药物安全问题的发布同时广播。
- **药物安全时事通讯（Drug Safety Newsletter）：** 为医疗专业人士提供上市后信息，包括新药安全信息和报告的不良事件。
- **FDA患者安全新闻（FDA Patient Safety News）（视频）：** 向医疗保健专业人员视频播放药品、医疗器械、疫苗和诊断产品召回、警告以及提高产品安全性的方法。
- **MedWatch安全警告：** 产品安全警告、一级召回、撤出市场和公共卫生咨询。
- **FDA行业指导文件（Guidance Documents）。**
- **FDA警告信（Warning Letters）：** 向公司、研究者、伦理审查委员会（IRB）等发出的FDA警告信和无标题信件。
- **临床研究质量管理规范：** 关于FDA临床试验质量管理规范和临床试验法规相关的最终规则的制定信息。这些信息参考了ICH E6指南（经修订）。

这些报告可能会不时发生变化，新的报告会被引入，旧的报告会被淘汰。请查看FDA网站以获取更新。还有其他关于生物制剂、CBER以及特殊疾病和状况的警报，包括HIV和传染性肝炎、妇女健康、医疗器械、研究、食品污染和化妆品。

该网站同时提供多个来自不同卫生和人类服务机构和部门的订阅，包括CDC、NIH、MedLine Plus和其他机构。

FDA、行业界和几乎所有其他人现在都在努力适应迅速崛起的新兴社交媒体（Twitter、Facebook、LinkedIn、Buzz、博客、博客研讨会、eCards、播客、控件、虚拟世界等）。在撰写本文时，FDA拥有多个Twitter订阅源和一个Facebook页面，并正在扩大社交媒体的使用。

FDA对美国生活的影响是广泛的。该机构监督和监管药物、生物制剂、疫苗、膳食补充剂、辐射发射装置、部分食品、化妆品和烟草，涵盖人类和兽医产品。FDA在美国境外的影响明显不如在美国境内的影响大，尽管如此，通过国际实体组织（如ICH和CIOMS，FDA在其中直接或间接扮演主要角色）内的直接和间接行动、与其他卫生机构（欧洲、加拿大、日本、中国等）的正式和非正式互动和"谅解备忘录"，以及作为思想和行动领导者，仍能感受到美国的影响力（例如，在实践中，在美国发生的药品安全性限制或药品撤市，在全球其他地方也会迅速讨论到）。FDA在美国境外的办事处网络也有广泛分布（墨西哥城、圣约瑟、圣地亚哥、伦敦、布鲁塞尔、新德里和北京等）。

对于受该机构监管的行业来说，FDA每时每刻都在影响几乎所有商业领域的行动：

- 批准IND和NDA、510Ks（医疗器械）等申请。
- 涵盖生产（现行药品生产质量管理规范）、临床研究（药品临床试验质量管理规范）、动物研究（药品实验室质量管理规范）、质量体系、药物安全（药物警戒质量管理规范）、供应链等各方面法规。

- 对工厂、临床试验机构、安全部门、临床试验部门、许可合作伙伴、合同研究机构等的检查（通常为飞行检查）。
- 药物安全。
- 产品说明书文件和包装。
- 产品广告、促销等专业传播。
- 向公众提供意见。
- 与所有利益相关者沟通。

FDA必须面对多方面的"客户"：卫生和公共服务部长（总统内阁）、国会（提供资金和监督）、美国公众、积极分子团体（消费者团体、游说团体等）、媒体（新闻、电视、互联网、博客等）、制药业、其他医疗机构及间接的外国卫生机构。

制药公司也有多个客户，但不尽相同：公司股东（所有者）、证券交易委员会、美国公众、积极分子团体、媒体、许可合作伙伴、学术合作者、贸易团体、FDA，对于跨国公司，还有其他卫生机构，保险公司和其他付款人，以及外国媒体。

FDA的基本观点和存在理由与制药公司不同。FDA最关心的是保护美国公众（和动物）。理论上，FDA并不关心公司的生存能力、盈利能力或市场份额，而公司的主要信托目标是增加股东价值。显然，一家公司不想以牺牲公众健康为代价提高其股价。但是，在实践中，关于什么对公共卫生有利或有害的决定几乎从来都不是非黑即白的。相反，它们是关于风险和获益争论的焦点，而这些风险和获益通常位于两个极端之间的灰色地带。尽管如此，公众和医疗保健界在需要医疗产品时即可及时获得，符合公共卫生利益；所有利益相关者应努力确保这些产品的获益大于风险。

其他因素也在发挥作用。总的来说，私营企业的工资和奖金，特别是专业人员的工资和奖金，往往比FDA或学术界的要好。然而，在政府服务的人员，福利、养老金和退休福利通常更好。私营企业往往比政府机构拥有更多的资源（人员、计算机、停车位等）。

与其他联邦机构一样，经常有稳定的人员从机构流向私营部门，美国食品药品监督管理局有时也会如此。这通常被视为一个好现象，因为它让政府工作人员了解私营行业的职能和压力，让私营行业人员了解政府机构如何运作。而另一些人则并不认可这一概念，因为它将监管者和被监管者联系得过于紧密，并影响了那些在离开该机构后可能想在行业中找到工作的监管者的行为。许多学术界人士通常是在完成培训（医学、药学、护理、药理学、毒理学、统计学、IT等）之后进入该行业或FDA，因此，"第一份工作"提供了基础培训，这对行业或政府的成功至关重要。

关于FDA的工作是否太慢（"药品审批滞后"）或太快（"在没有充分评估的情况下将危险药物投放市场"）以及是否有太多的法规，都存在着持续不断的争论，争论强度和持续性也随时间在发生变化（"生物制药行业是美国监管最严格或监管过度的行业之一"）。

大多数制药公司对FDA和其他卫生机构进入其安全部门（或其他部门）进行检查（FDA进行检查时通常不事先通知）的恐惧程度较低。检查可能是定期进行（通常每1到2年一次）的例行检查，或"有因"检查（FDA怀疑一切都不对）。如果发现重大问题，检查可能会持续几天到几个月。适当情况下，FDA可能会到美国以外的地点进行检查。相反，

EMA 和其他国外机构会在美国进行检查。然而，大多数公司现在明白，建立质量管理体系是强制性的，不仅是在安全方面，而且是在整个组织中。他们还认识到，定期审计（包括自我审计）和政府检查现在已成为规范的一部分，也是"商业运营成本"。此类检查不仅提供了合规性标志，而且有助于促进对医疗产品和监管体系的信任。

由于安全原因，万络和其他产品以及受污染的产品（如肝素）从美国市场撤出后，引起了很多争议。一些人（来自 FDA 内部和外部）指责 FDA 没有充分保护美国公众免受"危险"药品、食品和其他产品的危害。这些指控包括药品审批速度过快、提交给 FDA 的数据分析不足、公司没有向 FDA 提交完整或充分的数据等。在金融监管、航空运输安全等方面，其他监管机构也存在类似的争议。PDUFA、FDAAA 和其他变化都是这些争议的结果，将来还会有更多的改变。

8.21　药品安全检查

FDA 在药品安全和药物警戒检查方面发挥着广泛的作用。本手册后续章节将介绍这一点。

8.22　常见问题

问：FDA 和制药行业之间的关系是否过于密切？

答：答案取决于你的询问对象。FDA（最有可能）会说他们不会因为与行业保持正确和正式的沟通而遭受损害。事实上，密切沟通有助于理解监管预期和实际挑战。行业向 FDA 提供了大部分上市后安全数据和几乎所有上市前安全数据。行业和机构之间也必须进行沟通，以澄清不明确的问题，和获取重要案例的进一步信息等。FDA 鼓励（在某些情况下，立法甚至要求）在制定法规和指南的过程中与业界举行会议。FDA 还定期跟踪药物研发进程，并与申办方会面，讨论研究药物（在 IND 阶段）以及出现安全性问题的上市后药物的进展状态和下一步措施。通过这种专业的信息交流来确保美国公众的安全。

而业界则会说，他们对 FDA 的影响很小。公司会不遗余力地确保 FDA 得到其需要（和想要）的内容，而且公司提交的数据往往超过法规要求，以确保满足 FDA 的所有要求，并且确保公司不会被指控隐瞒数据或提交数据不足。另一方面，业界通常（私下）认为 FDA 相当强硬，往往不能给企业一个公平的机会或公平的竞争环境。还有一些人认为，FDA 对待大型制药公司与小型制药公司或初创公司的态度不同，对后者更宽松一点，并给予他们更多的帮扶。

有猜测认为，业界为 FDA 提供大量 PDUFA 费用，供其对新数据进行科学审评，是为了"保证"新产品批准，即为获得积极的意见而付费的。例如，2017 年，用于含临床数据申请的审评费用为 2 038 100 美元。当然，FDA 审评人员的诚信和客观性并不会因行业向监管机构（而非个人）付款而受到不当影响，因为这些付款是用于提高药品审查流程效率的运营费用。

另一些人则声称，FDA 和行业之间的人员互换频繁，有些人开始职业生涯或在 FDA

工作一段时间，然后转到制药公司工作，反之亦然，他们拥有对方的人员资料和内部信息（通常很快过时）。一些人认为这可能会影响一个人在公司或FDA的行为，因为他或她的下一份工作可能是到"另一方"。

消费者团体和积极分子认为，FDA确实与制药行业界"交往过密"，并列举了已在药物安全方面发生的各种"失败"案例，如万络、芬-芬、服用抗抑郁药的儿童患者自杀、受污染的肝素等（见其他章节）。FDA和制药行业（可能）反驳说，恰恰相反，这些事件表明，现有药物安全体系确实运作良好；真正的挑战是尽早发现这些问题并对新出现风险进行管理。

这些批评也针对许多其他联邦机构，包括银行、保险公司、华尔街、航空业和汽车制造商的监管机构。这是一个颇具吸引力而又备受争议的领域，并且在可预见的未来仍将会继续下去。

问：FDA是否应该像其他一些联邦监管机构一样，分为批准机构和安全机构？

答： 这项建议是在过去几年中提出的。理由是批准药物的人，从既成事实（或情感）的角度，会希望看到他们的药物留在市场上，且不会因安全问题上而被采取积极行动，否则这可能是暗示他们最初的批准决定不正确或过于仓促。虽然这些职能在组织架构上已经拆分，但仍都在CDER内。有人主张，应请独立的审评员负责安全性监测，因为这样他们与批准决定不存在利益关系，从而能够更好地解释真实世界的证据，即理解偏倚和混杂因素的影响。因此，无可争议的是，审评上市后安全数据中所需要的医学技能与审查批准前安全性数据中所要求的完全不同，后者侧重于对照临床试验数据。但是，安全性评估在任何情况下都必须以获益作为前提。另一方面，将职能部分拆分，把上市后监管工作转移给不熟悉该药物的人员，将会使审评小组在数月或数年的产品审评中获得的知识大打折扣。这也将增加官僚作风并增加成本。此外，当讨论非常规安全干预措施（如REMS）时，职能的完全分离将在预批准阶段带来额外的挑战。显然，各方都有自己的观点，但最终结果很可能是一项政治决定。也有人谈论将FDA的食品部分拆分为一个独立机构，这点也在评估中。

第 **9** 章

欧洲药品管理局

1995年，欧洲药品评价局（European Medicines Evaluation Agency，EMEA），现称为欧洲药品管理局（European Medicines Agency，EMA），原总部成立并设于英国伦敦，现已迁址至荷兰阿姆斯特丹。如今，20多年过去了，欧洲药品监管的面貌已经完全发生了改变。2010年，EMA通过了一项新的药物警戒立法，发布了数百项药物警戒相关的指令、指南、专业问答等。这场立法"海啸"随着不断发布新订或更新的监管文件而继续演变。此外，英国脱欧和EMA迁址阿姆斯特丹给EMA组织及其运作带来进一步的动荡。请参阅EMA这一资源广泛的网站（https://www.ema.europa.eu/en/home）。我们将详细研究EMA，并简要介绍其中一个成员国——法国的卫生机构。

9.1 ⋮ 简　　介

与美国食品药品监督管理局（US Food and Drug Administration，US FDA）一样，EMA的主要职责是通过对整个欧盟药品的评估、监督和安全监测，保护和促进公众与动物健康。欧盟（European Union，EU）由27个国家（成员国）以及冰岛、列支敦士登和挪威三个欧洲自由贸易区（European Free Trade Area，EFTA）国家组成。这31个国家被称为欧洲经济区（European Economic Area，EEA）。瑞士也与EMA密切合作，特别是在检查领域，但不属于欧盟。

由于英国脱欧，EMA迁址荷兰首都阿姆斯特丹，欧盟成员国数量将回到27个国家。即使所有参与者都在为平稳过渡而努力，我们也可预期，在未来的几年内，EMA的运作会出现一些困难。

9.2 ⋮ 欧盟的药品注册程序

所有药品在上市前都必须经过批准。药品授权主要有两种方式：中央授权和国家审评（即非中央授权）。

9.2.1　中央授权程序（centralized authorization procedure，CAP）

制药公司首先向EMA提交一份单独的上市许可申请（marketing-authorization application，MAA）。之后，EMA人用药品委员会（Committee for Medicinal Products for Human Use，CHMP）利用成员国提供的科学资源，对该申请开展科学的评估，并就该药品是否应上市向欧盟委员会提出建议（"意见"）。

一旦获得欧盟委员会批准，中央上市许可（marketing-authorization，MA）在所有欧盟成员国以及欧洲经济区（EEA）国家冰岛、列支敦士登和挪威均有效。新药或创新药通过中央授权程序在欧盟销售。这意味着，上市许可持有人（marketing authorization holder，MAH）只需获得一份单独的上市许可即可在整个欧洲经济区上市。然而，某些特定药品（如生物仿制药、基因疗法等）必须进行中央授权。

9.2.2　国家授权程序

欧盟现有的大多数药品都是通过国家授权的，它们要么是因为在EMA创建（1995年）之前获批，要么就是不在中央授权程序范围内。每个欧盟成员国都有自己的国家授权程序。如果一家公司希望在中央授权程序范围外的药品在多个欧盟成员国申请上市许可，则可以采用以下途径之一：

- 相互认可注册程序（Mutual Recognition Procedure，MRP），即在一个成员国授予的上市许可可以在其他欧盟国家得到承认；或者
- 非中央程序，即尚未在欧盟获得上市许可的药品可以同时在多个欧盟成员国获得上市许可。

注意：对于获批后出现的问题（如安全问题），CHMP处理中央注册的产品。（人用药）相互认证和分布处理协调小组［Coordination Group for Mutual Recognition and Decentralized Procedures—human，CMD（h）］负责处理国家注册药品，并向药品机构负责人（Heads of Medicines Agencies，HMA）报告。药物警戒风险评估委员会（Pharmacovigilance Risk Assessment Committee，PRAC）（见下文）是处理所有上市许可产品，并向CHMP和CMD（h）提出建议的高级委员会。

9.3　欧洲药品管理局概述

欧洲药品管理局（EMA）服务于超5亿人口的EEA市场。欧洲的术语可能会有点让人混淆，因为EU/EEA与美国不同。欧洲联盟/EEA是由主权国家组成的，它们仍然保留着许多各自的权力和职能。它们通过各种条约联系在一起。一些政府职能全部或部分移交给"中央"当局（在布鲁塞尔和斯特拉斯堡），其他职能由各国政府保留。并非所有国家都将同样的职能移交给"中央"当局。因此，EU/EEA对药品和药品安全性的处理与FDA或其他独立的国家卫生机构相似，但在许多方面却又大不相同。

9.3.1　组织架构

EMA负责处理人用和兽用药品（但与FDA不同，不包括食品）。无论注册状态如何，EMA的目标是确保所有欧盟国家的安全监督协调一致。

　　EMA秉承一个中央组织（约900名EMA正式员工）的原则，还有约4500名专家支持，他们通过参加科学和医学委员会、工作组和评估小组来执行机构的具体工作。这些专家由成员国提供，通常居住在成员国，但可以参加EMA或其他地方组织的定期会议。

　　EMA由一名执行理事领导，下设七个报告部门。其中，"检查、人用药物警戒委员会"负责药品安全。其他部门包括"人用药品研究与开发支持""人用药品评价""兽药""行政与企业管理""信息管理"和"利益相关者与沟通"。请参阅图9-1或EMA网站上的组织结构图。与任何组织一样，组织架构变化会随着时间而发生（http://www.ema.europa.eu/en/homepage）。

　　七个科学委员会的成员来自所有31个EU/EEA国家，负责处理机构主要的科学工作：

1）人用药品委员会（Committee for Medicinal Products for Human Use，CHMP）；

2）药物警戒风险评估委员会（Pharmacovigilance Risk Assessment Committee，PRAC）；

3）兽用药品委员会（Committee for Medicinal Products for Veterinary Use，CVMP）；

4）孤儿药品委员会（Committee for Orphan Medicinal Products，COMP）；

5）草药产品委员会（Committee on Herbal Medicinal Products，HMPC）；

6）儿科委员会（Paediatric Committee，PDCO）；

7）先进疗法委员会（Committee for Advanced Therapies，CAT）。

　　注1：在这些委员会中，每个欧盟国家代表的作用不是捍卫当地的建议，而是确保欧盟决策实际适用于所有欧盟国家并对其有效。

　　注2：CMD（h）负责的是与国家批准药品的新应用、变更、更新和药物警戒活动相关的各种问题。严格来说，即使CMD（h）会议在EMA举行，它也不是EMA委员会。

EMA 结构

EMA组织架构见图9-1。

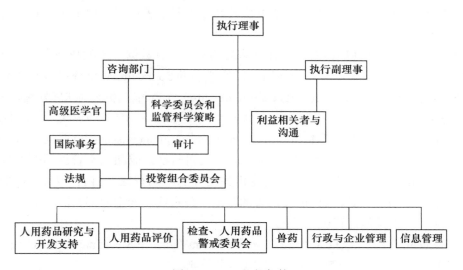

图9-1　EMA组织架构

处理人用药品的最高级别委员会是人用药品委员会（CHMP）。它负责以下工作：

- 对欧盟范围内的上市许可申请进行初步评估。
- 评估现有上市许可的变更或补充（"变更"）。
- 考虑EMA PRAC对上市药品提出的安全性建议，必要时，向欧洲委员会（European Commission，EC）建议改变药品的上市许可状态，或在极端情况下暂停或撤销上市。EC是一个高级委员会，它高于CHMP和PRAC。

9.3.2　风险管理

欧盟已经建立了欧洲经济区所有产品的整体风险管理战略。这是一项覆盖产品全生命周期的战略，而且，每个产品在经批准后（或在其上市期间）都需要进行风险分析。2012年EMA成立了一个专门委员会（PRAC），取代之前的药物警戒工作组（见下文），其目标是建立一套药物警戒活动和潜在非常规干预措施，以识别、描述、预防和最小化药品相关风险，包括评估这些干预措施的有效性。

9.3.3　欧盟药物警戒系统 EudraVigilance

2001年，在欧盟范围内建立了一个名为EudraVigilance系统的中央数据库，网址为https://www.ema.europa.eu/en/human-regulatory/research-development/pharmacovigilance/eudravigilance。作为一个存储库和"信息交换所"，该数据库需确保相应的成员国能够获得所有对应的个例报告。通过系统能获取到上市前和上市后作为个例安全报告（Individual Case Safety Reports，ICSRs）的严重不良事件（Serious Adverse Events，SAEs），以及自发的非严重不良事件。它旨在管理和分析欧洲经济区（EEA）已批准上市或正在进行临床试验药物的可疑不良反应信息。

EMA负责运行该系统。这样各成员国的卫生当局都可以访问这一独立的欧洲数据库。目前，个例安全报告（ICSRs）必须通过公共和私人药物警戒组织以电子方式报告（使用网关或web报告应用程序）。

制药企业只能访问他们持有上市许可药品的详细专有数据。此限制是为了满足欧盟个人数据保护和隐私法要求。当然，他们可以通过访问EudraVigilance获得所有药品公开的高度概要信息（http://www.adrreports.eu/en/index.html）。简单查询可以根据所选条件提供在线汇总表或汇总图。

欧洲药物警戒问题跟踪工具（European pharmacovigilance issues tracking tool，EPITT）是EMA开发的一个数据库，用于机构与成员国之间药物警戒和风险管理问题的沟通。它提供了EEA上市许可制剂/原料药安全性相关文件的访问权限。EPITT为EEA和EMA区域的国家监管机构提供跟踪欧盟层面信号的功能。公众或制药企业都无法获得。

EMA还开发了其他计算机化系统：

- 扩展版欧洲药物警戒系统药物词典（EudraVigilance Medicinal Products Dictionary，XEVMPD），也称为第57条数据库，是欧盟药物词典。
- SIAMED Ⅱ是EMA产品信息和应用的跟踪系统。

- 欧盟临床试验数据库（European Clinical Trials Database，EudraCT），是欧盟临床试验的电子数据库，它包括了申办方提交的信息，也能使用户获知所有EEA国家正在开展的临床试验，从而形成多国临床试验概览。

- 欧洲药物流行病学和药物警戒中心网络（European Network of Centres for Pharmacoepidemiology and Pharmacovigilance，ENCePP）数据库。该数据库包含独立的（来自制药公司）上市后研究，这些研究采用欧洲现有的专业知识和研究经验，主要是安全性和获益-风险研究。

- 研究数据库，对临床研究进行电子登记［欧盟上市后研究（Post-authorization Studies，PAS）注册］，旨在为药物流行病学和药物警戒研究的注册提供可公开访问的资源。

- PSUR/PBRER存储库，是欧盟所有监管机构和制药公司使用PSUR/PBRER及相关文件的单一中央平台。截至2016年6月，所有PSUR/PBRER提交都必须使用PSUR存储库。

除了EMA，每个欧洲国家都有自己的卫生当局（health authority，HA）或处理药物安全的机构。欧盟监管术语中，通常称它们为"主管当局"（competent authorities，CA）。欧盟仍在演变，《里斯本条约》（2005年）和其他后续条约已经改变了欧盟理事机构的一些基本结构和职能。欧盟依然在发展。中央当局（主要在布鲁塞尔，还有很多机构分布在欧盟各地，如EMA在伦敦/阿姆斯特丹，欧洲中央银行在德国法兰克福）与各个国家之间的相互作用是动态的，并且经常发生变化。还需说明的是，EMA对食品没有管辖权，位于意大利帕尔马的欧洲食品安全局负责处理食品相关事务。

如前所述，为了药品安全，一些职能主要集中在EMA当局，还有一些职能仍保留在每个成员国中。然而，一些国家当局非常庞大并且强大，对较小的成员国产生强大的影响。这种职能区分、经常发生的重复劳动，以及欧盟多语言问题，对制药行业和成员国自身的安全性报告都带来了挑战。虽然药物安全相关的大部分工作在国际层面都是用英语完成的，但很显然，在地方层面上仍然在使用本国家语言。这与其他国家（特别是药物安全性职能明显集中的美国）相比令人震惊。想象一个类似情形，假设美国50个州中，每个州都有各自的小型FDA，并且使用英语以外的语言。随着英国脱离欧盟，只剩下两个国家的母语是英语：马耳他和爱尔兰。也有一些讨论，是否现在应使用在欧盟应用更广的法语和德语。我们拭目以待［"A voir（法语）"、"Bleibt abzuwarten（德语）"］。

在药物警戒方面，EMA大体上与ICH保持一致。他们已在2014年4月16日欧洲议会和理事会第536/2014号法规（EU）文件中编纂了上市前要求法规，并在第1235/2010号和第1027/2012号法规（EU）中编纂了上市后要求。下文会逐一进行详细讨论。尽管如此，各国之间仍然存在差异，特别是在临床试验药物警戒方面。

随着2010年法规的更新，EMA为实现精确沟通和透明度做出了重大努力，建立了许多工具和出版物，包括EMA门户网站、委员会会议议程和会议纪要的发布、特别通讯（如"药物警戒QPPV更新的新内容"、公开听证会等）。

有关EMA的更多信息，请访问以下网站：

- EMA网站（https://www.ema.europa.eu/en/homepage）；

lEMA药物警戒系统手册（https://www.ema.europa.eu/system/files/documents/other/

ema_pharmacovigilance_system_manual_march 21-en-pdf）；

- EudraVigilance（https://www.ema.europa.eu/en/human-regulatory/research-development/pharmacovigilance/eudravigilance）；

- 药物警戒问与答网页（http://www.ema.europa.eu/ema/index.jsp?curl=p ages/regulation/q_and_a/q_and_a_detail_000135.jsp&mid=WC0b01ac058066e97a%20-）。

9.4 什么不属于EMA监管范围？

EMA职责不包括以下内容：

- 审评欧盟所有药品的初始上市许可申请（由于许多药品在1995年创建EMA之前已经获得批准，在欧盟注册的绝大多数药品都是在成员国层面获得的许可）。但是，新产品（如生物仿制药、基因产品等）必须采取中央授权程序。

- 审评临床试验的授权申请。尽管机构在确保临床试验管理规范应用方面发挥着关键作用，但临床试验的授权还是在成员国层面进行。EMA仍然管理在欧盟进行临床试验的数据库。

- 审评医疗器械、保健品和化妆品。这些都是在成员国层面进行审评。

- 开展药物研究或开发。

- 决策药品价格或供应，这是在成员国层面进行。

- 管控药品广告，这是在成员国层面进行。

- 管控或拥有药品专利信息。

- 制定治疗指南。

- 向任何利益相关者群体提供医疗建议。

- 制定药品相关的法律。欧盟委员会制定药品相关的欧盟立法，欧洲议会与欧盟理事会共同通过立法。欧盟委员会还制定了欧盟在人用药或兽药和公共卫生领域的政策。

- 发布上市许可。对通过中央授权获得上市许可的产品，其上市许可授予、暂停或撤销法律决定属于欧盟委员会的职权范围。对通过成员国授权获得上市许可的产品，其上市许可授予、暂停或撤销法律决定属于欧盟成员国的国家主管部门职权范围。

有关详细信息，请参阅https://www.ema.europa.eu/en/about-us/what-we-do。

9.5 药物警戒风险评估委员会

药物警戒风险评估委员会（PRAC）由各成员国的专家组成，负责向欧盟相关方提供意见和建议。在多数流程中，这些建议在具有法律约束力之前需由CHMP评估。他们每月开3～4天会（8月除外）。

PRAC于2012年7月正式成立，取代了先前的药物警戒工作组（the former PV Working Party，PhVWP），负责评估人用药品风险管理的各个方面，包括：

- 监测、评估、最小化沟通药品不良反应风险，同时考虑药物的治疗效果，以评估其获益/风险平衡；

- 设计和评价药品上市后药品安全性研究（post-authorization safety studies，PASS）；
- 药物警戒审计/检查。

PRAC还就制定指南、标准向EMA提供建议，并就欧盟药物警戒体系的操作方面提供建议。

PRAC针对药物警戒风险管理体系相关问题，包括对其有效性的监测，向以下部门提供建议：

- 负责中央授权获批药物和引证程序的CHMP；
- 负责相互认可注册和非中央授权程序的CMDh；
- EMA秘书处、管理委员会和欧盟委员会（如适用）。

PRAC的主要职责包括评估来自自发报告和/或PSUR/PBRER重点潜在信号，就风险和风险管理（包括控制方案）提供建议，以及监测风险控制措施。他们的监管领域主要是在批准后的领域，但他们对正在研究的药物也有监管权。

PRAC成员的联系信息和利益关系声明均发布在EMA网站上。PRAC包括来自所有欧盟成员国的药物流行病学、临床药理学、生物制剂、信号检测、风险沟通和疫苗警戒方面的独立专家。PRAC程序的详细规则已发布在下面网站上（https://www.ema.europa.eu/en/committees/pharmacovigilance-risk-assessment-committees-prac）。

PRAC的年度工作计划会在每年的第一季度发布，他们在每月会议之前发布工作计划，并发布会议要点和会议纪要，这些内容通常涉及特定药物的安全性问题。会议要点在会议后第二天发布在EMA网站上，会议纪要在PRAC会议结束大约一个月后发布（https://www.ema.europa.eu/en/committees/pharmacovigilance-risk-assessment-committee-prac）。

PRAC前18个月的活动分析报告已发表，并得出了积极的结论："早期迹象，……基于过程指标，如本文提及的RMPs、ADRs、信号、PSURs和欧盟药物警戒引证，说明更系统、更适当的风险管理计划，鼓励上报（包括来自患者），加强实时信号管理的协调，加快评估和决策，从而加强药物警戒评估和监管活动（如说明书文件更新）之间的联系，优化安全有效的药物使用。"

9.6　欧盟上市后药物警戒法规

欧盟层面存在如下四种不同类型的文件：

- 法规：这些是强制性要求，适用于所有欧盟国家。它们被准确地翻译成各成员国国家的语言，而且不能更改，通常是高级文件。
- 指令：这些也是强制性要求，但在每个欧盟国家可能有所不同，具体取决于本地化翻译/改编。成员国通常有长达3年的时间将这些指令作为国家立法付诸实施。
- 指南/实践/决策：这些也是强制性要求。它们更侧重于特定的话题或主题。请注意，在美国，"指南"或"指导原则"这些词代表FDA当前对某一话题的想法，但与欧盟不同，它们不是强制性的。

- 建议/意见：这些文件不是强制性的，通常是更一般的文件（例如，医疗政策、提供优先级）。

之前的上市后药物警戒法律文件为EudraLex第9A卷，涵盖了欧盟所有药物警戒法规。该文件于2010被修订，此后发布了数千页的文件以更新欧盟药物警戒法规。该新立法旨在合理化、简化和改进工作流程，停止无用的任务，使流程更加一致，集中关注风险，提高对所有利益相关者的透明度，帮助确保所做的承诺得到切实履行，并让患者和公众共同参与进来。

这里不可能提供这些众多文件的详尽清单。下面列出了部分关键文件的清单（https://www.ema.europa.eu/en/human-regulatory-overview/pharmacovigilance-overview#ema-pharmacovigilance-system-11756）：

- 法规（EU）1235/2010和1027/2012。
- 指令2010/84/EU和2012/26/EU。
- 警戒质量管理规范（Good Vigilance Practices，GVP）（表9-1）。
- 注1：模块XI、XII、XIII和XIV已被取消，其内容被纳入其他文件。
- 注2：这些是动态文件，会定期更新，并提交给药物警戒利益相关者（包括制药行业）以征求意见/建议，确认，然后发布。

这些文件要求欧洲药品管理局、成员国和其他机构建立体系，以处理欧盟内不良反应报告的收集、确认、交换和提交，并识别安全性信号和管理风险。

表9-1 欧盟药物警戒质量管理规范（GVP）模块和附件

GVP模块	GVP标题	详情
GVP引言性的封面说明	-	本模块介绍所有GVP和附件，并详细说明以下内容： • GVP背景； • GVP发展历程和最新更新； • 药物警戒的目标； • 欧盟药物警戒：不同参与者的角色； • GVP的法律依据、范围和程序； • GVP的维护和进一步发展； • GVP的结构； • GVP中法律要求的引用； • 公众咨询的实用建议
GVP模块 I	药物警戒体系及其质量系统	本模块包含MAH、成员国主管当局和监管机构（EMA）建立和维护质量保证的药物警戒体系的指南。GVP的各个模块中描述了上述组织的PV体系在执行特定药物警戒流程时是如何互动的。 药物警戒体系是MAH和成员国用于监测上市药品的安全性，并识别其风险-获益平衡的任何变化的体系。EMA同样需要维护药物警戒体系来执行其药物警戒活动
GVP模块 II	药物警戒体系主文件	药物警戒体系主文件（Pharmacovigilance System Master File，PSMF）是MAH就一种或多种上市药品的药物警戒体系的详细描述。 本模块提供了有关PSMF要求的详细指南，包括其维护、内容以及向主管机关提交的相关资料

GVP 模块	GVP 标题	详情
GVP 模块 III	药物警戒检查	本模块包含欧盟药物警戒检查的计划、实施、报告和跟踪检查，并概述了不同参与方的职责
GVP 模块 IV	药物警戒审计	本模块为计划和开展法律要求的审计，以及关于欧盟监管网络的运作、药物警戒审计活动的角色、背景和管理提供指导。本模块旨在促进药物警戒审计的执行，尤其是促进协调，并鼓励审计流程的一致性和简化。本模块中的原则与相关国际审计标准化组织发布的国际公认审计标准一致，并支持基于风险的药物警戒审计方法
GVP 模块 V	风险管理体系	风险管理计划（Risk Management Plan，RMP）的目的是记录识别、描述和最小化药品重要风险所需的风险管理体系。为此，RMP 包括： 1. 识别或描述药品的安全性，重点是重要已识别风险、重要潜在风险和缺失信息，以及需要主动管理或进一步研究的安全性问题（"安全规范"）。 2. 规划药物警戒活动，以描述和量化临床相关风险，并识别新的不良反应（"药物警戒计划"）。 3. 规划和实施风险最小化措施，包括评估这些活动的有效性（"风险最小化计划"）。 本模块包括风险最小化原则，应结合 GVP 模块 XVI 和 GVP 模块 XVI 附录 I（教育材料）一起阅读。 EMA 已经发布了 RMP 模板（参见 EMA 网站）：它不被视作 GVPs 的一部分
GVP 模块 VI	疑似药品不良反应报告的收集、管理和提交	GVP 的本模块涉及欧盟（EU）批准的人用药品相关疑似不良反应（严重和非严重）的收集、数据管理的法律要求，这些法律要求适用于成员国主管当局、MAHs 和机构（EMA）
GVP 模块 VI - 附录 I	重复疑似不良反应报告的管理	本文件中的指南提出了检测、确认和管理重复案例的方法，适用于接收不同格式药物警戒数据的各种组织，并描述了利益相关者在检测和管理重复病例方面与监管机构（EMA）合作的方法；它也适用于个例报告可能由不同发送者报告的情形
GVP 模块 VII	定期安全性更新报告（Periodic Safety Update Report/Periodic Benefit Risk Evaluation Report，PSUR/PBRER）	本指南规定了 PSUR/PBRER 的范围、目的、格式和内容。提供了在 EU 提交 PSUR/PBRER 的更多详细信息和指南，包括欧盟参考日期和提交频率的列表。对于含有相同活性成分或相同活性成分组合且在欧盟多个成员国获批的不同药品，其 PSUR 的参考日期和递交频率已经确立，这些产品在欧盟将遵循 PSUR/PBRER 一次性评估流程。本模块对此也进行了详述
GVP 模块 VIII	上市后安全性研究（PASS）	本模块涉及干预性和非干预性 PASS，主要关注非干预性 PASS。它不涉及临床前安全性研究。本指南所涉及的非干预性 PASS 是指由 MAH 自愿发起、管理或资助的研究，或根据欧盟主管当局强制要求开展的研究。本模块的目的是： • 为自愿或根据欧盟主管当局强制要求进行的非干预性 PASS 的透明度、科学标准和质量标准提供一般指导； • 描述欧盟主管当局可强制 MAH 执行 PASS 的程序； • 描述方案监督、结果报告和上市后后续变更程序，适用于欧盟主管当局强制要求开展的非干预性 PASS

GVP模块	GVP标题	详情
GVP模块 VIII-附录 I	非干预性上市后安全性研究信息提交的要求和建议	本附录提供了向国家主管当局和机构（EMA）提交非干预性PASS研究方案、进度报告和最终研究报告的法律要求和建议的补充信息。它还提供了在EU PASS Registry平台中登记非干预性PASS的补充信息。关于向伦理委员会、国家审查委员会或其他国家法规要求的机构递交信息的建议，本附录未包含
GVP模块IX	信号管理	本模块的目的是：提供信号管理的学术和质量方面的一般指导和要求；描述受药物警戒风险评估委员会（PRAC）监督的欧盟信号管理流程设置的角色、责任和程序。本模块适用于参与信号管理的所有组织，即MAHs、国家主管当局和欧洲药品管理局
GVP模块 IX-附录 I	从疑似不良反应自发报告中检测信号的方法学	本附录列出了在检测潜在信号时应考虑的一些方法学信息。提出的方法基于统计学和临床考量，使用总结性数据对经典的"比值失衡分析法"进行了补充
GVP模块X	额外监测	本模块分为两部分： • X.B.提供了指定药品额外监测状态以及沟通和透明度方面的一般原则； • X.C.描述了欧盟网络在额外监测状态、沟通策略和对药物警戒活动影响的监管方面的运行情况
GVP模块XI	已取消-包括在其他GVPs中	不适用
GVP模块XI	已取消-包括在其他GVPs中	不适用
GVP模块 XIII	已取消-包括在其他GVPs中	不适用
GVP模块 XIV	已取消-包括在其他GVPs中	不适用
GVP模块 XV	安全性沟通	本模块为MAHs、成员国主管当局和EMA提供了关于如何对欧盟上市的药品安全性信息进行沟通和协调的指导。 本模块第XV.B节描述了安全性沟通的原则和方法。第XV.C提供了欧盟网络内安全性沟通协调和传播的指导。这两个部分都特别考虑了致医务人员函，并为如何与医务人员沟通提供具体指导
GVP模块 XVI	风险最小化措施：工具和有效性指标的选择	本模块中提供的指导应结合更广泛的GVP指南内容进行考虑，特别是结合GVP模块V。 本模块提供以下指导原则： • 制定和实施额外的风险最小化措施，包括风险最小化工具的示例； • 评估风险最小化措施的有效性。 第XVI.B节描述了风险最小化措施的制定、实施和协调，以及评估其有效性的一般原则。第XVI.C节考虑了这些措施和原则在欧盟监管网络设置中的应用
GVP模块 XVI-附录 I	教育材料	GVP模块XVI中的该附录为MAH提供了向成员国主管当局提交教育材料草案的进一步指导，以及向这些当局提供支持此类材料评估的指南，特别是在格式和内容方面。由于国家医疗保健系统的特殊性以及在这些系统中特定风险管理的特殊性，个别成员国可能会有额外的要求。在这种情况下，应遵循GVP模块XVI附录中的指南以及国家指南

续表

GVP模块	GVP标题	详情
产品或人群的特殊考量 I	传染病预防疫苗	本GVP特殊考量章节的目的是加强疫苗药物警戒的实施。应注意的是，疫苗和其他类型药品药物警戒的总体目标和流程类似，本指南不会取代《药物警戒质量管理规范》（GVP）流程模块中的信息。本文件侧重于疫苗的特殊性以及设计和实施疫苗药物警戒活动时的特有挑战
产品或人群的特殊考量 II	生物制品	本文件适用于所有生物制品，无论其批准的注册路径或市场独占状态，即适用于参比生物制品、生物类似药以及含有相同或非常类似活性成分但未被批准为生物类似药的产品（例如，不同版本的干扰素β-1a、因子Ⅷ或正常人免疫球蛋白）。与其他药物类似，药物警戒的法律要求和《药物警戒质量管理规范》（GVP）同样适用于生物制品。本模块的指南并不能取代GVP中的任何一个模块。但是，生物制品在药物警戒方面存在一些特定的挑战。 本模块旨在在开发和实施生物制品药物警戒时，与流程相关的GVP模块一起阅读和遵循，以确保这些挑战得到解决。第P. II. A节描述了一些具体问题和挑战；第P. II. B节提供了在GVP中描述的主要药物警戒流程中解决这些问题的指导，第P. II. C节就欧盟网络运作提供指导
产品或人群的特殊考量 IV	儿科人群	本指南提供了有关儿科药物警戒活动的详细信息，包括ICSR管理、信号检测和风险管理。本章中包含的指南针对MAHs、成员国主管当局和机构（EMA）。它涵盖所有儿科年龄组。儿科疫苗的使用和子宫内药物暴露后的儿科结果的安全性监测不在本范围内
GVP附录 I	定义	本文件详细说明了所有常用的药物警戒术语，从"药品滥用"到"有效信号"
GVP附录 II-模板	模板：定期安全性更新报告（PSUR）封面页	提供详细信息的模板，将显示在每个PSUR/PBRER的封面上
GVP附录 II-模板	致医务工作者的沟通信（direct healthcare professional communication，DHPC）	该模板应用于准备核心的欧盟致医务工作者的沟通信（DHPC）
GVP附录 II-模板	致医务工作者的沟通信计划（communication plan for direct healthcare professional communication，CP DHPC）	该模板列出了DHPC中需要参与/通知的利益相关者
GVP附录 III-其他药物警戒指南	妊娠期药物暴露指南：对上市后数据的需要	对于哪些产品需要积极收集上市后的妊娠数据，本指南提供了选择药品的标准。它还对妊娠期间意外或故意药品暴露的信息收集提供监测指导，并提供了描述妊娠暴露报告数据和不良结局的具体要求
GVP附录 III-其他药物警戒指南	EudraVigilance访问策略	该指南还包括如何呈现妊娠女性暴露数据的详细建议。该指南特别提到新产品，应在其RMP（安全性描述部分）中包括妊娠期暴露的潜在风险和妊娠期对该产品潜在需求的描述。这些描述的目的是，MAH提出药物警戒计划，以评估产品的潜在风险和/或提供有关妊娠期产品安全性的缺失信息。EMA授予EEA地区药品监管机构对EudraVigilance中所有ICSRs的开放访问权限。自2012年5月以来，医疗专业人员、公众、MAHs和学术界对中央授权批准药品的自发报告有一定的权限访问。该访问通过EMA的adrreports.eu门户实现，并于2014年9月扩展至EEA地区获批的药品中所含的所有活性成分。 该访问策略定义了总体原则，这一原则基于欧盟法律要求，同时兼顾各利益相关方对数据选择和使用的差异，提供对EudraVigilance中的ICSR数据的访问

GVP模块	GVP标题	详情	
GVP附件Ⅴ	缩略语	本文件列出了欧盟法规中使用的所有首字母缩略词，从"A-CASI：计算机辅助自我访谈"到"XEVPRM：扩展的EudraVigilance产品报告信息"	

上述法规文件对MAH的角色和职责进行了明确规定，并要求MAH建立适合的药物警戒体系，确保获益-风险概况相关的所有信息必须及时、完整地发送给主管当局。最关键的是，它描述了欧盟药物警戒负责人（EU Qualified Person for Pharmacovigilance，EU QPPV）的作用，EU QPPV由MAH任命，并持续（24/7）处理安全性事务。简而言之，QPPV负责建立和维护药物警戒体系，管理所有产品和所有待解决的安全性问题，并确保所有安全职能得到正确处理。QPPV的作用在本书的其他章节有详细的讨论。QPPV必须确保所有可疑ADRs在欧盟范围内的收集、整理、报告和获取。MAH必须负责"药物警戒体系主文件"（PSMF）的准备、更新及其可获得性。还明确了关于风险管理系统、快速报告、PSURs/PBRERs、特殊情况、数据库、文档、公司上市后安全性研究、质量保证/控制和注册事项等的要求（法规和指令）。本书各章节对这些主题进行了详细介绍。

对成员国国家卫生机构的特定要求与对制药行业的要求类似：药物警戒的实施方式、ICSR处理、PSURs/PBRERs、信号检测、用药错误、获益-风险分析、沟通、数据交换、与安全事件相关的危机管理计划、检查、快速警报和非紧急信息沟通系统、EMA引证程序等。

上述模块的实用附件包括术语表、缩写、专业术语、EU风险管理计划参考指南和模板、PSUR/PBRER章节以及向主管当局报告的分发要求。

总之，这是一套完整且准备充分的文件，在欧盟层面形成了统一的药物警戒系统。这些文件包含充分的解释和背景介绍，药物警戒领域的任何人，无论是在欧盟还是其他地方，都应该阅读并熟悉这些文件。许多原则和流程在世界各地使用，因为它们是基于药物警戒通用开创性先例文件，即国际医学科学组织理事会（Council for International Organizations of Medical Sciences，CIOMS）和ICH文件制定的。

9.7 《欧盟药品法规汇编》（第10卷）：临床试验的药物警戒

与上市后的要求一样，临床开发期间药物安全性监测的法规在过去几年中也进行了更新。虽然这些变化不像上市后监测那样显著，但意义重大。EudraLex第10卷已修订，新法规已实施（2019年）［见 w:Regulation(EU)No.536/2014-https://eur-lex.europa.eu/legal-content/EN/TXT/?uri=colex:32014R0536］。与上市后的药物警戒特定法规文件（指令、规范、问答等）的发布相反，临床研究期间的药物安全性监测规则是临床研究法规的一部分。

关于临床试验药物警戒，主要变化是对安全性报告规则的简化，如下所示：

■ 方案可能规定，如果将不良事件（Adverse Events，AE）和疑似严重不良事件用作为疗效终点，则并非所有不良事件（AE）和疑似严重不良事件都作为安全性评估的一部分进行记录和报告。

- 对于涉及一种以上临床研究药物（Investigational Medicinal Product，IMP）的临床试验，现在可以向EudraVigilance数据库仅提交一份关于试验中使用的所有临床研究药物的安全性报告。

- 可疑非预期严重不良反应（Suspected unexpected serious adverse reactions，SUSARs）报告至临床试验Eudravigilance数据库：

  ◆ 注1：对于多国试验，所有SUSARs，无论发生在欧盟国家还是第三方国，均向EMA报告。

  ◆ 注2：致死或危及生命的SUSAR在7个日历日内上报，非致死或非危及生命的SUSAR在15个日历日内上报。

- 该法规要求成员国合作评估年度研发期间安全性更新报告（development safety update reports，DSUR）和SUSAR：

  ◆ 注：影响临床试验获益-风险平衡的非预期事件必须在15个日历日内报告。

该法规还描述了申办者在收集、记录、处理和沟通等方面的职责。同时，对伦理委员会、与研究者的沟通、试验特有的问题（如揭盲）、快速报告、年度报告、检查结果披露和其他细节等相关详细要求也进行了说明。

9.8　EMA网站

EMA网站（http://www.ema.europa.eu/en/homepage）包含许多有用的信息：法规、指令、规范、问答文件、PRAC会议、演示文稿、立场声明、视频和标准操作流程（standard operating procedures，SOPs）。这些非常有用，值得阅读，因为其中有很多涵盖了药物警戒的许多领域。它们让我们了解EMA如何在操作层面上处理药物警戒。

EMA网站上有一个欧洲公共评估报告（European public assessment reports，EPARs）部分，其中包含产品特定信息摘要（按品牌和通用/INN名称），是CHMP在授予上市许可时的意见。每份文件中都有人们关注的安全性信息，包括SmPC和说明书文件以及科学审评。见https://www.ema.europa.eu/en/medicines/download-medicine-data#european-public-assessment-reports-epar-38546。

还有一个非常有用的部分，是关于GCP、GLP、GMP和药物警戒检查的。药物警戒部分包含有关文件、范围和任务、检查员工作组以及管理检查的具体程序和指南的信息。欧盟风险管理策略网址是https://www.ema.europa.eu/en/human-regulatory/post-authorisation/pharmacovigilance/european-risk-management-strategy-erms。

网站上有一个最新的页面链接到欧盟和其他地方的卫生当局及其他监管机构和科学组织（http://www.ema.europa.eu/en/medicines/national-registers-authorised-medicines）。PRAC的月度报告可在http://www.ema.europa.eu/en/committees/phamacovigilance-risk-assessment-committee-prac网站上查阅。

由于EMA最初主要针对行业和监管机构，因此与FDA网站或欧盟其他国家网站相比，消费者信息较少。不过，该网站已增加了更多针对患者和公众的信息。

成员国网站的完整性和实用性各不相同，即使它们现在需要保持清晰的沟通和充分的透明度，它们使用每个国家的母语，尽管许多国家的网站都有一些英语部分（不一定是药物警戒部分）。法国医管局（法国国家药品和健康产品安全局，ANSM）的网站很有用，但是使用的是法语（http://ansm.sante.fr/）。荷兰机构的网站（https://www.igj.nl/）药物警戒相关部分使用的是英语，德国机构也是如此（https://www.bfarm.de/DE/Home/home_node.html）。然而，许多关键文件都是用本国语言编写的，没有翻译成英文。

9.9 欧洲药物流行病学和药物警戒各中心网络

欧洲药物流行病学和药物警戒中心网络（European Network of Centers for Pharmacoepidemiology and Pharmacovigilance，ENCePP）是一个遍布欧洲（不仅仅是欧盟）的中心网络，在21个以上国家拥有近100个中心，包括医疗中心、医疗数据库、电子注册中心和其他现有网络。他们的目标是通过促进高质量、多中心和独立的上市后研究（PAS），包括安全性和有效性（PASS或PAES）研究，重点是观察性研究，进一步加强欧盟的药物警戒和药物流行病学研究。他们已经开展了多个项目，包括操作性研究标准清单、行为准则、促进药物警戒和药物流行病学研究的方法、包含数据源和研究中心信息的欧盟资源数据库、研究数据库以及促进药物警戒研究方法的开发。

他们正在与FDA的哨点项目和加拿大卫生部的药物安全性和有效性网络合作。

订阅这些机构的电子邮件与各种博客和新闻服务一样是非常值得的，可以了解这些问题的最新情况。

更多信息参见http://www.encepp.eu/。

9.10 通讯稿和RSS源

EMA在其网站上提供多种免费订阅作为简易信息聚合（really simply syndication，RSS）（http://www.ema.europa.eu/en/news-and-events/rss-feeds）。其中有很多提要是可用的，有一些值得订阅。可能包含安全性相关新闻的有：正在进行的公开征求意见、重大事件、待定的EC决策和人用药品的欧洲公共评估报告（EPAR）、最新信息、监管和程序指南、检查和科学指南。

9.11 对EMA的评论

由于欧盟成员国及其要求的多样性，欧盟药物安全涉及的操作问题比美国复杂得多。2010—2012年间发布的法规极大地提高了上市后监测要求的一致性。在撰写本文时，临床试验期间药物警戒要求明显低于上市后要求，因为尽管有欧盟法规，具体的国家要求仍然有效。

在27个成员国、EMA和附属国家，持续遵守所有不断变化的报告要求、新药批准、安全问题等，给实际操作方面带来了巨大问题。与美国和日本一样，欧盟目前正在并将继续在不良事件报告的诸多方面进行变革（电子报告、新的风险管理举措、药物词典、社交媒体、智能手机应用程序报告和"可穿戴"电子健康技术等）。EMA和成员国也越来越积极地检查公司和供应商的药品安全实践，无论是常规检查还是"有因"检查，欧盟当局在欧洲境内外进行药物警戒检查，其中一个特别重要的考量因素，是因为检查可作为卫生机构的收入和资金来源。

实际上，这意味着任何在欧盟境内研究或销售（或分销）产品的公司必须在欧盟境内设立子公司或附属办事处（有时甚至在他们销售或研究产品的每个国家）；否则，公司需要与另外的公司（即业务合作伙伴或合同研究组织CRO）签订书面合同，为其处理这些职能。公司必须安排一名欧盟QPPV在欧盟居住和运营，并且他或她必须能够直接和立即访问数据库（ICSRs、PSMF、PSURs/PBRERs等），以处理EMA和个别成员国对上市产品信息的查询和请求。语言问题还要求公司确保其员工能够用该国语言与各国卫生当局和其他部门打交道。在欧盟境内开展业务以满足所有监管要求的成本很高。希望在美国和加拿大开展业务的欧洲公司也必须在这些国家开设办事处，尽管美国和加拿大在很大程度上仍然是卫生机构"一站式购物"的模式。

最后，英国脱欧后的几年里，要继续在英国开展业务需要什么仍有待观察。预计频繁的变化仍会存在。

我们现在以欧盟主要成员国之一———法国的药品机构为例，让你了解一个大型国家机构在欧盟的样子和运作方式。

9.12 ┊ 法国国家药品和保健品安全局

法国机构（现在称为国家药品安全局，ANSM）在过去几年中大幅更新了其组织（和名称），主要是在2012年和2016年。与EMA一样，这些原则以由ANSM正式员工组成的集中组织为基础，并由地区组织或专家支持。ANSM由法国卫生部管理和资助。网址是：http://ansm.sante.fr/。网站内容为法语。

9.12.1 机构的职责

ANSM的两项主要任务如下：
- 为所有患者提供公平的查找新信息的机会；
- 确保药品从首次人体使用到上市后监测乃至整个生命周期的安全性。

9.12.2 职权范围

产品范围：药物、血液衍生物、麻醉和精神药品、疫苗、顺势化合物、植物药、定制制剂、生物制品（用作药物的器官或组织、细胞-基因-疗法、血液制品）、医疗器械（治疗、体内或体外诊断、医疗软件）、化妆品和文身剂、杀菌剂。

虽然现在许多决定都是在EMA层面做出的，但只要与欧盟的措施不冲突，欧盟每个地方机构也都可以做出自己的决定。这些措施可形成符合法国公共卫生利益的决定，如：药品注册批准、撤销或暂停；临床试验放行；指定的患者使用范围（个人或群体）；疫苗或血源性药物的批放行；批次/产品召回；医疗器械禁令；进口协议；广告批准或拒绝。

根据2010/2012年更新的欧盟法规，ANSM改善了患者、医疗专业人员、媒体的信息，提高了透明度，并加强了与其他医疗机构（区域医疗机构、医疗保险机构、其他食品和医疗机构、科学协会）和患者/消费者的密切合作。

9.12.3　组织架构

在过去几年中，ANSM已经建立了一个矩阵式组织，如下所示：

■ **七个产品部门**：负责专门产品的活动和任务（注册资料审评、安全监测措施和获益-风险评估结果的相关性、科学和医疗产品信息）。

■ **五个业务部门**：法律和法规、批准、监督、检查、控制部门。

■ **四个资源部门**：人力资源、行政和财务、信息系统、流程管理和电子文档管理部门。

监测部门负责注册前和上市后的监测工作，其任务如下：

■ 在区域和地方监测系统/组织的支持下监测信号/警报；

■ 确保区域及地方警戒结构的组织和协调；

■ 监测信号/警报评估和风险管理；

■ 发展流行病学；

■ 招募内部和外部专家支持其他部门在药物警戒领域的决策过程；

■ 保持广告的审评和控制；

■ 处理药品供应的安全流程；

■ 从公共卫生的角度，用医学经济学的观点评估药物市场；

■ 在欧洲和国际层面代表ANSM参与安全相关主题（PRAC、CHMP、CMDh、CIOMS、ICH等）。

为了支持ANSM监测部门，31个地区药物警戒中心正在从医院记录或由GPs和其他专业医疗人员或患者提供的病例报告中收集ICSRs。他们在医院和大学办公室进行病例报告收集、向医疗专业人员通报药物安全性概况和处方规则等工作。此外，应ANSM监测部门的要求，他们参与安全信号检测和评估过程、获益-风险评估档案、说明书文件更新评估、PSURs/PBRERs审查和评估；基于他们的专业/兴趣点，他们还是各种工作组（药物-药物相互作用、怀孕、安全数据库等）的一部分。

9.13　常见问题

问：欧盟、美国和世界其他国家是否有可能在短期内"安定下来"并稳定其规章制度？

答：可能不会。其中有几个因素在起作用。首先，整个世界的药物安全和风险管理都处于不断变化的状态。由于诸多影响，新技术（如社交媒体、智能手机医疗应用程序）和法规的出台是其结果，包括以下因素：

- 消费者意识；
- 政治压力和全球化；
- 经济压力和外包；
- HAs 架构的改革（例如，可能会扩展至现有 27 个成员以上）；
- 导致产品限制或撤回的关键安全性问题；
- 政府能力的局限性。

这些变化旨在使每个成员国的要求 100% 符合临床试验法规和 ICH E2A。另一个变化是将消除 SUSAR 因果关系判定要求中的一些模糊性。目前，研究者或申办方进行因果关系判断，尽管这对于任何特定的个例来说通常很难做到。欧盟可能会要求申办方与研究者协商，以确定可能的因果关系。如果申办方和研究者之间存在分歧，则提交的 SUSAR 必须包含两种因果关系。

目前尚不清楚，集合性的全球性组织是否会正如他们在限制武器扩散、战争或气候变化方面所做的那样，在药物安全方面取得更好成效。

另一点需要注意的是，十年或二十年前，药物警戒主要参与者是美国、欧盟和日本。此后，新的主要参与者（如中国和印度）拥有了越来越大的影响力，而在五大洲的世界上剩余的其他 100 多个国家中，大多数也同样"发现"了药物警戒。许多国家通常使用本国语言提出药物警戒要求，主要是基于 ICH 和 CIOMS，尽管有时或多或少遵循欧盟程序。这里的重点是"或多或少"，通常会引入区域要求。许多新参与者在他们的要求上存在个体差异和奇怪之处，这使得所有市场的药物警戒合规性都非常具有挑战性。

问：如果做药物警戒，除了英语，还需要知道其他语言吗？

答： 这是个微妙的问题。显然，在英语不是官方语言的国家，人们必须知道该国的语言。通常，一些文档、附信、当地案例、电子邮件和其他要求必须用当地语言编写。此外，政府官员、患者、医护人员和公司员工使用母语更为自如。有些医学术语不能很好地翻译成不同的语言。话虽如此，药品安全的"官方"语言是英语（尽可能多地使用官方语言），几乎所有国际文件（如 PSURs/PBRERs）都是用英语编写的。然而，在当地提交英文文件通常需要递交当地语言的摘要。在高水平和国际舞台上（ICH、WHO、CIOMS），主要或通常只有英语作为商务语言。因此，虽然只懂英语的人通常也能做得不错，但对于那些有语言技能的人来说机会更多。如前所述，随着英国脱欧，欧盟可能会推动使用法语、德语以及其他语言。

问：考虑到欧盟法规在未来几年可能会继续发生变化，我们如何确保最新/最近文件的更新？

答： 显然，我们必须关注所有有开展研究或销售药物（或有商业伙伴）的国家和市场的需求变化。根据您所在公司的规模，有多种方法可以做到这一点。在大型制药公司中，有专职员工识别和分析新的 EMA 和国家文件，这通常称为"监管情报"。这些人有时还对新需求进行影响分析。

至少，我们应定期查看 EMA 网站以及其他重要网站（如 EudraVigilance）和国家机构网站。

　　中小型公司可能没有专门从事此类任务或监管情报的人员。对于这些公司来说，聘请一家专门从事监管跟踪的供应商可能是明智的。也可以参加EMA和一些国家卫生当局为制药公司提供最新消息而举行的定期会议。一些私人和学术组织［如英国的南安普顿大学药物安全研究中心（Drug Safety Research Unit，DSRU）和DIA］也定期举行会议。

第10章

欧盟药物警戒负责人

对于有产品在欧盟获得上市许可的公司（药品上市许可持有人，MAH），需要根据 2010/84/EU 指令要求指定一名"药物警戒负责人"（QPPV）。QPPV 是持有人公司内部的一个关键角色和职能。QPPV 的定义：针对在欧盟拥有营销权限（MA）的每一家公司，均需要指定一位对药物安全和药物警戒（PV）职能承担公司和个人责任的负责人（和后备人选）。

10.1 简　介

美国、加拿大或许多其他国家都没有直接要求当地获得上市许可的企业设立 QPPV 职能。然而，截至 2018 年年中，超过 70 个药品监管机构（其中一些在欧盟内部）已经采用了药物警戒质量或职责负责人的角色。欧盟 QPPV 在欧盟区域内发挥药物警戒负责人的职能作用。其他国家的 QPPV 则在本国家范围内开展药物警戒负责人的职能活动。在欧盟范围内，所有本地 QPPV 必须向欧盟 QPPV（EU QPPV）汇报。在 2010/84/EU 指令和欧盟药物警戒质量管理规范（EU GVP）模块 I 中定义了 QPPV 的地位和要求。在提交 MAA 时，申请人必须指定 EU QPPV（因此，必须已经建立药物警戒质量管理体系）。需要注意的是，欧盟 QPPV 不对药品生产问题负责；对于药品生产企业，需要有单独的质量负责人（QP）。

2010/84/EU 指令和欧盟 GVP 模块 I 中关于 QPPV 的描述如下：

■ 每家公司（申请人）必须提交一份申请人的药物警戒体系主文件（PSMF）的摘要，其中应包括以下内容：

  • 证明申请人已经指定了一个有资质的人员负责药物警戒职能。

  • QPPV 需要在欧盟成员国境内居住和履行药物警戒负责人职责。

  • 要有 QPPV 的详细联系方式。

■ MAH 必须永久和持续地配备 QPPV，并且该 QPPV 在欧盟或欧洲经济区（EEA）内居住，并可以随时（7 天 24 小时）履行药物警戒工作。

■ 一家公司（MAH）的每个药物警戒体系需要有一个 QPPV，但一个 QPPV 可能监督多个药物警戒体系。在欧洲经济区（EEA）内，MAH 也可以委任一名居住在当地的 QPPV。QPPV 的姓名和联系方式必须向 EMA/欧盟成员国提供。

■ 一些欧盟成员国也要求指定一个特定人员/国家层面的 QPPV。此人可能与欧盟

QPPV 相同，也可能不同。

■ 欧盟 QPPV 应具有执行药物警戒活动所需的资质，并在药物警戒的各个方面具有实践经验。如果 QPPV 不具备医学背景（如医学博士），则应安排一个具备医学背景的人员 7 天 24 小时协助 QPPV。

■ 欧盟 QPPV 有多重责任：

● 负责建立和维护/管理 MAH 的药物警戒系统。

● 确保 PSMF 已经建立并且及时更新（某些药品监管机构还有针对本地或区域内的要求内容，相当于本地/区域内的 PSMF，本地 PSMF 必须与欧盟 PSMF 保持一致）。

● 确保所有不良反应（ARs）（包括文献检索）信息被收集、整理，并保证报告信息在欧盟内可以被追溯到。

● 准备个例安全性报告（ICSRs）和综合性报告（PSURs/PBRERs、RMPs、效益-风险评估报告等）以及公司发起的药品上市后安全性/有效性研究（PASS 和 PAES）。

● 持续评估整个药物警戒系统，特别是在药品上市后期间的药物警戒系统的评估。

● 监督信号检测和风险管理工作，包括 PASS/PAES 和风险最小化措施（常规和特殊风险管理措施）。

● 了解所有获批上市药品的获益-风险评估的新信息。

● 确保药品卫生监管机构的任何要求均能得到充分和及时的答复。

注：欧盟 GVP 模块 I 规定"QPPV 可将相关工作委托给具备适当资质，并受过专业培训的个人，并且委托工作受 QPPV 监督，例如，由受委托人担任某些药品的安全专家，但前提是 QPPV 保持对该工作的监督，并对所有产品的安全概况有总体了解。此类委托应记录在案。"

QPPV 应该对整个 PV 系统进行监督，因此"QPPV 需要有足够的权力，对质量体系的绩效和药物警戒活动的执行施加影响，并促进、维护和改进提高药物警戒体系的合规性"，例如：QPPV 有如下权力和职责：

■ 建立药品安全部门、工作流程、工具和绩效/合规性制度和规程。

■ 信号检测和风险管理活动的必需措施，包括效益-风险评估。

■ 对药物警戒体系的变更、紧急安全性限制措施以及与患者和医疗专业人员的沟通作出决定。

■ 合作伙伴。

MAH 也有如下责任：

■ MAH 应具备适当的流程、资源、沟通机制确保 QPPV 对所有相关信息的获取或访问。

■ 确保完整记录 QPPV 的所有工作流程和活动。

■ MAH 应建立相应的实施机制，确保 QPPV 能持续了解新出现的安全隐患和风险获益问题，包括临床试验和合同协议。

■ 确保 QPPV 有权限执行对 MAH 药物警戒系统的变更，以保持药物警戒系统的合规性。

■ 确保 QPPV 了解风险管理计划，并为了应对新出现的安全隐患而准备采取监管措施。

■ 确保准备好药物警戒系统的灾难恢复程序（如专职人员不足或不能工作、AE 数据库故障、影响电子报告和数据分析的其他硬件或软件故障）。

注：MAH可将PV活动委托/外包给个人或组织。必须有详细明确的书面合同记录此类委托和外包。合同人员或组织应实施QA/QC，并允许MAH进行审计。可以将欧盟QPPV职能委托，但所有PV义务的最终责任始终由MAH承担。

10.2　实际情况

QPPV是一个负责任且极具挑战性的职位。QPPV必须参与MAH的药物警戒活动，并对MAH的药物警戒系统有实际影响。QPPV必须具备丰富的药物警戒相关知识，并至少能够针对全球药物警戒系统提供高水平的意见和建议，尤其是在政府或监管机构视察期间，全球PV系统包括标准操作程序（SOPs），工作记录文件，质量保证/质量控制（QA/QC），用于药物安全、隐私和安全问题的数据库，在欧盟销售和在欧盟以外销售的所有产品，全球许可，分销，联合营销，监管的沟通，合规状态和关键绩效指标（综合指标），信号识别，建立分析和处理机制，全球未解决的特殊信号和安全问题，建立风险管理系统和业务连续性/危机管理计划，正在进行的上市后临床研究，以及已经上市药品新适应证申请的临床试验，安全性培训，以及与卫生监管当局（HAs）沟通的问题。

QPPV必须审阅并签批提交给药监机构（HAs）的定期安全更新报告（PSURs/PBRER）和其他PV文件。想在这个职位上获得成功，跨部门之间的沟通至关重要。良好的沟通技巧帮助QPPV与相关部门进行很好的沟通和联系，沟通对象包括管理层、药物安全部门、MAH的其他部门、欧洲药品管理局（EMA）和其成员国HAs、QPPV的后备人选和国家层面的QPPV等。QPPV必须有正式的工作职责，许多公司也和QPPV签订了正式的书面合同。QPPV通常是医学博士（MD），同时应该具有高级管理的能力和视野。

许多公司，特别是小公司和仿制药公司，将QPPV外包给合同研究组织（CRO）或专业顾问。虽然这种做法是合法和可行的，但公司（MAH）和QPPV都必须认真对待这项工作。一个在CRO任职的具有QPPV资质的专业人员，可能同时被15个MAH或更多客户雇佣并承担QPPV职能。一个QPPV同时担任多个MAH的QPPV职能是否可行和明智值得进一步商榷。不论是公司内部还是外包，所有的QPPV职能授权都必须严格进行文档记录。必须记录具体的QPPV委托职能，所有相关方都必须签字确认。请注意，所有拥有上市许可的公司都必须具有QPPV职能，这些上市许可包括仿制药、非处方药等，没有例外。

欧盟QPPV无须成为PV团队的一员。QPPV可以担任非PV职位，监督药物警戒体系的组织机构和工作绩效。在这种情况下，欧盟QPPV最好至少与全球PV负责人处于同一层级。

注：CMO或全球PV负责人也可以是欧盟QPPV。

10.3　EMA检查各公司药物警戒负责人时经常发现的问题

- 无QPPV或临时应对措施（QPPV变更、无后备人选和工作程序等）；

- 每个药物警戒系统不止一个QPPV或MAH的组织架构不清晰；
- 不在欧洲经济区居住或开展工作；
- 没有工作职责；
- 未能将QPPV详细信息告知欧盟监管当局；
- 缺乏7天24小时工作职责；
- 药物警戒系统（ICSR、PSUR/PBRERs、RMP、PASS、PAES、产品安全概况、稽查和监管检查、QA&QC、药物警戒数据库）监督不足；
- 缺乏QPPV必备的培训或工作经验；
- 对药品安全专职人员没有培训或没有进行足够的培训；
- 未正式定义QPPV的角色和岗位职责（如果部分角色被外包，则尤为重要）；
- 无法找到具备医学背景的人员。

EMA对MAH职能检查发现上述问题的处罚可能很严厉，包括最高达到MAH在欧盟销售额5%的罚款，如果发现的问题没有及时纠正，将受到进一步处罚。MAH和QPPV均可能受到民事和刑事处罚。

10.4 常见问题

问：为什么会有人想做这份工作？

这是一个很好的问题，我不确定我是否有一个好的答案。也许是责任、权力、渴望有一份有意义并且有影响力的工作、高薪（尽管有些人说他们的薪水永远不足以匹配这份工作）、知名度等因素的综合。对于那些喜欢并接受被授权的人（以及真正被授权的人），以及那些喜欢在公司各个领域、各个级别以及与卫生监管当局的沟通合作中扮演重要角色的人来说，QPPV可能是一项了不起的工作。如果有重大安全性事件发生，然后，工作压力骤增，QPPV真正成为一个7天24小时的工作，特别是在即时通信和媒体高度发达的互联网时代，如果表达不当可能在全球快速传播。

问：为什么会有人不想做这份工作？

这也是一个很好的问题，如前所述，QPPV的职责可能会成为一个7天24小时持续的工作，扮演真实的高压力、高强度的工作角色并承担工作职责，特别是在QPPV没有得到公司全力支持的时候，更为艰难。更重要的是，必须强调两个QPPV职责的法律后果：第一，即使从欧盟QPPV过渡到新的岗位或受雇于不同的MAH后，仍需对其原来担任欧盟QPPV期间发生的安全问题负责。在欧盟QPPV任期内采取（或未采取）的任何决定/措施均可随时受到质疑，该个人将"永远"承担相关责任。换句话说，一个QPPV在离开欧盟QPPV职位十年、二十年或更长时间后仍然可能会被起诉。第二，作为欧盟QPPV，如果MAH出现重大安全问题，您可能面临刑事指控。在这种情况下，如果您在安全性问题出现之前或您的QPPV任期开始时，没有从MAH获得充足的资金确保足够的法律支持，等到MAH出现重大安全性问题时，再考虑个人需要承担的法律责任就晚了。许多欧盟QPPV试图在其与MAH的合同中包含此类保护性声明，但大多数情况下，该公司不愿意接受。祝您好运！

问：如果我是QPPV，但没有获得足够的权力，无法让MAH的管理层针对适当的需求、资源和安全问题采取行动，我该怎么办？

A：离职。首先，尽最大努力说服管理层理解这是一件非常严肃的事情，并且MAH必须做某些事情。您可能需要获得合作伙伴帮助（例如，公司的注册、法务同事或外部审计师）来证明这一点。对MAH管理层指出欧盟法规中的关键部分。以书面形式完整记录您所做的所有工作和努力，记录通知的每个人（并且记录通知时间），记录您请求的所有项目、行动、资源等，记录针对您的需求，对方给予的回复。一直保持做正确的事，说正确的话，并记录下来。给MAH一个合理的尝试和足够的时间来采取行动和纠正错误。一个有魄力的A型人格，对QPPV职业是有帮助的。如果上述都失败了，更新您的简历，找一份新工作。您会睡得更好，您的肠胃功能和血压也会恢复正常。

第11章

乌普萨拉监测中心（UMC）

乌普萨拉监测中心（UMC）是一个非营利性基金会，负责世界卫生组织国际药物监测计划的实施，同时维护两个数据库——世界卫生组织药物词典（WHO Drug Global）和药品上市后安全数据库VigiBase。第三个UMC数据库为世界卫生组织不良反应术语集（WHO-ART），这是一个正在失效的不良反应术语集。UMC还提供许多与药物警戒相关的研究出版物和服务。

11.1 世界卫生组织的国际药物监测计划

在沙利度胺导致出生缺陷悲剧发生后，10个创始国政府药物安全组织于1968年创建了世界卫生组织国际药物监测项目。为了防止再次发生此类悲剧，其目的为系统地收集世界各地自发报告的有关药物造成危害的药物安全信息。

自1978年以来，该计划一直由位于瑞典乌普萨拉的UMC管理。时至今日，已有超过150个政府的药物安全组织以及位于日内瓦的世界卫生组织和UMC一起参与了该计划。

UMC是该计划中五个世界卫生组织合作中心之一。成员国以电子方式向UMC的VigiBase提交其国内疑似严重和非严重不良反应。疑似不良反应使用MedDRA®术语或传统的WHO-ART术语（UMC编码术语，现已基本过时且不再维护）编码。然而，随着VigiFlow（向VigiBase进行电子报告的接口）的增强功能于2017年推出，需要对应使用MedDRA术语编码的不良反应。庆幸的是，一条单向的"人行横道"可将WHO-ART术语转换为MedDRA术语。根据法律，该接口还支持医疗专业人员、公共卫生项目、患者和制药行业的直接报告。截至2018年，VigiBase包含超过1500万份上市药物（包括疫苗）疑似不良反应报告。重要的是，UMC开发了vigiMatch，这是VigiLyze中的一种自动算法，自2017年初开始用于检测VigiBase中的可疑重复报告。VigiMatch使用统计模型对报告进行评分，同时考虑匹配和不匹配信息的数量。这项复杂系统使UMC可以提供更多信息。

11.2 UMC的关键职能

- 维护国际安全数据库VigiBase，并与贡献数据的成员组织互动。
- 运用数据挖掘工具VigiLyze来识别和分析来自VigiBase的汇总数据，以寻找新的安全信号。

• 世界卫生组织通过"VigiMed"与各国家药物警戒中心之间的信息交流。VigiMed是1997年设立的一个限制性互联网论坛，旨在就药物警戒事项通过电子邮件形式快速交流信息，通常不对公众或企业开放。

• 出版关于药物警戒和风险管理主题的定期通讯（如《乌普萨拉报告》）、指南和书籍。有些是用英语以外的语言提供的，有些免费，有些则不然。

• 提供临床信息管理工具，包括药物不良反应病例报告。主要产品是世界卫生组织药物词典（WHO Drug Dictionary）。UMC以前提供并维护了世界卫生组织不良反应术语集（WHO-ART），不再对该术语集进行维护，但政府机构可通过提出特殊请求从UMC处获取其旧副本。

• 为各个国家及其监测中心提供培训和咨询支持，以帮助其药物警戒系统的建立和成熟。

• 提供满足各国家监测中心病例报告管理需求的计算机软件，且增强的VigiFlow电子接口保持一致。

• 组织年度会议，邀请各国家监测中心代表参会以讨论科学和组织事项。

• 在资源尤其有限的条件下，将药物警戒作为一门学科并进行方法学研究，也开展定制研究，以补充成熟的药物警戒系统（收费）。

• 发表药物警戒方面的科学文章。请注意，自2015年以来，UMC作者的所有科学论文均可免费在线获得（www.who-UMC.org）。

UMC在推动药物警戒概念和技术的发展及传播方面发挥了重要作用，尤其在欠发达国家。多年来，这是一个踽踽独行的国际组织。现在，更多的人已加入，一起推进药物警戒领域的发展。其网站上的主要著作非常值得一看。

第**12**章

国际医学科学组织理事会

本章概述了国际医学科学组织理事会（CIOMS）的职能以及由CIOMS创建的工作组发布的报告。这些报告对于人用药品技术要求国际协调理事会（ICH）以及北美、欧洲、日本和其他地区安全法规的制定至关重要，值得回顾。需要注意的是，并不是CIOMS报告中的所有提案都被ICH和各个国家的监管机构直接采纳，那些被采纳的提案也不一定是未经修改的。

12.1 简 介

来自CIOMS网站的描述："CIOMS是一个由世界卫生组织（WHO）和联合国教科文组织（UNESCO）于1949年联合成立的国际非政府非营利组织。"CIOMS的成员包括60个国际成员组织，代表许多生物医学学科、国家科学院和医学研究委员会。CIOMS的主要目标如下：

- 推动和促进生物医学科学方面的国际活动，特别是在认为有必要让若干国际协会和国家机构参与的情况下；
- 与联合国及其专门机构，特别是卫生组织和教科文组织保持合作关系；
- 服务于全球生物医学界的科学利益。

CIOMS有几个长期项目，包括一个关于药物开发和使用的项目。从20世纪80年代初开始，由行业和政府专家组成的工作组一直在研究药物安全的关键问题，他们发布了许多报告，包括ICH、美国食品药品监督管理局（FDA）、欧盟、日本和其他药品安全机构发布的规程和法规的重要文件。以下章节总结了关键文件。

12.2 CIOMS Ⅰ（1990）：药物不良反应国际报告

该工作组的目标是"开发一种国际通用的报告方法，使药品生产商能够快速、高效、有效地向监管方报告上市后药物不良反应"。其指出，上市后监测是必要的，因为对动物和人类的上市前研究具有"固有的局限性"。报告注意到国际标准化的必要性。

报告确定了几项基本已经通过的公约，包括：

- 接收不良事件的生产商向监管机构提交的报告（"CIOMS Ⅰ报告"）的概念和格式。

■ "反应"不同于"事件"。"反应"是指经医生或医护人员判断为具有"合理可能性"的临床事件报告,该报告是由药物引起的。"事件"尚未进行因果性评估,因此可能与药物有关,也可能与药物无关。

■ 讨论了因果关系。不建议使用特定的因果关系评估方法。报告建议生产商不要将他们收到的自发报告分为似乎与药物有关的报告和似乎与药物无关的报告。医生向生产商提交报告,即表示报告中可能存在某种程度的因果关系,即一种"可疑反应"。这已经成为世界上大多数自发报告系统的基本概念,其中所有来自医生的自发报告(现在扩展到所有医疗保健提供者,并且在大多数国家,如美国和加拿大,扩展到消费者)都被认为可能与药物有关;也就是说,它们是"反应",而不是"事件"。

■ 由于上市药物的说明书因国家而异,建议在相同时间点收集所有不良反应,然后根据"反应"是否在已列在各国说明书文件中,分别提交给各地方当局。

■ 该报告讨论了有效报告的四个基本要素:①可识别来源(报告者);②患者(即使没有通过姓名准确识别);③可疑药物;④可疑反应。

■ 该报告建议所有报告在收到后尽快发送,不迟于收到后 15 个工作日,以便在全球范围内设定一个共同的截止日期。这一概念已被采纳,但由于世界各地"工作日"和非工作日(假日)的名称不同,15 个工作日已改为 15 个日历日。报告计时从公司任何地方的任何人第一次收到报告的日期开始。

■ 创建了 CIOMS I 报告表。它基本上与目前用于纸质病例报告交换的形式相同。本表用于向监管机构报告。

■ 用英语作为报告语言。

12.3　CIOMS Ⅱ(1992):药物安全定期更新国际报告

该工作组针对生产商收到的上市后药物不良反应的定期安全更新报告(PSUR)提出了一个标准。本标准经 ICH 和其他组织修改后,已被广泛采用。该文件定义了以下几个关键术语。

■ 需要报告的 CIOMS 案例或报告:"严重、医学证实、未列出的不良反应,具有四个有效性要素(报告者、患者、反应、可疑药物)"。

■ 核心数据表(CDS):由生产商制定的文件,包含所有相关安全信息,包括药品不良反应(ADR)。这是"已列出"和"未列出"的参考。这一被广泛接受的概念变得更加复杂,人们必须区分说明书文件和核心数据列表(例如,未在说明书中列出和未在核心数据表中列出)。

■ 国际诞生日(IBD):世界上第一个监管机构批准药品上市的日期。

■ 数据锁定点(截止日期):特定安全报告更新中包含的信息的截止日期。

■ 严重:致命,危及生命,导致或延长住院时间。

PSUR 的各部分包括:

范围

1. 涉及药物。

2. 审查和报告的频率。

内容

1. 介绍。

2. 核心数据表（CDS）。

3. 药品的许可（如上市批准）状态。

4. 回顾因安全采取的监管措施（如有）。

5. 患者暴露量。

6. 个例报告记录（包括"CIOMS行列表"）。

7. 各类研究。

8. 全面安全评估。

9. 数据锁定点之后接收到的重要数据。

确立了其他基本概念：

 ▪ 报告应为半年一次，而非累积报告（除非需要累积信息以将安全问题纳入上下文）。

 ▪ 无论药品的当地（国家）批准日期如何，同一报告都会在同一天发送给所有监管机构。

 ▪ 报告的不良反应应来自研究（已发表和未发表）、自发报告、已发表的病例报告、从监管机构收到的病例以及其他生产商。应消除重复报告。

 ▪ 生产商应"由监测和评估药物安全性的负责人用英语进行简明的关键性分析并发表意见"。

 ▪ 本报告提供了一个基于虚拟药物"Qweasytrol"的PSUR示例。

12.4 ┊ CIOMS Ⅲ（1995年和1998/1999年）：药物核心临床安全信息撰写指南（1995年），包括对研究者手册撰写的新建议（1998/1999年）

CIOMS Ⅲ指南现已不再使用，但它建立并扩展了目前在世界大部分地区使用的几个基本概念。CIOMS Ⅱ中引入的CDS理念扩展到了核心安全信息（CSI）。CDS包含药物的所有关键核心数据（不仅仅是安全数据）。CSI包含（仅）核心安全性信息，是CDS的一个子集。它介绍了几个基本概念：

 ▪ CSI是核心安全信息，应出现在所有国家监管机构批准的该药物说明书文件上。可以在国家层面添加更多信息，但核心信息应包含在所有国家的说明书文件中。CSI（和本国说明书）是医疗专业人员的指南，包含药物使用所需的最相关信息。

 ▪ 营销考虑不应在准备CSI时发挥作用。

 ▪ CSI主要是作为医学文件而非法律或监管文件提出的。

 ▪ 每种药物都应该有一份由生产商准备和更新的CSI。

 ▪ 应包括赋形剂引起的不良事件（AE）。

- 与治疗无明确关系的 AE 不应包括在内。
- CSI 应包括医生通常预计不知道的重要信息。
- 一旦相关安全信息充分确定，应将其纳入。当安全信息超过"纳入阈值"时，即"判断其将影响医生的治疗决定"时，即符合纳入时机。
- 提出了 39 个因素，可对特定药物的不良事件进行排序和加权，以评估信息是否已超过阈值。下文对阈值进行了进一步讨论：

　　1. 如果适应证相对轻，药物用于预防而不是治疗疾病，药物被广泛使用，或 ADR 不可逆，那么阈值应该更低。

　　2. 应及早注意超敏反应。

　　3. 删除或对安全信息降级需要提供充分的证据。

- 提出了以下十项一般原则：

　　1. 一般来说，不应做出未发生或尚未报告不良反应的声明。

　　2. 一般来说，特定病例的临床描述不应作为 CSI 的一部分。

　　3. 如果已知存在相关药理机制，则应说明是否提示潜在的重大新安全信号，是否改变已确定的获益和风险关系以及是否需要采取重大行动；应考虑哪些行动选择，以及应在决策过程中采取何种行动。

　　4. 一般来说，不应列出继发的副作用或后遗症。

　　5. 一般来说，CSI 中不应包括可预期的治疗疾病进展的事件的描述。

　　6. 未经许可或"说明书文件外"使用应仅在重大医学安全问题的部分提及。

　　7. CSI 中用于描述不良反应的措辞应谨慎且负责任地选择，以最大限度地提高处方医师的理解。例如，如果 ADR 是某综合征的一部分，则应明确这一点。

　　8. 使用的术语应具体且具有医学信息。

　　9. 除非添加有用的重要信息，否则应避免使用修饰语或形容词。

　　10. 应说明与风险增加相关的特定因素（如性别、种族）。

在可能的情况下，应提供发生率，尽管这对于自发安全数据来说非常困难。拟分类如下：

- 十分常见：1/10（10%）；
- 常见（频繁）：1/100 和 <1/10（1% 和 <10%）；
- 不常见（不频繁）：1/1000 和 <1/100（0.1% 和 <1%）；
- 罕见：1/10 000 和 <1/1000（0.01% 和 <0.1%）；
- 十分罕见：<1/10 000（<0.01%）。

这些建议中的许多已在世界各地以这样或那样的形式被采纳，尽管不是全部。本文件的修订版（1998/1999年）可见 CIOMS V（见下文）。

12.5 ┊ CIOMS Ⅳ（1998）：上市药物的获益风险平衡：评估安全信号

从报告的前言中："CIOMS Ⅳ 在某种程度上是 CIOMS Ⅱ 和Ⅲ的延伸。它从理论和实践方面研究了如何确定一个潜在的重大新安全信号，是否改变已确定的获益和风险关系以及是否需要采取重大行动；应考虑哪些行动选择，以及应在决策过程中采取何种行动。"

该报告着眼于获益 - 风险分析的一般概念，并讨论了影响评估的因素，包括利益相关者和支持者、问题的性质（风险），药物使用的适应证和接受治疗的人群，时间、数据和资源的限制，以及经济问题。其建议获益风险报告的标准格式和内容如下：

- **引言**
  - 药物的规格 / 说明以及销售区域。
    - 如果存在适应证差异，按获批国家分别罗列。
    - 确定一种或多种替代疗法或方式，包括手术。
    - 对可疑或已确定的重大安全问题的简要描述。
- **获益评估**
  - 目标疾病的流行病学和背景。
    - 治疗目的（治疗、预防等）。
    - 与以下对照组疗效的比较和一般耐受性数据汇总。
      - 其他药物治疗。
      - 外科治疗或其他干预措施。
      - 无治疗。
- **风险评估**
  - 背景。
  - 可疑风险的证据权重（发生率等）。
  - 关于新的可疑风险的详细呈现和数据分析。
  - 可能的解释。
  - 新风险的可预防性、可预测性和可逆性。
  - 这一问题涉及替代疗法和无须治疗。
  - 审查药物的完整安全性，在可能的情况下使用图表表示（风险概况）；适当时，关注严重不良事件的选定子集（如三种最常见和三种最严重的药物不良反应）。
  - 提供替代药物的类似资料。
  - 如可能，估计超过替代品常见的任何不良反应发生率的情况。
  - 当比较的药物出现不常见的重大不良反应时，突出药物之间的重要差异。
- **获益风险评价**
  - 总结与目标疾病严重性、治疗目的和有效性相关的获益。
  - 总结主要风险（严重性 / 严重程度、持续时间、发生率）。
  - 在可能的情况下，以定量和图解的方式总结获益 - 风险关系，考虑替代疗法或无须治疗。
  - 提供总结评估和结论。
- **选项分析**
  - 列出所有适当的行动选项。

- 在考虑替代疗法的情况下，描述每个选项的利弊和可能的后果（影响分析）。
- 如果相关，概述该选项的研究计划或建议，以便及时提供重要的补充信息。
- 如果可行，说明任何未来证据的质量和数量，表明需要重新评估获益 - 风险的关系。
- 建议应如何监测和评估所推荐的行动产生的后果。

此处给出了获益风险分析的几个例子（奎宁和过敏性血液学事件、费尔巴酸盐和血细胞异常、二甲状腺素和粒细胞缺乏症、替莫沙星和肾损害及低血糖、雷莫西普利和血细胞异常、氯氮平和粒细胞缺乏症、司帕沙星和光毒性）。

CIOMS IV 没有给出使用这种格式完成实际获益风险报告的例子。在风险很小且不需要采取紧急或立即行动来保护公众健康的情况下，这种类型的报告似乎非常可行。但是，在需要立即行动的情况下，通常在世界各地的多个市场中，准备这样一份报告可能是不可行的。

自本 CIOMS IV 报告发布以来，FDA、欧洲药品监督管理局、ICH 和其他机构发布了关于获益风险分析的若干其他指南和文件。上述这些指南和文件中的大多数使用了类似的获益风险分析概念框架，但没有遵循或提出严格的 CIOMS IV 格式。然而，本文件显然促进了对全世界获益风险分析的更密切、更深入的研究。该文件值得阅读，特别是对于上述具体案例的研究。

12.6　CIOMS V（2001）：药物警戒当前的挑战：实用方法

CIOMS V 报告是一份 380 页的文件，涵盖了药物安全方面的各种问题。

以下是其中的建议。并非所有这些建议都被普遍接受或要求。

个人病例报告的来源建议如下：

传统上，上市药物安全信息的主要来源是自发报告，偶尔也会出现文献报告。现在出现了新类型的报告，包括互联网报告、患者支持计划主动收集报告、调查、流行病学研究、疾病登记、注册等数据库、许可方和被许可方的互动。除非获得医学验证，否则通常不会分析消费者报告。

CIOMS V 报告提出了各种建议，其中一些建议如下：

- **消费者报告**
  - 应仔细审查消费者报告，并给予适当关注。
  - 报告的质量比其来源更重要。
  - 自发报告总是被认为与药物有隐含的因果关系。
  - 尊重隐私和相关法律、法规。
  - 如果收到来自第三方的报告，应要求该方鼓励消费者向其医生报告信息，或授权申办者/机构直接联系医生。
  - 应尽一切努力获得严重且非预期的消费者报告的医学确认。如果公司没有成功，监管机构可能更有能力获得这些信息。
  - 如果认为事件与药物无关，则应将其保留在公司数据库中，但无须报告。

- 即使在没有医学确认的情况下，对药物的获益-风险关系有重大影响的任何ADR都应快速或定期提交。
- 消费者报告应包含在PSUR的附录中，或作为一份声明，表明消费者报告已经过审查，并说明是否提示了新的发现。

- **文献**
  - 案例可能以致编辑的信函形式出现。
  - 从研究人员首次检测到信号到发布信号之间可能有很长的延迟时间。
  - 出版物可能是虚假信息和虚假信号的来源。
  - 公司应至少每月使用国际标准化命名名称搜索至少两个国际公认的文献数据库。
  - 通常不应对广播和非专业媒体进行监控。如果此类信息可供公司使用，则应予以跟进。
  - 应在随访中做出判断，并尽最大努力处理严重的非预期不良反应。
  - 如果未指定产品来源或品牌，公司应假定该产品是其产品。如果是这种情况，公司应在任何报告中说明未确定具体品牌。
  - 如果两个或多个公司之间存在合同协议（如共同营销），则合同应规定文献搜索和报告的责任。
  - 英语应该是翻译文献报告的标准语言。
  - 监管机构应接受出版物摘要或相关章节的翻译。
  - 出版物中引用的关于明显非预期/未列出严重反应的参考文献应对照公司现有的文献报告数据库进行检查。以前未报告的文章应照常检索和审查。除非面临重大安全问题，否则常规追踪所有此类来源是不现实的。
  - 当一个病例被确认为有效病例（报告者、患者、药物、事件）时，上报计时开始。

- **互联网**
  - 在互联网案件中，隐私保护尤为重要。
  - 应在网站上提供空白ADR表格，以便于报告。
  - 应制定程序，确保每天对公司或监管机构的网站进行筛选，以识别潜在病例报告。
  - 如果存在重大安全问题，公司和监管机构无须定期上网，只需积极监控相关的特殊主页（如疾病组）。
  - 信息应该在全世界保持一致，因为互联网没有地理（或语言）边界。

- **主动收集报告**
  - 与患者互动过程中产生的主动收集的ADR报告应被视为与自发的非主动收集的报告不同。
  - 它们应单独处理，并在快速和定期报告中予以确认。
  - 为了满足上市后的规定，主动收集报告的处理方式应与研究报告相同：需要进行因果关系评估。应尽快报告严重的意外不良反应。
  - 严重、预期和非严重主动收集报告应保存在安全数据库中，并应要求向监管机构报告。

- 收集的报告可能会产生信号，因此应持续审查这些信号。
- **临床试验报告的几个方面**
  - 一般来说，向监管机构快速报告的安全信息应报告给正在对任何形式的产品和任何适应证进行研究的所有Ⅰ期、Ⅱ期和Ⅲ期研究人员。
  - 通知Ⅳ期研究的研究者重要性不大；他们通常将可用的最新当地官方数据表作为研究者手册的一部分。
  - 生活质量研究应该像临床试验数据一样处理。
- **流行病学：观察性研究和二级数据库的使用**
  - 结构化流行病学研究对可疑ADR病例的报告规则应与临床试验相同。
  - 对于流行病学研究，除非个别病例有特定的归因，否则个例报告快速上报通常不合适。
  - 如果相关，应在PSUR中总结研究。
  - 如果研究结果显示存在重要的安全问题（例如，一种药物与另一种药物相比存在更大的已知严重ADR风险），应立即通知监管机构（15天内）。
  - 对于生产商，对照药物数据的快速报告应转发给相关生产商，以供其进行适当的监管报告。
- **疾病特异性登记和监管ADR数据库**
  - 登记不是一项研究。案例应视为主动收集报告（需要进行因果关系评估）。
  - 尽管监管机构创建了大量ADR数据库，但没有必要尝试定期收集这些数据库进行常规审查。如果公司拥有监管数据库中的数据，则应及时审查这些数据，以便进行任何必要的快速报告。应仔细筛选以避免重复。
  - 建议在PSUR中提及，即使未发现相关病例，也应检查数据库。
- **药物产权授权人与被授权人的互动**
  - 当与其他公司共同开发、共同营销或共同推广产品时，明确的合同协议应规定安全信息交换的流程，包括时间线和监管报告责任，这一点至关重要。
  - 快速监管报告的时限通常不应超过任何合伙人首次收到有效案例后的15个日历日。
  - 疑似ADR的最初接受者最好进行任何必要的随访；随后发送给监管机构的任何后续信息应由最初报告该案例的同一家公司提交。
- **临床病例评价**
  - 公司或监管机构的工作人员可以提出与报告人不同的临床术语和病例解释，但除非原始报告人以书面形式更改其原始描述，否则也必须报告原始术语。
  - 当消费者报告病例时，应保留其临床描述，即使从医疗专业人员处获得了确认信息或附加信息。
  - 可疑ADR和"偶发"事件之间存在重要区别。偶发事件发生在与药物使用相关的合理临床时间内，但不是自发报告的主要目的（它没有促使与公司或监管机构的联系）。报告人或公司安全审查人员也没有暗示或明确表示可能的药物因果关系。应将其作为病史的一部分，而不是快速报告的事件。偶发事件应记录在公司数据库中。

- **评估患者和报告者身份**
  - 当病例在随访后仍不符合最低标准（患者、报告者、事件、药物）时，该病例应作为"不完整病例"保存在数据库中。
  - 监管报告计时从有效案例最初向公司报告时开始，即使是来自消费者。
  - 以下一条或多条信息自动确定患者为可识别的：年龄、年龄类别（如青少年）、性别、姓名首字母、出生日期、姓名或患者编号。
  - 即使在没有此类限定性描述的情况下，只要满足其他有效性标准，涉及一定数量患者的报告应视为病例。例如，"两名患者经历了……"而不是"少数患者经历了"。
  - 对于严重、意外、可疑的反应，应降低在没有确认身份的情况下报告的阈值。

- **严重性标准**
  - 住院是指作为住院患者入院，而不是作为门诊患者接受检查或治疗。
  - 所有先天性异常和出生缺陷，不论其性质或严重程度，都应视为严重。
  - 缺乏将"危及生命"和"医学判断"作为严重性标准的客观标准；这两种方法又都需要单独的专业评估，这必然会导致缺乏可重复性。
  - 在公司内部，工具、清单和决策过程应在全球范围内协调一致。

- **预期性标准**
  - 与预期性相关的术语取决于使用的参考安全文件以及目的：
  - "已列出"或"未列出"是指上市产品的核心安全信息（CSI）中或研究者手册中的临床研究核心安全信息（DCSI）中包含的ADR。
  - "说明书文件中已列出"或"说明书文件中未列出"是指官方监管机构批准的上市产品安全信息中包含的药品不良反应（如欧盟产品特性摘要或美国包装说明书）。
  - 确定所报告的反应是否是预期的一个两步过程：第一，反应是否已经包含在CSI中？第二，ADR的性质、严重性、特异性或结果是否与CSI中的不同？
  - 预期应严格基于CSI的ADR部分中包含的药物相关经验。本节还应包括特殊类型的反应，如在过量服用、药物相互作用或怀孕情况下发生的反应。
  - "禁忌证"或"注意事项"中提到的不应使用该药物治疗的疾病不属于预期的ADR，除非它们也出现在ADR部分。
  - 如果报告的ADR仅与过量有关，则在正常剂量下，应视为非预期。
  - 对于已上市药物的CSI，临床试验数据中引用的事件不被视为预期事件，除非它们包含在说明书文件的ADR部分。
  - 对于已上市药物的快速报告，当地批准的产品信息才是判断预期性（可见于说明书文件）的参考文件。对于定期报告（PSUR），CSI也是判断预期性（已列出）的参考文件。
  - 对因果关系的免责声明（例如，"X已报告，但与药物的关系尚未确定"）应该被阻止使用；即使使用了，ADR X仍然是非预期的。
  - 类说明书文件不算作"预期"，除非相关事件包含在说明书文件的ADR部分中。

- 预期疗效的缺乏与是否预期 AE 无关。
- 如果治疗加重了目标适应证，除非 CSI 中已经详细说明，否则这将是非预期的。
- 除非 CSI 指定 ADR 的致命结果，否则只要反应与死亡之间存在关联，该病例是非预期的。

- **病例随访方法**
  - 后续行动的最高优先事项是严重和非预期的病例；其次是严重的、预期的病例；以及不严重、非预期的病例。
  - "特别关注"的病例（例如，应监管机构的要求，积极监测中的 ADR）也应得到高度重视，任何可能导致说明书文件变更的病例也是如此。
  - 对于任何具有法律影响的病例，公司的法务部门应参与其中。
  - 当病情严重且 ADR 在初次报告时仍未解决时，重要的是继续随访，直到结局确定或病情稳定。对此类病例进行多长时间随访根据需要判断。
  - 如果一个病例中有多家公司的药物被怀疑是致病原因，建议与其他公司合作调查。
  - 对于意外死亡和危及生命的病例，应在 24 小时内进行随访。
  - 如果报告人未能对第一次随访尝试作出回应，则应按如下方式发送提醒信：
  - 对任何非严重预期病例只发送一份随访信函。
  - 对于所有其他情况，应在第一封随访信发出后不迟于四周发出第二封随访信。
  - 一般而言，当报告人未能作出回应或不完全合作时，两封随访信函应可体现充分的尽职调查。

- **病例详述的作用**
  - 公司的病例详述不同于报告者对案例的临床描述，尽管报告者的评论应该是公司病例详述的一个组成部分。不良反应应包括报告人的逐字记录。
  - 报告人给出的其他原因应作为公司意见加以说明和确定。
  - 应向所有监管机构提供相同的评估。
  - 应为所有严重（预期和非预期）和非严重意外情况准备病例详述，但不应为非严重预期情况准备病例详述。
  - 病例详述应该用第三人称过去时。所有相关信息应按逻辑时间顺序排列。
  - 一般来说，不应使用缩写词（实验室参数和单位除外）和首字母缩略词。
  - 从治疗开始到事件开始的时间应以最合适的时间单位（如小时）给出，但如果对读者有帮助，可以使用实际日期。
  - 如果详细的补充记录对病例很重要（例如尸检报告），则应在叙述中提及其可用性。
  - 信息可能由一人以上提供（如初始报告人和专家提供的补充信息）；应指明所有来源。
  - 当从不同来源提供的信息存在冲突时，应对此进行分类并确定来源。
  - 如果怀疑 ADR 是由错误处方（例如错误的药物或错误的剂量）或其他用药错

误引起的，因法律影响不应在叙述中包含判断意见。仅应说明事实（例如，"服用了正常剂量的4倍"，"处方被误读，给了该患者禁忌的药物"）。

- 叙述应包括八个部分，作为一个完整的独立"医学故事"：
  - 报告来源
  - 患者人口统计学信息。
  - 病史和药物史。
  - 可疑药物、反应开始的时间和状态。
  - 事件的进展及其转归。
  - 如果转归是致命的，需提供相关详细信息。
  - 再激发信息（如适用）。
  - 详述起草者的医学评估和建议。

- **PSURs：内容修改**
  - 对于涵盖较长时间段（例如5年）的报告，在撰写PSUR时使用现行CSI更为实际。
  - 仅当临床试验数据表明存在信号或与获益-风险关系的可能变化相关时，才应提供临床试验数据。
  - 如果有超过200份个案报告，只提交摘要表格，不提交行列表（可根据监管机构的要求提供）。
  - 对于5年期报告，应仅针对与新的或正在进行的安全问题相关的案例，提供上一份报告中所述案例的后续信息。
  - 文献报告的纳入应是选择性的，包括与安全性调查结果相关的出版物，与是否在说明书文件中列出无关。
  - 对于有大量病例的PSUR，整体安全评估的讨论和分析应按系统器官分类，而不是按类别或严重程度分类。
  - 如果在所涵盖的时间段内很少或没有生成新的安全信息，则PSUR可节省时间和资源，简化报告的标准：
    - 没有严重非预期的病例。
    - 少数（如10例）严重列出的病例。
    - 没有重大的安全监管措施。
    - CSI没有重大变化。
    - 没有导致采取新措施的发现。

  此处使用的术语"简要PSUR"不应与短周期的"简要PSUR"混淆，例如，在大流行性流感暴发期间每月撰写一次行列表。

- **PSURs：桥接报告**
  - 桥接报告是一份简洁的文件，不提供新信息，并整合了两个或多个先前准备的PSUR，以涵盖指定的时间段。
  - 其格式遵循常规PSUR格式，但内容应包括所总结报告的摘要重点。

- **PSURs：增补报告**
  - 本报告是根据监管机构的特殊要求撰写的，以满足监管机构的要求，监管机构要求报告涵盖常规 PSUR 报告周期之外的一段时间（例如，如果报告基于该国的当地批准日期，而不是 IBD）。
    - 更新最近完成的 PSUR。
    - 它遵循常规的 PSUR 格式。
- **PSURs：其他建议**
  - 应提供一份简短（如一页）的独立概述（执行摘要）。
  - 应允许生产商为其旧产品选择 IBD，以促进 PSUR 的同步化。
  - 如果旧产品没有 CSI，则应考虑使用最合适的本地说明书文件。
  - PSUR 中的病例评估应侧重于非预期的不良反应，主要按系统器官类别（身体系统）组织分析。
  - 对严重非预期病例的讨论应包括累积数据。
  - 复杂的 PSUR 和具有大量新数据的 PSUR 可能需要 60 天以上的时间来充分准备，监管机构应该灵活考虑递交时限。
  - 监管机构应允许"重置"PSUR 周期的可能性（由于新的适应证或剂型，从年度报告到半年报告）。
- **PSURs：人口数据**
  - 通常不需要对暴露量（分母）进行具体计算，尤其是考虑到分子的不可靠性；粗略估计通常就足够了，但所使用的方法和单位应该解释清楚。
  - 药物暴露数据是近似的，通常都是高估。
  - 对于特殊情况，如处理重要的安全信号，应尝试获取涵盖相关协变量（如年龄、性别、种族、适应证、剂量详情）的暴露信息。

12.7　CIOMS Ⅵ（2005）：临床试验安全信息的管理

CIOMS Ⅵ工作组专注于临床试验安全性，这与早期工作组主要关注上市后安全性问题的重点有所不同。该报告可从日内瓦 CIOMS 办公室获得，与 CIOMS Ⅴ报告一样，约有300 页。这里总结了最重要的几点。读者可参考该报告了解更多详情。请记住，并非所有司法管辖区都将这些建议纳入法规。

- **一般原则和伦理考虑**
  - 此处介绍的药物警戒概念适用于Ⅰ～Ⅳ期试验。
  - 任何不科学的研究都应该被认为是不道德的。
  - 知情同意是人体受试者研究的基石，但在某些情况下，知情同意既不可能也不适用（例如在匿名组织样本研究、流行病学研究或紧急治疗方案中）。
- **管理安全数据的系统方法**
  - 药物警戒及风险管理、评估和最小化的概念应适用于研究阶段和上市后阶段。

申办者必须制定明确的流程，以便随时识别、评估和最小化潜在的安全风险。该过程应在 I 期研究之前开始。应制订正式的研发风险管理计划。

- 应为每个研发计划组建专门的安全管理团队，定期审查安全信息，以便及时做出决策。评审应至少是季度的，团队应考虑到研究者手册、知情同意书和研究方案的变更。

- 当许可合作伙伴参与时，应成立一个联合安全委员会，明确其角色和职责。理想情况下，这应在初始合同中定义。应建立项目管理职能，以确保计划、跟踪和时间表。

- 所有相关数据必须随时可从临床试验和安全数据库以及非临床毒理学、致突变性、药代动力学、药效学和药物相互作用数据中获得。

- 流行病学应纳入规划过程。

- 所有新药都应考虑某些毒性，包括心脏传导异常、肝毒性、药物相互作用、免疫原性、骨髓毒性和反应性代谢物形成。

- **数据收集和管理**

- 研究人员应向申办方报告（如果判断为关键信息，应立即报告）任何安全方面的重要信息，即使方案没有要求，申办者必须在这方面仔细培训临床研究中心人员。

- 收集"过多"数据会对数据质量产生负面影响。病例报告表字段应仅收集可以以表格形式分析和显示的数据。所有其他数据应作为文本备注收集。

- Ⅳ期研究中的安全监测强度可能不需要与 I 期至Ⅲ期研究相同，但应采用相同的原则和实践。

- 如果公司为其未全面赞助的独立试验（研究者发起的研究/试验）提供任何支持，公司仍应至少收到所有严重可疑不良反应。公司应自行进行因果关系评估，并在适当情况下向卫生当局报告，即使研究者已经这样做了。

- 在药物开发的早期阶段，通常需要收集比上市后研究更全面的安全性数据。有些研究可能需要更长的随访时间。

- I 期研究的数据尤其重要，因为这些数据是在健康志愿者中收集的，对药物的未来开发至关重要。

- 没有绝对的方法来确定某特定不良事件的因果关系。也就是说，在仅有时间相关性的情况下不能明确其归因于药物或背景发现。因此，建议如下：

- 收集所有严重和非严重的不良事件，无论是否认为相关。这适用于实验药品、安慰剂、非治疗用药和阳性对照药。

- 同样，在批准后立即开始的研究应继续应用该原则。一旦认为安全性特征已被充分理解，就可以收集较少的数据（例如，忽略被认为不是药物引起的非严重不良事件）。

- **其他要点**

- 在所有研究中收集数据时，应搜寻使用草药和其他非传统疗法。

- 尽管基于总体数据或病例系列的因果关系评估通常比基于个别病例的因果关系

评估更有意义，但应进行研究者因果关系评估，并可能在重大安全事件（尤其是罕见事件）的早期发现中发挥作用。

- 应要求研究者使用"简单的二元决策"来确定药物的因果关系。
- 严重不良事件：相关或不相关、有合理可能性或无合理可能性等。应避免使用"未知"或"无法排除"等词。
- 常规情况下不应要求研究者提供非严重不良事件的因果关系。
- 在适当情况下，研究人员应提供诊断，而不是体征和症状。然而，当对严重AE进行诊断时，应记录伴随的体征和症状。
- 在开始研究之前，应将特别关注的和预计发生的不良事件（如已知）告知研究者。这对于非严重不良事件来说不太重要，除非它们是更严重情况的前驱症状（例如，肌肉疼痛和肌酸激酶升高可能是横纹肌溶解的前驱症状）。
- 作为临床疗效结果或终点记录在试验中的严重临床事件应由申办方和数据监查委员会审查，即使这些事件不被视为不良事件。
- 最好以一般性用语向患者提出安全问题，而不是仅研究人员对不良事件报告负责。尽管不应向患者宣读不良事件的"详细列表"，但应提醒患者有关医学上重要的可疑或已确定的不良事件的已知内容，以便他们有问题可以尽快通知研究者。
- 数据收集应从签署知情同意书时开始。
- 安全数据事件收集应在最后一次给药后至少在实验药物的5个半衰期内继续进行。

- **数据质量的一般规则**
  - 病例应尽可能完整地记录在案。
  - 应对每个病例进行认真的跟踪。
  - 应抓取并保留报告人提供的报告术语（逐字术语）。
  - 如果报告人的报告术语被认为不准确或与标准医学术语不一致，则应尝试澄清这些术语。
  - 如果分歧继续存在，申办者应根据其判断对不良事件术语进行编码，但应将其与报告术语区分开来，并注明分歧的原因。
  - 应使用报告者的术语对数据进行初步分析。可使用申办者的术语进行其他分析。必须注意并解释任何差异。
  - 申办者应使用具有广泛经验且经专业培训的个人对个例安全报告进行分类和评估。对于不属于其专业范围的临床重要事件，研究者应寻求专家咨询。
  - 不良事件表可呈现研究者的报告术语和申办者的术语。
  - 申办者（以及卫生当局）可能愿意考虑使用一份列表，包含常规认为是严重和重要的事件。这些事件通常会引起特别关注和评估。
  - 病例不应"过度编码"，使用的术语不应超过确保病例检索所需的最低限度。同样，病例也不应被"不充分编码"，因为这样选择的术语会降低事件的严重性或医学重要性。

- **风险识别与评估**
  - 正在进行的安全评估。
    - 申办者应建立一个系统，在药物开发过程中持续评估、评估和处理安全信息，以确保尽早识别安全问题，从而将风险降至最低。
    - 安全监测和分析不应损害研究的完整性。
  - 安全数据管理。
    - 安全数据应使用一致的标准进行处理，并应谨慎和准确。
    - 安全评估必须符合每种产品的特异性，因为没有标准方法来评估或测量"可接受的风险水平"。
- **审查安全信息**
  - 安全数据分析应包括个别病例报告和汇总数据。应在规定的时间范围内审查个别病例，并定期汇总数据。
  - 评估应结合患者群体、适应证研究、疾病自然病程和当前可用的替代疗法进行。
  - 应对所有报告的病例进行因果关系确定。申办者审阅安全信息时，应考虑研究者因果关系评估。
  - 应在方案中确定特别关注的不良事件，并将其视为严重不良事件处理，即使它们不符合严重不良事件的监管定义。
  - 应审查非严重不良事件，以查看是否存在需要特别关注的事件，特别注意与受试者退出研究相关的事件。
- **审查频率**
  - 应经常对所有数据进行安全审查：
    - 应加急审查严重和特别关注的不良事件；
    - 定期审查所有数据，其频率因试验或流程而异；
    - 由特定试验或项目里程碑触发的审查；
    - 在研究完成和揭盲时。
- **分析与评价**
  - 亚组分析虽然可能受到小样本量的限制，但应针对剂量、持续时间、性别、年龄、伴随用药和并发疾病进行分析。
  - 数据汇总应包括设计类似的研究。这可能包括所有对照研究、安慰剂对照研究、任何阳性对照研究、特定阳性对照研究和特定适应证研究。
  - 如果受试者的治疗持续时间差异很大，则应分析治疗持续时间影响的数据。
- **统计方法**
  - 使用统计学分析安全性数据的技术不如有效性分析技术先进。
  - 单独的统计关联（概率值）可能有临床价值，也可能没有临床价值。统计和临床意义的检查必须涉及统计和临床专家之间的合作关系。
  - 当数据不足以得出关于安全性的结论时，可能有必要承认："缺乏证据而不是没有证据"。

- 本报告有几个大的章节专门介绍具体的统计情况和技术，读者可参考本报告了解更多详情。

12.8　临床试验安全信息的监管报告和沟通

工作组以粗体字指出，这些建议仅为提案，不能取代现行法规，仅供讨论。

- 该小组赞同 ICH 指南 E2A，并建议统一快速报告标准，即向当局报告的此类报告应仅包括严重和非预期的可疑 ADR。只有在特殊情况下，其他病例（即预期病例）才应作为快速报告提交。如果需要不考虑因果关系的报告，则应定期进行，并明确规定时间和格式。

- 监管机构应采用"因果关系的合理可能性"一词，而不应使用 ICH E2A 中关于可疑 ADR 的"不能排除因果关系"一词。

- 药物上市后，对于 Ⅳ 期试验的监管报告，应将公司核心安全信息（CCSI）文件用作确定药物预期性的参考安全文件。对于新的适应证试验，应使用 DCSI 文件。这两个文件应该尽可能地保持一致。

- 与自发报告一样，试验病例报告的可报告性应在事件级别确定。也就是说，如果病例中出现严重和非预期的可疑不良反应，则应加速报告该病例。

- 一般来说，严重和非预期的可疑 ADR，即需要快速报告的病例，应该是非盲的。然而，可能存在某些特殊情况以至于无法揭盲（例如，严重不良事件也是疗效终点）。此类例外情况应得到监管机构的同意，并在研究者手册和方案中明确说明。

- 揭盲后安慰剂组的病例不应作为加速病例报告给监管机构。揭盲（和开放说明书文件）对照药物案例应快速报告给监管机构或拥有对照药物的公司，无论预期与否。

- 七天报告应限于临床试验病例，而非自发报告。这应适用于药物获得批准的国家和仅在临床研究中的国家。

- 申办者应制定明确的标准操作规程，以加快或及时报告其他安全问题，并特别注意计时何时开始：

  - 可能对人体受试者产生影响的非临床安全性问题。
  - 与对照组或普通人群背景发生率相比，该药物的严重不良事件发生率更高。
  - 较先前确认的严重不良反应发生频率增加。
  - 药理学研究中重要的药物相互作用。
  - 被认为与药物无关但被认为与研究有关的不良事件。

- 与既定法规相反，工作小组建议取消向研究者和机构伦理审查委员会（IRB）/伦理委员会报告的常规快速报告（而不是向监管机构报告）流程，代之以定期更新变化的获益风险文件，且突出新的安全信息。

- 对于尚未批准的产品，提交给研究者和 IRB 的报告应包括在此期间加速提交给监管机构的非盲临床试验案例的列表、当前 DCSI 的副本，以及新出现的安全性概况的简要总结。"默认"为每季度更新，其他频率视情况而定。

- 对于批准的产品，如果产品处于 Ⅲ 期试验，则应每季度向研究者和 IRB 提交报告。

对于成熟的产品，可接受更长的报告周期。在某些时候，只有研究者和 IRB 需要被告知重要的新信息。对于Ⅳ期研究的研究者和 IRB，只需要更改 CCSI。

- 无论是已批准或未批准的产品的报告，都应在行列表中仅包括来自试验的非盲加速报告，并仅包括间隔期内数据（即自上次更新以来的变化）。根据需要，应在累积数据中包括新出现的安全概要。应使用 MedDRA®。该列表不应包括自发报告，应在更新中以病例描述形式呈现。

- 如果发现重大的安全问题（即对临床试验进程或计划有重大影响或需要立即更新知情同意书的问题），申办方应立即通知监管机构、研究者、IRB 及相关的安全数据监测委员会。

- 安全管理团队应定期审查所有安全数据：获批上市前每季度审查一次，在获批后与 PSUR 计划协调。必要时将召开特别会议，以解决紧急安全问题和信号。他们应审查实时更新的总体安全特征，根据需要对 DCSI、知情同意书和方案进行修改。

- 应每年向监管机构提交一份研发期间安全更新报告（DSUR）。需定义格式和内容，并涵盖整个药品，而不仅仅是一项研究。

- 对于具成熟安全性的上市产品，且大多数试验在已批准适应证中处于Ⅳ期研究，将用 PSUR 取代 DSUR。

- 申办者应将 DCSI 作为研究者手册的一个独立部分或作为附件纳入每个研究者手册中，在此申办者应明确指出公司认为有足够证据怀疑与药物存在相关性的事件，这些事件将作为预期事件（"已列出"）的判断标准，用于监管机构报告。

- 研究者手册和 DCSI 应至少每年审查和更新一次。

- 如果产品的开发商或生产商不是某试验的申办者，而是外部临床或非临床研究的赞助者，应在任意协议中明确一份条款：对于所有临床中发现的严重可疑不良反应或在动物研究中的重大安全性发现均应立即报告给赞助公司（开发商或生产商）。

- 与上市药物的 CCSI（见 CIOMS Ⅲ/Ⅵ）一样，应将相同的阈值标准应用于预批准药物的 DCSI 和知情同意。

- 只要新信息有可能影响受试者参与试验意愿，应更新受试者的知情同意书。在某些情况下，更及时的沟通可能更为合适。

12.9 CIOMS Ⅶ（2006 年）：研发期间安全更新报告（DSUR）

该工作组创建了 DSUR 的概念，它相当于上市产品的定期安全更新报告。报告的摘要小结如下所述：

一个化合物应有一个 DSUR。目标是包括所有新的、相关的、临床的和非临床的安全性信息，即药物的安全性概况。它将包括关键安全数据的累积和阶段性总结，并将尝试在受试者暴露的背景下评估安全数据。

它将描述新的安全问题，总结已知和潜在的风险，并更新临床开发计划的状态。它将记录任何紧急或新出现的问题，并记录临床试验方案、知情同意书和研究者手册的变化。

它不是信号检测工具，也不是记录或讨论个别病例的手段。如果药物已经上市，则 DSUR 应与 PSUR 同时准备。世界上任何地方首次授权临床试验的日期定义为国际研发诞生日期，类似世界上任意地区首次获得上市批准日期为国际（上市）诞生日。申办者将每年撰写一次，并在数据锁定点后 60 天内提交给监管机构。执行摘要和严重 ADR 的行列表发送给 IRB 和伦理委员会。研究者手册中的适当内容将作为报告期开始时的说明书参考文件。它可能包含一些专有信息，如果文件被发送到监管机构以外的地方，可能需要对这些专有信息进行修改。

内容包括：

a）标题页；

b）目录；

c）执行概要；

d）介绍；

e）全球营销授权状态；

f）因安全原因采取的行动；

g）参考安全信息更新情况；

h）正在进行和已完成的干预性临床试验的清单和状态；

i）临床试验中估计的患者暴露量；

j）临床试验安全性数据的介绍；

k）干预性临床试验的重要发现；

l）观察性和流行病学研究；

m）其他资料；

n）来自上市后应用的信息；

o）最新信息；

p）全面安全评估；

q）重要风险概述；

r）建议的新措施；

s）结论；

t）DSUR 附录。

12.10　CIOMS Ⅷ（2010）：信号检测（在药物警戒中做信号检测需要考虑的问题）

该工作组已经制定并发布了一份关于信号的共识文件，供申办者、卫生机构和其他涉及药物安全的人员考虑。此共识文件采用信号的生命周期视角，这是一篇关于信号技术现状的书面总结，它不是规定"一刀切"政策，而是针对特定产品和情况提出结论和建议。这些章节包括以下内容：

- 背景——药物警戒和关键定义；
- 信号检测方法概述，包括传统方法和统计数据挖掘方法，包括其在综合整体信号方法中的解释；
- 自发报告的药物安全相关信息及其在信号中的使用和限制；
- 支持信号检测的数据库；
- 传统的信号检测方法包括病例和病例系列回顾以及对大型数据库的分析；
- 更复杂的定量信号检测方法，包括不均衡性分析、贝叶斯方法、频率分析法对应贝叶斯方法、评估数据挖掘性能以及潜在的利益冲突；
- 如何制定信号检测策略；
- 信号管理概述，包括优先级、评估、潜在和已识别风险的选择分析、报告和风险沟通；
- 信号检测、评估和通信的未来方向，包括新算法和非自发报告数据库的使用。

12.11 CIOMS/WHO疫苗药物警戒工作组（2012年）：疫苗药物警戒术语的定义和应用

该工作组由发达国家和新兴国家的资深科学家组成，编写了一份达成共识的报告和疫苗药物警戒的一般术语和定义。该报告还考虑了如何将这些应用于疫苗安全监测的实际方面。该报告提出了几种常见疫苗相关不良事件的病例定义。

12.12 CIOMS Ⅸ（2014）：医药产品风险最小化的实用方法

该共识工作组报告的重点是如何最大限度地降低当今药物所面临的各种风险，包括严重风险和非严重风险。所有药物都有风险和潜在益处，常规风险最小化措施足以管理大多数药物的风险。然而，有些产品需要非常规工具来确保其获益大于风险。此类风险最小化工具用于防止危害发生或在危害发生时减轻危害。

这些工具的应用是本深思熟虑的实用报告所涉及的主题。这些建议旨在供申办者/申请人、药物监管机构、医疗保健界和其他药物安全利益相关者考虑。报告强调，必要时，这些非常规风险最小化工具应根据特定产品和情况进行定制。此外，报告建议选择对医疗系统负担最小的风险最小化工具，同时实现预期目标。还应定期应用量化指标，以确保工具的有效性且可能触发对风险管理计划的修订。

12.13 CIOMS Ⅹ（2016）：证据综合和荟萃分析

系统性的数据评价和荟萃分析对于医疗决策者和许多其他利益相关者具有越来越重要的作用。一个好的系统评价可以为药物开发的许多方面提供信息。本报告为适当的系统评价和荟萃分析提供重要的原则、考虑因素、基本原理和建议，以了解监管决策背景下的总体最佳证据。

考虑了上市前和上市后两个阶段，以及合并证据的条件和总结结果的限制，该工作组仔细描述了对疗效数据的应用，以及对不良事件综合证据的应用。本报告的重点是安全方面和不良事件。报告的大部分描述了高度技术性的统计方法，这是系统分析药物安全性数据的重要工具，尽管在其他医疗产品中可能有更广泛的概念应用。

12.14　CIOMS标准化MedDRA查询（SMQs）（2016）：SMQ的开发和合理使用：使用MedDRA检索药物不良反应（第二版）

生物制药公司、药品监管机构、供应商和其他相关各方使用MedDRA®来对医疗产品的监管信息进行编码、交换和分析。MedDRA尤其用于存储在数据库中的大量药物安全数据。由于MedDRA的细分度，从这些数据库中识别和检索感兴趣的个体病例安全报告时需要制定详细的搜索策略。十多年来，来自许多国家的资深科学家在CIOMS和ICH的合作下开发了标准化MedDRA查询（SMQ）工具。SMQ关注具有明确定义的一类事件，通过对一系列单独安全报告进行标准化分类以帮助回答某一类关注的安全问题。SMQ的第二版提供了历史背景和"如何"使用SMQ开发、执行和解释查询结果。充分了解SMQ和其他安全查询很重要，因为有可能监控安全风险并在获益风险评估中采用查询结果。

MedDRA®是ICH的产品，由国际制药生产商协会联合会（作为ICH的受托人）拥有。

12.15　CIOMS（2017）：疫苗安全主动监督指南

该工作组制定了资源受限地区疫苗监测指南。当必须在中低收入国家解决新引进疫苗的安全性问题时，该项目对国家公共卫生计划尤为重要。本指南包含与世界卫生组织全球疫苗安全倡议中关于公私信息交流的第八项目标相关的共识原则。更多的疫苗产品专注于未满足的需求，这些产品能够更快地到达既往缺乏供应的人群。该指南对安全数据的缺口是否需要尽快采取额外的安全监测提出了切实可行的建议。

第 **13** 章

药物警戒数据的来源

从事药物警戒工作过程中，会收集到海量的数据，大部分是可信赖和被证实的，然而也有很多数据不是这样的，问题的关键在于能获得这些数据，验证其真实性和准确性，确保没有重复数据，准确地录入数据库，对单个患者数据及汇总数据（公众健康）做出有效的临床评价。由于数据量随着时间持续累积，就像药物警戒的其他方面一样，数据的验证也是个持续的目标。

13.1 简 介

不良事件（AE）数据由世界各地的人们和团体收集而来。然而这些数据的收集方式、如何判定和分级、如何存储以及使用几乎没有标准。有的数据是作为公共卫生问题收集的，有的是由制药公司、其他相关公司、非政府组织（NGO）或患者权益倡导团体（这些机构处理数据并将其提供或出售给其他人）收集的。随着人用药品技术要求国际协调理事会（ICH）、国际医学组织理事会（CIOMS）、监管活动医学词典（MedDRA®）以及各类标准开发组织（如ISO、HL-7和CDISC）的工作进展，药物警戒数据的标准化和应用得到进一步的提高。

AE数据有多种来源，其中一个主要来源就是美国食品药品监督管理局（FDA）。

13.2 FDA不良事件报告系统（FAERS）

FDA的大量数据存储在四个公众可访问的数据库中，主要是上市后安全数据，临床试验信息包含在一些专有数据库存储。此章节讨论FDA关于所有已批准药物和治疗性生物制品的数据库，即FDA不良事件报告系统（FAERS）。

FAERS（www.fda.gov）与其前身FDAs不良事件报告系统（AERS）一样，是关于上市后药物和治疗性生物制品的不良事件、用药错误和产品问题的信息库。它符合ICH E2B标准，并且使用Med-DRA®进行编码。

FAERS数据库包含以下内容：

- 医疗专业人员和消费者通过MedWatch项目直接向FDA提交的自发性报告；
- 法规要求的制造商上报的报告，分级如下：

- 加速报告，说明书文件中未列出的 SAE；
  - 非加速报告，不符合加急报告标准的报告。
- 生物制品安全性报告（BSR），这是 2005 年之前，一种 15 天提交给 FDA 的特有的报告类型。

FAERS 中还包括人体细胞、组织、细胞和组织产品（也称为 HCT/Ps）以及血液和血液成分的相关不良事件，但只能通过信息自由（FOI）申请获得（见下文）。

截至 2018 年 7 月，FAERS 共有 1500 多万例病例报告、870 万例严重不良事件（SAE）和 150 万例死亡报告。其中 SAE 数据中包括了死亡报告数。

FDA 使用 FAERS 数据寻找新的安全问题，评估制造商的法规合规性，并回应外界对信息的要求。如果发现潜在的安全问题，则进行进一步评估。这可能涉及开展额外的研究，例如查询哨点数据（FDA 的哨点系统实际上没有单独的数据库，而是能够查询匿名电子病例的网站）。

根据对现有数据的评估以及担忧，FDA 可能会采取监管措施，如更新产品说明书信息、限制药物使用、向医务工作者和公众沟通新的安全信息，或者，在极少数情况下，将产品撤市。当然，在某些情况下，不需要采取任何行动。

FAERS 数据可通过三种方式向公众提供：

- FAERS 网站公共页面。

https://www.fda.gov/Drugs/GuidanceComplianceRegulatoryInformation/Surveillance/AdverseDrugEffects/ucm070093.htm，这是一种支持查询的基于 web 的交互式工具。

- FAERS 季度数据文件。

https://www.fda.gov/Drugs/GuidanceComplianceRegulatoryInformation/Surveillance/AdverseDrugEffects/ucm082193.htm 可下载的原始数据（搜索前需熟悉相关数据库）。

- 修订的 ICSR，依据信息自由法（FOI），可通过向 FDA（https://www.fda.gov/regulatoryinformation/foi/default.htm）提交申请获得。

13.2.1　FAERS 网站公共页面

FAERS 网站公共页面可以为公众提供直接搜索功能。FAERS 中的报告不应被视为完善的报告，应谨慎解读。关于 FAERS 网站公共页面，FDA 有一份冗长的免责声明。以下是免责声明的摘录："尽管这些报告是有价值的信息来源，但该监测系统存在局限性，包括可能提交不完整、不准确、不及时、未经验证的信息。此外，由于不良事件可能漏报和缺乏用药频率信息，无法通过该报告系统确定不良事件的发生率或患病率。因此，FAERS 数据仅为 FDA 重要的上市后监测数据的一部分，基于本网站上的信息，不能确定药品与报告的不良事件之间的因果关系。"

网站公共页面旨在方便公众查询数据。数据可以以图表格式显示。例如，用户可以查看自 1968 年至最近一个季度收到的不良事件报告汇总，或其他特定时间范围内的不良事件报告汇总。用户还可以在特定时间范围内搜索特定产品并按简单的人口统计数据进行排序。数据会定期更新。

FAERS网站公共页面可用的数据字段是FAERS季度数据文件中可用的数据字段的子集。数据会随着时间的推移而改变。此外，由于数据提取的日期不同，FAERS网站公共页面数据可能与FAERS季度数据文件中的相应数据不完全相同。数据可以下载成Excel电子表格。

13.2.2　FAERS 季度数据文件

自2004年1月以来的季度（非累计）数据文件可作为压缩SGML或ASCII文件下载。数据包括患者人口统计信息、报告的药物、不良反应、患者结局和报告来源。这些文件可直接下载。数据可进行操作（虽然不便捷），也有各种公司提供的服务，包括定期更新、数据搜索，或以更方便用户的形式重新打包数据，但无法直接搜索数据库。

从不良事件报告至FDA到将其汇总入季度数据文件之间有几个月的时间间隔。如果在审查季度报告中的数据后还需要进一步的信息，可通过FDA分配给每个病例的唯一识别号来获得完整的MedWatch表（匿名以保护报告者和患者）。

13.2.3　修订的 ICSR

已修改个人识别信息的FAERS个例报告，可从下列网站获得：

https://www.fda.gov/regulato-ryinformation/foi/howtomakeafoiarequest/default.htm。

有些私人公司会要求匿名，需付费，也有些公司使用这些服务获取竞品的信息，同时保持匿名。

此外，可以在线提出信息自由申请：https://www.fda.gov/regulatoryinformation/foi/howto-makeafoiarequest/default.htm。

尽管获取和使用数据可能很困难，但这是值得的，因为有大量的详细数据可用，尤其是对于较新的产品。完整的MedWatch表格可使用、可编辑，并且可以阅读病例描述以获得临床总结。

13.3　临床试验数据

FAERS数据库中临床试验数据很少（这些是获批NDA的产品，也在获批IND的临床试验中使用）。临床试验数据是专有的，通常不可用，尽管一些倡议团体希望看到这方面的变化。随着法律要求的不断提高，在接下来的几年里，国家癌症研究所（NCI）的临床试验登记处将保存更多数据（包括更多安全信息）。2018年初，FDA宣布，在几家制药公司的自愿协助下，它正在启动一个试点项目，以发布一些迄今为止的专有数据。如果成功，预计将从临床试验中获得更多数据。

一些临床试验安全性数据可以在FDA批件的摘要中找到。这些数据不容易在网站上找到，需要使用搜索框进行搜索。通过对可信赖的第三方有效监管并合作来整合临床试验数据，包括安全性和有效性数据，以便数据可以重新用于研究用途。例如，Sphere项目数据（www.projectdatasphere.com），这是一个独立非营利项目，可以看作是一个免费的数字图书馆实验室，在这个平台上研究组织可以广泛共享、整合和分析来自学术界和工业界广泛合作的Ⅲ期癌症临床试验的患者历史数据。

上市后要求和承诺可在此网站搜索：https://www.fda.gov/drugs/guidancecomplianceregulatoryinformation/post-marketingphaseivcommitments/

FDA在FAERS中发现的严重风险的潜在信号/新的安全信息可在以下网站搜索：https://www.fda.gov/drugs/guidancecomplianceregulatoryinformation/surveillance/adversedrugeffects/ucm082196.htm.

批准的风险评估和风险最小化策略可在网站搜索：https://www.fda.gov/drugs/drugsafety/rems/default.htm。

最后，2007年的《食品药品监督管理局修正案》（FDAAA）要求FDA对新药进行定期审查（新分子实体上市后安全评估），查看首次获批后5年内所有数据。

FDA还拥有包含临床试验信息和药物特定信息的数据库，包括已批准的药品说明书文件。

13.4 乌普萨拉监测中心（UMC）

乌普萨拉监测中心维护一个安全数据库和两个编码"词典"，药物安全从业者应该了解这些信息。

13.4.1 维吉数据库（VigiBase）

VigiBase（https://www.who-umc.org/vigibase/vigibase/）是UMC代表世界卫生组织维护的不良事件数据库。截至2017年，该数据库有来自90个国家的2000多万例不良事件报告，并且每年以100多万例的速度在增长。数据由各个国家卫生当局提供。大部分数据来自美国，由FDA提供。UMC不审查或评估数据库中的个例安全性报告，但根据药物事件配对进行药物警戒分析和信号分析。

某些细节，如病例叙述等，无法看到。并非所有供应国都允许发布其数据。该数据库不包含国家数据库中的所有数据（如FDA的FAERS、EMA的EudraVigilance）而是包含仅限于国内数据的摘要。UMC指出，数据"可供任何具有卫生专业学位教育的人（医生、牙医、护士、药剂师）使用"。该数据库包含上市药物、OTC产品和一些草药的信息。

有三种类型的报告可用。如果以下报告均不适用，也可以进行特别搜索。有些输出的示例是可用的。结果可在WHO-ART或MedDRA呈现，但由于WHO-ART不再维护，关注点会逐渐向MedDRA转移：

- 报告综述可提供详细的不良反应总数（按PT列出）、每个器官组织分类的不良反应总数（按SOC列出），或者每个药品的不良反应的总数（按药品列出）。信息按报告国家或年份分组。不良反应按首选术语列出。汇总报告包括符合指定标准的所有不良反应，以首选术语列出。在"按年度"和"按国家"报告中，不良反应按系统器官分类排序。

- ADR文件以图形和表格格式提供类似信息。

- 具体报告包括每个病例的详细信息〔报告日期、病例编号、报告类型、报告者、国家、严重程度、死亡结果、患者人口统计学信息、相关病史、不良事件（MedDRA和WHO-ART术语）、因果关系（如有）、可疑药物和伴随用药］。国家当局未提供病例描述信息，也无法提供。这些报告可作为个例报告（每个个例一份）提供（一页或多页如果较长），CIOMS行列表（.xls格式）或电子表格（.xls格式）。

■ 可以进行定制搜索。搜索成本为500～1200美元。可以通过电子邮件、传真或普通邮件直接向UMC提出请求。报告通常在一两周内以电子方式返回。此外，UMC还与多家供应商达成协议，提供web访问和使用UMC数据的工具，包括FDA FAERS的数据。

本手册其他部分讨论了UMCs编码词典（全球WHO-Drug和WHO-ART用于AE编码）。

13.5 欧盟药物警戒系统（EMA EudraVigilance）

EudraVigilance是一个数据处理网络和管理系统，用于报告和存储欧洲经济区（EEA）有关已批准上市或正在进行临床研究的药物的可疑不良反应信息。该系统于2001年启动，并已多次升级。对于临床试验，仅记录SUSARs，所有自发报告（非严重和严重）记录为上市后ICSR（自2010年起）。

EudraVigilance用于欧洲药品管理局（EMA）、成员国卫生当局、上市许可持有者和欧洲经济区临床试验申办者之间的不良事件信息电子交换；检测潜在的安全信号；以及持续监测和评估潜在的安全问题。

这里有两个模块：EudraVigilance临床试验模块（EVCTM）和上市后模块（EVPM）。这两个模块仅表示具有不同业务规则的分区，但EudraVigilance的外观仍然是一个数据库。

该数据库由EMA为欧盟委员会维护。公众可获得汇总数据（请参见www.adrreports.eu）。要求公司只能获取其自身产品的数据，并执行信号检测流程。报告来源有公司履行义务的报告和来自公众的自发性报告，这些报告可在成员国卫生当局传输，可提供分析工具。

13.6 母婴风险数据库（Motherisk）

Motherisk是多伦多大学（加拿大）儿童医院的研究项目，集临床治疗、研究和教学于一体。它面向母亲、家庭和保健从业者提供关于怀孕的多项服务和有价值的循证信息。特别是药物安全方面，他们有一个孕期用药的网站（www.motherisk.org），并为患者和专业人士咨询提供单独的电话号码。他们的建议基于对世界各地数据的回顾。他们认为"现在很明显，有许多药物在孕期使用是安全的。"他们对许多特定药物以及草药、母乳喂养的信息进行了评论和回顾，尽管该项目的部分内容受到质疑，并且某些服务受到限制。他们没有AE病例本身的数据库。

请注意，他们的信息代表了他们自己的观点，不一定代表制造商、加拿大卫生当局或其他卫生当局、医学界或本手册作者的观点。还有其他观点，一些人认为其中一些药物不应用于怀孕或可能怀孕的妇女。处方医师和患者应参考其国家批准的说明书文件，以了解有关怀孕期间药物安全性的更多信息。

13.7　加拿大卫生局

加拿大卫生局的药物安全数据库可在线查询。请参阅 https://www.canada.ca/en/health-canada/services/drugs-health-products/medeffect-canada/adverse-reaction-database.html。

13.8　英国药品和医疗产品监管局（MHRA）

英国卫生监管机构以交互式药物分析档案（IDAP）形式从其黄卡计划中获得信息，该档案取代了药物分析档案（DAP）。IDAP 包含黄卡计划中所有可疑 ADR 的完整列表，按活性成分分类，并有可能用于信号检测。这些报告包括来自特定药物的医疗专业报告和消费者报告，以及来自制造商的报告。除了可疑不良反应的单独列表外，还可以计算可疑不良反应总数、总报告、严重不良反应和死亡率。可疑反应可以分层，并使用一系列排序选项显示为表格或图形。数据可以按照人口统计学信息进行排序，并通过 MedDRA® 系统器官分类、高位组术语、高位术语和首选术语进行可视化。还有各种其他可定制的显示选项，如时间框架等。信息会定期更新，尽管从 MHRA 收到可疑 ADR 到呈现在交互式文件中有大约一个月的滞后。除数字显示外，还可以打印出来。

此外，MHRA 与一名独立顾问（人用药物委员会）一起，每月发布一份药物安全更新报告（PDF 格式的时事通讯），其中包含针对医疗专业人员的新安全问题的信息汇总。

为了提高公众对药物安全的认识和报告可疑的不良反应，MHRA 开展了一系列面向公众的药物安全宣传活动。采用传统渠道和社交媒体鼓励黄卡计划报告，以促进处方药和非处方药的安全使用。

IDAP 见 www.gov.uk/drug-analysis-prints。

13.9　致畸药物数据库

致畸药物系统（TERIS）和 Shepard's 致畸剂目录的在线版本可登录 http://depts.washington.edu/terisdb/。

TERIS 是一个在线数据库（位于华盛顿大学），包含一系列的摘要，每一个都是基于已发表的临床和实验文献的系统、完善的回顾和分析。致畸性的评估基于现有临床、流行病学和实验数据的可重复性、一致性和生物学合理性。可使用通用或商品名（国内或国外）访问。每个摘要包括由临床畸胎学权威组成的咨询委员会达成共识的风险评估。

Shepard's 致畸剂目录的最新自动版本与 TERIS 一起发布。用户可以通过上面的 URL 同时访问这两个系统。

13.10　通用医学实践研究数据库和临床医学实践研究数据链

由牛津大学卫生经济学研究中心（HECC）管理的通用医学实践研究数据库（GPRD）

是一个由初级临床护理人员来记录的、可以通过临床实践研究数据链（CPRD）与其他医疗数据相联系的大型纵向医疗记录数据库。已从英国各地约460家初级保健机构收集了1000多万活跃患者的综合观察数据，用于研究。截至2018年初，GPRD代表了每年3900万人的研究可用数据。数据输出的成本500英镑起。

临床实践研究数据链（CPRD）是一项由MHRA管理的政府非营利电子健康研究服务，部分资金来自英国国家卫生局。现有服务的一个重要方面是提供数据集之间的链接。CPRD结合了与GPRD和英国卫生部的研究能力计划（RCP）相关的专业知识和活动。

这些资源一起用于查询和研究药物安全性、临床流行病学、疾病模式、药物经济学和医疗保健领域的许多其他主题。促进了药物安全性、最佳实践和临床指南的改进。除PGRD数据外，CPRD还使用来自临床试验的初级数据。

有关GPRD，请参阅 https://www.herc.ox.ac.uk/downloads/health_datasets/browse-data-sets/general-practice-research-database-gprd。

有关CPRD，请参阅 https://www.cprd.com/Home/。

13.11 其他监管机构和数据库

世界上有许多注册机构有与药物有关的安全数据。通常很难找到这些数据库并获得数据，尤其是在撰写风险管理计划（RMP）或风险评估和减轻策略（REMS）时有助于获取安全数据的数据库。

数据库 B. R. I. D. G. E. TO DATA®，将许多有用数据库组织在一起，涵盖了来自许多国家的296多个数据库和注册机构（截至2018年7月）。数据库中可以找到有关暴露或结局、药物流行病学和药物经济学研究以及其他药物安全性研究的信息。需要付费订阅。有关更多信息，请访问其网站（www.bridgetodata.org）。

随着美国、欧盟和亚洲在创建数据仓库、链接数据库和电子病历数据库方面的各种努力，并结合IT系统交互操作性方面的持续进步，药物安全数据库很可能在不久的将来实现爆炸性增长。使用HL-7（www.hl7.org）和CDISC（www.CDISC.org）等标准开发组织开发的方法，数据的收集、标准化、规范化、传输和验证正在向前推进。截至2018年5月，CDISC拥有440个成员组织。当大量良好的数字数据和分析工具可用时，药物安全世界将发生显著变化。到今天为止，自发报告系统仍然是最有价值的，但由于机器学习和人工智能，本章中介绍的系统/数据库可能成为第一步，作为检测安全信号的附加工具。

第14章

信息技术、数据库和计算机

任何公司收到不少的不良事件（AE）时，无论是上市产品还是仅用于临床试验的产品，都需要一个数据库来收集、汇总和报告这些AE。正如本书余下章节所指出的那样，向卫生监管部门（HA）和合作伙伴报告的内容、格式和时限方面需要遵循严格的标准，法规和报告要求非常多。因此，有必要建立一个AE数据库，最低要求，需允许手动数据录入、通过E2B电子形式数据录入或自定义上传和输出所需表格和各种汇总数据，例如，定期安全性更新报告（PSUR）/定期获益风险评估报告（PBRER）、新药临床试验申请（IND）年度报告、研发期间定期安全性更新报告（DSUR）、新药上市申请（NDA）定期报告以及任何其他定制报告或国家/当地报告。导出E2B文件或其他自定义格式的功能也是必要的。许多药物安全数据库还支持对AE进行复杂的分析和数据挖掘，例如频率增加和比例失衡计算。机器学习正在提高一些系统的效率。有些数据库具有自动导出和导入功能，例如欧盟药物警戒数据库（EudraVigilance）。

14.1 简　介

许多数据库还具有内置电子邮件和消息功能的工作流程和质量组件。

一些公司定制他们的数据库，不过越来越多的公司正在从不同的供应商那里购买一个标准数据库（"套装软件"或"商用现货"系统）。

随着数据库越来越大，越来越复杂，将数据从一个数据库转移到另一个数据库的便利性和能力变得更加困难和昂贵。因此，一旦一个公司选择使用某个数据库，它往往会"永远"使用该数据库。

数据库供应商发生兼并和收购后，如果供应商不再支持数据库或数据库升级了，可能会让用户非常头疼。随着数据云存储技术的使用和系统间互操作性的提高，这方面问题有所改善。然而，这只是冰山一角。现代药物警戒部门需要更多的功能，特别是如果该部门需要使用各种语言和格式进行全球数据输入和履行报告职责。本章回顾了安全数据库的相关问题和特殊需求。

14.2 安全数据库必须包含的功能

以下从高层视角列出了满足跨国药物警戒部门需求的安全数据库功能。对于较小的单一国家药品安全部门，需求可能会少一些。但是，明智的做法是提前考虑到未来的商业安排，您的部门可能参与您所在国家以外运营的许可合作伙伴的联合开发或合作营销，必须可以接入其全球PV系统。

现在或未来肯定会有其他需求，这里没有列出。业务情况可能变化迅速，因此数据库的可扩展性、在需求变更时能够修改和自定义数据库的能力至关重要。请注意，以下章节之间存在一些重叠，因为某些要求在多个领域是通用的。

14.2.1　数据录入

- 通过手动、E2B或其他格式从其他数据库（例如热线和临床研究数据库）上传功能。
- 病例报告数据录入：包括生成完整的MedWatch报告表、CIOMS I报告表、其他当地要求的表格、PSUR/PBRER、季度或年度药物不良事件报告（PADER）、CIOMS行列表、E2B传输等所需的所有字段。
- 实验室数据的表格输入以及手动输入（实验室数据通常以电子方式提供给申办方）。
- 严重性、预期性（说明书文件是否列出），以及研究者、公司、合同研究组织（CRO）、其他人员在病例（报告）层面和AE（事件）层面的因果关系评价（也就是说，一个AE报告的因果关系可能有多个条目）。
- 支持同一病例报告的多个叙述，例如，短叙述、长叙述、非英文叙述、病例报告评论、病例报告处于盲态时的叙述。处理叙述中随访信息的机制（按事件发生的顺序与按随访的顺序）。字段长度限制。
- 能够处理多个国家/地区的产品说明书文件（例如，欧盟产品特性概要SmPC、美国药品说明书文件USPI），可以根据当地说明书文件进行预期性分类。
- 能够处理单个病例报告中一个或多个报告者信息。
- 版本控制：每个病例报告可能有多个版本，例如按国家和递交的HA。
- 对信息的输入和输出进行留痕（用于审计的病例报告日志）。
- 支持监管活动医学词典（MedDRA®）（多版本和语言）、世界卫生组织药物词典（和其他词典），以及其他功能的词典和代码列表（如缩略语、实验室检查单位、SNOMED等）。
- 与MedDRA浏览器紧密链接，便于编码。
- 与药品数据库紧密链接。
- 能够以多种正常值范围和不同格式处理中心实验室和计算机化实验室的数据导入（上传）。
- 能够根据需要处理器械、药品、生物制品、用药错误、产品质量投诉、血液制品。
- 可以使用多个字段（例如姓名、邮政编码、年龄）进行病例报告查重。
- 能够根据需要添加字段，例如，新的业务合作伙伴病例报告参考编号或法规变更。
- 能够对病例报告进行关闭或标记完成操作，并根据需要可以重新打开。
- 能够将扫描的源文件附加或关联至录入的病例报告。
- 用户可自定义必填字段（需谨慎！）以及执行此操作的可控流程。
- 支持逻辑检查，例如，50岁患者的出生日期录入为2015年01月12日，或男性填写怀孕，这种情况系统将不允许输入。

- 能够处理临床试验、自发报告、主动征集报告、指定患者、文献和其他类型的病例报告。
- 能够处理每种药物的多次给药（给药开始、停止给药、重新给药、剂量变化等）。
- 支持多语言拼写检查。
- 自动生成病例报告叙述。
- 能够处理复方药物、药械组合产品、OTC产品等。

14.2.2 工作流

- 使用用户设置的自定义业务规则跟踪和流转病例报告的能力。
- 用户和病例报告层面的沟通能力，例如，审核人可以通过电子邮件、短信等电子方式向病例报告录入人员发起质疑。
- 每个病例报告可以同时存在多个不同版本，并支持版本跟踪，例如美国版本2、EMA版本3、日本版本4。
- 用于管理病例报告组（用户自定义的）状态的指标，例如，每个工作团队都有自己的指标，管理有综合指标。
- 病例报告查重，病例报告复制或病例报告归档的能力。
- 能够处理文献报告。
- 能够处理自定义病例报告识别编号，每个病例报告可以有多个编号。
- 多个时钟开始日期，可能因国家而异。
- 能够生成患者或报告者的随访信。
- 信件的跟踪和提醒。
- 退回的产品请求和留痕。
- 能够使用外部软件工具、插件以及应用程序。

14.2.3 管理功能

- 可以基于用户、国家、用户组、病例报告、药物进行系统访问控制，例如，法国和德国的病例报告可以隔离显示，处理药物X的团队无法看到药物Y病例报告。
- 安全和密码：符合21 CFR Part 11和欧盟要求。
- 可扩展性：能够轻松添加更多的用户、国家、药品、业务伙伴。
- 如果需要，支持国际使用。
- 支持多种语言和字符集。
- 系统提醒。
- 审计追踪：完整的，除非有明确理由不能完成审计追踪。
- 针对任何升级的验证和验证脚本。
- 符合1996年美国健康保险流通与责任法案（HIPAA），即公法104-191，包括电子医疗交易和代码集的隐私规定。同样，欧盟通用数据保护法规（GDPR）2016/679是关于欧洲经济区（EEA）内所有个人数据保护和隐私的法律。该法律还规定了在EEA以外输出个人数据的问题。GDPR比HIPPA更严格，因此许多总部位于其他地方但在EEA运营的公司在全球范围内遵循GDPR规定。其他司法管辖区有当地的数据隐私法。总而言之，这意味着对病例报告的匿名化处理能力相当重要，因为出现数据隐私不当行为会被惩罚。

- 可以跟踪向多个HA递交的加速报告和汇总报告。
- 未经高级职员签字，病例报告不能降级（严重降级至非严重或非预期降级至预期）。
- 能够以日语生成适当E2B文件（"J文件"）的日文软件版本。其他地方或区域可能出现类似要求，这方面的需求将会增加。

14.2.4　供应商支持与信息技术问题的解决

- 用户组。
- 来自国内和全球用户站点的供应商和内部IT同事的支持（报告分配能力）。
- 当新的法规和要求实施时，能够进行设置。
- 内部IT支持能力。
- 安全的异地存储，例如云端。
- 升级策略和对旧版本的兼容。
- 硬件需求以及与其他硬件和软件的兼容性。
- 系统备份，例如，每小时，每晚，每周，配备备用电源、冗余，并能够在紧急情况下在24小时（或更短时间）内重建数据库内容。

14.2.5　系统验证

- 一个经过充分验证的系统和验证策略。
- 变更控制准备就绪。
- 系统（包括文件）必须为美国、欧盟、英国药监局（MHRA）和其他稽查人员所接受。

14.2.6　说明书文件功能

- 数据库应能够存储每种药物和制剂的说明书文件中记载/列出的AE，并根据当地说明书文件、严重性和因果关系（对于临床试验病例报告）确定哪些病例报告是递交给各国HA的7天和15天报告，哪些报告被纳入PADER/PSUR/PBRER等。
- 多个国家的说明书文件应以这种方式储存和使用。支持处理非英语语言说明书文件的策略。

14.2.7　报告功能

- 所有常用报告的草稿和最终版本：电子或纸质形式的个例安全报告（ICSR）、PSUR/PBRER表格、列表、NDA定期报告和IND年报、研究者通知信、以英语或其他语言向监管机构发送的信函（信函中能自动插入监管机构地址、病例报告编号和药物信息）。
- 其他报告：英国黄卡，用法语、英语和其他语言表述的法国可归责性评估。

- 可导出临床试验和上市后病例报告至EudraVigilance。
- 能够根据数据库中设置的算法识别出哪些病例报告（包括随访病例报告）是7天和15天报告，哪些病例报告属于汇总报告，例如PSUR/PBRER、NDA定期报告。请注意，PBRER中包含的ICSR以E2B格式与PBRER分开发送。
- 能够从其他数据库导入E2B文件和数据并将其放入模板中，例如，在MS Word文件中插入病例报告编号、药物名称和日期。
- 能够通过所有字段进行报告轻松查询（例如示例查询），而不需要程序员编写结构化查询语言（SQL）。
- 支持本地表格、查询或报告结果的行列表以PDF形式进行批量打印、传输。
- 用户可以保存查询和报告。
- 能够对报告和查询进行匿名化处理（例如，不显示姓名首字母缩写、不显示报告者姓名或地址）。
- EudraVigilance报告和检索。
- 可使用内部功能或附加插件工具进行流行病学研究、数据挖掘和其他报告。

14.2.8　数据导出与导入

- E2B导入策略，包括在添加到数据库之前如何对病例报告进行分类、标记或执行逻辑检查，尤其是使用MedDRA早期版本或不同的药物词典时。
- E2B导出到多个来源支持自动接收回执和多个标题或内容变更，例如，同一病例报告针对日本、美国和欧盟生成不同文件。
- 根据业务规则自动将病例报告传输给内部和外部接收者，例如，指定药物的病例报告在首次接收日期后5天或10天发送给外部许可公司和内部接收者。
- 能够生成用于数据导出的其他格式（Excel、PDF等）。

14.2.9　药物警戒功能

- 请注意，这些功能中的部分或全部可通过外部软件或独立于药物安全数据库之外的其他数据库完成，例如，安全数据库和临床试验数据库之间的一致性核对。这些外部操作与安全数据库可能紧密相连，也可能没有关联。
- 生成药物警戒报告和数据挖掘的能力，这两者都可以在软件中定义并支持用户自定义。
- 使用附加的统计学、流行病学及其他工具和报告的能力。
- 存储药物使用数据以及用于质疑和报告。
- 使用第三方软件的能力。
- 信号检测和趋势分析。

14.3　数据库支持

建立了一个复杂的安全数据库后，药物安全小组将需要组织（例如卫生机构、制药公司或服务提供商）内信息技术服务部门的专门支持。这通常需要一名或多名信息技术人员全职与药物安全小组合作。这一点至关重要，因为IT人员为了提供更好的服务，必须大量学习药物警戒的业务运行方式。

IT团队将提供多种服务职能，包括管理硬件和软件、数据库升级、用户访问和信息安全、临时查询（由编程人员提供）、数据库运行维护、软件错误修复、新的统计分析报告和新的项目、审计稽查支持、数据库验证和需求更改控制。此外，还将有许多幕后IT人员提供对安全数据库的支持，例如数据库管理员、服务器维护人员、网络管理人员。如果这个IT支持的部分或全部外包出去，内部IT专家应监督外包公司的运营，并确保遵守和满足所有要求（监管、法律和合同要求）。

对于药物警戒人员和IT人员来说，提供"一站式服务"通常都是比较好的。也就是说，寻求IT支持或开展新项目，都需要涉及药物警戒部门和IT部门的人员，以便更好地管理工作流程和支持服务请求、跟踪项目、明确需求，并确保高优先级工作得以执行。IT人员将协调二线IT支持人员提供支持，如网络管理人员、数据库管理员、软件供应商等。因此，药物警戒人员应能够就任何计算机问题向一名IT人员求助，而不必向多个IT人员求助：数据库协调员、软件支持团队或硬件支持团队，IT支持人员也不必知道药物安全的具体联系人。

数据库必须满足世界各地的隐私和信息安全的全部要求。随着时间的推移，不同国家的要求可能会发生变化，这些变化可能涉及IT系统/数据库和工作流程。无论使用何种数据库，都必须能够处理多个且有时甚至是冲突的隐私和数据保护要求。在欧盟的有些情况，可能涉及将个人身份识别信息（姓名、地址、报告等）存储在单独的服务器中的单独文件中，这些规则是复杂和多变的。许多公司都配备了专门的隐私专员以协助解决这些问题。

14.4 数 据 录 入

公司必须就数据录入的地点做出战略的、组织的和运营的决策，特别是当它们是跨国公司时。单一国家的公司能够将其安全数据输入集中一个或最多两个地点中，这样就实现了跨地域运作，并允许在一个地点因为火灾、断电等停止服务时，可转移到另一个地点进行数据录入和数据备份。一些公司将药物警戒工作部分或全部进行外包。

跨国公司必须处理多种语言的问题：当地人员用当地语言跟进不良事件，进行当地上报（通常也是用当地语言），需要保证各地信息的一致性和唯一性（在每个不良事件或安全问题中对所有人说同样的话）。公司可以多种方式来应对这类需求：

■ **总部数据录入**：对于仅涉及一两个国家的小公司或仅涉及一两个国家的不良事件，可以通过电子方式或快递方式将所有不良事件传输至主要药物警戒部门进行数据输入。

■ **按区域划分的地理数据输入**：北美、欧洲、南美和亚洲/非洲各配置一个（有时两个）区域数据录入中心以处理数据。在当地以当地语言对个例报告进行跟踪，并将数据传输至区域数据录入中心，再录入到公司安全数据库。这需要仔细安排和协调从每个国家发送的病例以保持完整性和合规性。一些全球化公司和CRO公司会利用时区便利，例如在亚洲开始安全处理数据，然后在北美或欧洲结束处理。

■ **国家数据输入**：一些公司的数据输入比区域更分散。他们可能指定主要附属公司或子公司，特别是 AEs 数量大的公司，为其国家（可能还有附近的其他国家）进行数据输入，例如在美国、加拿大、墨西哥、法国、英国、德国（也处理奥地利）、西班牙、比荷卢（全部在一个地点完成）、澳大利亚、南非、日本、新加坡（覆盖除澳大利亚和日本以外的亚洲其他地区）等地进行数据输入。

■ **外包部分或全部数据输入**：公司可能会雇佣 CRO 公司为其进行数据输入，将完成的案例发送回公司进行审查。这可能适用于所有案例，也可能仅适用于公司选择不设置数据输入职能的国家/地区的案例。

■ 一些国家会把临床试验和上市后报告分别进行数据输入，即使数据最终进入同一安全数据库。

■ 新的自动化和人工智能（AI）系统正在考虑并投入使用。当然，所有这些都必须经过验证，值得信赖，并且希望不容易被黑客破解。

无论哪种机制，关键的一些问题如下：

■ 在多个不同的数据输入站点（通常使用不同的语言，在不同的条件和时区下工作）之间保持标准和一致性始终是一项挑战。

■ 如果海外药物警戒人员仅在本地报告，而不是"虚线"报告或直接向药物警戒总部报告，则组织内报告也可能会出现问题。

■ 即使使用在线和其他高科技培训工具，远程培训也很困难。

■ 质量的测评和维护更具挑战性。

■ 可能因为存储、网络、安全性、数据传输速度、公用设施的持续供应和其他支持方面的原因，发生 IT 问题。

■ 如果数据从具有严格数据隐私和安全规则的地区传送到数据保护规则不太严格的地区则可能会出现数据隐私问题，例如从欧盟到美国。

■ 时区对工作流程的干扰：由于时差的原因，几乎不可能在亚洲、美国/加拿大和欧洲同时安排电话会议，这需要把一些人从床上叫起来。国际日期线也带来了一些日期问题（"这份报告今天从日本传入美国，明天在美国才收到"）。此外，工作时间不会重叠：在北美工作的白天工作人员必须与在亚洲工作的夜间工作人员互动。工作日也不一致，例如，周日在沙特阿拉伯是正常的工作日，但在英国不是。英国有其他国家不承认的银行假日。如果你知道，仔细的工作规划可以克服这些障碍。

14.5 数据传输（E2B）

在本节中，将讨论为数据导入和导出设置 E2B 的实用性。现在，E2B 格式导出个例安全报告已在日本、欧盟、美国和某些其他国家中被要求强制遵守。

E2B 格式导出存在以下几个问题：

■ 由于电子报告之前的法规的区域要求不同，三个主要地区的 E2B 文件有所不同。特别是，除标准 E2B 文件外，日本医管局还要求为每个病例报告准备单独的文件（"J 文件"）以供日本报告。欧盟和美国在要求上也存在一些差异，这迫使报告人不得不分别针对美国、日本和欧盟准备三份单独的文件。这些差异大多与监管需要有关，ICSR 的医疗部分对所有发送方和接收方基本相同。

- 一些旧数据库或个例报告的数据库结构与 E2B 传输不完全兼容。例如，实验室数据可以输入结构化字段或作为自由文本输入。一些公司在其数据库中以自由文本形式存储了数十年的实验室数据。将数据重新输入结构化表通常是不必要或不值得的。但是，必须决定如何继续录入这些数据。电子数据输入或实验室数据下载可能会在很大程度上缓解这一问题，尽管不同的发送方和接收方之间没有统一的"标准"。

- EDI 网关、药物词典和 MedDRA 版本之间存在一些技术性问题。

- 必须在公司内部建立一个流程，以验证所有适当的个例报告是否已及时发送给适当的监管机构（和/或业务合作伙伴），以及这些报告是否已及时收到并成功上传到接收者的数据库中。大多数现代商用药物安全数据库都能很好地处理这些问题，监管机构现在期望公司能够处理这些技术差异，并正确及时地提交个例报告。外包公司（CRO 公司）能够为自身未具备直接 E2B 提交能力的公司做 E2B 上报方式。在从业务合作伙伴和其他公司导入文件的 E2B（或数据库到数据库）方面存在一致性问题。此外，还有一些其他问题，包括技术问题和其他问题，在此不予考虑。所有药物警戒协议（PVA）都应考虑上述几点。

- 如何筛选和分类收到的报告，是否应将其自动上传至接收者数据库，还是应将其保存在"等待区"，直到药物警戒人员能够执行编辑核查并审查文件的内容和格式，以确保其符合进入数据库的适当标准？

- 员工实际上是如何审查文件的？在线的还是打印出来的？

- 在分诊区或上传后进行报告查重。重复报告被定义为收到同一个例报告，但不包含任何新信息。

- 必须找到一种策略来识别、处理和版本化数据库中已有个例报告的随访报告。

- 字典不兼容。如果发送方尚未升级到最新版本的 MedDRA 词典或药物词典，而接收方已升级，则如何处理该个例报告？如果使用不同且可能不兼容的药物词典，如何处理数据？业务合作伙伴是否同步（并采用相同的约定）？是否存在差异上报流程？

- 如何安全地处理加密、解密、防病毒等方面问题？

14.6 E2B（R3）格式

情况变化很快。ICH 已决定，E2B 的未来版本将与"标准开发组织"（SOD）合作创建，以在世界范围内扩大使用范围，促进互操作性，并不限于制药公司和卫生机构使用。因此，国际标准化组织（ISO）、Health Level 7（HL7）、CDISC、国际健康术语标准发展组织（IHTSDO）、欧洲标准化委员会（CEN）和其他机构实施了单一的、通用的 ICSR 标准，ISO IS 27953-2：2011：健康信息学——药物警戒——个案安全报告——第 2 部分：ICSR 的人类药物报告要求。这一由 ISO 和 HL7 共同制定的标准是根据 ICH E2B（R3）业务要求制定的。

ICH已制定了ICH实施指南作为实施包的一部分，该实施包由若干文件组成，包括问与答。创始监管机构发布了各自区域实施指南，以补充ICH实施包，并使用整个实施包。

ISO还制定了一套复杂的医药产品标识标准（IDMP），包括五个标准和九个支持文件，用于ICSR交换。这些标准规定了数据元素和结构，以便在药品的整个生命周期内唯一地识别和交换信息，即开发中的产品、试验产品、评估中的产品和批准上市的产品：

ISO IS 11238：2012

健康信息学——医药产品的识别——用于唯一识别和交换监管物质信息的数据元素和结构。

ISO IS 11239：2012

健康信息学——医药产品的识别——用于唯一识别和交换监管药品剂型、给药单位、给药途径和包装的数据元素和结构。

ISO IS 11240：2012

健康信息学——医药产品的识别——用于唯一识别和交换计量单位的数据元素和结构。

ISO IS 11616：2012

健康信息学——医药产品的识别——用于唯一识别和交换监管制药产品的数据元素和结构。

ISO IS 11615：2017

健康信息学——药品的识别——用于唯一识别和交换监管医药产品的数据元素和结构。

14.7 安全数据库

一些公司开发了自己的定制数据库，但这种情况越来越不常见，因为商用产品已经变得非常复杂，并且可以广泛使用，以满足大型和小型公司的需求。在某些情况下，数据库的完整版本和简化版本都可用。目前市场上有几个主要的数据库。然而，已发生几起安全数据库软件公司之间的合并，这可能会减少可用的商业安全数据库数量。

14.8 数据库迁移

在某些时候，大多数公司将不得不将其安全数据（通常称为"历史数据"）迁移到新的或升级的安全数据库，一些公司在某个时候还必须导入安全数据，以获取已经上市产品的数据。有时公司会合并和组合其安全数据库系统，这些情况需要将数据从原始数据库传输到新的数据库，反之亦然。这种数据迁移通常是一项痛苦的工作，需要药物警戒、IT、监管和其他团体的专业知识。如果患者数量在几十万到几十亿之间，有几十亿（或更多）的数据点，这可能是十分困难和非常耗时的！必须检查数据并将其映射到新数据库中。某些字段例如产品名称将很容易移动，其他字段例如出生日期迁移通常也是可行的，但如果数据不完整，例如出生日期记录为1961年1月，但没有指定日期，或者以随意颠倒月份和日期的混乱格式记录，则可能会变得非常棘手。某些数据库无法适应此情况，可能需要输入填充日期（或假日期）来填充字段。随着时间的推移，这种创造"可接受"出生日期的策略很可能会被遗忘，处理迁移的员工也不会意识到出生日期并非真正正确。这可能是个问题，也可能不是问题。

有时数据不精确，必须要移动到精确的字段上，例如，在原始数据库中，年龄记录为"青少年"或范围为"10～20岁"，但在新数据库中必须精确。因此，为了以合理的高保真度上传数据，需要对各种数据进行"清理"。

虽然许多数据可以使用算法自动转换，但一些数据需要手动检查和传输。将E2B（R2）数据转换为符合E2B（R3）要求（反之亦然）的情况就是如此。迁移团队将发现无法解释的数据，并且无法追踪过去输入或传输数据时应用的"清理规则"。多年来数据的多次迁移加剧了这一问题，这种情况会发生在公司、监管机构和服务提供商。

对于大型复杂数据库，迁移过程可能需要几个月到一年的时间。应为该项目组建一个内部团队，通常再聘用外部顾问提供协助，并组成为一个项目组，进行仔细的项目管理、质量控制、数据验证，并且需要形成文档化的过程、变更和变化记录。公司应在迁移后接受相关卫生监管机构（尤其是FDA、EMA、MHRA）的检查。

14.9 HL7组织

HL7（Health Level 7）是一家总部设在美国的非营利组织，在40多个国家设有办事处或附属机构（www.HL7.org）。它是一个"标准开发组织"（SDO），致力于为电子健康信息的交换、集成、共享和检索提供综合框架和相关电子标准，以支持临床实践和健康服务的管理、交付和评估。"HL7"一词除了指组织外，也指标准本身。

该组织为各种医疗保健领域制定标准（也称为"规范"或"协议"），如临床试验数据、药房数据、医疗设备信息、影像和保险索赔表。他们不开发软件，而是制定规范并对这些规范进行建模，以便无论使用何种计算机、软件或数据库，每个人都能以标准方式创建、存储和传输数据。这就是所谓的"互操作性"。

除此之外，他们一直在为电子病历、记录的数据传输、产品和设施信息的结构化产品说明书文件等创建和发布标准。

HL7为ICH E2B（R3）消息开发了信息学模型标准ISO IS 27953-2，该标准使用ICH实施指南包。

14.10 临床数据交换联盟

CDISC是一个全球性、多学科、非盈利的"标准开发组织"（SDO），它建立了电子数据标准，以支持临床研究数据和相关元数据的获取、交换、上报和归档（www.CDISC.org）。他们的目标是开发和支持全球独立于平台的数据标准，使信息系统能够轻松地交换数据，以改善医学研究和医疗保健。

CDISC标准与供应商无关，不依赖平台，可免费使用。

14.11 医学临床术语的系统命名法

SNOMED是一个分层级的临床术语集或词典，涵盖疾病、临床数据、微生物、药物、程序、不良事件等。它有超过344 000个"概念"。它将包括MedDRA甚至更多，尽管这两个术语库之间没有1：1的相关性。它是由美国病理学家学院和英国国家卫生服务局创建的。2007年，美国卫生与公共服务部同意参与开发用于电子病历的系统化医学临床术语命名法（SNOMED CT）。在美国，它对每个人都是免费的。

这是一个高度复杂的领域，并在不断变化和演变。并不是所有的努力都会在全世界范围内达成一致，而且随着时间的推移，有可能（如果不太可能的话）出现多种标准。尽管这些努力才刚刚开始涉及药物安全，但随着这些标准的实施，预计系统、程序、商业模式、IT以及药物安全的所有其他方面将随着时间的推移而付诸实践。

14.12 常 见 问 题

问： 这似乎非常复杂，非IT人员在做药物警戒时不一定非得理解。这是个问题吗？

答： 当然，在一些公司和机构中是这样的。随着我们现在进入药物安全3.0，官方、IT和监管的复杂性正在迅速增加！越来越多的工作被分割开来，这使得很难对药物警戒的工作有一个很好的整体理解。欧盟创建药物警戒系统主文件（PSMF）有助于了解该系统如何在高水平上工作，即使它非常复杂。这样的文件在美国并不存在。但是，主文件可能没有足够详细地介绍所有正在使用的IT系统（已验证和未验证）。许多人指出，这样的复杂性可能使黑客更容易入侵系统，从而使每个人都处于危险之中。是的，这是个问题！我们需要在药物警戒方面提高IT素养和透明度。

第15章

新化学实体、仿制药、辅料、安慰剂和假药的不良事件（AEs）

某些AE是否比其他AE更加"平等"？某些AE是否比其他AE更重要？为什么仿制药和上市很久的药品的AEs很重要？如何处理其他生产商的AEs？为什么新化学实体的AEs至关重要？为什么赋形剂产生的AEs很难收集？为什么非处方（OTC）药物的AE同样重要？为什么收集用药前发生的AEs有用？

15.1 简 介

对于AEs和药物相关问题的报告要求是对新化学实体（NCE）安全性评估的关键。新化学实体，也称为新分子实体（NME），指新获批上市的药品。NCE，按照定义，以前从未上市，其安全性特征仅能通过IND或同等条件下进行的有限的实验室研究、动物研究和人体临床研究获得。显然，这些研究中AEs的报告至关重要，制药公司和监管机构也特别关注上市后不久报告的AEs。有时，新化学实体上市后的短时间内会发生大量的AEs，这被称为韦伯效应。上市后短时间内报告的大量AEs/不良反应（ADR）在几个月后将逐渐减少，最终达到较稳定的报告数量。

上市前试验中未发现的罕见AEs，通常能够在上市后数周至数月内，通过那些拥有良好AEs报告体系的主要市场收集到，如美国或欧洲。AEs的报告制度就是基于这种考虑制定的。

考虑到药物的使用通常伴随大量的AEs，而卫生当局、公司和医疗专业人员用于报告和处理AEs的资源有限，目前，应该收集哪些对保护公众健康最具成本效益和医学意义AEs仍存在争议。正在开展的大量工作，通过社交媒体、人工智能、电子病历等手段，改进或增加世界各地使用的自发报告系统。FDA MedWatch系统收集处方和OTC药物、生物制品、医疗和辐射发射装置以及特殊营养产品（如医疗食品、膳食补充剂和婴儿配方奶粉）的安全信息。详细信息请参见FDA网站。加拿大、英国、法国、澳大利亚和其他许多国家也有类似的系统。这些系统过去主要是基于纸质的报告，现在可以使用在线和智能手机应用程序。自发报告通常仍接受纸质形式。

15.2　仿　制　药

仿制药与创新药具有相同的活性成分，且具有生物等效性。在美国，仿制药的获批上市是基于FDA的简化新药申请（ANDA）审查。与通过新药申请（NDA）获批的创新药一样，通过ANDA批准的任何药物必须符合21CFR314.80中的AEs报告要求。这些要求适用于仿制药和新化学实体，不遵守报告要求可能导致上市批准暂停。

在欧盟，也有类似的要求［参见仿制药问答（2012年11月22日）和欧洲药品管理局对仿制药/联合用药申请的集中处理建议（2017年5月12日）］：

"对于所有药品，获批后应持续监测仿制药的安全性。每家公司必须建立系统以监测其销售的所有药品的安全性。监管机构应审查其监测体系。如果原研药使用时需采取特定的安全预防措施，一般仿制药也需要采取相同的预防措施。"

GPVP模块VB. 5.1.1也写到：

"对于仿制药，预期其用药安全指导与原研药或与制订了RMP的其他的仿制药相同。若此类产品的被批准的RMP之间存在差异，申请人应提出并阐述其产品最合适的用药安全指导。"

"特殊情况下，仿制药的申请人，在有合理信息支持时（如对安全性特征有最新的了解，或与原研药相比，产品特性存在差异，或存在与赋形剂相关的风险且赋形剂仅存在于含有相同活性物质的仿制药中），可以增加或删除与原研药安全性特征不同的安全问题。"

如果某原研药的生产商收到其产品的仿制药的AE，仍应在其数据库中记录该AE，并按照要求以快速报告或定期报告的形式上报监管部门，同时注明其为仿制药而非本公司产品。如果已知仿制药的生产商，则原研药生产商仍应在其数据库中记录该AE以用于信号检测，同时将事件报告仿制药生产商。但是，并非所有产品的生产商都以这种方式处理。如果清楚地知道仿制药的生产商，并且事件已被报告给该生产商，一些公司不会在其数据库中记录该AE。有些公司不会将事件报告给仿制药的生产商。其他大多数国家对仿制药的安全信息的报告也有类似的要求。

在美国，关于仿制药生产商是否可以更改其产品的说明书文件中的来自原研药的安全问题存在一些争议。一般来说，这是不允许的。但是，如果原研药的生产商已撤回其产品，FDA将选择另一种产品作为仍在市场上销售的产品的说明书信息的参考，但这可能会随着时间而改变。

在欧盟，对于集中批准的仿制药，欧洲药品管理局（EMA）向上市许可持有人（MAH）提供了其原研药信息更新后的准确措辞，随后，仿制药公司将提交一份安全变更以进行说明书文件更新。当一种仿制药首次发现安全性问题时，也应遵循类似的程序。

15.3　辅　　　料

辅料是一种理论上无活性的成分，添加到药物中增加其体积或使其成型或增加其黏稠度。辅料有多种类型，如黏合剂、填充剂、稀释剂、润滑剂、甜味剂、防腐剂、矫味剂、染色的油墨、着色剂等。在美国，最常用的有硬脂酸镁、乳糖、微晶纤维素、二氧化硅、二氧化钛、硬脂酸、乙醇酸淀粉钠、明胶、滑石粉、蔗糖、聚维酮、预糊化淀粉、羟丙基甲基纤维素、虫胶、磷酸钙（二价）等。赋形剂的标准由美国药典委员会制定，并在《美国药典》和《国家处方集》上公布。

当年，一种磺酰类酏剂被稀释在二乙二醇（汽车防冻剂）中，导致了包括儿童在内的大约100名美国人死亡，赋形剂从而在美国成为一个重大问题。由此产生了1938年的《食品、药品和化妆品法案》。在美国，辅料需满足以下三种机制之一才能被获批使用：

（1）符合美国联邦法规如下章节21CFR182、184、186规定的"公认安全"（GRAS）要求。

（2）FDA根据21CFR171批准其作为食品添加剂。

（3）在已批准的NDA中使用，为药物提供特定功能。

OTC产品的辅料必须符合章节21CFR330.1（e）的要求，即"用量安全，不影响制剂效果"。

更多信息请参考国际药用赋形剂委员会网站（http://www.ipec.org/）。

FDA对药物不良反应的定义为"与药物使用相关的任何AE"［21CFR314.80（a）］，但未指明事件是与活性成分（部分）还是辅料相关。如果报告者有理由怀疑辅料是引起AEs的原因，应在报告中注明，并进行随访。

ICH Q8详细描述了药品研发中辅料的处理。该文件请见ICH网站（www.ICH.org）。

在欧盟，欧洲药品管理局于2007年发布了"药品上市许可申请材料中对辅料的要求的指南"。此外，欧洲药品管理局发布了关于主要辅料的问答文件，这些文件会根据需要实时更新，并发布在欧洲药品管理局网站上。与美国一样，关于赋形剂的大部分信息都在法规的质量和生产章节描述。欧盟在不断努力，以更好地描述和定义辅料的安全性问题。参见http://www.ema.europa.eu/ema/index.jsp?curl=pages/news_and_events/news/2017/10/news_detail_002825.jsp&mid=WC0b01ac058004d5c1 和http://www.ema.europa.eu/ema/index.jsp?curl=pages/regulation/general/general_content_001683.jsp&mid=WC-0b01ac05808c01f6.

一般来说，大多数国家都要求建立质量管理体系和对所有产品开展全生命周期的风险管理，包括辅料。因此，如果出现有关赋形剂的信号或安全问题，应该能够迅速处理。大多数监管要求对整个药品进行安全报告，不仅仅是其活性成分。因此，药品出现的AEs，无论是由活性成分还是辅料引起的，都必须以与快速报告或法规要求的定期报告的形式报告。难点是区分AE是由辅料而非活性成分引起的。如果是前者，问题应该可以纠正，如果是后者，则该事件是药物的药理学性质引起的，不可能随着生产改变而减少。

首先接收到质量问题的是药物安全部门而不是生产部门的情况并不罕见。这意味着药物安全部门必须有相应的标准操作规程（SOP），并与生产部门建立强有力的联系（和跟踪）。

15.4 安 慰 剂

由于安慰剂很少被用于临床实践中，这里仅指临床试验中所用的安慰剂。所有AEs

（无论是活性药物、对照药还是安慰剂）都必须被收集并录入数据库。唯一的问题是安慰剂组发生的事件是否要快速报告。

在美国，试验中安慰剂组发生的AEs一般不必作为快速报告进行上报，因为理论上没有药物可报告。FDA要求成立一个独立的专家委员会，"安全评估委员会"（或同等效力的其他组织），持续全面审查研发计划中的所有研究的安全性信息。申请人报告给FDA的快速报告中的试验药物必须是揭盲的，即必须确定其治疗药物。此外，在准备最终的研究报告、NDA资料中的安全性综述章节、欧盟和其他地方的上市申请资料中，必须描述活性药物组和对照药（或安慰剂）组的AE发生率的比较。因此，研究中安慰剂组的所有AEs都应在安全数据库中记录。参见"临床试验揭盲"章节。

欧盟要求报告SUSARs，其法规要求以快速报告的方式报告SUSARs。但一些国家要求报告生物医学研究中的所有严重不良事件（SAEs），而不仅仅是暴露于活性研究药物下的严重不良事件。在这种情况下，安慰剂组的AEs需要以快速报告和定期汇总报告的形式报告。欧盟第536/2014号法规将"试验药物"定义为"在临床试验中研究或使用的活性物质或安慰剂的药物形式"，因此，任何严重非预期且相关的AE都应快速报告，即使在揭盲后，使用的是对照药或安慰剂。不同的国家采用不同的方式处理使得报告要求仍然相当混乱，希望来自监管机构的一些指导能澄清这一点。

关于安慰剂组报告的SAE，第536/2014号法规第42条（废除2001/20号指令，自2016年5月28日起适用）规定，试验用药物（IMP）的SUSARs均应报告。该法规的第2条中定义，IMP包括安慰剂或活性对照药。因此，即使在揭盲后使用安慰剂的严重非预期且相关的ICSRs也应被评估为SUSARs。

一般情况下，对于①能够为受试者提供最可能的合适的治疗；②公司和监管机构可以更好地了解产品的风险，揭盲是强制性的。但新的争论开始于第536/2014号法规中的相关规定"22：如果在揭盲后，事件证明是SUSAR，则应适用本附件第2节第42条规定的SUSAR报告规则。"这似乎意味着，对于监管机构来说，需要揭盲以确定该报告是否为SUSAR。事实证明，这在一定程度上令人困惑。目前，普遍遵照保守原则，即报告所有严重非预期且相关的ICSR，具体说明使用的是研究药物、对照药还是安慰剂。

在英国，英国卫生部/医学研究委员会的"临床试验工具包"指出：

对于涉及安慰剂和活性药物的盲法试验，其严重性、因果关系和预期性的评估原则与患者仅服用活性药物相同。被评估为严重、非预期和可能相关的报告（即SUSARs）必须揭盲。只有服用活性药物的患者中发生的事件（除非被认为是由于安慰剂中的赋形剂）才被视为SUSAR，需要向监管机构和伦理委员会报告。

来自英国药监局的《药物警戒质量管理规范》（MHRA制药出版社，伦敦，2009年，www.pharmapress.com）也指出：

为了在盲法试验中对SAR进行分类，可使用假设试验药物对预期性进行初步评估。如果根据试验药物的参考文件，事件被评估为非预期，则应对其揭盲。如果揭盲后发现受试者使用的是对照药，若根据对照药的参考文件（该信息应在方案中定义）判断为非预期，则该事件仍然符合SUSAR的标准，随后，应根据法规要求快速报告，并通知持有该对照药的上市许可证的公司。如果揭盲后发现使用的是安慰剂，则该事件不需要快速报告，除非研究者或申办者认为该事件与安慰剂反应有关，例如对赋形剂的过敏反应（见第12.3.7节）。

在任何情况下，所有AEs（无论使用的是研究药物、对照药或安慰剂）都必须记录在病例报告表/EDC系统中，并建立数据库，因为它们将在最终的研究报告中用于计算每组的AE发生率。

15.5 : 其他生产商药物的不良事件

对于上市后的情况，美国法规在这一点上并不明确。联邦法章节21CFR314.80（1）（iii）规定了如何处理公司收到的符合15天快速报告标准的严重AEs，产品上有包装商、分销商或生产商的名字，但都不是申请人（即产品的上市许可持有人）。该章节允许非申请人将此类严重AEs提交给FDA，或在5个日历日内将其发送给申请人，然后由申请人提交给FDA。从该章节的要求推断，这意味着，对于收到的显然是另一家公司产品的AEs报告，应发送给另一家公司。这是处理此类问题的最合适（符合伦理）的方式。

如果该药物是仿制药，请参阅前面仿制药的AEs的处理。

除美国以外，其他国家的法规和指南在这一点上基本上没有提及。如果药物和化学实体不是他们的，大多数公司会立即向该药物的生产商发送SAE报告。如果药物是具有相同化学实体的竞品，则报告通常会被在数据库中记录并发送给其他公司，一些申请人会向监管机构报告。在某些情况下，AE被认为是由其他公司生产的伴随药物引起的。这时，许多公司会向监管机构报告该事件的同时，向伴随药物的生产商报告该事件，并附上一份情况说明。情况说明通常是模糊的，但幸运的是，这些病例相对较少。如前所述，在临床试验中，所有AEs都应被记录并随访，对照药的AEs（当符合标准时）也应进行快速报告。报告公司可能会也可能不会通知对照药的生产商。

实际上，公司收到的所有AEs，无论涉及的药物是他们自己生产的药物、仿制药、安慰剂，还是赋形剂，数据通常以常规方式处理并录入数据库。在数据处理过程中，对仿制药、安慰剂等情况再进行分类处理。

15.6 : 安慰剂与临床试验中的揭盲

申请人将定期对试验中的所有严重、非预期、可能相关的不良事件（＝SUSAR）进行揭盲。如果使用的产品为安慰剂，通常不会向监管机构进行快速报告（因为该病例不符合有效病例的四个最低标准：不包含药物，则不属于SUSAR），但该事件将被保留在公司数据库中，以便在最终的研究报告中列出。更多细节信息，请参阅前面章节。美国和欧盟的监管机构不希望看到盲态的快速报告。FDA和欧盟以及其他监管机构希望其收到的快速报告至少对他们是揭盲的，尽管盲底信息不希望被研究者或IRB看到。此外，数据监察委员会（DSMB/DMC）将实时接收所有非盲的快速报告，确定是否存在方案中设定的安全问题。药物安全委员会有时需要参与评估 ICSR 是否应作为快速报告上报。

在欧盟，一般情况下，申办方应在向主管当局（卫生机构）和伦理委员会报告 SUSAR 之前进行揭盲。一旦揭盲，非盲的报告应同时报告给其他监管机构。根据经验，所有机构应在同一时间收到同一份报告。

当 SAE 是潜在 SUSAR 时，即使研究者没有破盲，建议申办者仅为该事件揭盲。负责在研究结论中进行数据分析和结果解释的人员在此过程中应保持盲态。

如果某报告是潜在 SUSAR，将进行快速报告，则应由安全小组或 SAC 进行揭盲。随后，必须考虑以下三种可能的揭盲程序：

1. 患者服用研究药物：该病例将作为 SUSAR 报告给监管机构、相关研究者和伦理委员会。

2. 患者使用已上市的对照药：应根据 SmPC 或该产品的说明书文件重新评估 SAE 的预期性。如果是非预期，则应报告 SUSAR；否则，这是一个预期的 SAR，不必快速报告。然而，并不是每个人都这样做。

3. 患者服用安慰剂：与安慰剂相关的事件通常不符合 SAR 的标准，因此在大多数情况下不用上报。

在美国，对于每一例不良事件，都应确定其怀疑用药。来自盲法研究的报告应在揭盲后提交。除非 FDA 有特殊要求，否则应对每个严重、非预期不良反应进行揭盲。FDA 在 2011 年 3 月生效的最终规则中说明了这一情况。他们指出，严重、非预期、可疑不良反应应在揭盲后报告 FDA，不应提交暴露于安慰剂的报告。如果与 FDA 达成某种协议，申办方可在研究开始前提出其他处理方式，并将其写入方案中。

FDA 同样说明，他们认为，在评估药物对疾病相关死亡率或发病率影响的试验中，将研究终点作为快速报告是不合适的。但是，如果发生严重和非预期的 AEs，且有证据表明药物与事件之间存在因果关系（如过敏性死亡），则即使该事件是研究终点（如全因死亡率），也必须快速报告。

15.7 由于以下原因导致的不良事件

15.7.1 辅料

很难发现辅料引起的 AEs，原因是多方面的。大多数药物警戒人员不太注意辅料，甚至可能不知道药物含有哪些辅料。辅料通常在同一药物的不同剂型中有所不同，或可能因药物剂量不同而含量不同（例如，相同活性成分的较高剂量产品可能是较大的片剂或胶囊，从而含有更多的填料和辅料），或者可能在不同国家上市的同一种药物中不同。生产商在未通知药物警戒部门的情况下更改辅料和生产方法（如为了符合药物生产质量管理规范和监管机构的要求进行变更控制）。因此，可能会有成百上千种不同类型的产品含有一家大公司生产的不同辅料。这些通常不容易被统计、实时更新和搜索。除非存在明显异常且审查人员高度怀疑的不良反应，否则，一批或少数批次或配方中一种辅料的问题很难被发现。

生产商还经常更换辅料的供应商，如果产品质量或特性发生变化，这也可能产生问题。对于在许多国家都进行生产的公司来说，跟踪药物的配方对药物警戒部门来说是一个严峻的挑战。

本书一位作者的公司曾召回了一种产品，该产品将乳糖作为填充剂，其美国版本的乳糖含量远远高于加拿大版本。当发现美国的腹泻发病率高于加拿大时，开展的信号检测的结果显示，乳糖剂量差异是造成腹泻的原因。有必要对辅料引起该 AE 的可能性保持高度怀疑。此时，如果是常见 AE，如腹泻，也可能是由活性成分本身引起，则作出判断尤其困难。

15.7.2　仿制药

一般来说，如果 AEs 报告者将产品认定为仿制药，且其生产商是已知的，则该 AEs 将报告给该生产商，而不是直接报告给监管机构。产品（仿制药）生产商负责向监管机构报告。然而，许多公司会向监管机构报告 AEs 的同时也会报告其他生产商。如果不确定 AEs 是来自申请人的药物还是仿制药，则收到报告的申请人必须将其视为本公司的产品，并以常规方式处理，以报告监管机构。请注意，如果报告中生产商未知，则应在产品销售的每个国家进行验证。明智的做法是，无论生产商是谁，将化学实体的所有报告录入数据库，以便进行信号检测。

确定正确的药物生产商显然很重要。因为问题可能出现在某一家公司的药物上，而不是其他公司的药物上。原因可能不仅与活性化合物有关，还与生产问题（产品质量投诉）、不同辅料、杂质、供应商问题等有关。因此，当一家公司收到一种产品的不良反应的自发报告时，必须共同努力确定其生产商，尤其是在同时销售其他版本的产品时，以确保该报告归属于正确的药物生产商。

15.8 : 假冒、不纯和其他非标准产品引起的不良事件

近年来，很多新的问题导致药物的毒性增加，给药物警戒工作带来了新的挑战。

- **假药（伪造的药品）**：FDA 对假药非常关注。FDA 网站上有很多关于这方面的信息，陈述为："假药是假的药品，可能已受到污染，或者含有错误的甚至不含活性成分，或者可能含有正确的活性成分，但剂量错误。假药是非法的，可能对你的健康有害。"FDA 网站上公布了假药芬太尼、卡莫司汀、肉毒杆菌素、西力士、伟哥和减肥药等，可登录 https://www.fda.gov/drugs/buying-using-medicine-safely/counterfeit-medicine。FDA 还建立了一个由许多医生、药剂师、护士、连锁药店和其他组织组成的防伪警报网络（https://www.fda.gov/drugs/drugsafety/ucm170315.htm），帮助快速传递有关假药的信息。

欧盟对伪造药和假冒药进行了区分（参见 http://www.ema.europa.eu/ema/index.jsp?curl=pages/special\u topics/general/general\u content\u 000186.jsp）：

- **伪造药**是为了模仿真药而设计的假的药品。

- **假冒药**是指不符合知识产权或违反商标法的药品。

欧盟发布了一项指导原则（指令 2011/62/EU），于 2013 年生效。该指导原则包括以下保护公众的措施：

- 包装应具有唯一标识符和防篡改设置。
- 批发商负责保护供应链的完整性。
- 欧盟境外生产的活性物质进口时必须附出口国监管机构的书面确认书。
- 在欧盟合法经营的在线药店和零售商的网站上必须有标识。

与加拿大卫生部和其他机构一样，英国的 MHRA 也对假药发出了类似的警告。世界卫生组织表示，现在假药是一个同时影响发达国家和发展中国家的全球性问题，其主要目标是销售和需求高的最有利可图的市场。"保健"药品是假冒者的首要目标之一，但是现在假药在治疗癌症和心脏疾病的产品中也有发现。许多国家是假药的转移点，而不是其最终用户市场。

15.8.1　网上药店

过去几年，消费者通过网络从国外的制药企业购买药品的数量激增。在美国，FDA 警告消费者不要使用假药。参见 https://www.fda.gov/ForConsumers/ConsumerUpdates/ucm048396.htm。

2017 年 8 月，全国制药委员会协会（NABP）在加拿大、其他互联网及"国外"药房上发布了一份报告，见 https://nabp.pharmacy/。NABP 是一个独立的非营利组织，由来自美国 50 个州、加拿大 10 个省、澳大利亚和其他地方的药房委员会组成。该报告提出了以下几点：

- 他们查看了 100 多个在名称或 URL 中使用了"Canada"（加拿大）*或"Canadian"（加拿大的）*，或公布了加拿大的联系地址的药店的网站，发现其中四分之三的药店从加拿大境外获得产品。消费者可以在无须处方的情况下购买药物。
- 一半的所谓"加拿大"网站的药品来源于印度或已知假冒产品来源的国家。
- 采购国没有像美国或加拿大那样严格监管。危险在于这些药物可能是假药、受污染的或疗效不佳的药品。这些网站的产品质量没有保证。
- 他们发现，"这些网站中有近 96% 是非法运营的，不符合美国州和联邦法律和/或 NABP 患者安全和药学实践标准"。
  - 2550 家在美国境外，1557 家在美国境内，6837 家未确定位置。
  - 5613 家销售国外或未经 FDA 批准的药物。
  - 1850 家网站不安全，因此有可能存在身份盗窃和薪酬盗窃的风险。
  - 美国和加拿大政府都无法监管这些药店。

世界卫生组织还对不合标准和伪造药品发表了评论（http://www.who.int/mediacen-tre/factsheets/fs275/en/），内容如下：

- 它们影响世界的每一个地区。
- 世界卫生组织收到的报告包含所有主要治疗类别的不合标准和伪造的医疗产品，包括药品、疫苗和体外诊断。

- 抗疟疾药物和抗生素是最常见的不合格和伪造的医疗产品之一。
- 非专利药物和创新药物，从治疗癌症的非常昂贵的产品到治疗疼痛的非常便宜的产品都可能被伪造。
- 伪造的药品可以在非法的经营渠道找到，来自不受监管的网站到药店、诊所和医院。
- 据估计，在中低收入国家，1/10 的医疗产品是不合格或伪造的。
- 不合格和伪造的医疗产品会导致耐药性和耐药性感染。

15.8.2　作者对 PV 人员的建议

假药通常含有少量的活性成分，或者在某些情况下根本不含活性成分。最好的情况是假药只使用了无毒的填充剂（尽管活性成分的治疗效果并不存在），最坏的情况是假药使用了有毒的替代品，没有人知道其中含有什么。一些可怕的例子显示，墙面材料、防冻剂或黄色的公路漆是假药的主要成分。

这问题很复杂，因为各个政府允许，起码不鼓励，以更低的价格在线或在其法律控制范围之外的司法管辖区（"边境附近的药店"）购买药品。同样，如果假药进入供应链，重新进口可能会产生问题。

研究假药的专家发现一个有趣而引人注意的结果，从造假者的角度来看，包装的质量必须是无懈可击的，但药品本身的质量和化学成分远没有那么重要。如果包装看起来是合法的，有真实的批号，并且很难与真包装区分，药剂师或患者很少对假药产生怀疑。一旦患者接受了真实的包装，通常不会仔细检查内容物。此外，这与消费者在街上花3美元买一个假的豪华手表或手提包不同，后者消费者很清楚自己得到的是假货（"仿冒"）且并不在乎，但是，消费者肯定不想要假药。

这种情况对于监管机构和公司的药物警戒（PV）人员来说是重大问题。

实际上，PV 人员很少向 AEs 的患者或报告者询问可疑产品的来源。通常询问该产品是原研药还是仿制药，而不是该产品是通过邮件/互联网还是在美国或国外的药店亲自获得的。在美国，许多人通过国内药店福利经理或大型药店连锁店的邮购服务获得他们的处方药。这在美国是非常常见的，不会出现任何特殊问题，因为这些实体通常对供应链保持非常严格的控制。尽管如此，还是发现了假药。

然而，如果报告 AEs 或 SAE 的患者亲自从在线药店或国外药店购买产品，则 PV 专家应考虑产品质量是否存在问题：假冒伪劣、药物无效、有害物质或添加剂等。这超出了 SAE 评估中涉及的所有常见问题，如剂量、药物相互作用等。

因此，公司或监管机构的 PV 专家可能尝试获取采购信息，但这可能很困难，因为患者可能不愿意承认其以危险甚至非法（在他们看来）的方式获得产品。

PV 专家也应该考虑这些问题。一些药物在美国很便宜，而且很容易获得，所以患者不太可能在网上购买药物。美国东南部的一家药店免费提供了两周的抗生素和糖尿病药物的供应（当然有处方）。许多仿制药现在非常便宜，几乎不值得使用网上药店渠道。因此，PV 专家应该注意采购昂贵或难以获得的产品，而不是廉价或仿制药，尽管这些产品也会被伪造。

15.9 常见问题

问：如果资源是有限的，而需求是无限的，我们是否应该尽力去寻找所有的仿制药和辅料？难道我们不应该把注意力集中在最新的、最常用的或最危险的产品上，而不是在很少使用的产品中潜在的辅料问题吗？

答：是的，你可能是对的。不可能追踪所有的东西。仅在美国，每年就有大约40亿（$4×10^9$）处方。然而，需要制定分类策略，以合理利用药物警戒资源，避免机构间和公司间的重复工作。或者，特定产品的药物警戒工作可能分配给一个国家的监管机构，由该机构负责进行全球范围的安全监督，有点像欧盟的相互承认的工作方式。人们可能希望只定期查看5个国家的5种产品中的特定辅料，以确定安全问题。还必须决定是否采取主动并定期进行此类调查，以预测潜在的安全问题，或是否应在出现问题或信号后才开始调查。很多解决方案是可行的，但目前还没有一个现成的解决方案。总体而言，作者对此持类似观点。ICH试图协商制药业的许多问题，并在很大程度上取得了成功。然而，在协商的高峰期（21世纪初和中期），各国和各区域的要求不同（有时只是略有不同，但足以大大增加总体报告工作量）。在这类问题上，达成广泛的国际协议在理论上是普遍同意的，但往往在实践中不可能落实。

问：仿制药呢？出于AE收集和信号检测的目的，难道它们不应该被归类在一个上市许可或NDA或其他类似的情况下吗？

答：是的，这可能是一个好主意，但根据目前世界各地的法律、法规，很难做到。商业竞争力也使这一点变得复杂。相反，在数据库级别，同样的结果是可以实现的（事实上，已经实现了），具有相同化学实体的多个产品数据被合并或分析。但这可能需要竞争对手之间的合作，其中许多竞争对手位于不同的国家。因此，理论好，实践难。

问：假药是否会比合法产品产生更多的AEs？

答：由于造假者通常会在他们的产品中放入可以获得的便宜东西，因此有许多假药被发现含有有毒成分，且可能因时间而异或因批次而异。FDA经常报告，各种减肥产品中含有可能导致高血压、癫痫发作、心动过速、心悸、心脏病发作、卒中的化学物质。类似报告比比皆是。然而，一些假药不含活性成分和非活性辅料。在这种情况下，其危险在于缺乏有效性。因此，无法预先知道或预测假药会产生什么影响（好的或坏的），也无法预测它们是否会产生比合法产品更多或更少的AEs。

第16章

儿童、老年人和其他特殊（易受伤害）群体

　　与在孕妇中进行新药测试类似，在特殊（易受伤害）群体中测试药物也会带来问题。特殊群体包括儿童、新生儿和老年人及其他具有特定疾病状态、遗传条件的群体，以及有时有争议的不同民族、种族或宗教背景的群体。这里的问题是"特殊"情况的存在是否会改变药物的作用并产生更多或不同的不良事件（AE）。产品的获益-风险平衡在这些不同的群体中可能不同。

16.1　儿童群体

　　儿童群体是一个特殊的群体，因为他们不能简单地被认为是"小成年人"，更确切地说取决于他们的年龄和其他因素，他们吸收、分布、代谢和排泄药物的方式与成年人不同。随着器官的成熟，这种情况会随着时间的推移而改变。

　　人用药品技术要求国际协调理事会（ICH）编制了关于儿科药物开发的关键文件：

（a）《E11指南：儿科人群药物临床试验》（2000年）；

（b）《ICH E11附件：儿科人群药物临床试验E11（R1）》（2017年）；

（c）"儿科外推法"。

　　这三份文件可在www.ich.org上查阅。这些指南指出，了解儿科人群的安全性存在特殊的挑战，因为儿童与成年人的不同之处在于其身体系统仍在发育中。ICH指南中描述了其他注意事项。

　　在患者接受长期治疗期间或治疗后阶段，可能需要进行长期研究或数据监测，以确定治疗对骨骼、行为、认知、性和免疫成熟及发育的可能影响。通常在药物获批用于儿童时，儿科（安全性）数据库的数据是有限的。因此，上市后监测尤为重要。在某些情况下，长期随访研究可能会为儿科人群中的亚组提供额外的安全性和/或有效性信息，或为整个儿科人群提供额外的信息。

　　ICH指南还阐述了"儿童"的定义，指出了四种可能的类别（见表16-1）。此外，根据ICH E11（R1）指南，早产儿的新生儿期是从出生之日至预产期加上27天。然而，还有其他几种方案，如表16-1所示。

表16-1　以实足年龄对"儿童"进行分类的各种方法

年龄组别	ICH E11（2000）和 ICH E11（R1）（2017）	世界卫生组织（WHO）（2007）	美国食品药品监督管理局（FDA）（2014）	欧洲药品管理局（EMA）（2014）
新生儿	0～27天	0～28天	出生～1月龄	0～27天
婴儿/幼儿	28天～23月龄	>28天～23月龄	1月龄～2岁	1～23月龄
儿童	2～11岁	2～11岁	2～12岁	2～11岁
青少年	12至16～18岁（视不同地区而定）	12至16～18岁（视不同地区而定）	12～16岁	12～18岁

注意，关于儿童的安全性（或有效性）评估，仅考虑实足年龄没有考虑其他许多重要方面。药物在儿科人群中的安全性可能取决于生理发育、器官系统成熟度和其他因素。将儿童按年龄分组有些随意，在某些情况下以此来理解安全性可能没有科学依据。

16.1.1　美国的现状

在美国，FDA多年来一直鼓励公司进行儿科药物研究，但由于公司对在儿童和婴儿身上测试新化学实体时犹豫不决，这些努力通常收效甚微。

1998年12月，FDA发布了一项名为"要求制造商评估新药和生物制品在儿科患者中的安全性和有效性的法规"的最终规则。该规则要求每种新产品均需包含儿科评估或该评估的延期或豁免。它还允许FDA要求制造商进行儿科研究，并要求在新药申请（NDA）定期报告中包含儿科部分。

1999年9月，FDA发布了一份名为"根据《食品、药品和化妆品法案》第505A条获得儿科独占权资格"的行业指南。该指南允许FDA在批准药物之前要求制造商进行儿科临床试验。作为这样做的行业激励，可以授予6个月的额外"排他性"专利保护期。随后FDA采取了其他行动，包括2000年关于儿科肿瘤学研究的指南草案，以及关于遵守该规则的其他指南，如2000年关于遵守儿科规则［21CFR314.55（a）和601.27（a）］的指南。

然而，2007年《处方药费用法案》（PDUFA）/《食品和药物管理修正法案》（FDAAA）立法发生了重大变化。FDA修正法案［名为《儿科研究公平法案》（PREA）］中涉及儿童的两个章节如下：

- 第四章重申FDA有权要求制造商将新的化学实体、适应证、剂型、给药方案或给药途径提交NDA，并提交儿科评估。出于适当的原因（如没有儿科配方、儿童未发生疾病等），申办方可能会被豁免。
- 第五章允许FDA向提交儿科使用数据的药物制造商授予额外6个月的市场独占权。这些数据不必然致使该产品在儿童中的安全性或有效性获得批准。FDA于2007年成立了一个内部审查委员会，并经常召开会议。该委员会发布审查、进行评估和说明书文件变更并要求进行各种研究。儿科咨询委员会发布了许多针对特定产品的安全审查。与儿童安全性有关的说明书文件变更可在www.fda.gov上查阅。

关于儿科的安全性与说明书文件已经有很多讨论和行动。争议的一个主要领域围绕使用咳嗽和感冒产品（通常是非处方药，OTC）的儿童，尤其是幼儿。经过多次讨论，FDA

和制造商同意更改说明书文件，指出这些产品不应用于4岁以下的儿童。还引入了新的测量设备和更改药品包装使儿童无法打开。

另一个已经引起并将继续引起争议的领域是儿童精神病药物的使用。特别是FDA发布了关于使用选择性5-羟色胺再摄取抑制剂（SSRIs）与自杀倾向的建议，尤其是关于它们在儿童和青少年中的使用。欧洲药品管理局（EMA）也发布了类似的建议。

16.1.2　欧盟的现状

2007年通过了涵盖0～17岁儿童的第1901/2006号法规（EC）。

该立法的主要内容包括：

- 在EMA成立一个儿科委员会；
- 儿科数据要求〔基于儿科研究计划（PIP）〕适用于新产品和某些已上市且仍处于专利保护阶段的产品。如果这样做：
  - "常规"产品可能会获得额外6个月的专利保护，孤儿产品可延长2年；
  - 可能会被授予新的上市许可（称为儿科上市许可），给予10年的市场保护期；
- 提供欧洲儿科临床试验数据库；
- 儿科临床试验的数据必须提交给监管机构；
- 建立了欧洲儿科临床试验网络，并为非专利药物的研究提供新的资金；
- 在批准用于儿童的所有产品包装上使用识别标志。

EMA还发布了额外的指南（EMA/572054/2016）："药物警戒质量管理规范（GVP）产品或人群特定注意事项Ⅳ：儿科人群"。

欲了解更多信息，请访问EMA网站（www.EMA.europa.eu）和MHRA网站（www.gov.uk/goverment/organizations/medicines and healthcare products regulatory agency）。后者提供了关于儿科药物问题的历史和现状的大量信息以及特定药物的评估报告。

总之，尽管美国、欧盟和其他国家采取了积极的举措，但儿童用药的现状、知识和安全性仍然不尽如人意，而且在很大程度上不为人知。在实践中，儿童往往被视为"小成年人"，因为这些举措仍然没有回避这样一个事实，即大多数公司、医生和家长都不愿意在儿童身上进行临床试验。大部分安全性数据来自儿童服用主要为成年人开发的药物后出现不良事件的上市后报告。目前尚不清楚如何解决这种情况。同样，其他关键的安全性问题，如药物-药物及药物-食品相互作用和其他安全性事件在儿童中基本上是未知的，这些领域的大多数建议都是基于成年人数据的推断（其中大部分也不令人满意）。不同成熟度的儿童的疾病种类、药物使用和饮食种类各不同，当然也不同于成年人。

16.2　老年人群体

老年人和儿童一样，也是药物警戒中的一个特殊群体，原因有几个。例如，该群体功能性器官损害很常见，合并症很常见，而且常常有合并药物治疗的要求。这是药物警戒方面的特殊挑战。

但是，谁是老年人？ Miriam Webster 将老年人定义为"相当老，尤其是已过中年"的人。1993 年 ICH E7 指南《支持特殊人群的研究：老年医学》（www.ich.org）是一份具有更明确定义的重要文件。ICH E7 指南将老年人群定义为 65 岁或以上的患者。然而，与儿童一样，老年人有一系列可能会影响药物的药理学但与实足年龄没有明确关系的状况。此外，有些疾病仅见于或主要见于老年人（例如阿尔茨海默病或骨质疏松症）。

老年人往往比年轻人患有更多的疾病，尤其是与慢性病（高血压、骨关节炎、高血脂、糖尿病等）或习惯（吸烟、饮酒、肥胖）有关的疾病。受多种因素影响，老年人从急性疾病中康复的速度通常比年轻人慢，往往是更多的药物暴露。结果是，老年人需要服用的药物更多，用药时间更长。因此，药物相互作用的风险可能会增加，尤其是在肾或肝功能下降的情况下。最后，老年人的药代动力学和药效学也可能发生改变，产生与年轻成人患者不同的效果。老年人的吞咽障碍和功能障碍往往比年轻人更严重。较大、黏稠（如具有羟基纤维素外层）或形状怪异的片剂或其他口服制剂可能难以吞咽，甚至可能卡住或导致咽部或食道阻塞。

药物-药物、药物-食物、药物-酒精和药物-疾病的相互作用在老年人中也可能有所不同，但这些方面在很大程度上尚未得到探索。例如，没有牙齿的老年人的饮食在逻辑上与有牙齿的老年人不同。饮食对药物-食物相互作用的潜在影响是什么？还有许多其他混杂因素，尤其是在上市后阶段。不同精确度的药片拆分有什么影响？通过鼻饲管给药有什么影响？

这里的数据缺乏给老年科医生的日常实践带来了挑战。FDA 已经认识到这一点，并制定了一项协作性"安全使用倡议"，以使用特定干预措施减少药物可预防的危害，包括容器设计、容器说明书文件、药物安全沟通和教育计划等。

早在 1996 年，人们就清楚地注意到，美国 21.3% 的社区老年患者接受了 33 种可能不合适的药物中的至少一种[1]。这导致了老年人不宜使用的药物清单的制定[2]。这是基于所谓的比尔斯（Beers）老年人用药标准，如下所示：

- 总是要避免；
- 很少合适；
- 有时有指征，但经常被误用。

当然，随着新药和新配方进入市场，可能由于与其他药物或饮食习惯相互作用，有些可能不适合老年人使用。"安全用药实践研究所"（The Institute for Safe Medication Practices）是一个很好的资源，它提供了一份易于使用的实用、循证建议列表，以减少各种情况下的用药错误。另请参阅《默克手册》中的精彩评论和更新。

16.2.1　FDA 和 ICH E7 指南

1993 年 ICH E7 指南"支持特殊人群的研究：老年医学"由 FDA 于 1994 年 8 月作为 FDA 指南发布。该指南主要针对预期对老年疾病（如阿尔茨海默病）有重要作用的药物或老年人大量使用的药物（如抗高血压药）。如上所述，该指南将老年年龄定义为 65 岁或以上，但建议寻找 75 岁或以上的患者进行研究。一般来说，不应该有年龄上限，也不应该特别排除患有伴随疾病的老年人，因为这些患者通常是最需要研究的患者。ICH问答文件于2010年创建，以补充E7指南。

该指南建议将老年患者纳入Ⅲ期研究，并根据申办方选择以"有意义的数量"纳入Ⅱ期研究。对于"并非老年人独有但存在于老年人中"的疾病，建议至少研究100名患者。对于老年人疾病的研究，显然预计研究的大多数患者都是老年人。

应进行药代动力学研究，以确定老年患者与年轻患者的身体对药物的处理是否不同。对肾功能或肝功能不全患者进行研究，通常涉及年轻人的研究就足够了，可能不需要对老年人进行单独的研究。除镇静/催眠药和其他精神活性药物外，或Ⅱ/Ⅲ期研究表明存在年龄相关问题时，通常不必进行药效学剂量反应研究。药物-药物相互作用研究应在适当的时候进行，而不必仅限于老年人。

16.2.2　FDA 指南和老年用药规则

1997年，FDA（62 FR 45313）在药物说明书文件中设立了"老年人使用"部分，该部分随着时间的推移逐步实施。2001年10月，FDA发布了关于该规则的指南（www.fda.gov）。它综述了已批准的说明书文件中各部分对老年人信息的要求，如"适应证和用法"以及"临床药理学、警告、注意事项"。就安全性而言，FDA规定说明书文件应包括以下内容：描述老年人使用该药物的特定危害的声明，并参考说明书文件中的适当章节（如"禁忌证、警告、注意事项"）以进行更详细的讨论。

FDA还发布了一份针对消费者的文件，题为"药物与您：老年人指南"，总结了老年人用药中的一些问题。

老年人发生的不良事件的报告要求与其他年龄组相同。有关老年人药物特定问题的数据应包含在产品说明书文件中。

老年人的情况与儿童不同。关于老年人的药物和老年人常见的疾病（如肾功能或肝功能不全、糖尿病和酒精使用）通常有更多的数据可用。一般来说，在老年人身上研究药物比在儿童身上更容易，因为对于儿童来说，通常存在知情同意问题。知情同意问题也可能是老年人的一个问题，因为他们的精神敏锐度可能有所下降。因此，如果没有来自老年人研究的实际数据，通常会有关于这些情况的数据，可以让医疗保健专业人员根据一定程度的医学科学和数据来改变剂量、改变治疗持续时间、安排特殊测试等，以满足老年患者的需要。药物-药物相互作用对老年人构成了特殊风险，关于这部分空白已有很多报道[3]。

16.2.3　EMA 法规和指南

EMA发布了一份关于老年人药物的特别报告，其结论包括建议定义老年人、体弱者和适当的药物使用年龄截止点，继续在人用医药产品委员会（CHMP）指南中增加关于老年人的特定章节，并在必要时更新这些内容，在与申办方的讨论中，强调需要在研究中招募足够数量的不同年龄的老年受试者，并系统地要求对老年人暴露情况进行评估以获得药物批准。另请参见EMA网站（www.ema.europa.eu）上的"老年人药物"部分。

在考虑老年人的用药安全性时，CHMP在获益的背景下考虑药物警戒和风险评估委员会（PRAC）的结论。他们必须确定如何收集可用的证据，而这些证据不一定受限于技术和监管要求。此外，CHMP还考虑了各种利益相关者（例如，工业界和学术界的药物开发人员；监管机构的质量评估员；患者和患者代表；工业界和监管机构的其他医药产品专家）。此外，使用术语"老年患者/人/人群"与"老年人"与"老年人群"可能会提供混淆的分类数据。

还有一个根据EMA/CHMP/137793/2011号文件成立的欧盟老年医学专家组（GEG），该专家组就与老年人相关的主题向人用医药产品委员会（CHMP）和欧洲药品管理局提供科学建议。GEG考虑老年人的脆弱性（身体虚弱、合并症和精神虚弱）等主题，并就以下方面提供建议：

- 老年医学指南；
- 关于研发、评估和安全监测的老年医学方面；
- 提供老年医学专业知识的会议；
- 就老年医学实施计划（GIP）提供建议。

16.3　其他特殊群体

现在人们普遍认识到，人类中存在着显著的生物多样性。原因可能有很多。一个主要原因与药物代谢途径有关。众所周知，在药物代谢中起着重要作用的细胞色素P450系统表现出巨大的多样性（遗传多态性），导致药物代谢在个体之间产生重大差异[4]。

由于药物在群体和个体之间吸收、代谢、分布和排泄方式的差异，更合理和量身定制的药物使用将最大限度地提高疗效并最大限度地减少不良事件。印第安纳大学医学系拥有一个细胞色素P450药物相互作用网站（参见http://medicine.iupui.edu/clinpharm/ddis/main table/）。

下面是另外两个特殊群体（妇女和非洲裔美国人）的例子。实际上人们可以创建许多特殊群体。如果药物基因组学发挥其潜力，将允许根据所面临的特定不良反应的风险或免受特定不良反应的危害来确定亚组（甚至可能是个体）。消费者DNA数据库的可用性和日益普及可能会为未来定制更安全的治疗方案提供工具。药理学和医学在未来几年将如何发展和描述这些差异是一个引人入胜且悬而未决的问题。

16.3.1　妇女群体

一般来说，女性比男性的体内水分比例更小，体内脂肪比例更大。男性和女性对药物的代谢可能不同。例如，男性比女性具有更多的酒精脱氢酶，因此可以更快地代谢相同数量的酒精[5]。在许多情况下，女性体内处理心脏药物的方式也与男性不同[6]。正如预料的那样，孕妇或哺乳期女性体内处理药物的方式也不同。

16.3.2　非洲裔美国人

众所周知，美国不同群体的总体健康状况存在显著差异。例如，疾病预防控制中心的一项审查[7]指出，"对于许多健康状况，非西班牙裔黑人承受着不相称的疾病、伤害、死亡和残疾负担"。

类似地，非洲裔美国人可能对某些药物（例如抗高血压药）的反应较差[8]，或者可能有更多的不良事件（例如与血管紧张素转换酶抑制剂相关的血管性水肿）[9]。从这些数据和其他数据来看，需要对药物对不同种族或种族群体的影响进行更多研究。请参见辛辛那提大学的 Kenneth Davis 教授的《非洲裔美国人健康——临床试验多样性：需求与挑战》中对临床试验中更多多样性的必要性的精彩评论。

另一个例子是，非洲裔美国人在治疗期间出现更多的不良事件，导致更差的结果。参见"对药物的反应导致非洲裔美国乳腺癌患者的预后较差"，印第安纳大学遗传学研究 http://news.med-icine.iu.edu/releases/2017/10/breast-cancer-drug-out-comes.shtml。

有许多关于种族和药物代谢差异的参考文献[10]。

然而，基于种族的数据收集和分析是相当棘手的。FDA于2005年发布了关于在临床试验中收集种族数据的指南。该指南提供了关于如何在临床试验中收集种族和民族数据以及如何在IND、NDA和BLA中呈现数据的实用指南。

然而，对于研究人员（或者在许多情况下，就是上市药物的处方医生）是否应该进行其分配，或者这是否应该由研究的受试者自行指定，目前的指导有限。研究人员应该询问吗？此外，这些分类基于不在全球范围内适用的旧的美国人口普查名称。ICH讨论与安全报告相关的种族/民族问题时，一致认为没有明确的定义可以适用。但是，对于混合种族背景的人或群体如何解释种族和数据尚不得而知。我们等待药物基因组学的发展。随着时间的推移，预计全球遗传多样性将减少。因此，我们所等待的未来发展可能影响患者安全。

参 考 文 献

[1] ZHAN C, SANGL J, BIERMAN A S, et al. Potentially inappropriate medication use in the community-dwelling elderly: findings from the 1996 Medical Expenditure Panel Survey [J]. JAMA, 2001, 286 (22): 2823-2829.

[2] FICK D M, COOPER J W, WADE W E, et al. Updating the Beers criteria for potentially inappropriate medication use in older adults: results of a US consensus panel of experts [J]. Archives of Internal Medicine, 2003, 163 (22): 2716-2724.

[3] (a) BRESSLER R, BAHL J J. Principles of drug therapy for the elderly patient [J] Mayo Clinic Proceedings, 2003, 78 (12): 1564-1577. (b) See also the editorial and the multiple references in the Archives of Internal Medicine. GURWIZT J H. Polypharmacy: a new paradigm for quality drug therapy in the elderly? [J]. Archives of Internal Medicine, 2004, 164 (18): 1957-1959.

[4] (a) EVANS W E, RELLING M V. Pharmacogenomics: translating functional genomics into rational therapeutics [J]. Science, 1999, 286 (5439): 487-491. (b) COURT M H. A pharmacogenomics primer [J]. The Journal of Clinical Pharmacology, 2007, 47 (9): 1087-

1103. (c) NAKAMURA Y. Pharmacogenomics and drug toxicity [J]. New England Journal of Medicine, 2008, 359 (8): 856-858.

[5] FREZZA M, DA PADOVA C, POZZATO G, et al. High blood alcohol levels in women: the role of decreased gastric alcohol dehydrogenase activity and first-pass metabolism [J]. New England Journal of Medicine, 1990, 322 (2): 95-99.

[6] JOCHMANN N, STANGL K, GARBE E, et al. Female-specific aspects in the pharmaco-therapy of chronic cardiovascular diseases [J]. European Heart Journal, 2005, 26 (16): 1585-1595.

[7] Centers for Disease Control and Prevention. Health disparities experienced by black or African Americans--United States [J]. Morbidity and Mortality Weekly Report, 2005, 54 (1): 1-3.

[8] LEVY R A. Ethnic and racial differences in response to medicines: preserving individualized therapy in managed pharmaceutical programmes [J]. Pharmaceutical Medicine (Basingstoke), 1993, 7 (2): 139-165.

[9] KALOW W. Interethnic variation of drug metabolism [J]. Trends in Pharmacological Sciences, 1991, 12: 102-107.

[10] PHAN V H, MOORE M M, MCLACHLAN A J, et al. Ethnic differences in drug metabolism and toxicity from chemotherapy [J]. Expert Opinion on Drug Metabolism & Toxicology, 2009, 5 (3): 243-257.

第 **17** 章

妊娠和哺乳

　　虽然动物妊娠试验是新药常规临床前开发的一部分，但是在某些或所有受试动物种属中显示无致畸性（导致先天性畸形）的药物有时仍可能对妊娠女性有害。出于明显的伦理原因，新药开发过程中几乎从不对孕妇进行临床试验，除非是该药专门为妊娠使用而开发。因此，在新药上市时，妊娠妇女用药的安全性和有效性在很大程度上是未知的，仅能从不良事件（AE）的自发报告中获得少量额外信息。

17.1 简　　介

　　下面两个悲剧故事凸显了母亲在妊娠期间服用药物对婴儿的风险：

- **沙利度胺**：20世纪60年代初，沙利度胺作为止吐药用于孕妇的晨吐治疗。后来发现孕妇在怀孕的前几周服用该药时，会损害胎儿的发育。这种药物导致婴儿的四肢非常短或发育不全。全世界，尤其是欧洲，有1万多名婴儿受到影响。

- **己烯雌酚（DES）**：从20世纪40～70年代初，DES被给予孕妇用于预防流产。1971年，经证实在子宫内暴露于DES的妇女，该药物在其青春期后可引起透明细胞癌（一种罕见的阴道肿瘤）；最近的研究也证实了它对用药者孙女和孙子的有害作用。

　　这两个故事证明了通过上市前实施更多的非临床试验和健全的药物警戒（PV）体系来警告患者妊娠期间的风险是合理的。此外，这些新体系旨在确保快速和准确的安全信号检测；它们是现行法规的基石。

　　在母亲或胎儿必须接受治疗的情况（例如高血压、哮喘、类风湿性关节炎、癫痫）下，有些药物在妊娠期间使用，并在一定程度上进行了研究。这些研究通常不设盲，是前瞻性或回顾性的观察或监测研究。

　　目前，大多数上市药物的生产商和上市许可持有人/新药申请持有人需要进行妊娠登记注册，即记录公司获悉的妊娠女性或妊娠女性伴侣每次使用的药物，并在获得同意后随访妊娠结局（分娩、流产等）。

17.2 美 国 现 状

　　根据报告，美国每年有超过600万名妇女怀孕，其中50%的孕妇在妊娠期间至少服用一种处方药。此外，1976—2008年，妊娠早期使用四种或四种以上药物的患者增加了两倍（9.9%～27.6%）。医疗保健专业人员和患者需要与妊娠（和哺乳）期决策相关的药物信息。

1979年，美国食品药品监督管理局（FDA）采用的一种方法是字母分类法，以"区分"具有妊娠期间相关使用数据的产品（见21CFR201；44FR37434，1979年6月26日及后续更新）。然而，这些字母类别不足以为处方医生提供足够的相关信息，用于妊娠或哺乳期女性的关键医疗决策。

因此，2014年12月的最终规则（79 Fed Reg 72064；2014年12月4日）要求根据现有数据和医疗/疾病因素以及人类数据背景下的非临床数据，从说明书文件中删除字母类别，以便更完整地说明已知风险。最终规则提供了一个增强的框架，用于沟通在妊娠和哺乳期间使用药物的获益风险信息，以帮助制定处方决策。最终规则还包括一个小节讨论有生殖潜力的女性和男性在尝试怀孕之时或之后的内容。

在讨论2014年的最终规则之前，我们回顾一下之前的五个字母类别：

- **A类**：充分且对照良好的研究未能证明对妊娠早期胎儿有风险（并且没有证据表明对妊娠晚期有风险）（见§201.57（k）（6）{i}）。

- **B类**：动物生殖研究未能证明对胎儿有风险，对妊娠妇女也没有充分和对照良好的研究（见§201.57（f）（ ）（ii））。

- **C类**：动物生殖研究已显示对胎儿有不利影响，但没有针对人类的充分和对照良好的研究，尽管存在潜在风险，但在孕妇中使用该药物可能具有潜在益处（见§201.57（{）（6）（iii））。

- **D类**：根据研究或上市经验或人体研究的不良反应数据，存在人类胎儿风险的阳性证据，尽管存在潜在风险，但该药物的潜在获益让孕妇可能使用该药物（见§201.57{]（6）（iv））。

- **X类**：动物或人类研究已证实胎儿异常和/或基于来自研究或上市经验的不良反应数据，是人类胎儿风险的阳性证据，且妊娠女性使用该药物的风险明显超过潜在获益（见§201.57（fl（63（v））。

多年来，字母类别的措辞有所修改，但字母类别在2015年年中至2018年年中之间逐渐消失。

字母分类被认为过于简单，有时会被误解为分级系统。字母分类不能充分展示临床决策的风险信息。因此，在2014年12月，FDA改变了妊娠和哺乳的说明书文件规则。随着时间的推移，该规则逐渐实施，新批准的产品将很快受到新要求的约束，较老的产品将在稍后分阶段运用。所有字母类别将在2018年6月29日之前删除。最终规则将字母类别替换为三个新的叙述性部分，如表17-1所示。请注意，仅删除受影响产品的字母类别，但无须删除之前字母后面的标准声明。

表17-1　基于2014年简化处方药说明书文件中妊娠和哺乳信息的法规，变更了美国药品说明书文件的8.1-8.3

处方药说明书文件特殊人群用药的第8.1-8.3节	
现行说明书文件	新说明书文件（2015年6月30日生效）
8.1　妊娠	8.1　妊娠（包含临产和分娩）
8.2　分娩	8.2　哺乳期（包含哺乳期妇女）
8.3　哺乳期妇女	8.3　有生殖潜力的男性和女性（新增）

17.2.1　妊娠期

本小节描述"妊娠"，包括临产和分娩。如果有一个科学上可接受的药物妊娠暴露登记，那么"妊娠"小节必须包含关于存在登记的特定声明，然后是入组或获取注册登记所需的联系信息。

接下来是妊娠期间使用药物的风险总结。如果数据表明药物未被全身吸收，则必须进行说明。如果药物被全身吸收，风险声明则必须基于所有相关来源（无论是人类还是非临床）的数据，以此来描述该药物不良发育结局的风险。

说明书文件还必须包含相关信息（如果有），以帮助医疗保健专业人员做出处方决定，并向女性提供有关妊娠期间药物使用的咨询；这可能包括与疾病相关的孕产妇和/或胚胎/胎儿风险、妊娠期间和产后剂量调整、孕产妇不良反应、胎儿/新生儿不良反应和/或药物对临产或分娩的影响。

17.2.2　哺乳期

本小节必须包含哺乳期药物使用的风险总结。如果数据表明药物未被全身吸收，则必须对此做出说明。如果数据表明药物被母亲全身吸收，则该风险总结必须包含（在可用的范围内）相关药物在母乳中的含量、药物对母乳喂养儿童的影响以及药物对产奶量的影响。对于全身吸收的药物，除非药物治疗期间禁止母乳喂养，否则必须在风险总结的末尾给出风险获益声明。

在信息可用的情况下，"哺乳期"小节还必须包括有关在某些情况下尽量减少母乳喂养儿童药物暴露的相关信息，例如与喂养相关的给药时间。如果可用，在说明书文件的其他地方提供监测或缓解不良反应的可用干预措施的信息。

17.2.3　有生殖潜力的女性和男性

本小节包括以下相关信息：在药物治疗之前、期间或之后需要或建议进行孕检或避孕，或有临床数据或非临床数据表明药物可能对生育力产生相关影响。

最终规则（"人用处方药和生物制品说明书文件的内容和格式；妊娠和哺乳期说明书文件要求"）见https://federalregister.goWa/2014-28241。

FDA还发布了指导草案，以协助生产商准备说明书文件的妊娠相关章节（"妊娠、哺乳和生殖潜力：人用处方药和生物制品的说明书——行业内容和格式指南"，2014年12月），参见https://www.fda.gov/downloads/Drugs/GuidanceComplianceRegulatoryInformation/Guidances/UCM425398.pdf。

FDA还要求行业维护妊娠登记。也就是说，只要申办者获悉了妊娠事件，就必须进行记录，并在获得知情同意后，对妊娠进行随访直至足月。这些病例在PADER（定期药物不良反应报告）和/或PSUR/PBRER（定期安全性报告/定期获益风险评估报告）中报告。

17.2.4　FDA妊娠登记指南（2002）

2002年8月，FDA发布了关于建立妊娠登记的行业指南，可登录https://www.fda.gov/downloads/druges/guidancecomplianceregulatoryinformation/guidances/ucm071639.pdf。

在本指南中，FDA给出了出生登记的具体定义，以区别于畸形学登记：

"妊娠暴露登记是一项前瞻性的观察研究，主动收集妊娠期间医疗产品暴露和相关妊娠结局的信息。"

此类登记不是妊娠预防项目。

注：FDA在本文件中并未建议对所有药物进行注册登记，但目前预计将对上市期间观察到的所有妊娠进行随访最终转归并在定期报告中报告。这些可能不是本文件中定义的正式登记，但必须对数据进行跟踪和保存：

■ "当医疗产品可能在妊娠期间用于治疗新的或慢性疾病时，我们建议认真考虑妊娠暴露登记。"

■ "如果存在以下情况之一，医疗产品也可能是妊娠暴露登记的良好候选产品：

● 妊娠期间意外接触医疗产品很常见，或预期很常见，例如育龄妇女很可能使用该产品。

● 该医疗产品呈现出特殊情况，例如，使用减毒活疫苗可能导致母亲和胎儿感染。"

■ "在下列情况下，不太可能需要进行妊娠暴露登记：（1）没有全身性暴露于该医疗产品，或（2）育龄妇女不使用或很少使用该产品。"

妊娠登记可以在药物生命周期的任何时间建立。申请人或FDA可以提出申请。妊娠登记的设计列入目的中，可以包括开放式监测工具、特定假设的检验。

截至2018年年中，FDA对108个妊娠登记进行了跟踪。其中6个登记包括多种药物，如抗癫痫药物，102个登记是针对单个药物产品建立的。

17.2.5　流行病学质量管理规范

随后，该指南详细描述了登记的关键要素，包括目标、暴露量、样本量、入选要求、源数据和内容、胎儿异常、独立数据监查委员会的使用、研究审查委员会和知情同意。读者可参阅这些流行病学数据的指南细节。

指南中的几点注意事项：

"在估计前瞻性入组的暴露妊娠数量时，重要的是要意识到，大约62%临床确认妊娠的结果是活产，22%将以选择性终止妊娠结束，16%将导致流产（即自然流产和死胎/死产）。"

大量妇女"自发地"报告胎儿出生缺陷。美国出生缺陷基金会，2001年3月的概况介绍，报告了各种妊娠结局和胎儿异常的比率如下：

■ 自然流产/流产（20周前流产）：已知妊娠的1/7；

- 出生体重偏低（＜2 500克）：活产的1/12；
- 死胎/死产（20周后流产）：已知妊娠的1/200；
- 重大出生缺陷：活产的1/25；
- 心脏和循环缺陷：活产的1/115；
- 生殖道和尿道缺陷：活产的1/135；
- 神经系统和眼睛缺陷：活产的1/235；
- 畸形足：活产的1/735；
- 唇裂伴或不伴上腭裂：活产的1/930。

该指南还指出，其他类型的研究，如病例对照研究，可能有助于评估罕见的不良出生结局，并确定相关药物是否为有关风险因素。当需要长期随访时，这些研究很有用。它们可以嵌套在其他现有的妊娠登记中。

自动化数据库研究（如健康维护组织、医疗补助）也可能有用。

17.2.6　监管报告要求

妊娠登记被视为是征求信息，因此，必须像临床试验不良事件（AE）一样进行评估和报告：这些病例必须是严重的、非预期的，并且具有产品引起不良事件的合理可能性。参见21CFR310.305（c）（1）、314.80（c）（2）（iii）和（e）以及600.80（c）（1）、（c）（2）（iii）和（e）。先天性异常被认为是严重的不良事件［21CFR314.80（a）和600.80（a）］。独立于持有新药申请（NDA）的申请人运行的妊娠登记不受上市后报告要求的约束。然而，此类注册登记经常向申请人提供年度报告，NDA持有人一旦获悉后，将向监管部门报告。

申请人还必须向FDA递交关于任何正在运行的妊娠登记的年度状态报告。如果出现以下情况，注册登记可能会被终止：

- 已经积累了足够的数据来满足妊娠登记的目标；
- 由于低暴露量、低入组或无法接受的后续随访，收集足够信息的可行性降低到不可接受的水平；
- 制定更好的方法来实现妊娠登记的目标；
- 应在初始方案中列出终止标准。

总之，研究或销售可能引起妊娠/畸形学风险的药物的申办者或申请人必须仔细和及早考虑收集足够的数据，以确定药物是否存在安全问题。如果已知存在，则可以建立妊娠登记来量化和跟踪安全问题。主要目的是使用各种可用方法将风险最小化。

另外可参见FDA关于妇女健康和怀孕登记的网页 https://www.fda.gov/ScienceResearch/Special-Topics/WomensHealthResearch/ucm251314.htm。

17.3 ⋮ 欧 盟 现 状

17.3.1　妊娠期

药物警戒质量管理规范模块Ⅵ涉及妊娠和哺乳（GVP Ⅵ，B. 6.1）。上市许可持有人

（MAH）应对医疗保健专业人员提供的所有妊娠期间用药报告进行随访；同样的规则也适用于消费者报告。如果发生不良事件（AE）或者出现异常妊娠结局，应快速报告。这包括先天性异常、胎儿死亡或自然流产以及严重的不良反应。卫生当局可能需要某些产品的暴露数据（即使没有不良反应），例如具有高致畸潜力或孕妇可能暴露的产品。孕妇暴露的一个例子是已感染或刚感染艾滋病毒的孕妇。

鼓励MAH收集完整的数据，并在定期报告中报告正常结果，因为这是有用的信息[必须保留没有结局的报告，但不应视为个例安全性报告（ICSR）]。实际上，这是一个妊娠登记，此类报告应与暴露和结局的汇总数据一起纳入PSURs/PBRERs。还应包括正式的前瞻性妊娠登记研究。

更多详细信息，请参见欧盟妊娠期药物暴露指南。本文件说明了风险管理计划、源数据和研究类型中需要解决的问题（例如，来自自发报告、记录链接、妊娠登记、出生缺陷登记、临床和观察研究以及非政府数据来源的病例系列）。该指南"旨在提供选择需要主动监测以收集妊娠上市后数据的药品的标准。该标准提供了如何监测孕期意外或预期药品暴露的指导，以及对报告数据和妊娠暴露后不良结局的具体要求。该指南还包括关于收集妊娠暴露数据呈现方式的详细建议。"该指南还包含了有关数据质量和数据标准化的讨论。这个关于药物和妊娠的优秀综述值得一读。

GVP模块Ⅵ（第B.6.1节）指南提供了有关妊娠预防项目的详细信息；这适用于已知或怀疑有致畸作用的产品。

根据2008年欧盟指南（关于药物对人类生殖和哺乳的风险评估指南：从数据到说明书文件），欧盟的说明书文件（SmPC）应包括以下内容：

- 来自人类妊娠经验的临床数据，如果适用包括频率；
- 从发育研究中得出的与评估妊娠期暴露风险相关的结论。本段仅提及畸形、胎儿毒性和对新生儿的影响；
- 关于不同妊娠期药物使用的建议，包括关于这些建议理由的一句话；
- 适当时管理妊娠期间暴露的建议（包括相关的特定监测，如胎儿超声和新生儿的特定生物学或临床监测）。

本2008年指南包括一个表格，该表结合了可用的非临床和人类数据，有助于对风险进行分类。还提供了一个决策树以帮助如何处方一种药。最后，建议根据已知/可用的非临床和人类数据，在产品信息中纳入标准用语。

17.3.2 哺乳期

一般来说，母乳喂养的婴儿不应暴露于母亲服用的产品中。在实践中，母亲停用某些关键药物并不总是可行的。幸运的是，与妊娠研究相反，哺乳研究相对容易，并且可以在新药研究中完成；然而，关于新药的可靠数据非常有限。

第11届世界卫生组织（WHO）基本药物示范目录中的药物建议："绝对禁止母乳喂养的治疗种类很少。但是，可能母亲需要服用的有些药物，有时会对婴儿产生副作用。"本出版物详细介绍了许多药物，并提出了具体建议，如"与母乳喂养兼容""尽可能避免""避免母乳喂养"和"无可用数据"。

在欧盟，2005年关于哺乳的指南简要指出：

如适用，应提及临床数据，包括活性物质或其代谢产物转移到母乳的研究。如有可能，应包括哺乳期新生儿的不良事件信息。应建议停止或继续母乳喂养，或停止或继续治疗。只有在没有可用的人类数据时，才应提供动物研究数据。

注：2004年10月，FDA发布了一份指南，"行业指南，妊娠期间药代动力学——研究设计、数据分析以及对剂量和说明书文件的影响"。世界卫生组织（WHO）在其出版物中包括"母乳喂养和母亲用药"。

17.4 男性服用药物后伴侣怀孕的不良事件

这是一个信息很少的领域。对动物的生殖研究是为了确定新药对睾丸和精子的影响。因此，经常有关于药物是否对男性生殖系统有毒的动物数据。然而，由于药物从男性精液或其他体液转移到女性体内引起的女性和胎儿的毒性数据很少。一般而言，建议避免使用。例如：

佩乐能联合利巴韦林是一种抗病毒药物，与α干扰素联合使用，用于治疗丙型肝炎，显然不应用于孕妇、可能怀孕的妇女和妊娠妇女的男性伴侣。FDA批准的药品说明书文件注释如下：

"佩乐能单药治疗：妊娠分类C：已证实非聚乙二醇干扰素α-2b对猕猴（恒河猴）的流产效应为1500万和3000万IU/kg（基于60千克成人的体表面积调整，估计人体当量为500万和1000万IU/kg）。应假定佩乐能也具有堕胎的潜力。在孕妇中没有充分且对照良好的研究。只有在证明对胎儿的潜在获益大于潜在风险的情况下，才可在妊娠期间使用佩乐能治疗。因此，育龄妇女只有在治疗期间使用有效的避孕措施时，才建议使用佩乐能。"

"与利巴韦林一起使用：妊娠类别X：在所有暴露于利巴韦林的动物物种中都已证明具有显著的致畸和/或杀胚胎作用。利巴韦林治疗禁用于妊娠女性和妊娠女性的男性伴侣［见禁忌证（4）和利巴韦林说明书文件］。"

"已建立了利巴韦林妊娠登记制度以监测女性患者和男性患者的女性伴侣在治疗期间和停止治疗后6个月内暴露于利巴韦林的妊娠母婴结局。鼓励医生和患者致电1-xxx-xxx-xxxx报告此类病例（佩乐能说明书文件）。"

女性暴露于药物或服用药物的男性伴侣的致畸效应的领域需要进行重要的额外研究。然而，现在和将来，建立这项工作的方法都非常困难。

17.5 其 他 资 源

从实践的角度来看，医疗保健专业人员、消费者和卫生当局面临的关键问题是确定在妊娠前和妊娠期间（包括妊娠确诊前的数周受孕）及哺乳期间服用哪些药物是安全的。

17.5.1　perinatology.com 网站

perinatology.com 是一个优秀的网站。该网站有多个链接和关于特定药物及其在不同孕期的作用（如果知道）、哺乳信息、新生儿不良事件和文献搜索的信息。

17.5.2　母亲风险

世界上有一个获取妊娠和药物信息的主要计划叫作母亲风险计划，其中心位于加拿大多伦多的儿童医院。见其网站（http://www.motherisk.org/prof/index.jsp）。其目标如下：

儿童医院的母亲风险计划是一项致畸信息服务，提供有关妊娠和哺乳期间药物和其他暴露的风险和安全性的最新信息。该项目的研究和教育也是一项重要的持续活动。

他们有关于妊娠、致畸剂、不良事件等的广泛信息。他们有可供加拿大用户使用的帮助热线。

17.5.3　畸形登记和机构

鉴于信息匮乏，现在人们认识到，追踪意外（不知道自己怀孕）或故意服用药物的妇女的妊娠及其结局是了解药物潜在毒性（和疗效）的重要方式。

- 研究畸形学机构的大型联盟组织是畸形学信息服务组织（OTIS-http://www.teratology.org），该组织涵盖美国、加拿大、英国和以色列。该组织是一个药物治疗信息和研究的交流中心它经常维护（回顾性）来自其服务地区医院报告的出生缺陷的畸形学登记。

- 欧洲对应的机构是欧洲畸形学信息服务网络（ENTIS-https://www.entis-org.eu/）。

  • EUROCAT 是一个大型的基于人口的欧洲登记网络，按地理区域分组，对先天性异常进行流行病学监测；完整、关联和附属成员以不同的粒度提供数据。截至2012 年，33 个国家的许多登记被"正式成员数据库"（一个完整的数据集）覆盖，占欧洲出生人口的 29%（http://www.eurocat-network.eu/）。一个令人特别感兴趣的中心是瑞典医学出生登记处，它是瑞典国家卫生福利委员会流行病中心的一部分。该中心的独特之处在于，它旨在收集瑞典所有出生人口的预期出生和妊娠数据——每年 86 000～120 000 份。收集的数据包括妊娠史、吸烟习惯、用药、家庭情况、医院、妊娠期、分娩类型、母婴诊断、手术、镇痛类型、性别、体重、身长、头围、出生状态、居住地、国籍、结局、分娩和婴儿信息。此外，世界各地的制药和化工行业也有各种畸形学和致突变性协会。

关于哺乳，LactMed 网站设计良好且易于使用（https://toxnet.nlm.nih.gov/newtoxnet/lactmed.htm）。为此，目前世界各地的许多卫生当局敦促或要求制药公司、医院等追踪所有已知的妊娠信息。

最后，值得一提的是 DES 的非同寻常和悲惨情况。妊娠期间服用药物导致患者甚至其后代中产生 AE（可能会发生在数年后），这对医学研究来说是一个挑战，目前的技术水平似乎无法解决这一问题。

17.6 ┆ 常 见 问 题

问：在妊娠和哺乳期妇女中，更复杂的药物与药物相互作用、药物与食物相互作用或药物与酒精相互作用领域情况如何？

答：这确实是一个未知的领域。因为很少对孕妇进行金标准、前瞻性、盲法研究，甚至是不可能的，所以即使在妊娠女性服用单一药物的"简单"情况下，也很难获得数据。目前尚无法充分研究相互作用（如果有的话）的复杂性，特别是与已知有毒物质（如酒精）的相互作用。关键问题是无法检验除流行病学研究所建议的假设之外的其他假设。这是该工作在今天的现状。

问：这里是否存在一种悖论？如果对已知或强烈怀疑对母亲或胎儿有害的药物进行妊娠登记，在回答了所有问题后，妊娠登记成功了。这是否表明对此药品的警告和风险管理计划失败了？

答：事实上，一个成功的风险管理计划，或 REMS/RMP（风险评估和降低策略/风险管理计划），可避免已知致畸药物的妊娠，理论上会使登记研究变得不必要和不可用。妊娠妇女有意或无意地服用明确知道有致畸性的药物，是当今医学上的悲剧之一。现在人们更加关注风险管理项目以预防妊娠妇女服用这些药物。这是否会成功还有待观察。这是一个公共卫生领域，也需要母亲（和父亲）在吸烟、饮酒、饮食、用药和药物（合法和非法）方面的"良好妊娠行为"。

问：我们能否量化女性在妊娠期间服用药物的风险？

答：幸运的是，当一种药物被确定为"致畸"时，这并不意味着其危害风险值为100%。百分比随受孕时间、药物、暴露剂量、周期和其他环境因素而变化。例如，沙利度胺的一个"主要"风险值意味着20%～25%。对于每位妊娠女性，需根据适应证、药物、剂量、暴露周期等做出决定。

问：哪些教科书是关于妊娠和哺乳期药物暴露的最佳参考？

答：很多……但试一下 Briggs、Schaefer 和 Ste Justine 编辑的三本关于妊娠的书和 Hale 编辑的关于哺乳的书。但是请记住，教科书的编写和出版（包括本手册！）之间往往存在滞后性。随着新信息的积累，教科书也会过时。因此，除了已出版的（纸质）教科书外，还应参考在线资源。

问：在这一领域，似乎缺乏支持决策的循证信息。研究方向是什么？

答：我们正处在一个令人兴奋的时代，科学在不断发展，新的医疗技术不断涌现。其中一些信息可能对妇女健康很重要，包括纳米技术、药物基因组学、新的成像技术和方法、3D 打印以及再生医学的发展。这些领域取得的渐进性进展会催生新的方法和工具，用于评估与药物使用有关的性别因素。事实上，前沿研究应该支持创新产品和技术的开发，以更好地管理用于妇女医疗保健的药物。

第 18 章

急性和慢性（迟发）不良事件

开始用药或停用药物后不久出现的不良事件（AE）是较为常见且相对容易识别的（尽管如果真有那么简单的话，就不太需要这本书了）。这些 AE 与用药时间的相关性及生物及药理学上的"合理性"，使这些药物值得高度怀疑。

18.1 简 介

停药数周、数月甚至数年后（"长潜伏期"）发生的不良事件（AE）则并非如此。可能找不到病历记录，患者使用该产品的记忆也变得模糊，其可疑程度并不高甚至不存在，也可能没有合乎逻辑的生物学或药理学的原理支持与肝脏、大脑或其他靶器官相关的不良事件。

现在人们越来越认识到药物治疗，特别是先进疗法药物（如免疫调节剂）以及其他疗法（放射治疗、营养药物、OTC 等）可能会产生迟发 AE。通常需要极具见地的临床医生或良好的流行病学研究经过数年才能揭示一种特定的药物引起（或相关）某个特定的 AE。这样的一个发现往往首先遭到怀疑甚至嘲笑。然而，公共卫生和科学就是要求我们记住所有意外事件，并在适当的时候进行检验。高度怀疑是关键。

根据经验观察，从开始或停止用药到 AE 发生的潜伏期是多变的。AE 可以在开始用药后立即或不久后出现，或在用药数周或数月后出现，且没有其他明显问题。AE 也可以在停药很长时间后发生。下面的例子便是在开始用药或停止用药很长时间后发生的 AE。

18.2 Bendectin®：错误的警报

18.2.1 退市

Bendectin® 是三种活性成分的固定复方制剂，用于治疗妊娠期间的恶心和呕吐：

（1）多西拉敏，一种 H_1 抗组胺药，用作抗恶心和抗呕吐药物；

（2）吡哆醇，维生素 B_6；

（3）双环胺，在 Bendectin 退市前不久被从产品中移除。

该产品被误怀疑可导致先天性畸形。1977 年，有人提起诉讼，声称 Bendectin® 会导致一种被称为波兰综合征（胸肌缺陷）的出生缺陷。随后，在 1979 年，《国家询问报》上刊登了一篇文章，将Bendectin®与出生缺陷联系起来，这引起了公众的极大关注。美国食品药品监督管理局（FDA）为医生和患者发布的一份声明称，目前该药物的说明书文件能够反映FDA的评估意见，尚缺乏足够的证据表明Bendectin®与出生缺陷风险的增加有关。

几项病例对照研究结果证实，未发现明显的致畸效应。这些数据构成了该产品免责的基础。该药已经上市约27年，在美国约有3300万孕妇服用过，占所有孕妇的20%～40%。该药物自愿退出美国市场，即使在它被免责后也未再上市。该产品仍在其他国家以不同的名称销售使用（见下文）。[1]

18.2.2 重返加拿大和欧洲市场

一家实验室被授权以Diclectin®为名称销售含有多西拉敏和吡哆醇的产品。为了减少产科医生的疑虑，在产品说明书文件中指明该复方制剂被批准的治疗类别为"用于妊娠恶心和呕吐的止吐剂"。1989年8月11日，一组加拿大专家发表了一份声明，宣称这种固定复方制剂是安全的。英国监管当局也表达了同样的观点。因此，加拿大政府为一家加拿大制造商保留了该产品的上市许可。[2]2003年的一项流行病学研究比较了1970—1992年间美国的出生缺陷率，发现1980—1984年间停止使用Bendectin®后出生缺陷率没有发生变化。[3]

有大量关于Bendectin®的文献报道，一些研究人员认为这是有史以来被研究最多的妊娠药物，有好几本书和数百份资料可参考。

尽管一项未发表的研究表明其疗效可能并不确切（参见http://www.cnn.com/2017/01/04/health/diclegis-morning-sickness-drug-fda/index.html），但医生、政府和学术界各类组织认为Bendectin®和Diclegis®是妊娠晨吐的一线治疗方法。

因此，至少在某种程度上，争论仍在继续。

18.3 阿霉素®

导致药物迟发AE的例子包括阿霉素（盐酸阿霉素），它可能在治疗结束数年后引发心脏问题。

其心肌毒性最严重时可表现为潜在致命性充血性心力衰竭，可能发生在治疗期间或治疗终止后数月至数年。根据体征、症状和左室射血分数（LVEF）下降的综合指标评估，阿霉素每3周注射一次，总累积剂量为300mg/m^{2}时，发生心肌功能受损的概率为1%～2%，总累积剂量为400mg/m^{2}时，发生心肌功能受损的概率为3%～5%，总累积剂量为450mg/m^{2}时，发生心肌功能受损的概率为5%～8%，总累积剂量为500mg/m^{2}时，发生心肌功能受损的概率为6%～20%。在一项回顾性分析中，累积剂量为430mg/m^{2}时，发生充血性心力衰竭的概率为5/168（3%），累积剂量为575mg/m^{2}时，发生充血性心力衰竭的

[1] Fleming, BMJ 1981; 283: 99; CSM/MCA, Curr Problems Pharmacovigilance 1981; 6; Lancet 1984; 2: 205; BMJ 1985; 271: 918.

[2] CSM/MCA, Curr Problems Pharmacovigilance 1981; 6; Lancet 1984; 2: 205; Medico-Legal Committee Opinion, J Soc Obstet Gynaecol Can 1995; 17: 162; Korea, Can J Clin Pharmacol 1995; 2: 38.

[3] KUTCHER J S, ENGLE A, FIRTH J, LAMM S H, Bendectin and birth defects II: ecological analyses, birth defects Res A: Clin Mol Teratol 67 (2): 88-97.

概率为8/110（7%），累积剂量为728mg/m^{2}时，发生充血性心力衰竭的概率为3/14（21%）。

在先前接受过纵隔照射、同时接受环磷酰胺治疗或既往有心脏病病史的患者中，这种毒性可在低累积剂量时发生（阿霉素说明书文件，Pharmacia/Pfizer，2010）。

18.4 基因治疗

FDA于2006年11月发布了一份题为《基因治疗临床试验——观察受试者迟发不良事件》的行业指南，并于2017年更新。其中说到：

"由于遗传物质或用于携带遗传物质的产品的其他成分具有持续的生物活性，暴露于基因转移技术的受试者可能面临迟发不良事件的风险。"

参见 https://www.fda.gov/downloads/biologicsbloodvaccines/guidancecomplianceregulatoryinformation/guidances/cellularandgenetraphy/ucm078719.pdf。

18.5 抗反转录病毒药物

现在人们普遍认识到，许多人类免疫缺陷病毒药物可产生迟发毒性。FDA已经发布了指南，指出在临床试验中应该进行长期随访：

"因为长期抗反转录病毒治疗已经观察到多种不良事件，在经传统流程批准后，应启动长期系统评价不良事件的机制。对照比较和前瞻性评估队列可能有助于描述和定义迟发不良事件的药物相关性。因此，在获得传统批准后，本部门强烈鼓励申办者在关键随机研究或其他治疗队列中长期（3～5年）收集安全性数据。"（Guidance for Industry，Antiretroviral Drugs Using Plasma HIV RNA Measurements—Clinical Considerations for Accelerated and Traditional Approval，Center for Drug Evaluation and Research，October 2002）。

另见 The National Center for Biological Information（NCBI）Anti-retroviral Therapy（ART）for HIV Infection in Infants and Children：Towards Universal Access：Recommendations for a Public Health Approach：2010 Revision。

在接受抗反转录病毒治疗期间，药物相关的不良反应可能会立即（在用药后不久）、在早期（在治疗的最初几天或几周内）或晚期（在治疗数月或更长时间后）发生。参见 https://www.ncbi.nlm.nih.gov/books/NBK138571/.

18.6 己烯雌酚（DES）

可能最耐人寻味和异乎寻常的迟发性AE的例子便是服用DES的女性的后代发生阴道癌，这一点已经被详细验证过。

DES是一种雌激素，于1938年被首次合成。1941年，DES被FDA批准用于人体。主要基于哈佛大学研究人员George和Olive Smith的研究，FDA于1947年批准其用于妊娠期间治疗或预防自然流产，但这最终被证明是个错误，该药物并不能预防流产。

1970年，当临床医生在14～22岁的女性中观察到一种罕见的阴道癌，引发了对这个问题的怀疑。这种透明细胞腺癌（CCA）通常只见于70多岁的女性。直到其中一名年轻癌症患者的母亲提到她服用DES以防止流产，才似乎得到解释。对其他患者母亲的询问显示，她们也服用了DES，而Arthur Herbst和其合作伙伴在1971年的一项病例对照研究中证实了DES与CCA之间的联系。

18.6.1　恶性肿瘤延迟发生（长潜伏期）

从DES最后一次用药到这一药物不良反应的发生（潜伏期）是有史以来观察到的时间最长的延迟反应。该问题发现的滞后性有几个合理的解释：

- AE并未发生在服用DES的女性身上，而是在阴道发育关键期暴露的女性后代中发生。
- 在女性后代出生时，该AE无法被发现。
- 直到青春期后，在妇科检查时才会被发现。
- 产科问题只有在妊娠时才会出现。

自发报告包括第一批病例的公布和一项病例对照研究。据报告，暴露于DES的女性从出生到34岁发生CCA的风险约为千分之一。从青春期开始到青少年晚期和二十岁出头，该风险迅速增加。此后，尽管有少数病例报告发生在40多岁的女性中，但该风险急剧下降。其他不太严重但更常见的DES暴露后代的产科和妇科问题也在医学文献中进行了评论：

- 阴道腺病，宫颈外翻（正常，但错位，柱状上皮）；
- 结构异常，如宫颈帽、子宫发育不良和T形子宫；
- 功能性问题，如生育能力下降、异位妊娠、自然流产（相对风险为92∶1）和早产（相对风险为5∶1）；
- 母亲接受DES治疗的女儿的后代（即第三代）可能出现异常情况；
- 良性畸形，如子宫内暴露的男性发生小睾丸和附睾囊肿。

18.6.2　采取的行动

1971年，FDA禁止在妊娠女性中使用DES（FDA Drug Bulletin 1971）。同年，芝加哥大学设立了一个注册登记处，由Arthur Herbst担任主席。1978年，旨在识别和研究DES暴露下患有腺病的女性的美国国立己烯雌酚-腺病合作（DESAD）项目开始启动。1973年，美国国立卫生研究院向各医学院和众多妇科肿瘤学家通报了癌症风险增加的情况。1977年，法国撤销了己烯雌酚的产科适应证。美国、加拿大、法国、英国和其他地区发起了一场称为DES的行动，可访问其网站。

1999年，美国国会指示美国国立癌症研究所资助一个为期3年的DES国家教育运动，由疾病预防控制中心（CDC）举办，[1] 目前正在随访第三代（DES子女的后代）可能与祖

---

[1] (a) HERBST A L, ULFELDER H, PPSKANZER D C. Adenocarcinoma of the vagina: association of maternal stilbestrol therapy with tumor appearance in young women [J]. New England Journal of Medicine, 1971, 284 (16): 878-881. (b) WILCOX A J, BAIRD D D, WEINBERG C R, et al. Fertility in men exposed prenatally to diethylstilbestrol [J]. New England Journal of Medicine, 1995, 332 (21): 1411-1416. (c) GIUSTI R M, IWAMOTO K, HATCH E E. Diethylstilbestrol revisited: a review of the long-term health effects [J]. Annals of Internal Medicine, 1995, 122 (10): 778-788. (d) COBERT B L, BIRON P. DES Action VOICE: Smmer 2000 (section adapted from Pharmacovigilance from A to Z [Z]. [s. l.]: [s. n.], 2000.

母使用DES有关的健康问题。CDC建立了一个设有多个链接的完整网站：https://www.cdc.gov/des/index.html。

尽管很少有像DES延迟如此之久或如此引人关注的事件，但还有一些其他长潜伏期AE的例子。通过英国的黄卡系统监测发现，1975年从英国市场撤出的β受体阻滞剂普拉洛尔与硬化性腹膜炎有关，而硬化性腹膜炎直到药物开始使用后平均201周才出现（时间范围为0.5～11.5年）。[1]

18.7 长潜伏期不良事件未来的处理方法

美国医学研究所在"评估疫苗相关不良事件的研究策略：研讨会总结"（1994）中讨论了接种疫苗后出现的长潜伏期AE（https://www.ncbi.nlm.nih.gov/books/NBK231535/），但却没有确定任何新的策略来更好地发现此类不良事件。

到目前为止，最好也是唯一可行的策略就是使用药物流行病学技术对有长潜伏期AE风险的患者进行长期随访。

18.8 常 见 问 题

问：这似乎让医疗从业者陷入了一种不可实现的境地。该如何开始合理地尝试确定某一特定的体征、症状或AE是否是由几周、几个月甚至几年前服用药物引起的？患者甚至可能不记得或不知道他或她到底服用了什么。我们如何才能获知由于父母那一代服用的药物而导致的不良事件？

答：一个合理的观点，医疗从业者确实无法做出这样的判断。长期或跨代AE的发现主要仍依赖流行病学和观察性的研究。存在这样一种趋势，在短期研究结束后继续进行长期安全性的临床试验。然而，即使这样也会由于涉及的患者数量较少，且长期安全性观察研究存在困难，而无法发现罕见AE的情况。如果受试者随访时间足够长，所有受试者都将出现不良事件（并最终死亡）。也就是说，有一些混杂和巧合的事件使得对长期结果的解释变得非常困难。当大量人群有电子健康记录时，由正规的卫生当局驱动的持续对大型数据库进行的监测将能更敏感地发现长潜伏期、低频率的AE。

根据迄今为止所见的例子，由机敏的临床医生进行自发报告仍然是目前最好的方法，或许药物流行病学和基因组学将能提供更多的答案。从医疗从业者的角度来看，保持高度警觉非常重要，应询问患者最近和很久以前的药物史，包括非处方药。除此之外，我们还必须等待更好的技术和方法来追踪服用的药物和由此产生的AE。

[1] MANN R D. An instructive example of a long-latency adverse drug reaction—sclerosing peritonitis due to practolol [J]. Pharmacoepidemiology and Drug Safety, 2007, 16 (11): 1211-1216.

第19章

药物相互作用

分析不良事件并将其因果关系归因于特定的药物是相当困难的。当患者同时服用其他药物时，这种困难就会增加。有时这会被称为是"多药物合用"。一般认为，服用药物越多，发生不良事件的风险越大，发生药物相互作用的风险也越大。其他可能与药物的相互作用也发生在与药物及食物、草药产品、疾病以及酒精和其他饮料合用时。

19.1 简　介

药物相互作用：当使用多种药物时，可能无法将不良事件归因于某一种特定药物。大多数监管报告要求报告者或公司详细说明一种或多种"可疑药物"，如果存在合并用药，则也需说明一种或多种"合并用药"。前者被假定为可疑药物，导致不良事件发生，而后者则不是。在临床试验中，通常要求研究者和申办方详细说明不良事件是否与研究药物"相关"。

药物相互作用属于更加复杂的情况，这种情况发生在患者服用两种（或多种）药物，药物之间直接或间接互相影响时发生，即一种或所有药物的药代动力学（如血液水平）或药效学（体内效应）可能会发生改变。

例如，药理学研究发现，地氯雷他定（Clarinex®）与红霉素、酮康唑、阿奇霉素或氟西汀联合给药会导致地氯雷他定及其主要代谢产物的血浆浓度（C_{max}和AUC24h）升高，但安全性特征未产生具有临床意义的变化。这是药物相互作用导致药代动力学（血浆水平）的改变而非药效学（无临床安全性不良影响）变化的示例。

当患者服用几种具有相同不良反应的产品时可能会发生药效学上的相互作用。例如，当同时服用阿司匹林和氯吡格雷（均可降低凝血机制）加一种非甾体抗炎药如吡罗昔康，以及在未知的情况下服用另一种非甾体抗炎药如布洛芬（均可削弱胃黏膜并促进出血）时，患者发生消化道出血的风险极大。

另一种情况是像华法林这样的药物，它可以救命，但同时它的美国药品说明书文件上列出了与超过55大类药物、超过150种具体药物及数十种植物药（其中一些具有抗凝特性）的潜在药物相互作用。此外，说明书文件中还列出了几种"疾病-药物"相互作用，这些特定疾病可能导致凝血酶原时间/国际标准化比（PT/INR）的增加。相互作用可能导致PT/INR升高或降低，在某些情况下，华法林（Coumadin®）可能会使一例患者的PT/INR水平升高，而使另一例患者的PT/INR水平降低。这些改变有可能产生显著的临床效果，使患者面临出血或凝血的风险。

在研发新药的过程中，不可能对所有药物甚至所有类别的药物进行药物相互作用的测试研究。申办方至多针对以下方面进行选择性的相互作用研究：

- 药物暴露患者因年龄、疾病、性别等原因可能服用的最常用药物；
- 基于药理学、体外数据（如细胞色素P450代谢）或基于同类药物的历史数据，预期可能产生相互作用的药物。

这些研究试图在健康受试者中使用研究药物和（仅）一种其他药物以进行短期临床药理学试验。那些被怀疑会产生相互作用但本身具有明显毒性的药物（例如抗癌药物），出于伦理考虑，通常不能以这种方式进行研究。

值得注意的是目前可能存在大量的药物相互作用的情况。在美国，约有1500种获批药物（取决于您在此如何定义"药物"）。在这些药物之中，含有两种药物的组合制剂有110万个，含有三种药物的组合制剂5.62亿，含有四种药物的组合制剂2430亿！

希望有一天药物遗传学可以提供更好的方法来回答药物相互作用问题，但目前我们还没有实现这一点。

19.2 ⋮ 细胞色素P450

大多数药物相互作用数据基于细胞色素P450（CYP）系统的研究。CYP代表一大类酶，其功能主要是催化有机化合物的氧化，特别是药物，但也包括脂质、激素和其他化学品。这些酶主要存在于细胞的线粒体或内质网中并分布于全身。我们最关注的酶主要存在于肝脏中，它负责药物的生物转化和代谢，为排泄做准备。各种药物可能通过诱导酶的合成或抑制酶的活性来增加或降低一种或多种CYP酶的活性。因此，如果一种药物抑制一种酶，那么通过该酶代谢的另一种药物可能蓄积至毒性（导致不良反应）水平；相反，合成更多的酶可能增加第二种药物的代谢，并降低其水平，从而产生较低的疗效（可能产生较少的不良事件）。如果一种药物的治疗窗口很宽，这可能不重要，但如果其治疗窗口很小，并且需要药物的临界浓度才能有效，则可能危及生命。

FDA发布了一份"药物开发和药物相互作用：底物、抑制剂和诱导剂"的列表。参见 https://www.fda.gov/Drugs/Develop-mentApprovalProcess/DevelopmentResources/DrugInteractionsLabeling/ucm093664.html。

不仅药物可以作用于CYP系统，草药、吸烟和一些食物也可能作用于该系统。一个很好的例子是圣约翰草，它是CYP3A4的强效诱导剂。如果圣约翰草诱导更多的CYP3A4，通过该酶代谢的药物（药物被称为底物）如环孢素或英地那韦（Innadivir）可能清除更快、疗效更低。参见澳大利亚TGA网站关于圣约翰草的信息：https://www.tga.gov.au/alert/st-johns-wort-importantinteractions-between-st-johns-wort-hypericum-perforatumpreparations-and-prescription-medicines。

另请参见文章《圣约翰草（贯叶连翘）：药物相互作用和临床结局》，登录 https://www.ncbi.nlm.nih.gov/pmc/articles/PMC1874438/。

如上文华法林部分所述，某些身体虚弱或患有某些疾病（如自身免疫性疾病、心血管疾病、胃肠道疾病、感染、精神疾病、呼吸系统疾病、癫痫和其他）的患者发生药物相互作用的风险可能更高，基础疾病越严重，风险越高。

如果患者正在服用多种药物，情况会变得显著复杂。量表和测验通常是基于 I 期研究期间在正常个体中进行的研究，实际上这些检查是定性的。它们并不表明变化（诱导或抑制）是大还是小。这通常是由于临床试验中观察到的个体差异较大。

服用多种药物，其中一些药物可能会抑制，一些药物可能会诱导，其中一些药物可能会根据个体的不同而发挥作用，很明显，相互作用表格最多是起到指导和警示的意义，以关注药物相互作用的可能性。有关三种或三种以上药物的药物相互作用研究很少（如果有）。因此，可以说，每当有人服用三种或三种以上的药物时，通常没有关于这些药物如何相互作用的数据。实际上，患者进入了一个单一-患者的临床实验，也就是说，无法准确预测患者对新药的耐受性如何。由于没有很好的方法来预测可能发生的情况，处方者和患者必须仔细关注服用任何新药后患者的临床状态。

19.3 药物与食物相互作用、药物与酒精相互作用、药物与疾病相互作用和其他相互作用

还应注意的是，可能存在药物-食物（例如葡萄柚汁）、药物-营养素、药物-疾病、药物-草药和药物-酒精之间的相互作用。同样值得注意的是，如果患者正在服用OTC产品但没有被问询到或者OTC产品没有被患者记住，则可能会漏掉药物-OTC相互作用。有人曾试图挖掘大型数据库的数据，以寻找药物相互作用。一种方法是通过计算两种药物的比例失衡评分来判断药物的不良反应是否因相互作用而恶化。先计算单独得分，然后确定"交互"得分。这种方法还不是很成功，也没有被广泛使用。另一种方法是计算每种药物的置信区间，并将它与两种药物联合使用的虚拟药物的置信区间进行比较，试图估计药物相互作用效应。[1]

FDA 于2017年10月发布了关于"临床药物相互作用研究"的指南草案——研究设计、数据分析和临床意义。参见 https://www.fda.gov/downloads/drugs/guidances/ucm292362.pdf。

这些主要针对临床药理学和药物开发，而不是药物警戒。在药品广泛应用于患者的阶段，在确定药物-药物相互作用的更好的方法开发之前，我们仍是基于患者个体水平。

19.4 药物与药物相互作用的频率

在现实中，药物与药物相互作用代表了当今医学中一个尚未被临床医生很好认识的主

[1] (a) LEONE R, MAGRO L, MORETTI U, et al. Identifying adverse drug reactions associated with drug-drug interactions: data mining of a spontaneous reporting database in Italy [J]. Drug Safety, 2010, 33 (8): 667-675. (b) VAN MANEN R P, FRAM D, DUMOUCHEL W. Signal detection methodologies to support effective safety management [J]. Expert Opinion on Drug Safety, 2007, 6 (4): 451-464.

要问题。我们可以认为其中一些是"用药错误"，因为不应发生已知的药物相互作用从而导致缺乏疗效或不良事件的显著临床风险。不应处方或同时服用这些药物。电子处方在某种程度上有助于预防这种情况，然而，使用不良药物组合是很常见的。

在加拿大多伦多的一项研究中，909名接受格列本脲治疗的老年患者入院诊断为低血糖。经初步分析，因低血糖入院的患者在前一周接受复方新诺明治疗的可能性超过6倍。因地高辛中毒入院的患者（$n=1051$）在前一周接受克拉霉素治疗的可能性约为12倍，因诊断为高钾血症入院接受ACE抑制剂治疗的患者（$n=523$）在前一周接受保钾利尿剂治疗的可能性约为20倍。作者得出结论，许多老年患者因药物毒性而住院是在给予一种已知可引起药物相互作用的药物后发生的，其中许多相互作用是可以避免的。[1]

在一项对6个欧洲国家1600例老年患者的数据库研究中，受试者平均每人使用7种药物；46%有至少一种药物组合可能导致药物相互作用，平均每人有0.83次潜在药物相互作用。根据瑞典相互作用分类系统，几乎10%的潜在相互作用被归类为"应避免"，但其中近三分之一的可避免的相互作用仅存在于预先处置的患者。潜在药物相互作用导致的次生治疗效应的风险与发生不良反应风险同样常见。此外，不同国家之间潜在相互作用的发生频率和类型存在差异。

在美国，估计25%的总体人群每周使用5种或以上药物。在65岁以上的人中，50%的人每周服用5种或5种以上药物，12%的人每周服用10种或10种以上药物。

另一项研究发现，在275例接受多种药物治疗的老年人中，药物相互作用的可能性为80%。至少一种相互作用的概率为：

- 服用5～9种药物者，相互作用发生概率为50%；
- 服用10～14种药物者，相互作用发生概率为81%；
- 服用15～19种药物者，相互作用发生概率为92%；
- 使用20种或以上药物者，相互作用发生概率为100%。

在5种药物治疗方案中每加入一种新药则可使其相互作用风险增加12%。

19.5 信 息 交 流

越来越多的人认识到，传播医疗信息（在这种情况下为药物相互作用信息）的机制并不充分，也没有实现其目标。FDA和其他机构已经启动了各种更新的机制和程序（包括使用社交媒体），以更好地沟通安全性信息。有趣的是，在美国，药物相互作用问题的责任和义务似乎更多地落在药剂师身上，而不是处方医生身上，可能的原因如下：

- 美国的药学院在学生入门级学位项目中设立了相关课程，旨在指导学生药物相互作用的各个方面，包括检测、发生率和意义和药物相互作用的类型、发生相互作用的机制及药剂师在监测药物治疗以避免或解决药物相互作用中的作用。

［1］ JUURLINK D N, MAMDANI M, KOPP A, et al. Drug-drug interactions among elderly patients hospitalized for drug toxicity [J]. JAMA, 2003, 289 (13): 1652-1658.

■ 大多数药房（尤其是美国的大型全国和地区连锁店）和医疗保健系统都是高度计算机化的，允许药剂师在处理首次用药处方和再次用药处方时筛查患者用药特征是否存在药物相互作用，软件会自动标记并提醒药剂师和患者。

然而，《芝加哥论坛报》对255家药店（包括连锁和独立药店）做了一项"研究"。一个匿名记者带了两个根据药品说明书文件显然不应该一起给药的处方去药店，有一半的药房没有告知"患者"这些药物不应一起给药。这种没有告知的情况发生于30%的大型全国性连锁药店和72%的独立药店。具体信息可参见《芝加哥论坛报》（http://www.chicagotribune.com/news/media/92128156-132.html）和2017年8月9日有关药店对此做出的回应。虽然不能凭此断定所有的药店，但这条信息显然是消费者需要警惕的。

现在有多个智能手机的网站和应用程序可以支持用户输入一种或多种药物以查看它们是否有列出的相互作用。示例见下：

■ https://www.drugs.com/drug_interactions.html

■ https://www.webmd.com/interaction-checker/default.htm

■ 智能手机Apps：Pocket Pharmacist-Drug Information，Interaction…by Danike，Inc.和其他Apps。这些可在iPhone和安卓应用商店中查询和注册。

敏锐的"药物警戒"者应始终意识到发生相互作用的可能性，并注意正在服用的其他药物及OTCs、草药、营养保健品、食物、酒精和患者的疾病，以获得相互作用的线索。做到这一点也不容易！

在过去几年中，人们认识到，除了对产品中活性化学实体的不良反应外，许多其他问题在药物安全和药物警戒中发挥着重要作用，因为认识到安全性问题可能不仅仅与活性成分（活性部分）有关。赋形剂、生产过程中的残留物、质量控制（或缺乏）、容器和包装、药房或家中的储存问题、掺假、假冒以及产品出厂前后发生的其他事故都可能产生不良影响。所以，不良事件（AE）可能不仅仅是对活性化学实体的不良反应。本章简要总结了围绕质量和生产的问题。

20.1 简 介

1955年，20多万名儿童接种了脊髓灰质炎疫苗，但该疫苗活病毒的灭活过程被证明是有缺陷的。在几个月内，发生了约4万起脊髓灰质炎病例；200名儿童发生不同程度的瘫痪，10名儿童死于脊髓灰质炎。[1] 幸运的是，大多数常见的产品质量问题并不会引发如此严重的安全性问题。

患者或医疗保健专业人员对产品的投诉可能围绕以下方面：

- 药物未起效（无效）；
- 药物导致不良事件（AE）（安全性问题）；
- 药物看起来、尝起来或闻起来奇怪或不同。它正在碎裂。药丸上有粉末等（产品生产或质量问题）；
- 过去用的这个药是片剂，但这次是胶囊（包装、配药等方面的质量问题）；
- 我要求退款，否则我就起诉；
- 我在互联网上从一家据说是加拿大的药店订购了这些药片（可能是假药或质量问题）；
- 我在网上看到这个药丸应该……；
- 其他（"我的狗误食了药物"）。

通常，通一次电话就能发现多个问题："药片的颜色不对，我服用后出现了胸痛，我要求退款，否则我会起诉。"这里的部分问题在于在制药公司（或卫生当局或呼叫中心，

---

[1] FITZPATRICK M. The Cutter incident: how America's first polio vaccine led to a growing vaccine crisis [J]. Journal of the Royal Society of Medicine, 2006, 99 (3): 156.

如果他们先接到电话）找到正确的人，针对涉及的每个问题采取行动：不良事件问题、产品质量问题、财务/法务问题。在本章，我们讨论产品质量问题。

在大多数国家和地区，生产过程受一套法规、指令、法律和指导原则的监管，这些法规、指令、法律和指导原则属于《药品生产质量管理规范》（GMP）。国际协调理事会（ICH）在一系列"质量指导原则"中讨论了生产问题，涵盖稳定性、分析方法验证、杂质等主题。关键文件为Q7：药品生产质量管理规范。2000年至2002年间，该规范已在欧盟、美国、加拿大、日本和瑞士采纳并实施；2015年6月10日，ICH发布了一份针对GMP的问与答：澄清了Q7的几个章节的内容。各个国家和地区已经制定了自己的GMP要求。除最初采纳者外，其他国家现在已将ICH Q7纳入当地要求。

- 在美国，联邦法规第211节（21CFR 211）包含了制剂的现行生产质量管理规范。

- 欧盟发布了新的药品生产场所指令，取代了现有的人用药品指令（指令2003/94/EC）。新的欧盟GMP指令（EU）2017/1572于2017年9月15日发布，并于2018年3月31日成为法律。

在很大程度上，全球各地的GMP要求非常相似，一家工厂将经常生产在多个（或所有）全球市场销售的产品，因此需满足全球标准。

在美国，涉及产品质量问题的具体章节为211.198投诉文件：

"（a）（生产厂家）应制定并遵循书面规程，规定如何处理与药品有关的所有书面和口头投诉。此类规程应包括供质量控制部门审核的规定，包括涉及药品可能未符合其任何规格的投诉，以及对此类药品的投诉是否需要根据第211.192节进行调查。此类规程应包括审核投诉是否涉及严重且非预期不良反应的规定，并要求向食品药品监督管理局报告（21CFR 211.198）。"

本节要求生产厂家维护一套处理各种投诉的书面规程，并规定必须对严重且非预期不良反应进行审核。2015年，美国食品药品监督管理局对国内外的注册药品和器械机构进行了5615次GMP检查（FDA 2016年发布的2015财年机构检查年度报告）。产品质量问题经常被监管机构引用。下面就是一封2017年12月美国食品药品监督管理局给一家制药公司的警告信（注意，警告信通常发送给公司的首席执行官）：

"本警告信总结了严重违反制剂现行的药品生产质量管理规范（CGMP）规定的情况。参见21CFR第210和211部分。"

"由于您的生产、加工、包装或保存的方法、设施或控制不符合CGMP，因此您的药品，依据《联邦食品、药品和化妆品法案》（FD&C法案）21 U.S.C.351（a）（2）（B）第501（a）（2）（B）节所指的内容属于掺假。"

"我们详细审阅了您于（日期）的回复。"

在检查过程中，我们的调查人员发现了具体的违规行为，包括但不限于以下内容：

"1. 贵公司未能彻底调查任何未解释的违规行为，未能彻底调查某产品的成分或某批次不符或不满足其任何标准，无论该批次是否已分发（21CFR211.192）。"

"您未能彻底调查两批药品的放行和稳定性测试问题。这些产品缺陷包括黏度和外观。在稳定性测试期间，您还发现了包装缺陷。您没有对这些药品质量问题展开调查。调查时，您没有充分评估生产过程和相关记录，找出根本原因，并实施有效的纠正措施和预防措施（CAPA）。"

调查产品投诉通常属于公司质量部的职责范围。当出现产品质量投诉、医疗错误或不良事件时，药物安全部通常会介入。也就是说，即使产品的生产或质量存在问题，受试者还是服用了该产品，还出现了不良事件。当然，有时只有在使用药品后才发现或注意到质量问题（例如，患者出现不良事件，然后查看包装，发现药片闻起来很怪，药品变色是质量问题）。

在制药公司内部，这是一个"双重问题"，由药物安全部对不良事件进行评估，由相关的质量和生产部对产品投诉进行评估。有几个关键的操作问题：

■ 如果案例被某些部门接收和分类（如医学事务或医学沟通部），必须通知所有部门（如药物安全、生产和质量控制部），其他部门也参与同一案例的调查。每个部门遵循各自的规程进行评估，通常同时进行。

■ 各部门必须相互沟通其调查结果，因为其中一个部门或所有部门可能都需要向卫生当局提交调查结果。必须建立一种机制，要求投诉的患者将任何未使用的产品退还给公司进行分析。一些公司对所有投诉都这样做，而另一些公司只要求符合一定标准的投诉需要退货。质量检查可能包括审核批记录、检测保留的样品和检测患者退回的样品。

■ 必须将检测结果传达给药物安全部，并包含在提交给 FDA 和任何其他相关卫生当局的报告中。如果这是一份快速报告，质量部必须将新信息传达给药物安全部，以便在规定的时间内（对于严重/紧急问题，通常不超过 15 个日历日）向监管机构递交随访报告。质量部不得延迟将信息发送给药物安全部。同样，药物安全部应立即将临床随访相关信息（如批号）转发给质量部。

■ 同一案例可能有两个或多个不同的识别号，一个在药品安全部，另一个在质量部。如果计算机系统无法处理同一案例的两个识别号，则必须开发另一种跟踪方法，以确保案例不会被忽视。对于大公司来说，此类调查的数量可能相当多，许多数据在部门间来回流动。此外，如果案件涉及向患者退款或可能的法律或警方行动，可能需要第三个甚至第四个部门介入（如针对掺假的诉讼或警方调查）。

■ 由于许多产品的生产都是外包的，有时在多个工厂进行（例如，一个用于原料药生产，另外的用于制剂生产和包装），协调和调查可能会变得复杂，需要细致的协调和追踪。

■ 不良事件和产品质量投诉现在被视为"同一枚硬币的两面"。也就是说，如果服用药物后发生不良事件，该事件并不总是由活性成分引起，可能是赋形剂或生产、储存或运输过程中的问题，或者可能是假药。对药物安全组或药物警戒组或风险管理组而言，定期检查产品质量问题，以确定是否有线索或迹象表明由质量问题引发不良事件，是一种好的药物警戒工作方法。该评估方法（质量问题与不良事件的关系）尚未完全统一，仍然是一种"全局反省"的方法。除了常规的不良事件数据外，一些较新的事务性安全数据库现在能够记录案例中的产品质量问题。应尝试查看是否存在与药品批次、批号或地理区域有关的类似案例（不良事件和产品投诉）。邮购药房系统将药物从集中地分销到美国各地，这使得地理追踪变得更加困难，有用性也降低。在美国，局部地理区域使用特定批次药物的时代已经过去，但在较小的国家或地区还有可能。

▪ 对于重大和严重的产品质量问题，特别是那些危及患者健康或导致严重不良事件或可能涉及掺假的问题，必须立即采取行动。制药公司必须有机制来识别和调查这些问题，并将信息提交给公司的负责人，及时向监管机构的负责人汇报。如有必要，可能需要立即召回产品，在公共和互联网/社交媒体发布公告，停止生产等。公司应制定规程，使需要执行这些行动的团队很容易被动员起来并采取行动。识别由于质量缺陷而产生的安全性信号也是药物警戒的职责。

▪ 许多不良事件/产品质量问题通常很小且不重要。例如，发现包装的一部分（如小瓶或塞子）是从新供应商处获得，外观或表现不同，或后期稳定性测试显示有问题。有时会发现某个部件或程序有轻微但明显不符合标准。确定在产品分析和召回方面进行到什么程度通常是一个困难的决定，需要公司内多个部门和相关监管机构的协助。如果一个监管机构想要或要求召回，而另一个监管机构不想，则使情况变得复杂。必须制定并使用正式的书面规程。

注：在欧盟和日本，使用注射药物的患者发生感染的报告必须被视为严重事件，并作为安全性信号进行管理。在美国，这将被视为生产问题。

在美国，召回和撤市的定义如下：

▪ **一级召回**：使用或暴露于违规产品，可能会引起严重健康危害或死亡。

▪ **二级召回**：使用或暴露于违规产品，可能导致暂时或可逆的健康危害，出现严重健康危害的可能性很小；

▪ **三级召回**：使用或暴露于违规产品后，不太可能造成健康危害，但由于其他原因需要召回的。

▪ **撤市**：当一种产品存在轻微违规行为而不受FDA法律诉讼时，就会发生这种情况。公司将该产品从市场撤回或纠正违规行为。例如，一种产品由于掺假而从市场上撤出，但没有证据表明存在生产或分发的违规行为，即等同于从市场撤回。

▪ **医疗器械安全警报**：在医疗器械可能存在不合理的实质性损害风险的情况下发布。在某些情况下，被视为召回。可在FDA网站上查看召回、撤市和安全警报的示例。请参见 https://www.fda.gov/Drugs/DrugSafety/DrugRecalls/default.htm。

最近的例子如下：

▪ 药瓶边缘的玻璃有裂纹；

▪ 产品混合；

▪ 潜在微生物污染，影响无菌或缺乏无菌保证；

▪ 潜在的严重副作用；

▪ 说明书文件错误；

▪ 存在颗粒物；

▪ 存在玻璃颗粒；

▪ 违反现行药品生产质量管理规范的规定；

▪ 含有地塞米松，而不是氢化可的松；

▪ 未经批准的药物；

- 产品可能低于质量标准；
- 缺少有效期/批次信息。

　　一般来说，大多数国家都有紧急召回或从市场上撤回具有严重或危险或高风险质量问题的产品的机制。这可能适用于整个药品，也可能仅适用于某些配方、批次或其他部分。这些可使用欧盟的快速警报程序作为快速报告或"快速警示"处理。虽然药物安全部可能密切参与，但撤回或警示的操作问题将涉及多个部门，包括生产、注册、法务和公共沟通（如果必须联系公众）。

20.2　有关假药的问题

　　假冒、伪造、似是而非的产品现在是一个主要的担忧。对于市场上某些高利润、高需求的药物（如勃起功能障碍药物、麻醉品）来说，尤其如此。许多公司和监管机构都面临这一问题。监管机构几乎每周都会向消费者和医务人员发出关于假冒产品可能对患者有害的警告。

　　2011年，美国食品药品监督管理局发布了一份关于指导公司建立识别假冒产品的机制的指南：将物理-化学标识符纳入固体口服剂型药品中进行防伪。随后，2016年，美国食品药品监督管理局发布了另一份指导原则，标题为《药品供应链安全法案的实施：可疑产品识别和行业通知指南》。

　　另外参见世界卫生组织发布的关于假药的信息（http://www.who.int/MediaCenter/factsheets/fs275/en/）。

　　在欧盟，"假冒药品"不同于"伪造药品"。假冒药品是指非正品生产商在未经授权的情况下，复制或模仿原研产品制成的药品。假冒药品违反商标法。相比之下，伪造药品是旨在模仿真药的假药。假药未通过欧盟授权程序要求的质量、安全性和有效性的常规评估。

　　每一家销售或分销药品的公司都应该有处理假药或疑似假药的SOP。公司应该建立处理药物安全、企业质量/生产、法务和注册各领域内事务的程序。生产/质量部应该确定产品是否是假冒的，理想的做法是要求将产品寄给公司（用免邮资的寄件形式）进行评估和测试。

　　不幸的是，对于药物安全来说，这种案例通常是"正常药品的"SAE或非严重不良事件，即使怀疑来自假药，也必须按"正常药品"处理。应在初始报告的叙述中记录这种怀疑（如果有），并注明正在进行后续验证。应立即请求寄回实体药品，包括包装，收到后，生产/质量部应立即检测。显然，所有的沟通和回执应在数据库中妥善记录。

　　如果证明病例是由于假药而非公司产品引起的，则应在随访报告中告知所有相关卫生当局。如何在定期安全性更新报告（PSUR）的数据库中对其进行处理是一个棘手的问题，没有标准的处理方式。通常情况下，不应（不必要）将假药案例包括在公司产品的表格、列表和分析中，但要在报告的单独章节中进行说明。在安全数据库中处理这一问题可能很困难。药物安全部可能希望与法务、注册和生产部合作，建立一个协调系统来处理这一问题。现在一些公司，设立安全保卫部只是为了处理假药。应该更新安全数据库，以管理此类不良事件报告，这些不良事件报告来自疑似/确认/被证实的假药（或伪造药品）。实际上，这一问题在许多国家（尤其是非洲、亚洲等）急剧增加。

20.3 常见问题

问：为什么一家公司必须报告并浪费时间和资源来追踪与假药有关的安全性问题？这对公司似乎不公平。

答：有些是不公平的。但这仍然是一个重要的公共健康问题，公司将通过追究和解决有关假药的问题，为公众健康和自身利益（保护其产品）服务。实际上，一种药物是否是假药并不总是很清楚，尤其是无法获得原包装时。假药可能会对健康构成威胁，因此可能会给真正的药品带来负面影响。防止合法产品因此类攻击而受损应该是公司的首要任务。

第21章

不良事件（AE）数量、质量、药品文档质量管理规范及病例记录

尽管收集和分析不良事件（AE）的系统自身存在诸多困难，但制药公司和卫生监管机构收到的AE数量仍在急剧增长。这可能是由于以下几个原因：

- 医疗保健从业者越来越意识到向卫生监管机构（和制药公司）报告AE对于公众健康和更好的沟通至关重要。

- 美国、欧洲和加拿大等国家和地区，鼓励患者和消费者报告AE。因此，患者和消费者对报告AE的重要性的意识也有所提高。

- 随着ICH成员的扩大，以及其他地方，例如俄罗斯、中国、巴西、印度等，对PV重要性认识的加深，ICH共识PV指南被更广泛地采用。

- 越来越多的药物临床试验产生更多的AE。

- 医生开的处方越来越多，普通人群使用处方药和非处方药（OTC）也越来越多，产生了更多的AE。

- 增加客户参与项目的数量、设计和创意，为患者和制药企业提供了双向沟通的机会（例如，疾病管理项目和患者支持项目等）。

- 新研发、生产出更多有毒性（更有效）的药物，用于治疗20年前药物治疗效果不佳或无法治疗的疾病（例如艾滋病、某些恶性肿瘤、克罗恩病、类风湿性关节炎）。

- 更多的老年人用药，更多的复方制剂，出现更多的药物相互作用和AE。

- 电子健康平台的激增，加上技术的改进、更好的通信手段和更便捷的AE报告方法（在线、电子邮件、电子数据收集系统EDC，从数据库、制造商网站和患者宣传网站自动"抓取"AE等）。

- 药学、护理和医学院里有更好的相关培训，同时，医院和其他医疗保健机构对报告AE的认识也在提高。

- 人口预期寿命延长。

- 由于媒体对"药害事件"等安全性问题的关注（芬特明-芬氟拉明组合、西立伐他汀、罗非昔布、苯氟雷司等），提高了公众对PV关注度。

- PV系统在资源有限的国家的卫生机构中的传播和使用，这些国家曾经要么没有这样的系统，要么没有给予太多的关注。

■ 卫生机构对安全报告所提要求的增加和PV部门稽查和检查的增加,对未能充分处理安全性问题的行为进行严厉处罚。

21.1 简 介

本章重点介绍上市后病例报告。FDA收到的由美国药物评价与研究中心(CDER)监管的已上市产品的不良事件(AE)数量,已从1987年的54 710份增加至2017年的180万份以上。这些数据来自FDA公共信息发布平台,通过该平台,任何人都可以检索FDA不良事件报告系统(FAERS)AE数据库(见图21-1)。

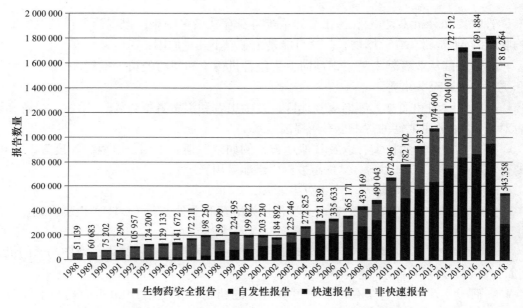

图21-1 按年份列出的 FDA FAERS 数据库中的 不良事件(AE)报告数量

图21-1中的信息截止时间为2018年7月。2017年的报告中,约50%(*n*=615 000)为NDA/BLA持有者的快速报告(15天报告),46%(*n*=557 000)为非快速报告,即"定期报告";仅3%(*n*=40 000)直接发送至FDA。本直方图中描述的报告数量不包括来自临床试验的安全性报告或疫苗和医疗器械相关病例和事件。

2016年,约85.6万例病例为美国国内病例,约35.7万例病例来自美国以外地区。

截至2018年7月,FAERS中有超过1500万例AE,其中约51%(*n*=8 126 987)为快速报告。

请注意,FDA从2015年开始,强制要求ICSRs中的结构化数据采用电子递交的方式。在此之前,FDA未将所有非严重病例报告录入其数据库。这解释了直方图中数据之间的差异,例如,2000年FDA收到的报告共有266 866份,但仅75%(*n*=199 632)的报告被录入数据库。

欧盟也有个病例报告的中央数据库（EudraVigilance数据库）。这个数据库由欧洲药品管理局（EMA）管理，既包含上市后病例报告，也有临床试验中发生的快速报告。

EudraVigilance数据库于2001年开始使用。2016年记录了1 238 000例病例报告。其中，27%（$n=339\ 000$）来自欧洲经济区（EEA），73%（$n=899\ 000$）来自非EEA国家。2017年11月之前，生产厂家将病例报告发送给欧盟成员国的监管机构，然后由监管机构将报告转发给EudraVigilance数据库。从2017年11月起，EMA开始接收上市许可持有人报告的个例安全性报告（ICSRs），并将报告转发给相关的欧盟国家主管部门。参见"2016年欧洲议会、理事会和委员会EudraVigilance年度报告（EMA/9942/2017）"中发布的图表（见图21-2）。

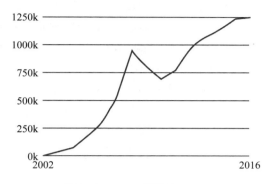

图21-2　EMA收到的ICSRs

在解释和/或比较不同地区/国家之间或不同年份之间的AE报告数量时，需要谨慎。应记住，在2015年之前，制药公司不必向FDA报告某些在美国境外发生的非严重不良事件和已在说明书文件中列出的严重不良事件。

在欧盟，患者/消费者的报告是从2010年才开始记录的，在此之前，某些EEA国家要求消费者的报告需得到医疗保健专业人员的确认；现在已不再要求。因此，上述引用的数量少于收集的AE总数。作为另一种潜在偏倚，安全性危机事件可能导致"过度报告"［例如，2017年法国的优甲乐（Levothyrox®）事件，造成患者/消费者报告量急剧增加］。这被称为"舆论效应"。

每年向卫生监管机构报告的这些巨大的且不断增加的不良事件（AE）报告数量：

■ 突出表明，过去20年中所做工作，如使用个例安全性报告E2B结构化数据元素，使用MedDRA®作为全球统一的词典来编码不良事件（AE）（和其他相关数据要素），都与改善病例报告收集和传输有关。

■ 证明了对大数据分析用于信号监测日益增长的兴趣，因为卫生机构和公司使用的旧的孤立定性方法是不够的。

■ 凸显了对训练有素的PV员工及改进流程和工具、提高数据处理的自动化程度的需求。

■ 推动了关于人工智能如何促进安全信号的数据筛查及处理和分析大量的病例报告（有效和无效）的持续研究。

FDA期望药品生产企业提交完整且高质量的病例报告表。在其1999年9月30日发布的《上市后药品不良反应报告实施条例》文件以及其他SOP中，FDA指示其检查员：

根据公司文件中的其他信息，验证所选报告的完整性和准确性：

（1）提交时表格上的信息是否可用？

（2）表格中是否包含了所有相关信息？

（3）向监管机构提供的初始接收日期是否与生产厂家首次接收信息的日期相同？

（4）公司在后续随访期间是否获得了新信息，该信息是否提交给了监管机构？

（5）在可行的情况下，尤其是当发生住院、永久性残疾或死亡时，公司是否获得重要的随访信息，以便对报告进行完整的医学评价？

此外，文件还进一步指导检查员进行以下工作：

记录与ADE法规偏离。下述明确的偏离应该被引用，如未提交ADE报告、未及时调查ADE事件、信息不准确、可用信息披露不完整、缺乏书面程序或未遵守报告要求。

这些违规情况将以"483"表格提交给公司，通常是在检查结束时。更严重的违规行为可能会产生"警告信"或"无标题信"，通常发送给公司首席执行官：

以下情况被视为严重违规，需要发警告函：

■ 未提交严重和非预期药物不良事件的ADE报告［21CFR 314.80（c）（1）和310.305（c）］。

■ 作为定期报告的一部分提交的15天警示报告，未作为15天警示报告单独提交。这适用于来自科学文献和上市后研究以及自发性报告的国外和国内ADE信息［21CFR 314.80（c）（1）和310.305（c）］。

■ 不准确和/或不完整的15天警示报告。

■ 未按时递交的15天警示报告。

■ 反复或故意不按照报告要求维护或提交定期报告［21CFR314.80（c）（2）］。

■ 未能对严重和非预期ADE结局进行迅速和充分的随访研究［21CFR 314.80（c）（1）和310.305（c）（3）］。

■ 未保存已上市处方药的ADE记录，或无书面程序调查未批准申请的已上市处方药的ADE［21CFR 314.80（i）和211.198］。

■ 未提交来自上市后研究的15天报告，其中药物对导致药物不良事件存在合理的可能性。

换句话说，稽查员/检查员将列举标准操作规程缺乏以及迟交、不完整、随访不充分或未发送的15天报告。因此，公司应确保质量和合规性程序到位，以确保以下事项：

■ 所有病例均由公司相关部门接收。例如，销售代表和其他公司人员，如果被告知发生了不良事件（AE），必须将这些病例报告给药品安全部门，以便进行适当的处理。这必须记录在标准操作规程中，并提供培训，记录和纠正违规情况。

■ 药品安全部门必须（或其他适当的地方）对病例进行快速分类，以确保在适当的时限内进行处理。这尤其适用于可能为上市后15天快速报告的病例（当然，也适用于可能为7天或15天快速报告的临床试验病例）。在实践中，这意味着所有严重不良事件（AE）应在公司任何部门收到后1～2（工作）日内送达药品安全部。

■ 应将严重不良事件（AE）迅速录入数据库并进行医学审查，将15天加速报告的有效病例迅速发送给卫生机构。如果信息不完整，应要求进行随访。初始报告填写完整的病例非常罕见，实际上，所有严重不良事件（AE）需要进行随访。

■ 应对照源文件审查数据的完整性和准确性。

- 还应由医生审查数据的医学内容。

EMA 或其他欧盟卫生监管机构进行的审计和稽查的基本性质相似，但也有一些与美国不同的欧盟特色。在任何情况下，上述所有要点也适用于欧盟的审计。

同样，欧盟国家当局、MHRA 和其他机构强调质量、时限、一致性、相关分析的重要性以及处理特定职能的个人培训和技能组合适当性。

21.2　药物安全事件存档

药品安全部门必须对每个病例的所有纸质和电子记录进行存档，无论是否严重、是否提交给卫生机构、是否完全符合有效性标准，以及是否被认为是重要的。纸质记录应保存在安全且受保护（防潮、防水、防火、防虫、防鼠等）的档案室里。电子记录应存放在符合 HIPAA（Health Insurance Portability and Accountability Act）和其他数据安全和隐私的计算机系统中（无论是云端还是单机）。

人员进出档案室或电子存储室应受到限制。员工或其他人从档案室调取文件，应正式签字并进行追踪。电子文件应具有完整的稽查跟踪记录。应该像图书馆对待珍稀书籍那样对待这些文件。

旧病例可在异地以纸质、电子或两种方式在相似的保护环境中存档，但进行稽查时必须在一个工作日或更短时间内提供。因此，归档、索引和检索系统必须清晰有效。

来自国外的源文件和病例，尤其是非英文的源文件和病例，可以保存在发生地（如公司的子公司或分公司或商业合作伙伴），但必须在一天内可用，以供检查或其他安全性审查。同样，如果图像以电子方式存储，IT 系统必须受到保护且随时可用。

所有文案记录，包括废纸、笔记和电话日志，必须保存在公司的永久档案中。一些公司扫描所有文件，只保留电子文件。如果以纸质形式储存，这些文件应酌情保存在每个个例安全性报告的纸质文件夹中，并在内部审核或卫生监管机构检查或稽查期间易于检索。药品安全部门也应禁止使用铅笔、橡皮和涂改液。所有注释均应使用钢笔书写。也应避免使用便签贴，因为它们可能会脱落或消失，并可能包含重要数据。修改错误数据时，将要修改内容用单线划掉，在附近写上新值，并签署修改日期及修改人姓名。

归档的最佳形式和格式应由专业档案管理员和 IT 专家负责。纸张保留产生了大量的文件，特别是如果公司或卫生监管机构每年收到数万或数十万例病例，因此每年会收到数十万至数百万张纸张。因此，实际上，非纸质存档现在是必需的。大多数经过验证的安全数据处理软件，都具有自动稽查跟踪功能。然而，采用 IT 解决方案的一个问题是技术的快速变化，导致电子存储系统过时。存储在 3.5 或 5.25 英寸软盘、zip 驱动器等上的数据现在是无用的，因为如果存储不当，磁盘本身可能不再是可读的，而且很少有计算机仍然有可以读取这样的磁盘的磁盘驱动器。应与机构内的相关专家（档案保管员、监管部门、法律部门、IT 部门）讨论存档相关决策并定期评审，以查看使用的方法和程序是否仍然适当，同时检查所需的软件是否得到了维护。

21.3 存档保留时间

通常由公司的法务部门或记录保存部门为所有文件设定各种时间限制。虽然各种法规都规定了保存时间，但公司保存记录的时间框架各不相同，允许在特定日期后销毁，如25年、新药上市许可申请（NDA）或上市批准（MA）完成后3年、最后一个产品售出后2年或3年（取决于产品寿命）、达到过期日期或不再用于临床试验等。

在实践中，安全性记录应永远保存。人们永远不知道何时可能因为卫生监管机构的问题、诉讼或许可安排而需要这些记录。请记住，在最初的患者服用己烯雌酚数十年后，己烯雌酚在后代（甚至在孙女中）中产生不良事件（AE）。

21.4 药品文档质量管理规范

最后，关于文件管理规范的一些补充评论如下：

- 必须处理和记录收到的所有安全性信息。
- 如果没有手写记录或者电子记录，没有记录就等于没有发生。
- 记录必须详细、准确、及时。
- 记录应是同步的；也就是说，应在发生时记录，而不是在稍后日期补记。
- 必须跟踪页码、日期和版本。
- 任何文件均不得过期。
- 避免字迹模糊（＝避免清晰度不足）！
- 文件应以商业方式书写，使用正确的语气、语法、词汇和句法。
- 文件的书写方式应使第一语言不是文件所用语言的人员能够理解。一些机构主要根据药品生产质量管理规范对此类规范进行了编纂。

第22章

个例安全报告的严重性、预期性和相关性

参与个例病例评估的药物安全人员通常需依据每个病例做出相应的决定。这些决定必须在收到个例安全报告（ICSR）后迅速做出，因为这决定了药品安全部门如何处理该病例，是否、如何以及何时向卫生机构和业务合作伙伴报告。严重性和预期性是对ICSR进行分类、分析及向相关机构报告的关键标准。因果关系也有重要影响，但主要是针对临床试验研究病例报告。在临床研发过程中，严重性、预期性和因果关系这三个标准实际上是协助筛选出ICSR中需要向卫生机构紧急报告的可疑且非预期严重不良反应。

22.1 ┊ 个例安全报告的严重性

普遍接受的严重性定义如下：

严重不良事件（SAE）或严重不良反应是指（患者使用药品）在任何剂量下发生的不利医学事件/反应：

- 导致死亡。
- 危及生命。

注：在"严重性"的定义中，"危及生命"指发生事件/反应的当时患者存在死亡风险，并不是指这个事件/反应进一步恶化才可能出现死亡。

- 需要住院或导致现有住院时间延长。
- 导致永久或显著的残疾/功能丧失。

注：美国食品药品监督管理局（FDA）于2011年3月对临床试验"严重性"定义稍微进行了修改，在定义中直接添加了"残疾"的概念，包括了用语"严重破坏正常生活功能的能力"。

- 先天性异常/出生缺陷。
- 重要医学事件或反应，运用医学和科学的判断来决定其他情况是否适合快速报告，例如重要的医学事件，可能并不立即危及生命、导致死亡或住院，但可能危害患者或需要干预以防止发生上述定义中所列的结果。这些事件通常也应被认为是严重的。"例如在急诊室或在家中强化治疗的过敏性支气管痉挛、未导致住院的恶病质或惊厥，或产生药物依赖或药物滥用"（ICH E2A）。

注：EudraVigilance工作组根据《监管活动医学词典》（MedDRA）制订了重要的医学

事件（IME）术语列表（详见 EMA PV 模块中的 GVP 附录Ⅳ）。该 IME 列表旨在帮助日常药物警戒活动中的可疑不良反应的分类、汇总数据的分析以及 ICSR 的评估。IME 列表仅作为指南使用，拟在药物警戒活动中使用 IME 列表的持有人可在 FDA 网站上获取。该列表将定期更新，与最新版本的 MedDRA 保持一致。参见 www.ema.europa.eu/docs/en_GB/document_library/other/2016/.../WC500208836.xls，需检索列表以确保它是最新的版本。注：欧盟和日本也指出，任何疑似通过药品传播病原体的行为也被认为是严重的（GVP 模块Ⅵ C. 2.2.5）。

多年来，卫生当局、公司和其他感兴趣的观察员对这些定义进行了讨论、分析和澄清。一般来说，药物安全性小组应采用最保守的解释。部分评论如下：

■ **死亡**：尽管有人认为这种二元概念（生 - 死）是相当直截了当的，但关于死亡时间以及不良事件（AE）和死亡发生时的相关情况已经有一些讨论。

如果有一个患者发生了心肌梗死（SAE），然后在接下来的数小时或数天内发生休克、严重心律失常并且死亡，很明显，该死亡与 SAE 相关，这是"致死性心肌梗死"。然而，如果一个患者发生心肌梗死，在心导管插入术过程中，进展为顽固性室性心律失常并且死亡，情况就变得非常棘手了。死亡是由于心肌梗死导致的还是导管插入术的后果？有些人会争论说，是因为心肌梗死才行导管插入术。目前这个问题尚无明确答案，可因情况而异。药物安全部门常使用最保守的做法，即死亡是 SAE 的一部分（或后果）。但是，如果采用了非保守但在医学上合乎情理的决定，则应在病例的某处注明该决定的依据。

另一个例子是跌倒。如果患者在平地上行走时绊倒、跌倒并擦伤膝盖，这很可能是非严重 AE。但是，如果患者从窗台上或在下楼梯时跌倒，并因跌倒而死亡，则应将该病例报告为严重和致死性病例，但如何分类非常棘手。跌倒可能是非严重的，但由于跌倒后发生的死亡，而非跌倒本身，整个病例显然是严重且致命的。同样，这个问题没有明确的答案；许多人会采用保守做法，将该病例（如果在临床试验期间发生）视为严重、致死性、未列入说明书文件的跌倒事件（假定"致死性跌倒"不在研究者手册中），且与研究药物无关（除非可能是由于伴随的头晕，被认为与研究药物相关，该头晕也应被编码）。其他人会争辩说，AE 是跌倒之后发生的，一切都是由于站在窗台附近所导致的；如果跌倒在平地上，则不会发生任何致死性事件。

美国和欧盟药品信息协会在 1993 年会议上进行了一项调查，在 1996 年报告的调查结果中 [1]，Win Castle 和 George Phillips 博士报告了大西洋两岸对严重性和预期性的解释存在显著差异。例如，欧盟调查中 89% 的应答者和美国调查中 44% 的应答者认为"完全失明 30min"是严重的，相比之下，37% 的欧盟应答者和 98% 的美国应答者认为"轻微的严重过敏反应"是严重的。这种情况是否仍然存在尚有待观察，但该结果仍非常有趣，并表明需要对安全性审查者进行协调和培训。

■ **危及生命**：搞清此概念需要解释此 SAE 如果不治疗是否会真正导致患者死亡的问题。

[1] CASTLE W, PHILLIPS G. Standardizing "expectedness" and "seriousness" for adverse experience case reporting [J]. Drug Information Journal, 1996, 30 (1): 73-81.

无心功能受损或心律失常的轻度心肌梗死可能被视为严重事件（如果未住院，则具有重要医学意义），但不危及生命，而心肌梗死在接下来的1或2h内进展为肺水肿则被视为危及生命。因而，该定义可能与"具有重要医学意义"有一定程度上的重叠。同样，大多数人会采取保守做法。请注意，对于临床试验，FDA于2011年3月修改了定义，要求研究者和申办方对不良事件是否危及生命共同进行评估，如果任何一方认为是，则应考虑为危及生命。

■ **住院治疗**：关于"住院治疗"或"已住院患者住院治疗"的真正含义存在很多争论。一些患者可能在急诊室过夜（甚至长达24～36h）进行观察和治疗，但不是"正式的"作为入院患者住院。因而，该患者在急诊室留观不符合严重性标准（见FDA 2001年关于AE报告的指南草案，第IVA.3节）。在欧盟，指令2001/83/EC提及SAE的定义，包括"已住院患者"住院。

■ **显著的或永久的残疾/功能丧失**：在实际中是一个相对不常用的标准，尚未正式定义。FDA在其2001年指南的草案中给出了一个有趣的例子：因据称由药物引起的行为（如精神药物导致愤怒反应）而被监禁的人，其正常生活能力严重受损。因而，这些不良事件符合显著或永久的残疾/功能丧失的标准。请注意本章前面提及的关于FDA将这一概念直接添加到"严重性"定义中的变更条目中。

■ **先天性异常/出生缺陷**：通常比较简单明了。应包括轻微的出生缺陷。FDA还指出，这包括了"发生在胎儿身上"的缺陷，从而涵盖了出生前发现的异常。

■ **重要医学事件**：因该标准依赖于医学判断，药物警戒部门通常难以处理。给出的示例（过敏性支气管痉挛、恶病质或惊厥）不一定有助于解释其他不太引人注目的情况。FDA也给出了药物依赖或药物滥用作为重要医学事件的例子。通常情况下，这类病例会在药物安全部门引起数小时关于其是否具有重要医学意义的争论。轻度的局灶性癫痫性发作是否具有重要医学意义？血小板计数低于正常值下限10%是否具有重要医学意义？其他例子比比皆是。各种经验法则如下：

✓ 如果发生在您或您的家庭成员身上，您是否认为这很重要或具有重要医学意义？

✓ 如果你已就一个案例是否具有重要医学意义进行讨论或争论了，那说明它就是具有重要医学意义。

✓ EudraVigilance工作组制定了IME，该列表与MedDRA同步更新，每年更新两次，可在上述网站下载。IME列表的使用是自愿的，法规未作要求。

✓ 如果市场或销售部门的成员或非医疗专业人员认为该事件不重要，那么该事件就很重要。该"规则"虽然有些戏剧性和讽刺的，但已注意到一个真实的观察结果，即有时药品安全部门的人员面临非医疗压力，需要根据销售、财务或其他非医疗标准来解释病例或做出决定。这是现实生活中一个不幸的事实——不仅在制药界，在临床医学界，许多判断都是基于成本效益。须始终牢记，药品安全部门的首要使命是保护公众健康。

✓ 原则上，我们决不能忘记这个标准的目的：不仅是为了确保我们遵守（或不遵守）法规（显然我们必须遵守），也是为了选择最相关/最重要的病例，以识别信号（如果有），保护公众健康。此外，如果已勾选了某一个严重性标准，则其他标准不那么重要，因为已经是严重病例了。重点是确保将病例正确评估为严重或非严重。因此，在有疑问的情况下，明智的做法是将病例/AE评为严重，避免同事之间无休止的讨论；不要再浪费时间了！

22.2 个例安全报告的预期性

关于预期性的法规相当简单明了：

上市前产品：任何药物不良事件，其特异性或严重程度与当前研究者手册不一致；或者，如果研究者手册不需要或不可用，其特异性或严重程度与常规研究计划或当前申请（修订版）中描述的风险信息不一致，则为非预期。例如，根据该定义，如果研究者手册仅列出了脑血管意外，则脑血栓栓塞和脑血管炎为非预期事件（特异性更高）[21CFR312.32（a）]。2011年3月FDA对法规21CFR312中该定义进行补充，指出"本定义中使用的非预期，也是指尚未在试验药物中观察到的AE或可疑不良反应，而非研究者手册中提及发生于同一类产品或基于药理学特性预计可能发生的事件"。也就是说，研究者手册类说明书文件（译者注：安全性参考信息）部分未特别提及的试验药物的AE被认为是非预期的。

已上市产品：药品当前说明书文件［药盒中药品说明书文件或产品特性总结（SmPC）或区域性说明书文件］中未列出的任何药物不良事件为非预期事件。这包括在症状和病理生理上可能与说明书文件中列出的事件相关，但比说明书文件中列出的事件严重程度或特异性更高的AE。例如，基于此定义，如果说明书文件仅提到了肝酶升高或肝炎，则肝坏死是非预期事件（严重程度更高）。

在说明书文件（药品说明书文件或SmPC）或研究者手册中提及"与类别相关"AE（即据称在同一类药物的所有产品中均可观察到的AE），但未明确描述在使用本产品中发生的AE，被视为非预期［21CFR314.80（a）］。

在欧盟，针对临床试验的法规536/2014和针对已注册的产品的指令2001/83解释了预期性。"非预期严重不良反应是指性质、严重程度或结局与参考安全信息（RSI；如针对未获上市批准的试验用药品的研究者手册和上市批准产品的SmPC）不一致的严重不良反应。"此外，法规规定"预期性应基于之前在药物活性成分中观察到的事件，而非基于药品的药理特性预计的事件或与受试者疾病相关的事件来确定的"。确保"严重性"和"严重度"两词不产生混淆或误解："严重度"一词常用于评估医学强度，而"严重性"作为界定向监管部门报告的准则。

理论上，这个概念相当简单明了，但在实践中，当考虑同义词和重叠概念时，它就变得有些困难。在Castle和Phillips之前引用的报告中，72%的欧盟应答者认为如果说明书文件中列出的事件是"头晕"，那么"眩晕"也应被认为是预期的（说明书文件中列出的），但只有50%的美国应答者认为眩晕为说明书文件中列出的。同样，18%的欧盟应答者和3%的美国应答者认为，如果"低血压、喘息和荨麻疹"是说明书文件中列出的，则报告的术语严重过敏反应也应是预期的。在该调查多年后，这些差异是否仍然存在尚不清楚。然而，它确实强调了一个事实，即训练有素的、有经验的医务人员在从事药物警戒时可基于相同的事实得出不同甚至相反的观点。

一般而言，人们应在不考虑严重性的情况下判断预期性。也就是说，仅为非严重病例，且与严重 AE（如重度肝炎）相比，所讨论的 AE 为轻度且医学意义不大（如斑丘疹），预期性的判断应仅基于说明书文件中的措辞而非严重性。每个不良事件均应给出相应的解释。

对于临床试验药物，尤其是尚未上市的药物，可能只有很少或没有人体试验（如第一项人体研究或 I 期研究显示无 AE 后的第一项 II 期研究）。在这种情况下，研究者手册中未列出与试验药物相关的不良事件，所有事件均为"新的"、非预期事件。基于药理特性预计会发生的事件不应视为预期事件，直至患者实际报告该事件并列入手册中。

在某些情况下，有必要在评估预期性时考虑正在研究的给药途径、剂量或适应证。这通常取决于研究者手册或上市后说明书文件的撰写方式。有些描述了不同适应证、剂量或给药途径的不同 AE 集。在评估预期性时，必须注意对每个病例应用正确的说明书文件。请注意在上市批准时和上市后阶段，按照适应证进行获益风险评估。常规的建议是就像评估严重性一样，以保守做法为主。如果存在 AE 是否是预期的问题时，应将其视为非预期事件。

22.3 个例安全报告的相关性（因果关系）

在向监管部门报送个案的三个标准（严重性、预期性和相关性）中，相关性标准通常是最难做的，原因如下所述：在收到个例安全性报告后，因果关系可以在个案层面上初步评估，但可能更重要的是对汇总数据及含汇总数据的各种监管报告［如定期安全性更新报告（PSUR）/定期效益-风险评估报告（PBRER）］进行评估（在做信号分析及风险管理时要审阅由病例系列组成的汇总数据）。

首先，要澄清一些基本的"内部"要点，以确保始终以相同的方式收集和处理病例。进行 ICSR 病例评估时，应确保使用现行 MedDRA® 版本和代码（一些较老的词典可能仍在 ICH 区域以外使用，一些较老药物的说明书文件可能不在 MedDRA 中）对病例进行编码。编码员应接受与现行 MedDRA 版本一致的编码规范培训，并应采用一致的方法、现行编码规范和同义词列表。

对于汇总报告，病例系列的检索标准应完整，并根据汇总分析中所有 ICSR 的当前（即相同）MedDRA 版本和药物词典进行标准化。如果汇总报告跨越多个 MedDRA 版本，则可能需要从早期版本迁移。如果需要发送查询 MedDRA 以获取特定医学概念的类似病例，则应根据国际医学科学组织理事会（CIOMS）的指南，使用标准化 MedDRA 查询（SMQ），该 SMQ 由 CIOMS 开发，并由 MedDRA 的维护支持服务组织（MSSO）在每个 MedDRA 版本同步发布。应酌情对病例进行随访（在收到后应迅速进行，而不是在以后进行），以确保最大限度地获得高质量的、有用的数据。

在实践中，许多公司有两套标准和分类用于 ICSR 中的因果关系评估。第一套标准和分类是医学研究小组和研究者在临床试验中使用的（正如许多卫生监管机构 FDA、EMA 等所指出的那样，研究者和申办者应对每个病例进行单独的因果关系评估）。第二套是在药物安全部门使用。在欧盟，"申办方不应降低研究者给出的因果关系评估的级别。如果申办方不同意研究者的因果关系评估，研究者和申办方的评估意见应与报告一起提供（给卫生监管机构）。"

　　基于监管报送目的的因果关系评估是二元的：是或否，因果关系是否可能。然而，由于下述的其他原因，临床试验方案和病例报告中包含多种因果关系分级（通常为3~6级），如下所示：

- 相关；
- 很可能相关；
- 可能相关；
- 可能无关；
- 无关；
- 无法评估。

该方法有助于以后的信号分析，并为研究者手册、产品说明书文件和专题论文创建表格，以了解药物与不良事件因果关系的确定性或缺乏性。然而，对于药物安全小组来说，必须确定临床试验中的不良事件是否符合快速报告的三个标准（严重性、预期性、因果关系），因果关系仅能为"是"或"否"。也就是说，药物安全小组必须在无关和相关之间做出选择。这里没有中间地带或灰色地带的因果关系。因此，药物安全小组必须迅速判定该病例是明确的无关（绝对、肯定的）还是其他情况（可能的、很可能、可能无关的、无关等）。有些药物安全小组认为"可能无关"为不相关，有些小组则认为它广义上归于"相关"类别。无论采用哪种方式，都应在标准操作规程（SOP）或工作文件（或临床试验方案）中向公司所有人明确说明处理方案。许多药品安全官员认为，除非病例为明确的、绝对的不相关，否则出于报送目的，因果关系应为"相关"。换句话说，所有病例的因果关系应默认为"可能相关"，直至有证据表明病例为"不相关"。这可能与最终临床研究报告中的病例分析不一致，后者可能记录更细致的意见。总而言之，在药物安全中，基于报送目的，因果关系有两种选择：不相关（因此该病例不快速报送）和其他所有情况。

　　自2011年3月起，FDA对因果关系法规进行了修改，引入了"合理可能性"的概念（21CFR32）：可疑不良反应是指任何一例AE存在是由某药物导致的合理可能性。出于研究新药（IND）安全性报告的目的，"合理可能性"是指有证据表明药物与AE之间存在因果关系。可疑不良反应在因果关系的确定程度上低于不良反应，后者意味着任何由药物引起的AE。该措辞将"可能相关"的旧概念变为"合理可能性"。目前尚不清楚这是否在实践中产生了重大影响。

22.3.1　相关性评估的方法

　　目前没有明确的因果关系评估标准或分类，现已有两种被广泛使用的因果关系评估方法（贝叶斯分析法为第三种方法，但尚未证明其实用性）。

22.3.1.1　总体判断

第一种（也是应用最广泛的）被称为"总体判断"，这是一种有点诙谐的描述，让一个或多个经验丰富的药物安全专家（通常是医师）审阅病例详情，特别是病例描述，根据总体判断理由决定病例是否由药物引起。显然，当由一个或多个人使用各自主观标准做决策时，所有预期的困难都存在：不同的培训、不同的经验、未经测试的评定者间可靠性、偏倚和来自公司或机构内其他人的压力等。一个法国小组在2005年发表的关于因果关系的文章中发现，五位资深有经验的专家使用总体判断法的总体一致性较差，且根据因果关系等级而异[1]。因此，在实践中，公司试图让内心坚强、有强烈意愿保护公众健康的可靠、聪明、有道德的人来做因果关系评估工作。

总体判断使用了以下标准：怀疑AE是由药物引起的原因。

- AE发生在预期时间窗内（符合药物的药理学或临床半衰期）；
- 暴露前无任何问题或症状；
- 无其他可能导致此AE的医学状况；
- 未使用可能导致此AE的合并用药；
- 去激发（停止用药）阳性和再激发（停止后重新用药）阳性（更好）；
- AE与已确定的产品作用机制一致（"生物合理性"）；
- 已知的类效应；
- 缺乏其他解释；
- 剂量效应；
- "典型"药物不良反应（如低背景发生率），如固定的药物反应，通常不可见，除非由药物引起；
- "干净的受试者"（例如儿童）；
- 发病时间的一致性（如早期的速发型超敏反应或远期的肿瘤发生）；
- 毒性研究中的相似结果；
- 体外试验阳性（例如，在严重过敏反应中，抗过敏原的免疫球蛋白IgE和血清类胰蛋白酶升高）；
- 体内试验阳性（例如，用于速发型超敏反应的皮内或点刺试验，或用于迟发型超敏反应的斑贴试验）；
- 已确定的风险分组或诱发因素；
- 缺乏原发性偏倚：用于治疗早期症状的药物可能与随后的疾病在时间上相关，特别是在药物疗效较低的情况下。

来源：改编自1995年CIOMS工作组Ⅲ编写的报告，药物核心临床安全性信息指导原则。

22.3.1.2 算法

算法代表了第二种方法，也是总体判断的常用替代方法。当单独使用时，它们通常

[1] ARIMONE Y, BÉGAUD B, MIREMONT-SALAMÉ G, et al. Agreement of expert judgment in causality assessment of adverse drug reactions [J]. European Journal of Clinical Pharmacology, 2005, 61: 169-173.

不会像总体判断那样有用，但当与总体判断结合使用时可能就有用了。算法代表了一种可计算机化的决策树，允许对预设问题给出是/否的答案，以确定因果关系结果。显然，该算法的好坏取决于所提出的问题和所提供的数据。由于无法建立"一刀切"的算法，通常需要进行最终人工审查，以确保算法得出的结果是"合理的"。目前已开发了30多种算法，用于药物警戒个例安全性报告的人工和计算机化的因果关系评估。其中一种早期使用的算法由 J. Venulet 教授于1980年开发，并于1986年更新[1]。

在一项评价各种算法与专家小组用世界卫生组织的方法评估之间一致性的研究中，对200份报告进行了研究。使用算法进行的评估与专家小组评估之间的一致率分别为"肯定"45%，"很可能"61%，"可能"46%和"无关"17%。校正混杂变量未显著改善结果。作者得出结论，在任何等级的因果关系中，均未发现与总体判断完全一致[2]。

22.3.2 对相关性评估的评论

最后，还有另外一条基本规则：如果两名或两名以上评估员（如临床研究团队、研究者和药品安全部门）之间存在分歧，则应采用最保守的判断，即如果一方认为病例不相关，另一方认为可能相关，则应认为该病例相关。欧洲临床试验法规536/2014指出，"如果申办方不同意研究者的因果关系评估，则应在报告中提供研究者和申办方的意见"；因此，出于报送目的，采用更保守的因果关系评估，并且在提交时在病例叙述中提供两种意见。

FDA也希望研究者和申办方做出判断，但最终由申办方决定。尽管阐明了该原则适用于研究者与公司意见不一致的情况下，但当公司内部存在分歧时，该原则也可能适用。

一些申办方设立裁定委员会（有运作机制和SOP）来应对分歧，以便及时达成解决方案，包括可能的7天和15天报送。不建议与研究者进行对话，以说服他们修改与公司不同的意见。我们认为，保守评估和过度报告优于SAE的漏报。然而，FDA允许申办方推翻研究者的可能/很可能相关的判断，将该报告不作为快速报送。我们认为这可能存在问题。

第1例极可能无关的SAE［例如，14年前服用己烯雌酚（Diethylstilbestrol，DES）女性的女儿发生了阴道癌］常被认为与研究药物无关，但在第2例、第3例及更多病例出现后，因果关系可变为可能甚至很可能。我们再次认为，推翻研究者的"相关"评估通常不是一个好办法；它应是合理、慎重且谨慎的。在实践中，这种情况即使有也很少见。毕竟，研究者从临床视角了解研究对象。另一个问题是，如果ICSR在欧盟作为快速报告而在美国不作为加速报告进行报送，公司同时对不同的监管机构说不同的话——这总是一件不幸且危险的事情。监管者会互相沟通！

［1］ VENULET J, CIUCCI A G, BERNEKER G C. Updating of a method for causality assessment of adverse drug reactions [J]. International Journal of Clinical Pharmacology, Therapy, and Toxicology, 1986, 24 (10): 559-568.

［2］ MACEDO A F, MARQUES F B, RIBEIRO C F, et al. Causality assessment of adverse drug reactions: comparison of the results obtained from published decisional algorithms and from the evaluations of an expert panel, according to different levels of imputability [J]. Journal of Clinical Pharmacy and Therapeutics, 2003, 28 (2): 137-143.

表 21-1　欧盟和美国用因果关系确定干预性临床试验个例加速报送的比较

	因果关系		
	研究者因果关系	申办方因果关系	对监管报送的因果关系
美国＝欧盟	无关	无关	无关
美国＝欧盟	有关	有关	有关
欧盟＝美国	无关	有关	有关
美国	有关	无关	无关
欧盟	有关	无关	有关

关于药物警戒方面的卫生权威专家如何从临床、药理学和流行病学的角度处理因果关系的简短而有用的总结，参见 Diemont 发表于 2005 年的文章[1]。

22.3.3　卫生监管部门对相关性评估的指南和要求

目前没有因果关系评估或分类的国际标准。美国和欧盟的建议总结如下。

22.3.3.1　美国 FDA 的要求

现行美国法规要求对 7 天和 15 天 IND 快速报告进行因果关系评估。这些法规要求提交 IND 安全性报告（21CFR312）：

从临床试验或任何其他来源获知的潜在严重风险信息的 IND 安全性报告，申办方必须尽快通知 FDA 和所有参与临床研究的研究者（即申办方向其 IND 或任何研究者 IND 提供研究药物的所有研究者），在任何情况下均不得晚于申办方确定信息符合报告条件后的 15 个日历日。在每份 IND 安全性报告中，申办方必须识别所有之前提交给 FDA 的关于类似可疑不良反应的 IND 安全性报告，并且必须根据之前的类似报告或任何其他相关信息分析可疑不良反应的重要性。

FDA 法规定义为，如果 AE 未在研究者手册中列出或其性质和严重程度与已观察到的不一致；或者，研究者手册不需要或不可用的情况下，与研究方案或当前申请（修订版）所描述的风险不一致，该 AE 或可疑不良反应被认为是"非预期"。例如，基于该定义，如果研究者手册仅提及肝酶升高或肝炎，则肝坏死是非预期事件（严重程度更高）。同样，如果研究者手册仅列出脑血管意外，则脑血栓栓塞和脑血管炎是非预期事件（特异性更高）。在本定义中，"非预期"也是指研究者手册中提及的发生于同一类产品或基于药理学特性预计可能发生的事件，但尚未在试验药物中观察到的 AE 或可疑不良反应（21CFR312.32）。

对于 15 天 NDA 快速报告来说，自发报告"暗示"存在因果关系。如果医疗卫生专业人员或消费者向药品生产厂家或 FDA 报告 AE，这意味着报告者认为在一定程度上药物可

[1]　DIEMONT W L. Is this reaction caused by this drug? [J]. Medicine, 2005, 63 (7): 242-243.

能导致AE。在要求15天快速报告的法规中并未明确说明这一点，法规要求如下：

"对于上市后15天'警示报告'，申请人应尽快报告所有严重、非预期的药物不良经历，无论是国外的还是国内的，在任何情况下均不得晚于申请人首次收到信息后的15个日历日 [21CFR314.80（1）（i）]。"

在2001年3月《人用药物和生物制品包括疫苗的上市后的安全报告的指南》草案中，FDA提出以下要求：

"对于自发报告，申请人应假设可疑不良事件或致死性结局是由可疑药物或生物制品所致（暗示存在因果关系）。对于临床研究，除非申请人得出存在产品导致不良事件或致死性结局的合理可能性，否则无需向FDA报送该不良事件或致死性结局 [见 §§310.305（c）（1）（ii）、337.314.80（e）（1）和600.80（e）（1）]。

因果关系评估——确定是否有合理可能性提示产品在病因上与不良事件相关。因果关系评估包括，如时间关系的评估、去激发/再激发信息、与基础疾病的相关性（或缺乏相关性）、存在（或不存在）更可能的原因和生理学的合理性。"

在2005年3月《药物警戒管理规范和药物流行病学评估的指南》草案中，FDA提出以下要求：

"对于任何个例病例报告，极少有把握知道事件是否由产品引起。迄今为止，尚无国际公认的个例因果关系的评估标准，尤其是经常自发发生的事件（如卒中、肺栓塞）。严格的药物流行病学研究，如病例对照研究和具有适当随访的队列研究，常被用于进一步确认产品与AE之间的潜在相关性。"

FDA不建议对因果关系进行任何具体分类，但已经使用了很可能、可能或可能无关的分级。世界卫生组织（WHO）使用以下分级：肯定、很可能、可能、可能无关、待评估和无法评估。尽管FDA不提倡特定的分类系统，但如果进行了因果关系评估，FDA建议详细说明因果关系类别。

与个例层面的因果关系评估不同，当申办方或卫生监管机构收集并评估所有可用的安全性数据（如下）时，就有可能评估产品使用与AE之间的因果关系程度：

（1）自发报告和已发表的病例报告；

（2）来自药物流行病学安全性研究的相对风险或比值比；

（3）临床前研究中观察到的生物学效应和药代动力学或药效学效应；

（4）对照临床试验的安全性结果；

（5）同类类似产品的普遍上市后经验。

FDA的结论是："在提供和解释可用的安全性信息后，可以评估使用产品与不良事件之间的因果关系程度"。

22.3.3.2 欧盟的要求

欧盟对因果关系的立场在《人用药品临床试验中产生的不良事件/反应报告的收集、验证和提交的详细指南》中做了解释（'CT-3'）[2011/C172/01/7.2.1（45）]：

因果关系：该定义是指事件与临床研究药品（IMP）之间的因果关系存在合理的可能

性。这意味着有事实（证据）或论据表明存在因果关系。经研究者或申办方判定为与试验用药品存在合理的可疑因果关系的所有AE均符合不良反应。申办方不应降低研究者给出的因果关系评估级别。如果申办方不同意研究者的因果关系评估，则应在报告中提供研究者和申办方的意见。

上市注册后因果关系：任何自发报告均应被认为具有可能相关性；欧盟卫生监管机构实际上认为，如果医疗卫生专业人员或患者认为有非药物原因，则不会报告ICSR。

自20世纪70年代末以来，法国政府使用了一个归因决策表，该表基于时间标准（发生时间、去激发、再激发）和症状标准（特定实验室检查结果、提示性临床表现、其他可能的解释）的组合，得出了5级总分（0，不相关；1，可疑；2，可能；3，很可能；4，肯定）。还考虑了额外的"参考书目"评分（从未记载到众所周知）[1]。更新后的方法已于2013年发表[2]，这导致增加了总分分级（5~7），一个新的信息量表和一个更清晰的"参考书目"评估评分。法律要求根据此方法评估在法国发生的所有自发报告。在法国以外不使用此方法。

法国的因果关系判定方法的一个非常有用的方面，就是可以帮助确定适用于病例报告中适当、有用的资料。例如，在电话沟通中，该方法有助于药物警戒专员确定采集最有用和最适当的数据，以用于适当的病例分析。关于得出因果关系的有力结论，专家们仍在争论……

法国政府使用的归因决策图如图22-1所示。

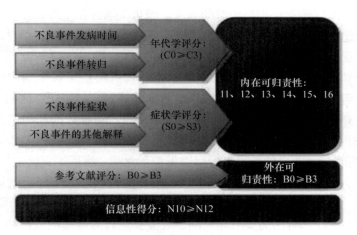

图22-1　法国政府使用的归因决策图

总体而言，上市后病例报告常用的方法仍然是Naranjo量表或其衍生法。在已发表的病例报告中，作者通常使用这种全球已知的方法[3]。

［1］ BÉGAUD B, EVREUX J C, JOUGLARD J, et al. Imputabilité des effets inattendus ou toxiques des médicaments: actualisation de la méthode utilisée en France [J]. Thérapie (Paris), 1985, 40 (2): 111-118.

［2］ ARIMONE Y, BIDAULT I, DUTERTRE J P, et al. Updating the French method for the causality assessment of adverse drug reactions [J]. Therapies, 2013, 68 (2): 69-76.

［3］ NARANJO C A, BUSTO U, SELLERS E M, et al. A method for estimating the probability of adverse drug reactions [J]. Clinical Pharmacology & Therapeutics, 1981, 30 (2): 239-245.

22.3.4　CIOMS I 因果关系评估

需要强调的是，生产企业不应将其收到的自发报告分为与药物暴露存在因果关系和无因果关系的报告。医师在向生产企业报告自发报告时，指出所观察到的事件可能是由药物引起的，也就是说，医生怀疑该不良事件是一种不良反应。在这种情况下，生产企业将因果关系评估强加给报告医师是不合适的。因此，所有医疗专业人员报告的严重非预期不良反应的自发报告都应被视为CIOMS报告。但是，提交此类报告并不一定表示生产企业接受因果关系。

22.3.5　乌普萨拉监测中心（世界卫生组织）对相关性的评估

乌普萨拉监测中心使用6分法：①肯定有关；②很可能；③可能；④可能无关的；⑤待评价；⑥无法评价。他们指出这些分类被广泛使用，尽管不是每个人都使用所有级别。

22.4　在不同时间，例如收到安全报告时、做安全信号监测时及准备定期安全更新报告时，对安全报告的判断

本章的大部分内容涉及收到报告时的判断。因果关系评估主要适用于临床试验中的病例，也适用于其他类型的"征集"报告。通常需在收到信息之初，在信息不完整和空白的情况下，进行严重性、预期性和因果关系的判断。

在安全信号监测或准备PSUR/PBRER时，审阅者可得益于每个病例的完整（或至少更完整）信息、病例系列、动物和其他临床前数据回顾、文献回顾、区间（定期）数据和累积数据等。这样就可以做出更细致、更理性的判断。随着数据和病例数的积累，因果关系判断和对病例看法完全改变的情况并不少见。例如，在早期的人体临床试验中，每个AE都是非预期的、新的事件，很难进行因果关系判断。事后来看，之后有更多的数据，判断可能更容易。服用芬-芬（Fen-Phen）后观察到的首例心脏瓣膜病就被认为是药物所致的可能性极小。只有当发生数次时，SAE才显示与该药存在因果关系。对于背景发病率高的病例，因果关系评估可能需要数年时间，并需要进行大规模的流行病学研究才能做出有效的判断。

22.5　综述和评论

对于IND或临床试验ICSR，为了符合现行法规，需要进行二元法因果关系评估（相关与不相关）。

对于上市后/注册后病例报告，如果报告者不辞辛苦地报送ICSR，则认为药物摄入与AE之间存在隐含/推断的关联。目前全球范围内尚无官方公认的方法。法国要求根据法国因果关系评估方法对所有国内自发报告进行评估。关于因果关系的结论，没有一种已发表的方法在判断个案时是非常有用的。此外，目前通常认为药物流行病学方法在评估可疑信

号的因果关系时，比合并"可能/很可能相关"的病例报告更有效。从每一份病例报告都能得到关于药物诱发因果关系的清晰而可靠的结论，仍然是一个梦想！

在个例基础上结合严重性、预期性和因果关系评估，使得药物安全性专员可以优先处理和向卫生监管机构报告注册前和注册后病例报告。

但出于信号监测的目的，得益于当前的IT系统和人工智能（AI）方法的使用，仅考虑严重的、非预期的、因果相关病例是不合理的。例如，如果评估为非严重、预期和因果相关的病例报告在一起提示AE频率增加时，则可能产生信号。忽略此类病例报告，我们将会错过安全性信号。很明显，许多病例报告是预期的和/或不相关的；这些报告产生的背景噪声对信号识别无效；但它们对于药物流行病学研究和其他研究（如病例对照研究）是有用的。

即使药物警戒法规在不同行政管辖区有相似的目标，许多国家也有其具体要求。如欧盟和美国在严重性或预期性定义方面存在轻微差异。各机构都要求其定义适用于提交给他们的所有ICSR（如国内和国外的报告）。而且，必须根据当地安全性参考信息（美国药品说明书文件和SmPC）评估预期性，即使是提交给他们的国外ICSR。不幸的是，这两份文件的内容因多种原因可能会有所不同。因此，一些公司对所有严重的自发报告都进行快速报送，而不考虑说明书文件问题。

至少可以说，确定严重性、预期性和因果关系的系统是混乱和复杂的。多年来似乎已经明确的一点是，在个案基础上，判断因果关系非常困难，尤其是对于新药或对于在适应证或患者人群中背景发生率较高的不良事件。在了解药物是否产生特定AE或一组AE之前，这类药物需要经历数年时间，数百万患者暴露，并进行多次试验和荟萃分析，如Avandia®（译者注：Avandia®曾是GSK畅销全球的糖尿病口服药物，于2006年上市，在美国的销售额达220亿美元，上市当年全球服用人数超过600万。但该药因罗格列酮潜在的风险存在巨大争议，被撤出欧洲市场，同时FDA于2010年限制了该药在美国的应用）和心脏AE。即便如此，专家可能对相同的数据做出略有不同的解释，并根据现有的监管工具实施或限制监管措施。作者的观点是，应在共识论坛上考虑建立一个更简单的系统，将向卫生监管机构报告与因果关系判断分开。

在这种情况下，所有SAE或非预期SAE亚组应快速报送（如21天内），所有死亡和危及生命的SAE在7天内报送，每90天报告一次所有非严重AE（现行欧盟自发报告法规）。当电子病历得到充分有效的使用时，所有（希望经过验证）SAE和AE将（理论上）立即实时报告。或者，事实上，数据会被卫生机构从"大数据"数据库中"拉"出来进行分析，无需向卫生机构报告（"推送"）病例。这可能在很多年内不会实现，因为要实现多个国际系统互操作性和标准兼容，这项技术还有很长的路要走。

然后，在不同的时间点，因果关系判断和与药物（联合药物）的关系将由公司、医疗机构，可能还由来自大数据的外部专家同时或独立地做出。也许有一天，"政治性"判断将从报告要求中删除。

第 **23** 章

不良事件和药物名称的编码

随着药物警戒变得更加机械化和计算机化，对术语、格式、词典、叙述和缩写的标准化的需求也在增长。已进行了标准化的第一个主要领域是不良反应/不良事件（ARs/AEs）和病史的医学编码以及药物名称的编码。在药物警戒领域，医学编码已通过《监管活动医学词典》（MedDRA）的使用实现了标准化。

23.1 简 介

已有其他几种编码系统被使用，其中有两个著名的系统：一是COSTART（译者注：《不良反应术语同义词库编码符号》）［在1998年底过渡到使用MedDRA之前，美国食品药品监督管理局（FDA）一直将其用于AE编码］，另一个是来自乌普萨拉监测中心（UMC）的WHOART®（译者注：《世界卫生组织不良反应术语集》）。尽管MedDRA现在是编码不良反应/不良事件（ARs/AEs）、器械相关事件、产品质量问题、用药错误、药物暴露、病史、社会史、检查、误用和滥用、说明书文件外使用和适应证的公认标准，但仍有一些组织在使用WHOART，不过这些组织的数量越来越少了。MedDRA的结构设计可以将这些报告术语进行有医学意义的分组，以便进行安全性数据分析。在美国和其他地方，一些较早的药品说明书文件中仍然使用非MedDRA术语（如COSTART），但在较新的说明书文件中，大部分章节已被转换为MedDRA术语。在较新的美国包装说明书文件中，一个例外是临床信息部分，该部分使用的编码为医学系统命名法-临床术语（Snomed CT）中的临床观察记录和编码（CORE）问题列表子集。这些术语包含在根据医师说明书文件规则（PLR）进行格式化的包装说明书文件的"突出显示"部分。在PLR格式说明书文件的安全性详情章节中，MedDRA术语通常使用的是首选语（PT）级别，并按系统器官分类（SOC）分层。在某些情况下，可以将类似的MedDRA术语整合在一起，对处方者来说也不会造成信息的丢失（例如，在说明书文件中，可以将镇静、嗜睡、困倦组合在一起）。这可以减少处方医生的困惑，但这也不总是可以实现的。MedDRA说明书文件分组（MLGs）的原则正在制定中。

编码的目的是为了使公司、监管机构和其他机构能够使用相同的医学术语进行交流。对ARs/AEs进行编码，从而可以使用一致的方式对相似的病例进行描述（即分类），进而实现对这些病例进行较为容易的检索、分析和比较。标准术语及其使用的一致性对于安全信号探测和分析非常重要。

23.2 ⋮ AR/AE 编码

23.2.1　MedDRA

MedDRA 是由国际人用药品注册技术协调会（ICH）基于英国卫生当局和其他机构早期的工作而制定的。作为 ICH 指导委员会的受托人，国际制药商协会联合会拥有 MedDRA 的所有权。当 ICH 根据瑞士法律成为一家瑞士的法律实体时，MedDRA 的所有权就转移给了 ICH。维护和支持服务组织（MSSO）作为一个服务组织，是 MedDRA 的存储库、维护者和发布者，也是 MedDRA 的信息来源。有关详情，请访问 MSSO 网站：https://www.meddra.org/。

MedDRA 是为药品、疫苗和医疗器械开发的、用于医学概念的标准化编码的术语库。它有多个级别（五个）的分层，从最概括性的术语到非常具体的术语。截至 2017 年底，MedDRA 有 11 种语言（中文、捷克语、荷兰语、英语、法语、德语、匈牙利语、意大利语、日语、葡萄牙语和西班牙语）版本，韩语和俄语翻译工作正在进行中。其基本语言是英语。

23.2.2　监管状态

欧盟：欧盟强制使用 MedDRA。所有可疑不良反应报告必须使用最精细的 MedDRA 编码［即最低水平术语（LLT）］并以电子方式提交。MedDRA 将用于向 EudraVigilance 临床试验模块报告可疑、非预期、严重不良反应（SUSARs）。在上市后阶段，严重和非严重病例报告中的疑似 ARs 和其他相关数据都必须使用 MedDRA 进行编码。定期安全性更新报告（PSURs）中的 AR/AE 术语也必须使用 MedDRA 进行编码，但对其分析和呈现是在首选语（PT）层级。产品说明书文件、产品特性总结（SmPC）和风险管理计划也应使用 MedDRA。

GVP 模块Ⅶ中引用了"标准化 MedDRA 查询"（SMQs），作为信号评估过程中的潜在工具。MedDRA 层级结构中固有的结构也支持搜索，它的术语是按逻辑分组排列的。

EudraVigilance 专家工作组创建了一份重要医学事件（IME）列表，以协助对可疑 ARs/AEs 进行分类和评估，并对数据进行汇总分析。IME 列表的使用是自愿的。它随 MedDRA 的每个新版本进行更新，并发布在 EudraVigilance 的网站上。一些公司将 IME 列表中的术语作为"总是严重的"AE，但并非所有人都同意这一点。

美国：FDA 已"或多或少"地强制使用 MedDRA 用于不良事件报告。FDA、受监管的医疗产品制造商/经销商和其他利益相关者在自愿的基础上实施了该计划。美国法律或法规不要求 FDA 或申办方/申请人/其他人使用 MedDRA；MedDRA 没有在法律上强制执行。然而，FDA 于 2014 年 6 月 10 日发布了一项最终规定（2015 年 6 月 10 日生效），要求行业以 FDA 能够处理、审阅和归档的电子格式（并非全部采用 ICH E2B 格式）提交上市后安全报告。然而，ICH E2B（R2）电子病例报告格式规定使用 MedDRA，相关技术规范第 5 页也表明了 FDA 对药物和生物制品上市后 ICSR 中使用 MedDRA 的预期。

对于临床试验，FDA也要求以FDA能够审阅、处理和存档的形式递交。CDER和CBER提交的研究数据必须使用FDA研究数据标准资源网页上公布的目录中规定的标准。FDA目前支持的受控术语包括MedDRA，MedDRA是临床试验数据中不良事件编码的默认术语。

总之，MedDRA是美国FDA规定的用于人体相关产品的事实编码标准，目前申办方/申请人几乎对所有强制性合规数据都使用MedDRA进行预先编码。2003年3月14日，FDA发布了一项拟议规则（人用药物和生物制品安全性报告要求，68联邦公报12 406），要求申请人必须使用MedDRA对上市后不良事件报告进行编码。但该拟议法规尚未最终颁布，目前还不要求使用MedDRA。尽管如此，FDA希望申办方/申请人使用MedDRA。

医疗器械的安全报告需要单独的非MedDRA代码，用于向FDA报告事件问题。

有趣的是，在临床试验法规（21CFR312）的更新中，FDA明确表示，不要求在IND安全性报告中使用MedDRA，但没有明确说明原因。尽管如此，向FDA报告的大多数不良事件都使用MedDRA。在实际应用中，由于欧盟、日本和其他国家强制使用MedDRA，并且没有广泛使用的可与其进行竞争的监管术语，因此在不良事件报告中始终使用MedDRA是明智的做法。

请注意，在观察性研究中，当电子病历作为数据源时，常使用医学系统命名法-临床术语（Snomed CT）、国际疾病分类（ICD）和其他术语进行编码。

日本： 不良事件报告应以日文版MedDRA提交。MedDRA/J将用于定期感染报告和PSURs中，以及用于报告带有生物成分的医疗器械涉及感染疾病术语。

加拿大： 建议在不良反应报告的编码和产品专论（产品说明书文件）中使用MedDRA。

有关更新和更多监管信息，请访问MedDRA网站。

MedDRA每年更新两次（4月1日和10月1日）。一般来说，用户可在MSSO发布每个新版本后的第二个月的第一个星期一更新自己的计算机系统。用户可以向MSSO提交申请，要求在未来的MedDRA版本中添加新的编码，MSSO将对每个申请进行审查。MSSO还可以在更新中移动、更改、降级、使代码变为非当前代码或提升代码。版本号每年"升级"两次。

MedDRA术语涵盖疾病、诊断、体征和症状、治疗适应证、医学和外科操作以及医疗、社会和家族史。MedDRA不包括药物和器械名称、研究设计、患者人口统计学术语、适用人群范围（如罕见、频繁）以及严重程度或数量的描述。它没有给出AEs的定义。

最初，MedDRA是为上市后不良事件开发的，但现在广泛用于临床试验不良事件。这对于那些可能运行一年或更长时间的长期试验来说，就产生了比较复杂的问题，期间要经历一次或多次MedDRA的升级。在正在进行的试验中，何时以及如何更新代码是复杂的，这有多种解决方案。但是，一般来说，个例快速报告中要使用最新版本的MedDRA。在临床研究报告中，对长期研究的汇总数据使用单一版本的MedDRA进行编码时，也是如此。

23.2.3 MedDRA 的实际应用

截至2017年9月，MedDRA版本20.1有超过80 000个术语，分为五个层级类别（LLT

的总数，这也包括PTs，因为每个PT都会在LLT级别上再次呈现）：

　　系统器官分类（SOCs）：27；

　　高级别组术语（HLGTs）：337；

　　高级别术语（HLTs）：1 738；

　　首选术语（PTs）：22 774；

　　最低级别术语（LLTs）：80 128；

　　编码示例：

　　SOC：心脏疾病；

　　HLGT：心律失常；

　　HLT：室上性心律失常；

　　PT：窦性心动过缓；

　　LLT：心动过缓窦性，窦性心动过缓；

　　逐字术语：心率缓慢、窦性心动过缓、脉搏缓慢等。

逐字术语不是MedDRA术语，而是报告者、患者和研究者使用的术语。它们可能是医学术语、非专业术语或俚语。许多公司创建了逐字术语词典，将逐字术语映射到MedDRA LLT级别的术语。注意，在这个例子中，"窦性心动过缓"在逐字术语、LLT和PT中同时出现。还请注意，所有PTs都是LLTs（但反之则不然）。

MedDRA中的每个术语都有一个唯一的八位数代码。在MedDRA的所有语言中，每个翻译术语的唯一编号都是相同的。也就是说，例如，"恶心"无论以何种语言进行编码，它的唯一的八位数代码都是相同的。

浏览器：因为有这么多的术语，所以有必要通过计算机搜索所需的术语，而不是阅读印刷版的术语。为此，MSSO和其他公司开发了名为"浏览器"的软件，以使用户能够找到他或她需要的术语。MSSO向所有订阅者提供可下载的浏览器。

也有商业浏览器。使用浏览器，输入一个或多个单词（例如，腿部疼痛），浏览器软件会确定在一个或多个层级（如HLT、PT、LLT）上是否存在直接的逐字匹配的结果。如果有，它将直接选中该层级树；也就是说，如果直接命中的是一个LLT，它将显示对应的PT、HLT、HLGT和SOC（如果SOC超过一个，则主要和次要的SOC都显示）。如果不是，大多数浏览器都会提供建议的选项以供用户进行选择。这些选项通常基于以前的编码选择自动给出。一些浏览器会进行"自动编码"，用户可以在其中键入一段叙述（散文段落），浏览器会提取并编码所有听起来像医学的术语，供用户检查和接受或拒绝。机器学习已被用来逐步提高自动编码的准确度和效率。未来几年，我们可能会看到人工智能（AI）的进一步发展。

AEs的实际编码是一个非常复杂的主题，此处无法完全涵盖，但本文将介绍一些关于编码的总体思考和相关问题。编码的目标是创建一个或多个AE代码，以记录患者所经历问题的本质。术语不应太多或太少，但应足够。也就是说，我们应该遵循"金发姑娘原则"，使用"恰到好处"的编码，或者如阿尔伯特·爱因斯坦所说："事情应该力求简单，不过不能过于简单。"然而，定义"刚好足够"是困难的。ICH指南提到编码通常应在LLT

级别进行。此外，应选择最准确反映所报告的逐字信息的术语。

编码时会遇到许多复杂问题：

■ 应该是"整体还是分裂体"？也就是说，是应编码"流感样综合征"（整体）还是"发热""不适""疲劳""肌肉酸痛""头痛""发冷"和"流鼻涕"（分裂体）？对于"流感样综合征"这样的术语，这一点对读者来说可能很明显，但对于"赫尔曼斯基-普德拉克综合征"（白化病、视力问题、血小板缺陷伴出血、肺部疾病，通常还有肾脏和胃肠道疾病）则不太清楚。然而，当报告了统一诊断及其特征性体征和症状时，ICH建议仅选择诊断术语作为首选选项。不应排除报告的任何信息，同样，也不应添加任何信息。例如，如果只报告了症状或体征，则不应选择诊断术语。当一项诊断与该诊断的典型表现不一致的术语一起报告时，ICH认为应该将这些不一致的术语和诊断都进行编码。

■ 一个代码应该是"级联效应"还是"次级效应"？例如，如果患者头晕并摔倒，肩部骨折并擦伤皮肤，则主要事件为头晕（应进行编码），但其他术语——摔倒、肩部骨折、皮肤擦伤——是否也应被编码，并进而在数据库和未来说明书文件中被视为与所述药物相关联的不良事件？

■ 是否应对临时诊断或"排除"诊断进行编码？ICH建议对临时诊断以及报告的体征和症状都进行编码，直到主要报告者确认了诊断。体征和症状不会改变，而临时诊断可能会改变。另一种方法是只对症状和体征进行编码。一个组织所使用的方法应记录在编码惯例文件中，以促进编码人员之间以及一段时间内的一致性。根据我们的经验，对大量"排除"诊断进行编码并不是一个好主意。例如，高钙血症（钙升高）有十几种原因。在有证据怀疑一个或多个诊断（原因）之前，对所有这些（或视情况而定）任何原因进行编码并不是一个好主意。

■ 一个代码应该是"血糖低"还是"低血糖症"？"血糖低"将编码为LLT血糖降低，这是实验室检查结果，对应的SOC是检查。"低血糖症"是一种医学疾病，编码为LLT低血糖症，对应的PT是低血糖症、SOC是代谢和营养紊乱。人们必须理解MedDRA的细微差别，才能准确、一致地进行编码。

■ 实验室异常是否应编码为不良事件？在过去，这有时比较随意，做法也不太一致。在临床研究报告或上市授权（MA）材料中，如果不良事件高血压的数量与体检记录有血压升高的受试者数量不一致时，就出现了一个问题，这清楚地表明并非所有血压升高都被研究者或公司视为应作为不良事件进行报告或编码。一些公司仅将实验室异常编码为SOC检查中的实验室检测。只有存在临床体征或症状时，他们才会将另一个非实验室术语编码为AE。

■ 编码不应在不够具体的级别上进行，这有时称为"下编码"。例如，编码"水肿"而不是"面部水肿"，编码"肺病NOS（未另行说明）"而不是更具体的诊断（例如肺炎球菌肺炎）。这种类型的"集总"可能会掩盖或隐藏某些不良事件或问题。

■ 编码的一致性和差异性通常是一个问题，特别是当有多个编码者或编码是随着时间的推移而进行时（例如，在一个长期的临床试验中）。人们可能会看到"肝酶升高""肝酶异常""ALT升高"或"AST升高"，所有这些记录的都是不同的患者在不同的时间出现的同一种情况。当一个人试图检索所有潜在的肝损伤病例以进行安全信号探测（见"标准化MedDRA查询"部分）或汇总AE列表时，这就会带来问题。

■ 如果某个特定的病例中有太多的编码，就会让我们很难理解首要的或主要的问题是什么。实际上，许多用户试图将每个报告中编码的数量限制在最多6或8个。但是，一些业务合作伙伴可能会要求对所有报告的术语进行完整编码。

■ 文化差异可能会影响不同国家或地区的编码。此外，语言问题可能会导致编码的改变，尤其是当人们编码的语言（英语）不是他们的主要语言时。此外，由于语言的细微差别和文化方面的原因，不可能将每个英语MedDRA术语完全翻译成所有其他语言。

在许多情况下，编码问题没有单一的正确答案。相反，编码人员有必要就定义（有时是武断的）如何编码的某些标准或"约定"达成一致。ICH已发布了几个版本的编码建议，题为"MedDRA®术语选择：要考虑的要点，ICH认可的MedDRA用户指南。应用于药物不良反应/不良事件患者的医学和社会史、适应证"。MedDRA网站提供了该指南的免费副本。

FDA在其2005年3月的《行业上市前风险评估指南》中对编码进行了评论：

"申办者应探讨研究者和AEs编码人员在编码过程的准确性。"

■ "研究者有时可能会选择逐字逐句的术语，这些术语不能准确地传达所发生的不良事件。"

■ "事件的严重程度或重要程度可能被不适当地夸大，例如，研究者在缺乏高胆红素血症、凝血病或脑病（这些是急性肝衰竭的标准定义的组成部分）的相关证据情况下，将孤立性转氨酶升高的病例报告为急性肝衰竭。"

■ "相反，事件的重要性或存在性可能会被掩盖（例如，当受试者因严重不良事件而终止研究时，研究者使用非特异性且可能不重要的术语来描述受试者退出研究）。"

■ "申办者应努力识别明显的编码错误，以及那些不明显的、将严重的逐字术语不适当地映射为较为良性的编码术语，从而最大限度地降低不良事件的潜在严重程度的情况。一个例子是将逐字术语面部水肿（提示过敏反应）编码为非特异性术语水肿；另一个是将逐字术语自杀意念编码为更良性的术语情绪不稳定。"

■ "在分析一个产品的安全性数据库之前，申办者应确保不良事件在不同研究中、不同时间和不同编码者之间的差异性降至最小。"

为了限制这种差异性，一些公司建立了一个中心编码组，该编码组或是对所有AE进行编码，或是进行质量检查，以验证其他人员所做的编码是否一致和正确。

23.2.4 标准化 MedDRA 查询（SMQ）

标准化MedDRA查询（SMQ）是与指定的医学情形或关注的领域相关的术语组，该组中的术语来自一个或多个MedDRA SOC。它们有助于对病例进行检索。当然，这意味着它们在病例的数据录入/输入中被正确编码。这些术语可能与体征、症状、诊断、综合征、体检发现以及实验室和其他生理测试数据有关。CIOMS开发和测试的SMQ示例包括心律失常、心力衰竭、心肌病、肝脏疾病、敌意/攻击性、高血糖/新发糖尿病、恶性肿瘤等100多个。请访问MedDRA网站查看当前列表。

23.2.5　培训

安全部门、监管机构、数据录入人员和其他人员需要制定详细的编码标准，最好使用公认的（ICH）标准，并对员工进行相关培训。因为员工来来往往，而且MedDRA每年更新两次，所以培训编码员通常是一个持续的过程。MSSO和一些供应商提供MedDRA编码的基本培训课程，通常从半天到两三天。

23.2.6　医学系统命名法 - 临床术语

医学系统命名法-临床术语（SNOMED®CT）是一本综合性的临床医疗术语词典，由美国病理学家学院和英国国家卫生服务局共同制定。SNOMED®CT的主要目的是对健康信息学中使用的术语进行编码，并支持有效的临床数据记录。它设计用于电子健康记录（EHR）中的临床文档。美国国家医学图书馆开发了从SNOMED®CT到ICD-10-CM的映射关系图，以支持将用SNOMED®CT进行编码的临床数据半自动生成ICD-10-CM代码，用于报销和统计目的。该术语由国际卫生术语标准开发组织（IHTSDO）所有并对其进行维护和发布，该组织是丹麦的一家非营利组织。IHTSDO获取、拥有和管理SNOMED®CT的权利。该术语是电子健康记录中的主要医学术语，用于决策支持、记录保存和某些计费活动。概念可以在不同的细节层级上进行组合，以实现不同层级的精度。层级结构的性质允许有选择地检索信息，以满足不同概括级别的不同需求。SNOMED®CT不仅支持临床决策，还支持将临床数据重新用于研究目的和流行病学等。包括英国、西班牙、澳大利亚、加拿大、瑞典、美国和荷兰在内的多个国家已经加入其中，并在各自国家实施了SNOMED（处于不同的实施阶段）。各国通过其国家发行中心进行链接，并提供至少七种语言的翻译。SNOMED®CT可以通过扩展来适应每个国家的本地要求。

它是可用的、最全面的临床词汇表，已被美国政府指定用于临床数据的电子交换，包含电子病历提供商订单输入，包括电子处方、实验室订单输入、远程重症监护病房监控、实验室报告、急诊室图表、癌症报告、基因数据库、药物应用等。某些美国联邦机构将或正在使用它来交换实验室结果内容、非实验室干预和操作、解剖学、诊断和结论以及护理术语的临床信息。其他国家的政府，特别是欧盟，可能会采纳这一方案。

随着人们对主动安全监测的兴趣增加，电子健康记录（EHR）被越来越多地用于评估药物安全性问题，SNOMED®CT无疑将在药物警戒领域显示更大的重要性。

23.3　AE严重程度编码

编码人员的一个常见问题是如何判断不良事件的严重程度（轻度、中度、重度）。当然，这与"严重的"和"非严重的"的监管定义不同，后者在某种意义上可能与严重程度不一致。例如，患者认为轻微但由心肌梗死引起并导致住院的胸痛可分为轻度或中度疼痛。但事实上，根据监管定义，AE是严重的，因为住院（和"医学重要性"）。

大多数审核员将根据提供的数据和他们关于不良事件或病例的主观结论，对严重程度做出主观临床判断。关于严重程度，存在一个客观分类系统。该系统由美国国家癌症研究所开发用于其研究方案。它在一定程度上与肿瘤学有关，但也可用于其他适应证和试验。它被称为"不良事件通用术语标准（CTCAE）"。新版本定期发布。例如，4.0版于2010年6月发布，5.0版于2017年11月发布。该文件对大约837种不良事件进行了分类（包括一些实验室检查和数值）。分级等级为1（最轻）至5（最严重）（表23-1）。该信息可在NCI网站的公共领域免费获取，NCI网站上也提供了以多种格式提供背景信息的实际文件。https://ctep.cancer.gov/.../electronic.../docs/CTCAE_v5_Quick_Reference_8.5×11.pdf。

表23-1 根据不良事件通用术语标准（CTCAE）的相关分级制定的"心脏疾病"定义示例

不良事件	分级				
	1	2	3	4	5
急性冠状动脉综合征		有症状，进行性心绞痛；心肌酶正常；血流动力学稳定	有症状、不稳定型心绞痛和/或急性心肌梗死、心肌酶异常、血流动力学稳定	有症状；不稳定型心绞痛和/或急性心肌梗死、心肌酶异常、血流动力学不稳定	死亡
定义：一种以冠状动脉疾病继发的急性心肌缺血相关体征和症状为特征的疾病。临床表现涵盖了从不稳定型心绞痛到心肌梗死的一系列心脏病					
主动脉瓣疾病	影像学检查显示无症状瓣膜增厚伴或不伴轻度瓣膜反流或狭窄	无症状；影像学检查显示中度反流或狭窄	有症状；影像学检查发现严重反流或狭窄；通过医疗干预能控制症状	危及生命的后果；需要紧急干预（如瓣膜置换术、瓣膜成形术）	死亡
定义：以主动脉瓣功能或结构缺陷为特征的疾病					
心搏停止	心搏停搏期；提示非紧急医疗管理			危及生命的后果；提示紧急干预	死亡
定义：一种以无心脏电活动的心律失常为特征的疾病。通常伴随着心脏泵送功能的丧失					

23.4 药物名称和药物词典

药物警戒领域的另一项要求是一致且最新的药物词典。理想的情况是，这样一本词典将包含全世界销售的所有药物的所有名称。不幸的是，这不是一项简单的任务，远比开发一本AE词典困难：

- 每种药物可能有多个名称（见下文）。
- 药物名称改变。
- 药物剂型改变：辅料、活性成分或两者。
- 同一商品名的药物在不同的国家可能有不同的剂型或规格。
- 拼写各不相同，有些语言有不同的字母和特殊字符，而这在英语中没有。
- 复方药有多个名称。
- 药物可能非常相似，只在盐形式上有所不同。它们可能有相同的名字或完全不同的名字。

23.5 一药多名及药物名称的更改

2006年1月，FDA向消费者发布了一则警告，禁止他们按照美国处方在国外买药，因为名称相同或相似的药物可能含有与在美国销售的药物不同的活性成分，因此可能造成健康风险。他们举了两个例子：

例如，在美国，"Flomax"是治疗前列腺肥大的坦索罗辛的商品名，而在意大利，叫作"Flomax"产品的活性成分是莫尼氟胺，是一种抗炎药。在美国，"Norpramin"是一种含有地昔帕明的抗抑郁药物的商品名，但在西班牙，同一商品名"Norpramin"是一种含有奥美拉唑（治疗胃溃疡）的药物。

一种药物，即使是"简单"的药物，通常也有多个名称。例如，这里列出了世界各地使用的西咪替丁药物的一些名称：Eureceptor，Gastromet，SKF 92334，Tagamet，Tametin，Tratul，Ulcedine，Ulcimet，Ulcomet，Acibilin，Acinil，Cimal，Cimetag，Cimetum，Dyspamet，Edalene，Peptol，Ulcedin，Ulcerfen，Ulcofalk，Ulcomedina，Ulhys，N-cyano-N-methyl-N-（(E)-2-（[（5-methyl-¹H-imidazol-4-yl）methyl]sulfanyl）ethyl）guanidine，1-cyano-2-methyl-3-（2-（（（5-methyl-4-imidazolyl）methyl）thio）ethyl）guanidine，2-cyano-1-methyl-3-（2-（（（5-methylimidazol-4-yl）methyl）thio）ethyl）guanidine，Acibilin，Acinil，Cimetag，Cimetum，Dyspamet，Edalene，Eureceptor，Gastromet，Metracin，and Brumetidina。

如上所述，商品名可能会改变。奥美拉唑最初作为Losec在美国销售，但由于可能与Lasix混淆，应FDA的要求，名称改为Prilosec。

在美国，由美国医学会、美国药典公约和美国药剂师协会正式赞助的美国药名委员会（USAN）指定唯一和非专有的通用名称。USAN与世界卫生组织（WHO）的国际非专有名称（INN）项目组密切合作，该项目组指定国际"通用"名称。不同的国家或地区也可能对完全相同的药物使用不同的通用名称：美国使用"对乙酰氨基酚"的通用名，而欧盟和其他地方使用的通用名是"扑热息痛"。

在过去的几年里，人们对用药错误给予了极大的关注，用药错误被认为是药物安全领域最容易纠正的错误，纠正命名、处方和书写方面的错误应该比发现罕见的SAE更容易。在FDA，CDER的监测和流行病学办公室（OSE）用药错误预防和分析部门（DMEPA）负责对拟定的专有名称进行审查。DMEPA与处方药推广办公室（OPDP）协商，在批准IND、NDA、BLA和ANDA之前对拟定名进行审查。FDA不审查以非处方药（OTC）销售的产品或经销商或重新包装商产品的专有名称，大多数其他国家都有类似的体系。例如，请参阅加拿大卫生部的行业指南：药品名称审查：外观相似-发音相似（LA/SA）的健康产品名称、英国MHRA药品命名指南和欧盟命名指南。

这显然是一个非常复杂的情况。因此，在上面的例子中，西咪替丁是化合物的"通用"（以及INN和USAN，见下文）名称，其化学名称为N-氰基-N-甲基-N-[2-[[（5-甲基-¹H-咪唑-4-基）甲基]硫代]乙基]胍，其商品名为Tagamet、Peptol、Nu-Cimet、

Apo-Cimetidine、Novo-Cimetidine 等。

请访问安全用药实践研究所的网站（https://www.ismp.org/）。该网站对于药物处方和用药错误的各个方面，包括名称问题，进行了出色的讨论。他们发布了一份易混淆的药物名称列表。

在药物安全领域，在准备个例安全性报告和汇总报告（PSUR、NDA定期报告等）的过程中，经常会遇到以前从未见过的联合用药。联合用药在安全性报告中起着重要作用，因此了解患者服用过哪些药物至关重要（处方药、非处方药、营养药品、草药制剂等）。然而，经常会遇到一个奇怪的名称，并且需要花费大量时间来追踪它以了解它的化学成分。维护一个包含所有药物名称和剂型的药物词典以供人们参考更为实用。

与AE词典一样，以正确和一致的方式进行数据录入对正确检索数据至关重要。不一致的编码在信号探测或准备安全报告期间会导致不完整的搜索。与AE词典不同的是，创建和维护药物词典的难度和复杂性要大得多。使用AE词典，词汇表受控制且相对有限。很少出现"新"医学术语或疾病。MedDRA的许多变化代表了对当前术语的改进。MedDRA在一定程度上已达到了稳定状态，每年的变化只有几百，而在MedDRA首次发布时，每年的变化可以达到数千。

药物词典与AE词典完全不同。几乎每周都有新药被开发出来。在世界各地，每天都有新药、产品线扩展、"重新命名"、新的剂型和新的商品名被开发、批准和推出，也有旧的药物被撤回。要在150多个国家追踪所有这些产品的名称、剂型和配方是一项不可能完成的任务。MedDRA每年更新两次，而要维护一本完整的药物词典，需要每天、每周更新才能保持最新的状态。当遇到常用的药物词典中找不到的药物名称时，或者如果它是来自不常见的国家或来源的报告，则需要进行互联网搜索以确定药物是什么或药物包含什么。同样，应仔细检查那些以非英语字符（如拉丁语、阿拉伯语等）书写的药物。

23.6 世界卫生组织全球药物词典（WHO Drug Global）

现有最有用的药物词典是世界卫生组织全球药物词典（WHO Drug Global），它是从世界卫生组织药物词典改进版演变而来的，是乌普萨拉监测中心（UMC）的产品，参见 https://www.who-umc.org/whodrug/whodug portfolio/whodug global/。它覆盖了140个国家，声称覆盖了这些国家使用的几乎所有已上市的OTC和处方药及许多草药。这一广泛的覆盖范围是通过与IMS Health（从2017年起成为IQVIA的一部分）合作实现的。UMC-IMSHealth的合作极大地扩展了WHO药物词典，并使其成为一个单独的词典类型，WHO药物词典得到了加强。生物技术和血液制品、诊断物质和造影剂也在报告时输入。请参见UMC网站以获取更多信息。

该词典由UMC每季度维护和出版，截至2016年底，已包含超过375 000个唯一名称。该词典每季度更新一次，包含FDA、欧洲药品管理局（EMA）、欧盟成员国、世界卫生组织成员国和其他地方注册的产品。

本词典使用"解剖、治疗、化学"（ATC）分类法，根据活性成分作用和治疗的身体系统、药理学和化学性质对其进行分类。在该分类系统中，药物被分为五个不同的组，并在层级结构的每个级别分配一个数字代码：

- 第一层级，解剖学主要组：A-消化道和代谢；
- 第二层级，治疗亚组：A10-用于糖尿病的药物；
- 第三层级，药理学亚组：A10B-口服降糖药；
- 第四层级，化学亚组：A10BA-双胍；
- 第五层级，化学物质：A10BA02-二甲双胍；

编码系统很复杂。基本上，每个产品都有一个唯一的标识符，其特征如下：

- 药品名称；
- 名称说明符；
- 药物代码；
- 上市许可持有人；
- 国家；
- 药物剂型；
- 有效成分的可用规格、数量和单位。

有关系统的详细信息，请参见上述网站。

公司和其他用户以不同的方式使用该词典。一些公司只需订阅该词典并按原样使用UMC发布的更新。其他公司以WHODrug Global作为基础，并将每天常规处理个别病例安全报告时遇到的新药添加到该词典中。然后，该词典可以"成长"，与官方WHO词典分开，并转换为专有公司词典。然而，这就会在发布WHO词典的最新版本时带来核对的问题，因此，一些公司可能选择不使用WHO升级版，而是维护自己的内部版本。这背后的逻辑是合理的，这些公司通常销售的药物产品线有限，可能很少遇到其他药物或其他类别的药物。主要生产糖尿病药物的公司需要了解市场上所有糖尿病联合药物的最新信息，但可能不太关心肿瘤和哮喘药物。例如，他们的词典组专注于他们经常会遇到的药物上。这种方式的缺点是每家公司都有不同的药物词典，很难与其他公司就许可协议（或合并）以及与卫生当局进行沟通，尤其是在电子传输过程中（因为他们有不同的词典）。从安全官员的角度来看，有必要了解使用的是什么药物词典，以及如何进行编码，特别是在复杂情况和外国案例中。

23.7 欧盟药物警戒（EudraVigilance）医药产品词典

这是EMA为欧洲经济区开发的用于许可和试验产品的词典，请参阅http://www.ema.europa.eu/ema/index.jsp?curl=pages/regulation/general/general_content_000679.jsp&mid=WC0b01ac05800250b5。它有活性成分、赋形剂、药物剂型、用药途径、浓度范围和单位、国家代码、MAH和申办方数据的标准术语。该数据具有层级结构和多轴结构，并使用标准化的XML模式。2010年发布的欧盟上市后立法和EudraLex第10卷要求所有MAH和申办方将在欧盟批准的或在临床研究中使用的每种药品输入词典。与世界卫生组织词典不同,《欧盟药物警戒(EudraVigilance)医药产品词典》(EVMPD)使用了更广泛的"多语言方法"以适应所使用的多种欧洲语言。EVMPD已升级为扩展版EVMPD或xEVMPD。与EVMPD一样,每个MAH必须在xEVMPD字典中填入其批准的和在研的药物。因此,它是一个以欧盟为中心的词典,主要由欧盟监管机构用于信号检测、药物识别等目的。

23.8 未来方向

ICH于2005年发布了一份名为《药物词典的数据元素和标准》的M5的文件。目前正在努力根据五个ISO标准创建一个新的全球药物词典,类似于ICH为AE术语和其他监管需求创建的MedDRA方式。请关注该领域。

23.9 常见问题

问:如果PV数据库中记录的病例需要更新以使用MedDRA编码(例如,错误选择的编码或新的MedDRA术语更准确),您的建议是什么?

答:这个问题没有单一的可能的答案,但需要制定一个公司政策。如果先前选择的MedDRA编码不准确,则应对其影响进行分析(受影响的病例报告,已向至少一个HA报告过的病例[快速病例报告,汇总报告(DSURs、PSURs/PBRERs、PADERs),在NDA或CTD中]、之前的安全分析(信号检测、B-R分析报告等)中包括的病例,以确定所需变更的程度。根据影响分析的结果和待更新代码的医学重要性来决定如何实施纠正措施,并保留详细文件。

第**24**章

临床试验中的快速报告和汇总报告

制药公司和药物临床试验的申办方必须向卫生监管部门提交多种安全性报告。本章回顾了大多数卫生监管部门现在要求的关键报告。

24.1 快速报告

某些严重不良事件（SAE）必须在7或15个日历日内报告给卫生监管部门。大多数国家使用"日历日"而不是"工作日"，因为各地的节假日和工作日并不相同。一些国家仍然保留本地报告的不同规则，但总的来说，由于国际协调理事会（ICH）、国际医学科学组织理事会（CIOMS）的要求和从常识角度考虑，大多数国家已经对快速（也称为"警示"）报告用相同时间、格式和内容进行了标准化。

24.2 临床试验报告

"临床试验报告"的另一种表述方式是尚未上市的药物［尚未获得上市授权或新药申请（NDA）批准］的报告。虽然这主要指临床试验，但也可能指在指定患者使用、同情性使用、征集性SAE、流行病学研究和其他"非典型"试验和研究中发现的SAE。

大多数国家要求，非预期（未在说明书文件上）的SAE，即未出现在参考安全信息（RSI）（通常是研究者手册）中，以及有可能（即使可能性很小）由研究药物引起的SAE，应在申办方首次获知后的15个日历日内报告。换句话说，必须在公司（或组织）内的任何人（包括其代理人、业务合作伙伴、承包商、分销商和供应商）首次收到信息后15天内报告。这称为"15天报告""加速报告"或"警示报告"。在美国，这被称为新药研究（IND）安全报告。请注意这里的三个要求：严重、非预期、可能相关。

"15天报告"中的一个子类是"7天报告"。7天报告是指报告中的患者已死亡或发生了危及生命的、非预期的、与研究药物可能相关的SAE。此类报告必须在7个日历日内发送给卫生当局。请注意，所有7天报告也是15天报告。因此，如果一份报告是以7天报告的形式报送的，则还必须以15天报告的形式递交随访报告，除非在7天报告中提供了关于该病例的全部信息。在某些司法管辖区，7天"警示"报告可通过电话、传真、电子邮件或其他形式报送，而15天报告以相对更正式的形式报送（如CIOMS I或

MedWatch形式，或E2B电子传输）。然而，许多主要监管机构，例如欧洲药品管理局（EMA）和日本药品和医疗器械管理局（PMDA）要求并且只接受申办方的结构化E2B电子上报。如果7天报告是"非正式"的报告，随后则必须提交通常15天的"正式"报告。如果7天报告是完整的，且没有未解决的需随访的问题，则将涵盖7天和15天的要求。因此，7天报告就变成了15天报告，与后续随访报告的要求相同，如下节内容所述。

24.3 美国对临床试验期间（IND）快速报告的要求

新药临床试验申请（IND）的相关责任参见21CFR312。IND通常由制药公司提交和持有，但学术界、大学和个人也可以申请IND。FDA对IND持有人使用的术语通常是"申办方"。申办方有义务"审查和评估从研究者处获得的与药物安全性和有效性相关的证据"［21CFR312.56（c）］，这包括7天和15天的加速报告（21CFR312.32）和年度报告（21CFR312.33）。2011年3月，这些法规的更新版生效。

24.4 临床试验期间快速报告（Expedited IND reports）（警示报告、7天和15天IND报告）

申办方必须及时报告临床试验中出现的严重、非预期（未在说明书文件上的）和有证据表明该药物导致的不良事件。每份报告应分析识别出类似的病例报告，申办方分析其重要性。

具体而言，FDA法规21CFR312（c）（1）规定："从临床试验或任何其他来源的潜在严重风险信息的IND安全性报告，申办方必须尽快通知FDA和所有参与临床研究的研究者（即申办方提供了它自己的IND药物或其他IND药物的所有研究者），在任何情况下均不得晚于申办方确定信息符合报告条件后的15个日历日"。在每份IND安全报告中，申办方必须识别所有之前收到的类似可疑不良反应（SAR）的安全报告，并且必须根据之前的类似报告或任何其他相关信息分析新收到的SAR的重要性。该分析应包含在案例叙述中。

与世界其他地区不同，一般来说，单一病例不符合向FDA快速报告的条件。该法规通过指南进行了澄清，要求申办方拥有一个相当于独立专家小组的安全评估委员会（SAC），以审查所有使用特定活性成分进行的研究的所有安全数据。委员会必须由合格的专家组成，这些专家可以是申办方的雇员或非雇员，但必须是"独立的"，即不直接参与项目中任何研究的实施或分析。作为前瞻性计划的一部分，SAC可审查盲态和非盲态数据，也可要求进行特别分析。这些分析可能包括严重和非严重不良事件。SAC可以向申办方提出关于提交IND安全报告的建议，但申办方独立负责向FDA提交报告的决定。因此，实际问题是，FDA可能会在不同的时间从其他监管机构收到一些不同的信息。重点是信息能否提供有用资讯，这通常需综合分析，而不是逐个分析所有个例报告。

在动物研究、流行病学研究、多项研究的汇总分析或临床研究（无论是否在IND下进行，也无论是否由申办方进行）中，发现研究药物存在重大安全性风险，必须进行快速报告［312.32（c）（1）（ii）］。如果确定对人类有重大风险，则体外研究的数据（例如微敏感性检查、药物相互作用或遗传毒性）将作为15天IND报告发送［312.32（c）（1）（iii）］。

如果在临床试验期间，某个严重可疑不良反应的发生率比其在研究者手册（IB）或研究方案中的发生率有重要的有临床意义的增加，必须以15天快速报告的形式报告。监控这个方面是SAC的功能之一。申办方应与SAC一起评估"临床重要性"。应考虑研究人群、不良事件的性质和严重性、增加的幅度以及其他相关因素。

■ 报告必须在申办者首次收到SAC报告建议（即第0天，被视为"时钟开始日期"）后15个日历日内提交。根据较旧的法规，当申办方有足够的信息证明报告符合快速报告的三个标准（严重的、非预期的、相关的），且是包含四个元素（报告者、可识别患者、不良事件、可疑药物）的有效报告时，即开始计时。美国以外国家与地区仍然遵循这规则。然而，FDA已将这些规则更改如下：

■ 由于有效报告的基本四要素通常在临床试验环境中是具备的，因此不必要求再确认四要素，并已决定对IND安全报告有效报告元素不做要求。

■ 一旦SAC通知申办方建议向FDA提交快速报告，即开始计时（第0天）。然而，SAC应立即开始撰写一份新的严重报告，以确定递交报告的时间计划表，而不是等待每周或每月的会议。对于世界其他地区，第0天是申办方从临床研究人员那里收到临床试验中发生的严重疑似不良反应信息的日期。因此，美国和其他国家可能会有不同的第0日。必须仔细记录跟踪这些日期，以避免迟交报告。

■ 虽然IB包含有关预期的安全性信息，但仍由申办方决定是否是"预期的"。研究者被要求提供因果关系评估，这在美国境外很重要。然而，只有申办方负责因果关系评估的才向FDA的报告。

■ 如果评估和报告可疑不良反应所需的任何信息缺失或未知，申办方应积极收集此类信息。

因此，当临床研究中心报告任何SAE信息时，即使信息不完整或不符合最低要求，计时也已开始。申办方必须迅速获得快速报告所需的其他（最低）信息。

如果病例在报告时出现致死或危及生命的严重结果（即严重的、非预期的、相关的和致死或危及生命的），则应在首次收到病例后7个日历日内以电话或传真的形式报告。重要的是要注意，危及生命的情况是指正在发生的事件，而不是如果情况恶化或更严重，可能会危及生命。然而，这里有一个细微差别。如果AE表现为胸痛，严重但不危及生命，但在接下来的几个小时内演变为危及生命的大面积心肌梗死，这可能会危及生命。这通常是一种主观判断，但最初不危及生命的事件的加速演变可能符合这一条件。

所有7天报告自动为15天报告，然后必须在第15天之前作为快速报告进行处理和提交，除非7天报告是完整的MedWatch或E2B快速报告。如果收到新信息，则提交随访报告（也是快速报告）。"一旦是快速报告，始终是加速报告"（除非无效）。

对于加速报告，必须有足够的证据表明药物与SAE之间存在因果关系，进而生成可疑的不良反应［312.32（c）（1）（i）］。FDA不希望收到那些不太可能与该药物有关或没有什么信息的病例的加速报告。

　　FDA 明确要求研究者迅速向申办方报告严重不良事件，同时确定严重性/危及生命以及因果关系。然而，根据 IND，申办方单独负责因果关系的确定。申办方确定预期性。最保守的观点通常占上风。也就是说，就严重性和因果关系而言，如果研究者或申办方认为某个病例是严重的、非预期的，并且 SAE "有合理的可能性"是由药物引起的，则应快速报告（表 24-1）。

表 24-1　研究者和申办方在评估严重不良事件中的责任

决定者	申办方	研究者
严重/危及生命	是	是
相关性（谨慎判断可能性）	是	是
预期（已标记/未标记）	是	否

　　事件应以书面形式提交，通常采用 MedWatch 3500A 表格（或 E2B 传输）。动物研究的安全性结果报告和某些其他报告（如流行病学研究）通常以叙述的形式提交，而不是以 MedWatch 表格形式提交。大多数公司不想将动物数据放入其临床安全数据库。非美国病例可通过 MedWatch 或 CIOMS I 表格提交。

　　所有来自生物利用度和生物等效性研究的 SAE，无论是否在 IND 下进行，都必须作为快速报告报告提交给 FDA。从 FDA 的角度来看，可报告性并不取决于事件是否在说明书文件中（或在研究人员手册中），也不取决于是否被认为与药物有关（因果关系）——只取决于严重性。

　　申办方还必须将这些报告通知所有参与的研究者。研究者依次通知研究审查委员会［21CFR312.32（c）（i 和 ii）］。通知程序很复杂，因为并不是每一份个例报告都会提交给研究者和机构伦理审查委员会（IRB）（表 24-2）。应报告相当重要的报告或改变获益/风险的报告。FDA 就此发布了一份指南：《临床研究者、申办者和机构伦理审查委员会关于不良事件报告的指南：改善人类受试者保护》（http://www.fda.gov/downloads/RegulatoryInformation/Guidances/UCM126572.pdf）。申办者还需要向 FDA 报告来自任何来源的信息，无论是国外还是国内；临床、动物或流行病学研究；商业营销经验；文献报道；未发表的论文；外国监管机构［21CFR312.32（b）］。FDA 保留更改报告格式和频率的权利。对于上市药物，除非该病例来自 IND 临床试验，否则无须向 IND 报告。

表 24-2　研究者和申办方因果关系评估对欧盟和美国监管报告目的因果关系评估的影响

	研究者因果关系	申办方因果关系	监管因果关系
🇺🇸=🇪🇺	无关	无关	无关
🇺🇸=🇪🇺	有关	有关	有关
🇺🇸=🇺🇸	无关	有关	有关
🇺🇸	有关	无关	无关
🇪🇺	有关	无关	有关

要求申办方对收到并提交给FDA的所有安全信息进行随访，作为对原始（初始）15天报告的随访。后续信息使用相同的15个日历日时限处理。如果收到的病例不符合15天报告的标准（例如，最初报告为非严重病例），并且只有在收到随访信息后才显示病例符合可报告性标准，则从收到随访信息并且SAC建议快速报告时开始计时。如果一个病例在收到随访信息后变为非快速报告，申办人应将此新信息作为15天的随访报告提交，并表明该病例不再符合快速报告标准。

申办方收到的不完全属于上述相关性类别，但希望报告的其他安全信息，应作为信息修订或在年度报告中报告。FDA指出，申办方报告病例并不意味着FDA或申办方认为该不良事件一定是由于该药物引起的。在申办方可能参与的任何潜在诉讼中，这一点可能被证明是重要的［21CFR312.32（c）（3，4）］。上市后研究应仅在病例符合申办方确定的三个标准（严重的、非预期的、可能相关的）时才提交IND（无论是否在IND下进行）。

FDA还注意到，在一些试验中，申办方和FDA可能会达成一致，在方案中注明某些研究终点（例如，特定SAE，如心肌梗死或死亡，这些终点通常被认为是严重的而触发加速报告）不会作为7天或15天报告，而是定期或在试验结束时报告。肿瘤研究中的生存终点是典型的这种情况。在所有情况下，必须针对每种情况进行前瞻性设定。FDA和IRBs等必须同意。加速报告应为揭盲报告，安慰剂病例不应加速报告。SAC有查看揭盲报告的权限。

总之，对于严重、非预期［不在参考安全信息（RSI）中］且有"证据"表明与研究药物存在因果关系的临床试验不良事件，申办方（无论是个人、机构还是公司）全权负责决定是否向FDA提交15天快速报告。RSI是研究者手册或药品说明书文件，取决于使用哪一种非上市药物或上市药物新适应证的研究者手册，以及上市药品和上市后研究的美国包装说明书文件（通常）。SAC在向申办方提供有关全方位或安全评估的客观建议方面发挥着关键作用。

在美国以外，因果关系的标准通常较温和，即与研究药物相关的"合理可能性"，而不是"证据"要求。如上所述，流行病学、动物和其他研究也可能引发快速报告。如果病例在报告时死亡或危及生命，则除15天报告外，还必须提交7天报告（电话或传真）。

请注意，由于与最初达成一致的文件存在分歧，提交此类报告变得更加复杂。申办方必须非常小心地跟踪可能在一个国家快速报告而在另一个国家不快速报告的严重不良事件。此外，第0天可能不同。我们并没有协调一致。

24.5 临床试验期间年度报告

除7天和15天安全报告外，IND持有人还必须递交年度报告（21CFR312.33）。FDA接受CIOMS和ICH的临床试验期间安全性更新报告（DSUR），用于取代IND年度报告，只要提供了IND法规要求的附录。用DSUR代替IND年度报告不需要豁免，但必须连续涵盖所有时间段，不得中断。

对于IND年度报告，必须在IND周年日后60天内提交研究进展的简要总结。该总结必须包括以下内容：

- 单个研究信息：每项正在进行的研究和前一年完成的研究的简要总结：
  - 研究的标题和编号、目的、确定患者人群的简要说明，以及关于研究是否正在进行或已完成的说明。
  - 最初计划纳入研究的受试者总数；到目前为止进入研究的人数，按年龄组、性别和种族列出；按计划完成研究的人数；以及因任何原因退出研究的人数。
  - 如果研究已经完成，或者如果知道中期结果，请提供任何可用研究结果的简要说明。
  - 上一年临床和非临床研究期间获得的总结信息。
- 按器官系统分类的最常见和最严重不良事件的叙述性或表格总结。
- 过去一年中提交的所有IND 15天安全报告的摘要。
- 研究期间发生死亡的受试者列表，以及每名受试者的死因。
- 研究期间因不良事件而退出的受试者列表，无论其是否被认为与药物有关。
- 对已获得的与了解药物作用相关的信息（如果有的话）的简要描述，如关于不良反应随剂量变化的信息、来自对照试验的信息以及关于生物利用度的信息。
- 过去一年内已完成或正在进行的临床前研究（包括动物研究）清单以及主要临床前研究结果总结。
- 过去一年中任何重大生产或微生物相关变更的总结。
- 说明下一年的整体研究计划，以取代一年前提交的计划。
- 如果研究者手册已修订，则应提供修订说明和新手册副本。
- 对前一年期间进行的重要一期研究方案修改的说明，且之前未向该IND提交方案修订。
- 简要总结过去一年中该药物在国外的重要销售进展，比如批准在某国家销售或撤市或暂停在某国家的销售。

如果申办方愿意，可以将临床试验（包括安全性）的部分或全部职责转移给第三方，如另一家公司或临床研究机构。在这种情况下，必须以书面形式向FDA详细说明义务的转移［21CFR312.52（a）］。但是，申办方保留最终责任。

24.6 其他临床试验（IND）期间安全报告问题

向IND和新药申请（NDA）报告同一份15天警示病例报告：

当同一药物有开展中的IND和已批准的NDA时，就会出现这个问题。通常在简单的情况下，在NDA批准之前和IND开展期间，所有15天报告都会发送给IND。在NDA批准之后，现在通常应该向NDA报告。有一种情况是，必须向IND和NDA报告同一病例。

如果严重不良事件符合三项IND报告标准（严重的、非预期的、可能相关的），并且来自IND研究，则需要双重报告。在这种情况下，15天报告必须同时发送给IND和NDA。如果严重不良事件报告来自非IND研究，则仅向NDA报告。通常，SAC或同等机构会对

IND报告提出建议，而NDA报告将独立于SAC。

为对照药物和安慰剂报告严重不良事件：

一些国家要求报告安慰剂和对照组发生的严重不良事件。在美国，FDA已明确表示，安慰剂组病例通常不符合四要素标准（可识别的患者、报告者、药物、不良事件），因为没有"药物"，因此无须报告。总体而言，欧盟也不希望安慰剂组病例作为快速报告提交。然而，安慰剂通常有辅料，而且通常是"良性"化合物，如乳糖，可产生不良反应。此外，在任何安慰剂对照试验中，安慰剂组通常会出现大量不良事件。这些不良事件在研究结束时的最终研究报告中报告。

试验的申办方，特别是如果试验是在多个国家开展，必须确保在有临床试验的每个国家都满足所有当地监管报告要求。这些要求通常不同于美国、欧盟、ICH要求，也可能要求以当地语言报告具有不同时限的某些严重不良事件。

7天和15天的盲态和揭盲警示报告：

FDA在修改临床试验报告规则时澄清了揭盲问题。他们希望提交的所有快速报告都是揭盲的。

声明如下（联邦公报/第75卷，第188号/2010年9月29日星期三/规则和条例，59947）：

"监管机构不认为揭盲单个或少量的含有信息的病例会损害研究的完整性。但是，如果患者的安全可以在不揭盲时得到保证，监管机构鼓励申办方与适当的FDA审查部门讨论替代报告方案。任何预期的维持盲态的替代安排需在方案中说明，包括确定不会单独报告的严重不良事件，以及监测事件和向FDA报告结果的计划。"

欧盟和成员国通常要求在提交前病例揭盲：

美国食品药品监督管理局参考并希望遵循的ICH E2A指南，它指出，在可能和适当的情况下，应为负责数据分析的人员［如生物测定（统计）人员］保留盲态。在大公司，这在实际工作中往往很难做到。

尽管统计人员可能是盲态的，但在大多数情况下，当揭盲时，会创建一个MedWatch/CIOMS I/E2B文件，在文件中，会注明使用的是研究药物还是对照药。通常，严重不良事件报告常规地会广泛分发给临床研究医生、监察员、公司其他人员、研究者和研究审查委员会、子公司、临床研究组织和数据安全监测委员会。当"泄漏"发生时，盲底无意中会泄露给那些试图保持盲态的人。因此，保持"部分"揭盲是困难的。

注： 一些公司，特别是那些制造眼科产品的公司，不喜欢使用"盲态的"（blinded）这个词，而更喜欢使用"遮蔽的"（masked）这个词。

试验结束后严重不良事件报告：

对于严重不良事件应在研究报告中收集并报告的持续时间，以及在试验结束后作为快速报告提交给FDA的持续时间，美国没有明确规定。许多情况是武断地使用在最后一次给药后30天。这可能源于长期以来的临床医学传统，即如果死亡发生在手术后30天内，则将术后死亡归因于手术。显然，如果一种药物的终末半衰期很短或很长（例如储库型长效制剂），则可以使用不同的随访持续时间。

生存研究（所有患者都要随访至死亡的研究，如癌症研究）提出了不同的问题。同样，常常在最后一次剂量后30天内收集严重不良事件。但是，如果认为所有死亡符合7天或15天报告的标准，则所有死亡应由申办方收集并送交监管机构。生存研究中的问题是，定期随访以确定患者是否仍然存活，通常会"顺便"报告严重不良事件。如何处理这些问题是一个尚未解决的问题。在这方面没有达成共识。一些公司收集并报告这些信息。其他公司则不然。

24.7 欧盟对安全报告的要求

24.7.1 临床试验中的快速报告

《临床试验条例536/2014》涵盖了临床试验中的快速报告，2001/20/EC指令同时废止。具体而言，"关于收集、验证和提交人类使用药品临床试验中发生的不良反应报告的详细指南"（2011/C 172/01）非常详细地涵盖了这一主题。与欧盟上市后严重不良事件加速报告的情况不同，欧洲经济区各国的临床试验报告可能仍有所不同。

上述指南的要点包括：

- 报告病例须为SUSAR（可疑、非预期、严重不良反应）。
- 申办方和研究者均应独立判断因果关系："与试验药物存在合理的可疑因果关系。"［与美国申办方单独负责评估因果关系不同，（欧盟）使用研究者或申办方评估，见表24-2］。
- 应使用非授权（非上市许可）产品的研究者手册和已获上市许可产品的产品特性概要（SmPC）确定预期性。
- 在相关试验中，应报告研究药物（研究药物、对照药物或安慰剂）的SUSAR。对于其他试验中的SUSAR，请参考指南，因为规则相当复杂，取决于成员国是否有上市许可（MA）。
- 对于对照药，应将报告转至对照药的上市许可持有人。
- 安慰剂病例通常不符合快速报告的标准，除非可能是由于辅料或杂质引起的反应。
- 一些国家的伦理委员会可能只接收在该成员国的相关试验中发生的SUSAR的个例报告。如果是这样，建议申办方将发生在其他成员国和第三国的SUSAR，以行列表和要点摘要的形式，向这个国家的伦理委员会（和卫生监管机构）报告，至少每6个月报告一次。临床试验期间安全更新报告（DSUR）的执行概要可用作向伦理委员会报告的摘要。患者风险的变化、新的安全性问题以及试验实施的变化，均应在15天内向伦理委员会报告。
  - 在向伦理委员会和卫生监管机构报告之前，申办方应在盲法试验中揭盲。如果揭盲后显示所给药物为试验药物，则应为快速报告；如果是对照药，则应根据SmPC评估预期性，如果是非预期的，则应报告；如果是安慰剂，则此类事件通常不符合快速报告的要求，但"在揭盲SUSARs与安慰剂相关的情况下，申办方有责任报告此类病例。"
  - 在具有高发病率/死亡率和许多潜在快速报告的试验中，申办方可能提前与相关卫生监管机构就与疾病相关且不作为快速报告处理的严重不良事件达成一致。方案中应注明商定的系统，并建议使用数据安全监测委员会。

注1：即使在欧盟层面（见第536/2014号法规）与SUSARs协调一致，在一些欧盟国家，临床试验的快速报告可能有更多要求。根据临床研发阶段，他们实际上要求报告所有SARs。

注2：欧盟报告快速报告的规则取决于信息来源。对于在欧盟获得批准但仍在进行临床试验的药品，上市后SAE将遵循批准后法规，而临床试验SAE将遵循临床开发法规。同样的规则适用于汇总报告：PSUR在首次批准后开始递交，DSUR在临床试验进行期间递交。

24.7.2 临床试验期间安全更新报告

在欧盟，申办方必须在临床试验进行期间每年提交一份安全报告。报告应简要描述一个或多个试验的安全性信息。它被称为临床试验期间安全性更新报告（DSUR），该报告大体衍生在上市后阶段用于汇总报告的定期安全性更新报告（PSUR）。DSUR根据CIOMS（第七工作组报告）和ICH（E2F指南）制定。这两个文档概述了DSUR的建议内容、格式和注意事项。在某些情况下，PSUR和DSUR之间的内容可能存在重叠，但应将它们分别作为一份全面的独立文档进行准备。

DSUR旨在为处于研发阶段的药物（包括上市前和产品线扩展）的年度汇总报告提供统一标准。定期分析安全信息对于保护参加临床试验的受试者至关重要。定期向监管机构和其他利益相关者（例如，伦理委员会）通报试验产品不断变化的安全性信息也是至关重要的。如果考虑采取措施解决安全问题，这一点尤为重要。DSUR的主要重点是安全性数据和这些数据的解释。每个DSUR应简明扼要，同时应向利益相关者保证研发项目正在以正确的方式进行。

然而，请注意，尽管在DSUR中应讨论报告周期内发现的所有安全性问题，但DSUR不应用作对有意义的新发现的安全性信息的首次通报或用于提供重大新安全问题的检测途径。

除了安全信息的标准化表示外，DSUR还描述了正在进行的各个研究的状况、药物生产过程的变更，以及研发的整体状况和计划。

DSUR的主要目的是向监管机构提交年度总结报告，也可以向合作开发伙伴提供一份副本，或向伦理委员会或其他利益相关者提供一份DSUR的执行概要副本（可能附上严重不良反应的行列表）。

更多详细信息，请参见上文"欧盟加速报告"项下的指南。

DSUR有以下四个主要部分：

1. 介绍
    1.1 背景
    1.2 目的
    1.3 DSUR的范围
    1.4 DSUR与定期安全更新报告（PSUR）的关系
    1.5 DSUR的接收单位

2. 一般原则
    2.1 针对一个活性成分的单个DSUR

2.2 周期和DSUR数据锁定点

2.3 递交DSUR的期限

2.4 起草和递交DSUR的责任

2.5 DSUR中的联合治疗

2.6 安全性参考信息

2.7 DSUR的格式和内容指导

推荐的目录如下：

标题页

执行摘要

目录

1. 导言

2. 全球上市授权状况

3. 报告期内因安全性原因采取的措施

4. 安全性参考信息的变更

5. 报告期内正在进行中的临床试验和已完成的临床试验

6. 估计的累积暴露量

　　6.1 研发项目中受试者的累计暴露量

　　6.2 上市应用后获得的患者暴露量

7. 行列表和摘要表中的数据

　　7.1 参考信息

　　7.2 报告期内的严重不良反应列表

　　7.3 严重不良事件累计汇总表

8. 报告期内临床试验中的有意义的发现

　　8.1 已完成的临床试验

　　8.2 正在进行的临床试验

　　8.3 长期随访

　　8.4 研究药物的其他治疗应用

　　8.5 与联合治疗相关的新的安全性数据

9 非干预性研究的安全性发现

10 其他临床试验和研究中发现的安全性信息

11 上市应用中的安全性发现

12 非临床数据

13 文献

14 其他DSUR

15 缺乏疗效

16 区域特定信息

17 最新信息

18　整体安全评估

　　18.1　风险评估

　　18.2　获益-风险考量

19　重要风险总结

20　DSUR 的结论附录

3. DSUR 内容指南

所有部分都应完成；如果没有相关信息，则应加以说明。

标题页

DSUR 的标题页应包括以下信息：

- DSUR 编号（报告应按顺序编号）；
- 研究药物；
- 报告周期；
- 报告日期；
- 申办方的名称和地址；
- DSUR 中所含信息的保密声明；
- 应提供警示声明表示 DSUR 中包括揭盲信息（如适用）。

执行概要

本节应简要概述报告中所载的重要信息。如果国家或地区法律或法规有要求，执行概要连同标题页，可以作为一个"独立"文件，提交给伦理委员会和其他相关机构。执行概要中应包括以下信息：

- 导言：报告编号和报告周期；
- 研究药物：作用机理、治疗分类、适应证、剂量、给药途径、剂型；
- 估计临床试验受试者的累计暴露量；
- 是否获得了上市许可？（是/否）：如果是，获得许可的国家数量；
- 整体安全评估的总结（以 DSUR 第 18 节为基础）；
- 重要风险总结（以 DSUR 第 19 节为基础）；
- 因安全性原因而采取的措施，包括对 IB 的重大修改；
- 结论。
- 目录

4. 本指南的附录

附录 A：术语表

附录 B：临床试验数据的表格和标题示例

附录 C：重要风险汇总示例。

DSUR 应在任何 ICH 成员国首次获得临床试验实施许可的周年日，并在数据锁定点后的 60 天内提交。如果产品在任何一个国家已经获得了上市许可，可协调定期安全更新报告（PSUR）和 DSUR 报告周期的日期。

应以书面形式通知研究者 SUSARs 清单和可能对研究对象产生不利影响的任何安全问

题的总结。

　　欧盟各成员国可在汇总报告方面增加更多要求。

24.8 ⋮ 临床试验中严重不良事件开始收集的时间

　　在知情同意书签署后立即开始收集安全性数据，包括等待期或洗脱期（如果有），即使没有服用研究药物。这一概念在法国尤其值得注意，在法国，"生物医学研究"期间发生的任何安全问题都是要报告的。这包括安慰剂不良事件、医疗操作过程中的并发症、去医院途中的车祸等。其想法是AEs发生在研究中，而不仅仅是因研究药物引起。

　　关于FDA报告，在给药前发生的严重不良事件通常与研究药物无关，因此不符合15天报告的条件。然而，至少有一种情况并非总是如此。在已经接受过治疗的患者中，癌症化疗前的预期性恶心和呕吐相当常见，其发生率分别约为29%和11%。请参见国家癌症研究所网站（www.Cancer.gov）上对这一现象的评论。因此，人们可以认为，这些严重的AEs，可能是由于经典的巴甫洛夫条件反射，可能与研究或治疗药物有关，即使它还没有被使用。

24.9 ⋮ 加拿大对安全报告的要求

　　在加拿大进行的临床试验的申办方必须向加拿大卫生部快速报告任何严重、非预期的ADR。加拿大的快速报告遵循7天和15天临床试验报告要求，无论病例发生在加拿大境内还是境外。符合快速报告条件的每个ADR必须分别发送至加拿大卫生部。

　　对于因果关系，研究者或申办方认为"与药品存在合理因果关系"的结论都是有效的。

　　致死或危及生命的可疑ADR的随访报告必须包括对结果的评估。评估必须包括对以前使用相同或类似药物的相关经验的分析，以及申办方对报告重要性和含义的立场。

　　此外，加拿大卫生部可要求申办方在临床试验进行期间的任何时候提交其他安全信息。这种特别请求可以包括，例如，所有严重事件的行列表，无论预期与否。

　　可能还有其他情况需要申办方就安全性问题与加拿大卫生部进行快速沟通。例如，可能影响获益风险评估的或可能导致方案变更的重要新数据。

　　申办方必须记录研究中的所有不良事件（发生在加拿大境内或境外），包括说明不良事件发生时的适应证和剂型的信息。

　　目前，法规中没有规定伦理委员会（加拿大称为研究伦理委员会）接收定期汇总报告的具体时限。因此，通常要求由各委员会在其章程或标准操作程序（SOP）中规定。对此，加拿大正在进行大量讨论。

　　自2015年以来，加拿大卫生部要求按照ICH DSUR和电子通用技术文件的格式进行年度安全性审查。DSUR（和DSUR清单）必须按要求提交给加拿大卫生部。如果有重要的新安全信息，申办方也可以自愿提供DSUR。此外，必须每年提交更新的研究者手册。这使加拿大卫生部能够了解该药物和试验的概况。

24.10 : 其他地区的要求

各国对快速报告和定期报告的要求差异很大，即使在欧盟内部也是如此，申办方应经常确认各国的报告要求，特别是在该国有研究中心的情况下。对补充"核心"DSUR 的附件有当地要求的情况并不少见。此外，监管的要求和提交的文件可能并不总是以英语书写。这与上市后报告的现状有所不同，后者基本上是统一的。

24.11 : 底 线 要 求

安全性报告，特别是快速报告，已变得极其复杂，在许多情况下，各国之间存在差异。法规和要求在不断变化，而且很可能会继续变化。PV 人员必须仔细跟踪产品使用、研究、开发、批准、销售等所有地区的报告要求。

第25章

上市后自发个例安全报告（ICSR）及严重不良事件的上报

尽管主动监测和其他方法在不断完善，并将在保护患者安全方面发挥越来越重要的作用，上市后自发个例安全报告（ICSRs）仍是目前药物安全的主流。

25.1 一 般 原 则

本章重点介绍在监管机构批准上市后的产品产生的 ICSRs。本章中的术语"上市后""批准后""授权后"和"注册后"被视为同义词。不良事件的类型不同，报告的要求也不同（译者注：报告的要求是指，如是否需要以个例报告形式快速报告以及报告的时限要求），剩余未快速报告的不良事件会在定期汇总报告中体现（定期汇总报告中也包含之前已报告的 ICSRs），并进行一定程度的医学分析。这是一项很特别的项目，因为如下人群对于不良事件报告的自我意识和主动意愿非常重要。

- 医疗保健专业人员自愿报告其处方或服用过的药物后所观察到的不良事件，并且这种报告是无偿的。
  - 患者和消费者；
  - 护理者和患者权益倡导者；
  - 其他相关的参与者。

这种情况可能会在未来几年由于诸多原因发生变化，包括成本和更好的技术。上市后报告的法规复杂、分散，并且在监管区域之间仅有部分统一。各种更新和指南频繁发布，通常会在单个监管区域内显著更新法则，没有唯一的来源可以主动跟踪所有的变化。这些变化通常（但不总是）以英文发布（为什么拥有本国语言的国家要用英语发布其内部法则，完全是另一个话题）。如果不是用英语出版，准确性、细微差别和文化背景往往会在翻译中丢失。

25.2 上市后 ICSRs 与临床试验 ICSRs

尽管获得上市新药申请（NDA）或上市许可申请（MAA）后的严重不良事件（SAE）报告，在概念上与上市前临床研究的 SAE 报告（如 IND 研究）非常相似，但两者间存在重要差异。因为事件的来源和报告者不同，报告不仅仅来自接受过培训的临床试验研究者，来源于患者/消费者/护理者的报告，他们经常使用非专业语言。此外，不同国家的卫生当局对报告的处理和上报要求也有所不同。本章后面部分将讨论这些挑战。

与临床试验报告一样，在 NDA 或 MAA 批准后，仍有义务进行安全性事件报告。无论药品是否实际上市（一些公司由于运营或季节原因推迟药品上市），上市后报告通常是强制性的。在临床试验中，不良事件由作为研究者的医疗专业人员报告，这些研究者通常与公司有关系（如试验由公司赞助）。因此，通常可以保证医疗专业人员会配合提供完整的医学报告，特别是临床试验中的严重不良事件。根据政府规定，研究者和申办方必须提交安全报告。

然而，上市后阶段的报告情况却大不相同。报告可能来自多种来源，包括患者、患者家属、医疗专业人员、销售代表、文献报道、新闻报道、卫生当局、互联网、博客、社交媒体、戒毒中心、其他制药公司、律师等。可能有超说明书用药。在大多数情况下，除制药公司外，所有人都是自愿报告，这取决于报告者的意愿。然而，有时，报告不良事件的患者对不良事件的发生感到不安，因为他们本以为药物是安全的，这种不良事件不应该发生。至少在美国，他们经常想要退钱，事实上，他们可能打电话给该公司，不是为了报告不良事件，而是为了获得退款或折扣券。

医疗保健专业人员经常联系卫生当局或制药公司并报告不良事件，但他们不太清楚制药公司有义务跟进并向药监机构报告不良事件。制药公司将会对报告进行随访并要求报告者提供更多的信息的复印件，这些信息来自于医生办公室、医院或实验室，甚至来自救护车服务。忙碌的药剂师、护士或医生只是简单地通过"快速"报告不良事件来履行职责时，他们往往没有意识到，他们正在做什么。他们不想因为提取 AE 记录（可能来自多个来源）、保护患者隐私以及将记录发送给公司而增加自己的负担。

与临床试验报告相比，报告质量也是一个问题，因为上市后报告的质量参差不齐，特别是非医疗专业人员报告时。对于来自消费者的报告，应尽可能与其主治医师联系进行随访。如果患者使用自己开的非处方药（OTC）产品或草药制剂，问题就更难解决；可能根本没有医生或药剂师可以参与。

有效的 ICSR 的四个要素或标准（有时称为可报告性的最基本的元素）如下：

（1）可识别的患者；

（2）可识别的报告者；

（3）怀疑药品；

（4）不良事件（或死亡，如果没有不良事件报告，但只发现死亡时）。

如果存在这四个要素，则认为该报告有效并可向卫生当局报告（如美国食品药品监督管理局、欧洲药品管理局、加拿大卫生部、日本药品和医疗器械管理局等）。如果没有这四要素，公司应尽力获取缺失的数据。数据应存储在安全的电子数据库中。

当患者的下列一项或几项信息可获得时，默认患者可识别：年龄、性别、姓名首字母（缩写）、出生日期等。信息不明确的报告，如"我听说在北部有一两个病人服用了 X 药并中风了"或"一些人中风了"，信息不够具体，不足以满足可识别患者的标准。"一个男人"、"一个年轻的女孩"或"六个男人中风"就足以被认为是可识别的。有些人认为，带有发生日期的AE间接意味着可识别的患者。

可识别的报告者通常更明确。可能是患者或其家属。根据经验，可识别的报告者应该是可以联系的人。因此，对于电子邮件报告的AE，如果没有报告信息，但是有正确的电子邮件地址，这也是一个有效的报告者，因为可以回复电子邮件并获得后续信息。然而，应该制定程序来确定患者和报告者的可识别性和要求，包含在公司网页上。

怀疑药品通常也没有问题，然而，还是会出现如下的问题：

- 偶尔会有人报告不良事件的同时还说："我认为这不是因为你的药物，但我认为无论如何我应该报告它，以防万一。"这仍然应该被视为怀疑药品（除非提到另有药物是怀疑药品），并且在报告描述中记录报告者的说明。

- 如果明确该药物是另一家公司的产品（例如，同一个化学成分但不同的生产厂家，无论原研的还是仿制的），如果在美国，则应在5天内将报告发送给位于美国的该生产厂家或公司。其他地方的规定各不相同，但通常情况下，安全报告应提交给产品的生产厂家/上市许可持有人（MAH）（PV部门制定关于如何和何时把安全报告通知竞品公司的政策是有用的——临床试验和上市后报告的处理可能不同）。但是，在尚不清楚这是该公司的上市产品还是其他生产厂家的产品时，那么该公司必须将其视为自己的产品进行处理。报告中应注明产品缺少所属公司信息。

- 同一活性成分的不同剂型产生的AE必须要输入数据库并视情况报告，除非明确该产品来自确定的另一家公司，否则即使知道是另一家公司的产品但是不知道具体是哪家公司，AE也是需要报告的。

- 含有活性成分的复合制剂也应报告。

- 对所有被确认为竞品公司的ICSR要进行审计追踪。

可识别的不良事件通常也很清楚，与任何不良事件或"坏事"有关。不良事件可能包括体征、实验室检查异常、症状或疾病。太笼统的事件如"发生了不明确的伤害"或"不可修复的损害"等需要排除，但应尝试后续随访。无不良事件的致命转归应视为可报告的（如发现患者躺在床上已经死亡）。这是将转归视为不良事件的唯一实例。死亡是一种转归或结局，死亡本身不是不良事件，除非没有其他不良事件术语可报告。

还应确保区分用药错误和产品质量问题。有时，同一份报告中可能会出现两个或两个以上的事件，比如这种情况："药片是蓝色而不是绿色的，味道闻起来很奇怪；我吃了两片而不是一片，然后头痛得很厉害。我想要退钱，并且我有一个问题。"产品质量、用药错误、不良事件、咨询、退款问题应逐一由公司的相关人员处理。

在大多数国家，制药公司（申请人、赞助商、MAH、IND持有人、NDA持有人）必须报告严重和非预期的不良事件［即未包含在监管机构批准的说明书文件中（＝美国的包装内说明书或许多其他国家的产品说明书等］，无论是国内还是国外，应在首次收到信息后的15个日历日内报告。在欧盟，所有严重报告都应快速报告到欧洲药品管理局的EudraVigilance系统中。请注意，这与临床试验报告使用的标准不同，在大多数国家，临床试验报告需要三个标准（严重、非预期、与药物存在可能的相关性）。

上市后报告只需要两个（严重的、非预期的），因为人们相信自发的报告"暗示"因果关系或可疑。如果报告人不认为药物与不良事件之间存在某种程度的因果关系，他或她就不会联系卫生当局或公司报告该病例。如上所述，所有严重病例都应报告到EudraVigilance系统，这个欧盟统一的数据库，不管是否预期，因为各国批准的SmPCs中列出的可疑不良反应可能不同。

公司必须立即对所有需要15天上报的严重不良事件报告进行评估，并且必须在收到新信息后15个日历日内或按照卫生当局的要求提交随访报告。随访报告的数量不受限制。任何新的额外信息都必须记录和分析，然后报告给药监部门（主要是与医学相关的新信息）。如果无法获得额外信息，则应保留试图寻求额外信息的记录。

销售或生产药品的公司不是唯一有义务报告不良事件的公司。名字出现在批准药品的说明书文件上的制造商、包装商或经销商，也有此义务。此外，这也适用于所有代理商、商业合作伙伴、合作营销者和经销商等，即任何可能收到不良事件且与公司有关系的人或公司或企业必须记录并报告不良事件，通常向公司报告，但有时向卫生当局报告。

来自患者参与项目中的征集性安全信息，尽管收集安全信息不是该项目的主要目标，但是存在双向沟通的可能性，因此，获取安全性相关信息，应视为上市后研究。此类项目包括延展项目、疾病管理或患者支持项目等。必须采用四要素标准，也必须采用三个临床试验报告标准，即严重性、相关性、可预期性。也就是说，这些标准不是上市后情况的标准（严重、非预期），尽管采用了三个临床试验报告的标准，但对于上市后的报告没有7天报告或分类为"严重非预期不良反应（SUSARs）"的报告。

25.3　不良事件的来源

上市后不良事件可能有多个来源：销售代表；法规事务部、质量部、合规部或电话热线部门以及其他公司员工（如首席执行官秘书/行政助理或人力资源部）；律师和诉讼；患者、消费者、家庭/护理者或患者权益团体；药剂师；护士；医生或其他医疗专业人员；卫生机构；公司子公司；相关业务合作伙伴或合约商（不属于公司）；网站；电子邮件；社交媒体；报纸；医学文献；戒毒中心、电视媒体和广播。公司员工可以在非正式的社交环境中获知不良事件。公司必须建立适当的内部程序（标准操作程序）确保在公司任何地方获知的不良事件及时报告给药物安全小组（通常不超过一个或两个工作日）。

在临床试验报告中，报告者通常是临床研究人员或其经过申办方培训的工作人员。与临床试验报告不同，许多上市后报告是通过电话从不开心的患者或烦躁的医疗专业人员那里获得的。公司需要建立谨慎的分类流程，以识别与产品相关的联系人并确保在接线员回答问题后迅速将其发送给公司内的医学专业人员，以便不会遗漏不良事件和其他产品问题。在找到正确的部门之前，将电话转给多个部门是不明智的。语音应答系统可能无法引导报告者反映问题（"赔偿或退款请按1，转接医学事务部请按2，报告不良事件请按3……"）。

接到这些电话的公司员工（无论是否是医学专业人员）需要具备相当特殊的技能。打电话的人，尤其是患者，通常希望很快能满足他们提出的要求（通常是退钱或换药），而且可能会生气和带有敌对情绪。呼叫中心接线员必须冷静、镇定，在保持同理心和同情心的同时获得所需的医疗和患者信息。通常来电者联系公司是想咨询问题（"X药会导致心脏病发作吗？"），却没有意识到公司会调查是否存在不良事件。因此，该电话从要求信息转变为提供信息，这可能会激怒来电者。有时报告者打了不止一次这个电话，这通常会造成不必要的焦虑。呼叫中心接线员应写下（在纸上或直接输入数据库）来电者的信息，在可能的情况下使用来电者的原话，电话交流中不要承认药物必然导致任何不良事件或产生问题。当来电来自消费者时，应尝试获取患者的医生或其他可联系的医疗专业人员的联系信息，以获得"医学验证"的报告。如果需要与来电者进行随访（例如，在获得医疗记录后），应安排另一次联系。

25.4　文献和出版物

需要使用计算机化系统（商业服务）对已出版的文献进行正式和频繁的检索，该系统在大量出版物和数据库中按商品名和通用名检索与公司产品相关的出版物。如果检索结果显示在引文、文章或摘要中包含符合四要素标准和警示标准的病例报告或临床试验信息，则必须向相关卫生当局发送一份15天的上市后报告，同时要附上文献的副本（在大多数国家，通常为英文）。这与任何其他15天报告一样处理，并要求随访。如果一篇文章描述了多个病例，则应为每个病例提交单独的报告［对于美国报告要求，请参阅21CFR314.80（d）（1，2）］。请注意，对于在欧盟上市的药物，每周都需要进行此类文献搜索，并要纳入定期安全更新报告（PSURs）中。欧盟对报告文献的要求在格式上非常具体（"温哥华格式"）。成员国可能会要求将文献翻译成本国语言，但作为快速报告提交的ICSR中可使用英语。

欧洲药品管理局（EMA）设立了医学文献监测（MLM）服务：由监管机构在EudraVigilance系统中记录病例报告［见第726/2004号法规（EC）］。监测的活性成分和文献列表定期更新，并在EMA网站上公布。MAH需要监测MLM识别的病例，但不需要再次报告到EudraVigilance系统中，因为这些已经被MLM识别和记录过了。

翻译问题会定期出现。如果出版物标题暗示文章包含可报告的安全信息，可是没有工作人员能够读懂文章和摘要所使用的语言（甚至是最低限度的解读），则需翻译该文章，以确定是否存在有效病例。某些语言的翻译可能会非常昂贵。幸运的是，大多数病例都是以英语或其他主要医学语言发表的。有一些免费的互联网工具可以对文本进行粗略的（通常非常粗略）计算机翻译。从而可以了解文章是否包含安全信息和可能报告的病例。有的监管机构不太可能认为这样的翻译就足够了。使用这样的服务可以避免延迟和节约成本，但代价是可能出现错误的翻译。需要与当地卫生当局联系核实。

当有效案例的四个要素被识别时，监管报告日期开始计时。这可能意味着，如果摘要未提供四个要素，则只有在收到译文时才开始计时。如果公司在使用某种语言的市场有产品销售，该公司需要检索未包含在主流计算机文献数据库（如Embase、PubMed）的当地期刊，现在有一些公司向新药申请（NDA）和上市许可持有人提供这项服务。

对于在世界各地设有办事处的跨国公司，应尽早解决期刊检索的责任问题，以避免重复工作。世界各地设置的办事处，通常有助于从离总部很远或者非英语母语的报告者那里获取随访信息。然而，让每个办事处检索其所在国家的当地期刊上的不良事件，是低效的做法，除非这些当地期刊没有被主要的计算机文献数据库纳入。最好的做法是通过中心数据库检索完成。

25.5　其他报告来源

某些大型组织（如戒毒中心和致畸中心）定期发布总结或评论文章，详细介绍数十至数千例与药物名称相关的不良事件报告。通常情况下，没有足够的信息来创建单个病例，但偶尔会具备四要素（可识别的患者、戒毒中心作为报告者、可疑的药物和不良事件）。这可能会对报告造成问题。通常，后续随访是不可能或不切实际的。在这种情况下，应与卫生当局沟通最佳处理方式。没有一家监管机构希望收到5000份ICSR，每份都仅有很少的数据，正如公司不希望生成这些ICSR一样。一个包含多个患者的总结信或一个单一报告可能会被接受。

25.6　不良事件的随访

应跟进所有严重不良事件，以获得"重要"信息，支持进一步科学评估病例的信息。在随访方面，没有绝对规则说明什么是足够的，但行业中的一个常见经验法则，就是对于"常规的"严重不良事件，两到三次随访请求（挂号信、语音信箱信息或与医生员工的联系、确认收件和阅读的电子邮件等）就足够了。新的、重大的、非预期的、致命的或危及生命的严重不良事件，可能需要更多的尝试来获取足够的数据，以便对病例的理解和评估更加合理（所有这些努力的真正目标）。意思是提供新的医学信息（甚至是住院信息），这些信息可能会影响病例的评估或管理，或者可能会改变其严重性标准。被视为"非重大"的随访信息包括来自病例评估员的注释的更新或文字拼写错误更正等。业内许多人都有"血汗史"，比如飞到遥远的地点，或者做各种各样的演习，试图获得重要案例的随访信息。应记录所有的随访尝试。

非严重的、预期的病例通常不需要做随访，监管机构也不要求。特别是不良事件已经在说明书文件中列出。然而，对非严重、非预期的病例采取后续随访通常是一个好主意，并且在有些国家是强制性的。通常仅限于一到两封随访信、电子邮件或电话。

25.7　美国对药品上市后发生的严重不良事件（SAE）报告的要求

美国法规参见21CFR314.80，基本上规定新药申请持有人有义务及时审查从任何来源收到的所有药物不良事件信息，"国外或国内信息，包括来自商业市场、上市后临床调查、上市后流行病学/监测研究、科学文献报告和未发表的科学论文的信息"［21CFR314.80

（b）]。公司无须重新向FDA提交从FDA收到的报告。

有多个分散的指南、指南草案和其他涵盖报告要求的文件。不幸的是，这些文件不完整、不清晰，在许多情况下是不明确的。FDA在其网站上提供了各种页面及行业说明如下：

- 为患者和药品供应商提供的上市后药物安全信息（上市后监测项目的法规、政策和程序）；
- 指南（药物）；
- 指南、合规性和监管信息（生物制剂）；
- 严重风险的潜在信号/来自不良事件报告系统（FAERS）的新安全信息；
- MedWatch［美国FDA的药物安全信息和不良事件报告的项目］；
- 不良事件报告系统（FAERS）问答；
- OTC相关联邦公报公告、成分参考和其他监管信息；
- 对于小分子，如果是具有相同活性成分（活性部分）的国外来源报告，则应将病例输入数据库并报告，前提是符合报告标准：
  - 美国食品药品监督管理局2001年的上市后不良事件指南草案针对外国文献规定了以下内容："对于与在美国上市的产品具有相同活性成分的产品，在科学文献中有严重、非预期的不良反应的描述，应当报告。即使辅料、剂型、规格、给药途径和适应证不同，也应报告。"
  - 关于活性部分的定义："活性部分是指分子或离子，不包括使药物成为酯、盐（包括具有氢键或配位键的盐）或其他非共价衍生物（如络合物、螯合物或笼形物）的分子附加部分。"来自FDA的"新药排他性常见问题解答（frequently asked questions for new drug product exclusivity）"。如果一家公司对同一化学实体持有多份NDA，当实际产品或剂型未知或不明确的时候，则15天报告应按最早NDA批准的产品报告。
  - 如果一家公司在报告中列出了不止一种产品，则应将报告发送至报告中列在第一位的产品的NDA下，通常是更可疑或最可疑的药物。

这些文件的统一资源定位器（URL）在FDA似乎经常更改，找到它们的最佳方法是在FDA网站上搜索。

25.8 ┊ 为制造商制定的MedWatch项目

美国食品药品监督管理局为制造商制定了"MedWatch"项目（译者注：此项目已于2020年7月31日停止）。在该项目中，向美国食品药品监督管理局直接报告的严重自发不良事件，美国食品和药品管理局会发送给制造商。要求企业必须参与该项目，例如，符合条件的申请人（如上市许可持有人）必须对每一个新批准的产品向FDA提出项目注册申请，注册期限为3～4年，在项目注册申请批准前，FDA不会向企业发送任何报告。项目注册申请批准后，FDA将向企业发送项目当年剩余时间的报告，以及未来整三年的年报告。每年在12月底删除一次产品。报告中包含报告人的姓名和地址，允许制造商进行随访。报告人必须同意才可。从FDA收到的原始报告不应重新发送给FDA［见21CFR3.14.80

（b）]，但任何后续随访信息都应报告。其他的报告可能会来自于FDA的药品质量报告系统（Drug Quality Reporting System），这个系统是FDA建立的用于接收产品质量问题的，这与MedWatch项目类似。

25.9 依据《信息自由法案》从FDA获取安全性报告

这是一个允许任何人从美国政府获取非机密或专有（商业秘密）信息的系统。只需支付象征性的费用，就可以从FDA获取任何药物（自己或竞争对手）的病例报告。这是一个一步或两步的过程（见下文）。初始请会生成一份标准的打印文件或CD/DVD，其中包含AEs的行列表。任何具体报告都可以通过使用其标识号（登录号）申请获得。收到的病例中的患者和报告者都是匿名的，因此无法进行后续随访。很不幸，一些后续随访报告就没有办法与初始报告挂钩或关联。如果通过信息自由法案（FOI）获取信息，请求本身就是公开信息，可以被发现（例如，被一家公司的竞争对手发现）。因此，有些公司在搜索另一家公司的信息时，会采用匿名搜索的方式。

请注意，FDA已将这些病例放在FAERS网上。病例的基本信息（不包括病例描述部分）现在可以使用FDA提供的比较友好的搜索引擎立即在线获取。重要的是，FDA提供了病例编号，可通过FOI获取进一步的信息。这将在一定程度上加快流程。

从FDA获得自己药品的报告，有赞成也有反对的理由：

- **赞成**
  - 该公司将知道FDA所知道的，并将拥有尽可能完整的数据集。例如当FDA就公司不知道的安全问题进行沟通的时候，公司不应该感到"惊讶"。
  - 该公司将能够更好地利用完整的数据库查找信号并进行信号分析（包括数据挖掘）
- **反对**
  - 不可能对病例进行后续随访。你所拥有的信息就是这些。
  - 有时不能确定一个病例是否为重复病例（例如，除了公司之外，还向FDA报告了该病例，可能是由另一名报告者报告的）。由于报告者和患者标识符被删除，很难确定该病例是否为重复病例。
  - 医学编码和报告处理（例如，描述部分的格式和内容）可能不同。此时，必须决定是否重新医学编码。

如今，大多数人认为，从其他卫生当局获得FDA报告和任何其他安全报告［如英国药监局（MHRA）的药物分析档案（iDAPs）或定期在线搜索加拿大卫生部的安全数据库］是明智和合乎伦理的。FDA数据库中的绝大多数案例都是通过公司提交的，因此理论上，FDA直接收到的案例应该很少。一些公司通过这种方式获得竞争对手的安全信息。但是，这些数据不允许用于市场营销或销售。

其他国家已经或正在开发类似的信息自由体系。同样，在获取案例报告时会出现重复、一致性、语言和后续随访等问题。许多跨国公司在可能的情况下都通过其地方办事处获取这些案例报告。瑞典乌普萨拉监测中心维护着全球最大的安全体系数据库，包括从国家卫生机构获得的病例。然而，这些数据通常只是行列表，可能难以用于识别新的或重要的病例。

25.10　关于填写 MedWatch 表格的说明

FDA 的 MedWatch 网站上有关于如何填写 MedWatch 表格（为制造商的 3500A 表格）和医疗专业人员（为其他所有人的 3500 表格）的详细说明。但是，请注意，制造商现在必须使用 E2B 电子提交而不是 MedWatch 表格。公司应审阅说明，并将其落实到位。对于 ICSR（E2B）的电子提交（带附件和不带附件），详细信息可在 FDA 网站上获得。

25.11　欧盟的相关法规

欧盟关于医药产品的法规和要求（定义广泛，包括药物、生物制剂、草药等）可以在许多文件（法规、指令、指南等）中找到：对于本章内容来说最准确的是 2010/84/欧盟指令（Directive 2010/84/EU）和 GVP 模块 Ⅵ："收集、管理和提交药品疑似不良反应报告（第 2 版）"。其他文件将重复相同的信息。GVP 模块 Ⅵ 的章节包括：

- 个例安全报告的收集
  - 非征集性报告
    - 自发报告
    - 文献报告
    - 非医学来源的报告
    - 来自互联网或数字媒体的可疑不良反应信息
  - 征集性报告
- 报告确认
- 报告随访
- 数据管理
- 质量管理
- 特殊情况
  - 怀孕或哺乳期间的药品使用
  - 儿童或老年人群的药品使用
  - 药物过量、滥用、误用、用药错误或职业暴露的报告
  - 缺乏疗效
- 个例安全报告（ICSR）的递交
- ICSR 的提交时限
  - 报告无效
  - 报告修正

- 个例安全报告（ICSR）的递交形式

注释

欧盟要求遵守ICH指南。应强调以下几点：

- 对于许多国家来说，15天报告规则在欧盟适用于严重的ICSR，包括：
  - 预期和非预期；
  - 相关与不相关；
  - 欧盟和非欧盟；
  - 初始和随访。
- 非严重ICSR应在90个日历日内报告（初始和随访）。
- 所有ICSR均应在EudraVigilance（电子传输或直接数据输入）中向EMA报告。
- 一旦包含最低标准的信息，请MAH（任何MAH成员、代理人或合约商）注意，ICSR提交的时间即开始计时；该日期为第0天。
- 可以向EMA提交请求，以从EudraVigilance数据库获得和导出数据。

25.12 对上市后安全报告的一般性评论

感谢CIOMS和ICH工作组，有上市后个例安全报告相关的高水平文件。然而，这些文件不是法律或法规，有些国家或有偏离或有自己的附加要求。这可能会造成疑惑和/或合规上的困难。

25.13 常 见 问 题

问：这似乎相当混乱，既然规则已经相当相似，那么将所有的规则完全协调和统一，不是很理想的情况吗？

答：是的，的确如此。然而，问题总是在细节上。随着格式、内容和传输的数据标准的发展，我们有可能达到这一目标。当然，可能会有多种标准和语言，然后我们要对其进行标准化。我们要等计算机翻译能力得到充分发展，否则语言问题不会得到解决。逻辑上合理的（尽管是理想下的）结果是以报告者的母语将每个不良事件报告到一个全球存储库中，任何人都可以从该存储库中获得完整的信息，并无缝地从一种语言转到另一种语言。如果电子病历成为现实，这可能会更进一步。在这种情况下，它将可以从这个大型数据库（或链接数据库/仓库）中"提取"不良事件和完整的医疗记录，而无须报告者主动提交。

问：在公司药物警戒部门工作，我们如何处理各种地方要求，并确保我们的产品在所有注册国家都符合要求？

答：这个问题提出了公司药物警戒部门在合规方面面临的困难。

- 第一，确保您对产品注册所在国的药物警戒要求有一个清晰、详尽的了解。
- 第二，公司药物警戒政策必须符合最严格、最高的药物警戒要求（严重不良事件报告、非严重不良事件报告、时限要求等）。

- 第三，该政策必须与公司所有地方的区域药物警戒部门共享，以确保每个人都意识到他们的职责不仅仅是符合本地法规，他们实际上必须遵守公司内部规则，以确保在其他国家也合规。

- 第四，应定期检查/审计地方对药物警戒政策的遵守情况，这会作为质量管理体系的一部分，并且适当的措施必须落实，以免发生偏差。

第**26**章

定期药物不良事件报告（PADER）、定期安全性更新报告（PSUR）和定期获益-风险评估报告（PBRER）

上市后产品通常需要递交安全性汇总报告，大多数国家现在接受定期安全性更新报告（PSUR）作为上市后产品的安全性汇总报告。美国食品药品监督管理局（FDA）接受PSUR（虽然需要申请替代）。根据法规，仍然需要向FDA递交旧格式的新药申请（NDA）定期报告［也称为定期药物不良事件报告（PADER），除非有PSUR替代申请］；即便有PSUR替代申请，FDA也仍然要求递交PADER相关法规和指南中规定的附录。EMA要求以定期获益-风险评估报告（PBRER）格式递交（虽然出于历史原因仍使用PSUR这个缩略语，而非PBRER）。

26.1 简 介

除了15日快速个例报告外，FDA还要求新药申请（NDA）、仿制药NDA申请和生物制品许可申请（BLA）时递交定期汇总报告。美国《联邦法规》第21卷314.80（c）（2）（Ⅰ、Ⅱ）节概述了此部分内容。FDA还要求对FDA归类为孤儿药的产品提交美国孤儿药（ODD）年度报告。

26.2 新药申请（NDA）定期报告

除了新药临床试验（IND）申请法规，对报告的要求散布在FDA的其他文件中。有些可能是适用于上市前的特定情境（例如，药物引起的肝损伤），但也适用于上市后的汇总报告中。FDA相关文件清单如下：

- 上市后不良事件报告（1992年3月）［Post-marketing Reporting of Adverse Drug Experiences（March 1992）］；
- 生物制品不良事件报告指南（1993年10月）［Guideline for Adverse Experience Reporting for Licensed Biological Products（October 1993）］；
- 上市后人用药品和生物制品不良事件报告：澄清需要报告的内容（1997年8月27日）［Post-marketing Adverse Experience Reporting for Human Drug and Licensed Biological Products：Clarification of What to Report (August 27，1997)］；

- 上市后人用药品和生物制品（包括疫苗）的安全性报告（2001年3月）〔Post-marketing Safety Reporting for Human Drugs and Biological Products Including Vaccines（March 2001）〕；

- 新药申请前临床安全性审查的开展及审查报告的提供（2005年2月）〔Conducting a Clinical Safety Review of a New Product Application and Preparing a Report on the Review (February 2005)〕；

- 药物性肝损伤：上市前临床评估（2009年7月）〔Drug-Induced Liver Injury: Pre-marketing Clinical Evaluation (July 2009)〕；

- FDA与公众的药物安全信息交流（2007年3月）〔Drug Safety Information — FDA's Communication to the Public (March 2007)〕；

- 风险评估和减低策略（REMS）、REMS评估和REMS修改的格式和内容建议稿（2009年3月）〔Format and Content of Proposed Risk Evaluation and Mitigation Strategies（REMS），REMS Assessments，and Proposed REMS Modifications (March 2009)〕；

- 上市后研究和临床试验——《联邦食品、药品和化妆品法》第505（o）节实施细则（2009年7月）〔Post-marketing Studies and Clinical Trials —Implementation of Section 505(o) of the Federal Food,Drug,and Cosmetic Act (July 2009)〕；

- ICH E2C（R2）上市后定期安全性更新报告（定期获益-风险评估报告）行业指南（2016年11月）〔Providing Post-marketing Periodic Safety Reports in the ICH E2C (R2) Format (Periodic Benefit-Risk Evaluation Report) Guidance for Industry (November 2016)〕；

- FDA合规程序指导手册（适用于FDA员工）。程序7353.001.第53章——上市后监测和流行病学：人用药品和治疗性生物制品（2015年12月）〔FDA Compliance Program Guidance Manual (for FDA staff). Program 7353.001. Chapter 53 —Post-marketing Surveillance and Epidemiology:Human Drug and Therapeutic Biological Products (December 2015)〕。

参见FDA指南的页面（https://www.fda.gov/drugs/guidance-compliance-regulatory-information/guidances-drugs）。

美国《联邦法规》第21卷314.80（c）（2）（Ⅰ、Ⅱ）节规定了以下内容：

所有未作为15日快速报告递交的不良事件（不良经历与不良事件是FDA同义术语），在定期汇总报告中必须递交。在NDA批准后的前3年内，必须为每个NDA每季度（每3个月）提交一份定期汇总报告。在NDA批准3年后，报告频率为每年一次，除非FDA另有要求。

季度报告必须在季度结束后30日内递交，年度报告必须在周年日结束后60日内递交。因此，公司有30或60日的时间准备报告。如果FDA希望公司在NDA批准3年后继续按季度报告，则可能会修改报告频率。因为补充申请或适应证扩展，FDA可能会要求在3年后更频繁地递交定期汇总报告，例如，在批准主要疗效补充申请后恢复季度报告。

每份定期汇总报告必须包含以下内容：

- 报告中信息的概述性总结和分析，以及报告间隔期间提交的15日快速报告的分析，所有符合条件的快速报告必须适当提及申请人的患者识别号、不良反应术语和递交给FDA的日期；

- 对于不符合15日快速报告条件的不良事件（用包括申请人的患者识别号和不良反应术语的行列表做索引），需要单独提交电子个例安全报告（ICSR）（药品和生物制品采用E2B格式）；
- 自上次报告以来因不良事件而采取的措施记录（例如，因安全问题而进行的说明书文件变更或发起的研究）；
- 定期报告中只需要15日快速报告的信息，不需要提供上市后研究（无论是否在研究新药申请下进行）、科学文献报告或从国外上市后经营中获得的不良事件信息；
- 在定期报告中提交的不良事件，如有新的随访信息，可在下一次定期汇总报告中提交。

1997年8月，FDA发布了一份指导意见，鼓励NDA持有人提交豁免申请，可以不递交MedWatch表格形式的预期非严重不良事件。自电子病例报告要求于2015年生效以来，这些申请不再被FDA批准。

2001年3月的指南解释了定期汇总报告的要求，并正式生效，尽管它在发布十年后仍然是一份草案。下文将对其进行总结。

26.3 ⋮ 向FDA提交PSURs

2001年3月的指南描述了使用ICH E2C PSUR替代NDA定期汇总报告的申请机制：

- 如果一个PSUR中包含了活性物质的所有剂型、配方和适应证，则应将这些信息在报告的特定部分分开描述，以准确描述特定剂型的安全特征。例如，不应将滴眼剂剂型和固体口服剂型的信息合并描述。
- 法规要求的相关ICSR必须以电子方式发送至FDA的主要上市后安全数据库——联邦不良事件报告系统（FAERS）。
- 如果PSUR中尚未包含来源于美国的所有ICSR汇总的消费者自发报告，需要将这些ICSR以表格汇总并作为PSUR附件。用监管活动术语医学词典（MedDRA®）系统器官分类（SOC）呈现所有不良反应术语和事件计数的汇总表，并按类型（即严重/非预期、严重/预期、非严重/非预期和非严重/预期）进行分类。
- 根据PSUR中的新信息，附录中应包含一份说明，说明PSUR所涵盖剂型及经批准的美国说明书文件的变更（如有）。还应包括PSUR所涵盖产品最新获批的美国版说明书文件副本。
- PSUR的提交日期和频率。申请人可以申请，根据产品国际诞生日的月份和日期，而不是美国批准产品周年的月份和日期，向FDA提交PSUR。申请中应明确提出这些PSUR将在数据锁定点的60个日历日内（数据锁定点即产品国际诞生日的月和日或申请人与FDA商定的任何其他日期）提交给FDA。申请人还可以申请，按照法规要求以外的频率向FDA提交PSUR。但是，PSUR所涵盖的时间范围应该是连续没有中断的。

需要注意的是，FDA、欧盟和其他司法管辖区都有协调提交日期的机制。然而，如果药物警戒和风险评估委员会（PRAC）对于一个在欧洲经济区（EEA）中具有明确的（良好）安全特征的产品，规定了定期汇总报告的时间间隔，则协调定期报告的提交日期可能会有挑战。可以与药品监管机构确定国际诞生日（通常是世界上任何地方的第一个批准日期），允许公司根据该日期准备和提交所有报告。通过桥接报告使所有PSUR同步，这种协调周期性的做法并不总是可行。因此，报告可能需要每6个月、每年、每3年等递交给一些机构，但至少它们都是按照每年相同的周年日编写的（例如，如果将2月1日确定为国际诞生日，则对于年度或多年报告，报告的数据锁定点为2月1日；对于6个月的报告，数据锁定点为2月1日和8月1日）。

26.4 上市后定期汇总报告

经典NDA定期汇总报告（PADER）中包含的信息应按以下顺序分为四个部分，每个部分应通过可以识别的标志明确分开。如果未包括其中某部分的信息，申请人应解释为什么未提供该信息。

需要注意的是，如果公司更愿意提交PSUR而不是PADER，则必须获得同意被允许这么做，并且必须在PSUR中添加PADER法规中要求的但在PSUR中并未体现的内容。请参阅PSUR章节。

26.4.1 概述性总结与分析

必须提供有关上市后定期汇总报告信息的概述性总结和分析及报告期内提交的15日快速报告（即严重非预期不良事件）的分析，并应包括以下内容：

- 本定期报告中包含的非15日首次不良反应报告和非15日随访报告的数量以及定期汇总报告所涵盖的时间段（时间段必须是连续的）；
- 报告期内提交的15日快速报告的汇总行列表。该行列表应包括制造商报告编号、不良事件术语以及15日报告发送给FDA的日期；
- 在报告期内提交所有不良事件术语和发生次数的汇总表，应根据27个MedDRA系统器官分类（SOC）（如血液和淋巴系统疾病、心脏疾病、先天性、家族性和遗传性疾病等）进行汇总。信息应取自：
  - 提交给FDA的15日快速报告；
  - 定期汇总报告中提交的非15日报告；
  - FDA转发给申请人的报告；
  - 以前未向FDA提交但由申请人存档的任何非严重的、预期的不良事件（必须提交所有有效报告）。

对于不良事件术语"产品相互作用"，应在表格中标注相互作用的产品。

- 药物或生物制品被列为可疑产品的不良事件报告，但这些报告未包含在申请人持有的另一NDA、仿制药NDA或BLA的不良事件报告汇总清单中；
- 报告期内提交的15日快速报告临床意义的概述性综述以及申请人评估后认为有临床意义的严重预期不良事件报告频率增加数据。这些综述应根据不良事件类型、MedDRA SOC和总体产品安全性评估，将本报告期内收到的新信息与产品已知信息相比较去评估临床意义。还应说明申请人根据在报告期内获得的新信息计划采取的进一步行动，包括完成行动的时间安排（即申请人计划开始和完成行动并向机构提交相关信息的时间安排）。

概述性总结应根据报告期内了解到的信息，说明申请人是否认为（1）产品当前批准的说明书文件无须更改，或（2）需要在批准的产品说明书文件中说明安全相关问题。如果FDA正在考虑变更已批准的产品说明书文件，申请人应在综述中说明为进行说明书文件变更而提交的补充申请的日期和编号。

26.4.2 所采取的措施的概述性总结

必须提供所采取的措施的概述性总结，包括自上次定期报告以来开始的任何说明书文件变更和发起的研究。本节应包括：

- 当前美国产品说明书文件的副本；
- 报告期内任何说明书文件变更的清单；
- 已发起的研究清单；
- 重要的国外监管行动总结（例如，新的警告、适应证限制和产品使用）；
- 任何新的安全信息的沟通（例如，致医生的信函）。

26.4.3 行列表的索引

在定期汇总报告第4节中必须包含ICSR行列表的索引。提交的每个ICSR的行列表应包括：

- 制造商报告编号；
- 不良事件术语；
- 被列为不良事件的产品相互作用（相互作用涉及的产品应被列出）。

26.4.4 个例安全报告（ICSR）

报告期内，必须以电子方式提供ICSR，即美国发生的以下自发报告的不良事件：

- 严重和预期的不良事件；
- 非严重和非预期的不良事件；
- 非严重和预期的不良事件。

不再鼓励申请人提出对于药物和某些生物制品的非严重预期不良事件豁免ICSR报告的申请。由于未能产生预期药理作用而产生的不良事件（即缺乏疗效）也应包括在本节中。

对于严重预期不良事件的ICSR，FDA鼓励申请人提供相关的出院总结和尸检报告（或死亡证明），以及支持15日严重非预期不良事件报告的其他相关文件清单。

非15日的首次报告和随访报告应该在定期汇总报告中分开列出，但对于同一不良事件，在给定的定期汇总报告期内获得的该事件的所有首次和随访信息应合并作为一份首次非15日报告在定期汇总报告中提交（即同一不良事件的非15日首次报告和随访报告不应在同一份定期汇总报告中分别提交）。严重非预期不良事件不应包含在定期汇总报告中，因为这些不良事件之前已经以E2B格式作为15日报告提交给FDA。

如果在所涉及的时间段内没有发现药物或生物制品的不良事件，并且在该产品销售的世界任何地方都没有采取有关安全性的监管措施，则定期汇总报告应简单地说明这一点，并将其与当前美国说明书文件的副本一起提交给FDA。FDA鼓励使用PSUR代替定期报告（PADER）。

26.5 其他报告

FDA要求"NDA维护的其他报告"如下：

- 分销报告（21CFR600.810）：这是一份为期6个月的报告，要求提交有关根据许可协议分销的产品数量的所有信息。它不涉及药物安全。

- 年度报告［21CFR314.81（b）（2）］：这是一份年度报告，要求提交上一年可能影响安全性、有效性或说明书文件内容的信息，以及有关说明书文件变更、分销、化学性质、制造和控制变更、非临床实验室研究、临床试验数据和儿科数据的信息。

26.6 定期安全性更新报告

PSUR现在是全球范围内基本都需要提交的上市后汇总报告。如前所述，PSUR"被创建"作为ICH E2C指南和附录，整个文件修订为ICH E2C（R2），即定期获益-风险评估报告（PBRER）。在欧盟，药物警戒质量管理规范（GVP）第七模块有大约70页的篇幅涵盖了PSUR。尽管本文件被称为PSUR，但GVP第七模块引用ICH PBRER作为所需格式（见下文）。准备PSUR的人员应同时参考ICH和GVP文件以及其他国家的任何当地要求。

PSUR（如NDA定期报告）是监管当局进行总体安全性分析的主要文件。监管当局会关注报告的迟报、质量差、不完整和错误，并将促成现场检查和惩罚，甚至更严厉的制裁。在欧盟，欧盟的药物警戒负责人应对报告及其内容负责。

PSUR有多种用途，包括产品许可的维护和满足授权要求、产品使用、获益-风险分析和上市许可持有人（MAH）对该产品的看法，以及报告期和整个药物生命周期的安全问题。与早期PSUR要求相反，PBRER格式的PSUR包含报告本周期内数据和累积数据。PSUR可以用于安全信号沟通，但不应仅用于信号沟通。

欧盟和某些其他国家的PSUR/PBRER的周期不是固定的；PRAC根据每个产品的"风险程度"确定并公布PSUR的周期。需要注意的是，美国PADER的周期是固定的，因此在请求向FDA提交PSUR以代替PADER时，需要考虑这一点。在某些情况下，当局可能会要求修改时间表或随时要求提交临时报告。大多数国家允许在任何地方对首次批准（国际诞生日，或IBD）的日期进行协调，E2C（R1）格式的报告应在报告期结束后60日内提交。对于E2C（R2）/PBRER格式，与E2C（R1）相比，其格式范围有所扩大，通常的数据锁定点和提交之间的时间间隔会不同。一般来说，涵盖6个月或12个月的PSUR/PBRER必须在数据锁定后70个日历日内提交。涵盖1年以上的PSUR/PBRER或临时PBRER必须在90个日历日内提交。一些国家的监管机构还制定了其他不同的时间表，因此MAH需要与给予上市许可的监管机构就提交时间进行磋商。

对于销售额非常大或患者人群复杂的药物，文件可能非常庞大且准备起来会很耗时间。这通常是一项需要多学科协作的工作（药物安全、注册、临床、流行病学、信号、质量等）。应该有如何准备PSUR的标准操作程序（SOP）或指南或手册。在准备当前PSUR之前，应查阅之前的PSUR和监管部门针对产品的意见，因为有承诺、要求、特殊分析要求等，这可能需要持续进行，并且在承诺完成或监管机构同意之前不得中断。应参考适当的说明书文件内容，通常是公司核心安全信息（CCSI），但如果不存在CCSI，则可能是产品特性总结（SmPC）。

简而言之，内容包括以下几点：

- 概要：关键信息的简要概述。
- 介绍产品特征、涵盖期间和PSUR编号（如第三个）。
- 以表格形式列出获得上市批准的国家和日期，也包括未被批准和撤销许可的情形。
- 监管机构出于安全原因采取的措施的最新情况。
- 患者暴露量。
- 历史个例报告的呈现［以MedDRA的系统器官分类（SOC）呈现］：
  - 所示病例所用标准的简要说明；
  - 对特定病例的描述和分析：
    - 包括死亡病例；
    - 新的和安全相关的信息；
  - ICSR的行列表（作为E2B文件提交）；
  - 严重的疑似不良反应和非严重、非预期的自发不良反应；
  - 来自上市后承诺性的研究指定患者用药和同情用药中的严重ADR；
  - 来自监管机构反馈的严重不良反应；
  - 医学文献中的严重不良反应和非严重、非预期的不良反应；
  - 特殊要求的其他列表（例如，未验证的来自消费者的报告）；
  - 研究：
    - 在PSUR报告期内完成的相关安全性研究，包括流行病学研究；
  - 其他重要信息；
  - PSUR数据锁定点之后提供的任何信息；
  - 风险管理计划及其变更。
- 整体安全评估：
  - 关于严重和非严重不良反应的关键新信息；
  - 药物相互作用、过量、妊娠暴露（及结果）等；
  - 流行病学、信号和趋势、白皮书、类效应等。
- 结论：
  - 总体风险-获益分析；
  - 与当前参考说明书类文件（CCSI或SmPC）的差异；
  - 拟采取或发起的行动；
  - 参考说明书类文件的变更。

- 风险管理活动，特别是当需要非常规干预以确保获益大于产品风险时。
- 附录。

需要注意的是，个别国家可能需要以当地语言提供额外的信息、报告或摘要。美国需要某些附加章节（见下文）。一些国家可能需要使用当地语言的额外章节。

26.7 ICH E2C（R2）格式的PSUR：定期获益-风险评估报告

2016年11月的FDA指南描述了申请人如何使用一个可替代的模式，使用ICH E2C（R2）定期获益-风险评估报告（PBRER）格式代替PADER、PAER或ICH E2C（R1）定期安全性更新报告（PSUR），以满足§314.80（c）（2）和600.80（c）（2）中对于上市后定期安全汇总报告的要求［21CFR314.80（c）（2）和600.80（c）（2）］。本指南还描述了如果申请人希望提交PBRER以代替PADER、定期不良事件报告（PAER）或PSUR所应遵循的程序。申请者是否获得以E2C（R1）PSUR替代PADER/PAER的同意，相关的程序也会不同。此外，从操作角度来看，美国提交定期获益-风险评估报告给FDA的时间与PADER相同，欧盟则有所不同。EMA要求提交PBRER格式（见药物警戒质量管理规范模块七）。

与"经典"PSUR相比，ICH E2C（R2）的主要变化旨在实现以下目标：

- 将安全性数据与疗效放在一起，从而重新评估获益-风险比：因此，考虑新的/正在识别的安全信号的同时，也需要包括新的有效性数据，并重新评估已获批适应证的获益-风险平衡；
- 减少对ICSR的描述，但向机构提供分析过的安全数据；
- 向PBRER评估员提供以下方面的最新信息：
  - 报告期内新的、持续的和已处理完的安全信号；
  - 风险管理和风险最小化措施的有效性评估结果。

注： 根据此类更新要求，监管机构认为PSUR/PBRER和风险管理计划（RMP）是更好的安全信号和风险管理策略的补充工具。

26.8 常见问题

问：那么，我们现在应该开始为FDA做PSUR/PBRER吗？

答： 是的，是个好主意。FDA审查人员更喜欢分析性更强的PSUR/PBRER文件。如果该公司已经为其他国家的药品监管当局准备了PSUR/PBRER，那么转为美国PSUR/PBRER应该是相对可行的，只是需要美国特定的附录，并且上报周期可能不一致。如果该公司根本没有做PSUR/PBRER的经验，那么现在是开始的好时机。

但需要记住的一点是，通过提交PBRER，公司自愿向FDA提供的信息（即疗效、信号）超过了法规要求。当然，这没什么错，但这超出了要求。尽管如此，同时向所有监管机构通报同一事项被视为一种好的做法，因此，如果已将PBRER提供给其他监管机构，则将其提供给FDA是很有意义的。这是国际医学科学组织理事会（CIOMS）工作组Ⅱ（1992年）报告中推荐的一个理念；CIOMS V报告（2001年）重申了这一点。这有助于保护患者的安全。

第 **27** 章

风险管理背景下的信号和信号处理

企业、政府和其他机构为了收集不良事件（AE）数据，在人员、时间、成本和技术方面都做出了巨大的努力。收集大量的数据本身是没有意义的，只有对这些数据进行分析以发现新的安全性问题（然后在风险管理的背景下采取行动）时，这项努力才有价值。这种有意义的探寻过程被称为"信号处理"。

27.1 ᠄ 信号的定义

乌普萨拉监测中心（UMC）对信号的定义如下："信号是指关于 AE 和药物之间可能的因果关系的报告信息。这些因果关系未知或之前的记录不完整。根据事件的严重性和信息的质量，通常需要不止一份报告来产生信号。"

他们进一步评论说：

"这描述了一个药物问题的最初警报。就其性质而言，信号不能被认为是已经确定的，而是表明需要进一步调查或采取行动。另一方面，谨慎的做法是避免基于单个病例报告产生多种信号，因为对所有这些信号进行随访是不切实际且耗时的。该定义允许基于个别问题的特征灵活处理信号。有些人希望'信号'包括关于药物积极作用的新信息，但这不在药物安全性计划的范围内。"

目前已经提出了一个更完善的信号定义，专家们正在使用该定义：

"信号是指从一个或多个来源（包括观察和试验）产生的信息，这些信息表明干预措施与事件或一组相关事件之间存在新的潜在因果关联，或存在针对已知因果关联的新表现，不论这些因果关联是不利或有利的，这些信息将引起监管、社会或临床的关注，并认为需要对该信息做进一步验证，必要时可采取补救措施。"

欧洲药品管理局（EMA）根据之前在520/2012号法规中发布的内容提供了一个定义，该定义已包含在信号指南（GVP模块Ⅸ-信号管理-2012，2017年更新）中，定义如下：

"在本章中，'信号'是指从一个或多个来源（包括观察和试验）产生的信息，这些信息表明干预措施与事件或一组相关事件之间存在新的潜在因果关联，或存在针对已知因果关联的新表现，不论这些因果关联是不利或是有利的，都有充分理由认为需要对该信息采取进一步的验证。"

"对于EudraVigilance数据库中的数据监测来说，应仅考虑与不良反应相关的信号。"

并非所有人都同意单个病例的信号没有追踪的意义的观点。有时通过单个病例会发现罕见事件，某些不良事件几乎总是由药物引起的，例如 Stevens-Johnson 综合征就是药物的固有反应。因此，单个病例也可以是一个信号。更常见的问题，例如心肌梗死，如果中年糖尿病吸烟者中只有一个病例的话，这可能不是一个值得关注的信号，但对一个 22 岁的年轻人来说，心肌梗死是值得关注的信号。

信号可以是"定性的"（基于自发报告的数据）或"定量的"（基于数据挖掘、流行病学数据或试验数据）。该信号可能是本产品以前从未出现过的新问题，也可能是已知不良事件或问题的加剧或变化，例如，以前未受影响的患者群体正在经历该问题，或者发病率增加，或者在其发作的患者中是致命的，而以前不是。如上所述，定性信号可以基于单个显著的病例或病例集合。此外，定性信号也可能基于临床前发现；同类产品的事件（"类信号"）；新的药物或食物的相互作用；产品名称、包装或用途的混淆；假冒问题；质量问题，等等。因此，"信号"一词的范围正在扩大。

"信号"主要用于指已上市的产品，尽管该术语偶尔用于临床试验中的新问题。一些人使用"潜在信号"一词来表示数据极少的问题（例如，只有一份病例报告），而另一些人使用"弱信号"一词，尚未对这些术语达成共识。

有些信号非常难以识别。潜伏期很长（在药物使用结束后很长一段时间后才出现）或跳过一代人（如己烯雌酚和阴道癌）的信号，只有非常敏锐的观察者或非常幸运的人才能发现。

然而，仅仅识别信号是不够的，还必须通过各种各样的"信号审查"、"信号探究"或"药物警戒调查"来进一步探查。信号发现和调查的目的和信号存在的真正理由是确定新发现的问题是否确实是由药物引起的，并且与获益相比，信号的严重程度和频率是否足以提醒医生、护士、药剂师和患者，提醒的方式包括改变产品说明书文件、限制分销、通过电视、互联网、社交媒体和其他公告，或在更严重的情况下，召回产品或停止临床试验。

信号处理不是被动的，它是积极主动的。我们不再等待有 AE 或可疑且非预期严重不良反应（SUSARs）发生才采取行动。相反，必须在产品的整个生命周期中进行积极的主动信号处理。目标是尽早检测信号，以预测问题、评估问题和使问题最小化，而不是等事件发生后才对其作出反应。

注：在多年前建立第一个药物警戒（PV）规则和组织时，PV 人员将大部分时间用于个例管理（AE 收集、分析、数据录入等），将很少时间用于安全性信号检测和风险管理。近年来，这种趋势已经逆转：现在大部分 PV 人员的技能、资源和时间都用于信号检测、验证、信号优先级排序，评估和获益 - 风险管理。

27.2　信号源和信号生成

可以通过多种方式寻找信号。最原始的方法基本上是被动的，依赖于制药企业、政府监管当局或第三方组织（学术中心、医疗登记处）收集自发不良事件报告，并对这些报告以及从其他来源（如征集病例、同情用药、调查等）收集到的报告进行汇总分析。然后对这些报告进行单独和汇总审查，以寻找"显著的"、"异常的"或"非预期的"不良事件或安全问题和趋势。有医学资质的人员（医生、护士、药剂师）检查大量数据，试图大海捞针，或者在组织内部讨论发现"潜在信号"，或者将其公开发布（参见 FDA 的潜在信号网站：https://www.fda.gov/Drugs/GuidanceComplianceRegulatoryInformation/ Surveillance/ AdverseDrugEffects/ucm082196.htm），这项技术被优雅地称为"总体评估"。这是相当耗时和费力的，但聪明的临床医生确实发现了重要问题，并且这项技术在许多方面仍然是世界各地信号生成和识别的基石。"相似病例分析"，即需要分析那些可能有助于阐明所关注因素的其他病例，这样有助于理解新出现信号的医学重要性。总体评估显然依赖于报告的医生、护士、药剂师和患者的良好意愿和洞察力，他们愿意将不良事件报告发送到企业或监管当局（无报酬），同时依赖于数据分析人员的意愿和能力。

信号在以下情况下最为敏感：

- 该信号非常罕见，通常很少见到，例如再生障碍性贫血；
- 这种信号在该类药物中很少见（β受体阻滞剂导致的肺纤维化，如普萘洛尔）；
- 该信号在该组患者队列中很少出现，例如年轻非糖尿病患者的白内障；
- 这种信号是致命的，特别是在通常死亡率不高的患者群体中，例如20岁的患者死亡；
- 这一信号是预期的，因为在同类别的其他药物中也有报道，例如使用新型他汀类药物引起的横纹肌溶解症；
- 该信号是预期的，因为它是由于放大了药物的药理作用所致，例如服用抗高血压药物的患者发生晕厥；
- 所讨论的不良事件几乎仅与药物有关，例如，药物固有反应；
- 因果关系非常清楚，例如，药片大而黏稠，卡在口咽中，造成阻塞；或者注射药物的部位立即出现肿胀和瘙痒；
- 患者未服用任何其他药物、OTC产品、营养保健品；
- 该药服用时间短，没有或很少有混杂因素；
- 患者在其他方面是正常的，除使用该药物治疗外，没有其他医疗问题；
- 存在再激发阳性，即去激发阳性后再次用药时再次出现反应（相同的剂型和剂量）；
- AE与正在治疗的疾病的体征、症状和表现不同，不会与疾病本身混淆。

在以下情况下，信号的敏感性较低：

- 该信号在普通人群中具有较高的背景发病率，例如头痛、疲劳；
- 该信号在接受治疗的人群中具有较高的背景发病率，例如中年高血压吸烟者的心肌梗死；
- 表现出疾病进展的信号，例如，非阿尿苷事件，指在接受肝炎治疗的患者中产生肝炎恶化和致命的事件；
- 患者正在服用多种药物，如多药治疗，在重症监护病房；
- 患者存在导致疾病、体征和症状的重大基础疾病，例如肿瘤患者；
- 这种药物是长期服用的，随着时间的推移会出现许多并发疾病和问题，即存在混淆因素的干扰；

■ 去激发试验结果为阴性，即停药后反应仍持续存在，或者患者未停用相关药物且不良事件自行消失。

27.3 不良事件发生频率的增加

信号处理是一种断断续续的技术操作，它有有利的方面，也有不利的方面。它基本上依赖于对本期报告与上一期报告发生频率的统计对比（例如，2020年第1季度与2019年第1季度），观察某一特定不良事件的报告是否增加。该技术简单易行，可通过计算机处理，并可用于药物数据库中所有已报告的不良事件，但在实践中，该技术已变得不是非常有用。尽管根据定义，信号是由该过程产生的（有些不良事件上升，即频率更高，因此代表信号，有些会下降，有些保持不变）。然而，大部分情况下，计算出的频率增加只会产生假警报或无意义的警报，或者很容易通过其他方式发现。需要注意的是，一些潜在的混杂因素，例如某些背景事件，如季节性过敏症状，可能随时间而变化，并可能影响频率增加（或降低）。

尽管如此，建议在定期安全性更新报告（PSUR）中进行频率分析。参见欧盟GVP模块Ⅶ，该模块表明新信号的示例包括"新发现的频率或严重程度更高的已识别风险（例如，在指定的亚群体中）"。美国食品药品监督管理局（FDA）在其新药申请（NDA）定期汇总报告中要求进行频率分析，直到1997年，由于发现频率分析几乎没有实际用途，因此终止了频率分析。然而，FDA在2003年发布的上市后法规草案中提出恢复使用频率分析，FDA最近还要求在临床试验中进行频率分析，以确定严重不良事件（SAE）的发生率（发病率）是否在上升。

27.4 数 据 挖 掘

该术语用于描述从现有大型上市后数据库产生信号的各种自动化或半自动化技术。这些技术使用原始病例中的报告数据和药物不良反应组合阵列来计算"预期"与"观察到的"数量的差异或报告率（非频率）差异，并使用差异值作为信号。存在各种技术，包括比例报告比法（PRR）、伽马泊松分布缩减法（GPS）、urn模型算法、报告比值比法（ROR）、贝叶斯置信递进神经网络法（BCPNN-IC）、调整后残差分数法（ARS）等。这些技术试图提取那些通过总体评估无法获取的信号。一些人认为这在很大程度上是徒劳的，因为自发报告是"未清理"的数据，分子和分母未知，无法用不完善的数据来做分析。

然而，为了更好地利用"未清理"的数据，有人正在做大量工作。一个成功的例子是分数报告比法或PRR，也称为"比例失衡"报告率或"比例失衡报告信号（SDR）"：

对于每例不良事件，计算该AE占该药物报告的所有AE的比例，并与数据库中所有其他药物的该不良事件的比例进行比较。这本质上涉及运行大量四格表，如前所述（见表27-1）。

表 27-1　使用模拟数据，用比例失衡法计算肝衰竭的信号

	药物 X	所有其他药物
肝衰竭	95	2243
所有其他不良事件	1418	41540

计算:（95/1418）/（2243/41540），0.067/0.054＝1.24

例如，在药物 X 的 1418 起不良事件中，药物 X 的肝衰竭报告了 95 次。对于所有药物（药物 X 除外）的整个不良事件数据库，发现肝衰竭评分为 2243/41540＝0.054。

因此，药物 X 导致的肝衰竭比例（或"评分"、"统计"、"比例失衡"或 PRR）为 1.24（即，与数据库中的其他药物相比，药物 X 导致的肝衰竭多 24%）。

这是一个信号吗？理论上是的，因为该比例高于其他药物。但该比例仅为 24%，如果其他不良事件的比例为 200% 或 400%，则这一比例略小。如果该药物的不良事件比例与整个数据库的比例相同，则该数字将为 1.00。这意味着药物 X 和数据库中其他药物的肝衰竭报告率相同。如果使用药物 X 的肝脏病例比例较少，评分将＜1.00，这是否意味着药物 X 确实不会引起这种不良事件？理论上，这是这条推理路线的逻辑延伸，但如果认为（某种程度上）该药物有防止这种肝脏不良事件的治疗效果，要想解决这一问题，还需要做得更多。

可以选择任何大于 1.00 的级别来生成信号，尽管这可能会产生许多假阳性。在实践中，人们可能会获得高的评分，比如 2.0 或更高的评分，然后才会开始将这些视为信号。如果对所有 80 000 个左右的 MedDRA® 术语都这样做，如果分布是随机的，那么人们可能会预期有 40 000 个信号（PRR＞1.0），这显然是不切实际的。或许，可以查看评分排在前 10 或 20 的信号。然而，这种选择是有很大争议的，因为我们可能会遗漏或不评估某些可能很重要的信号。其目的实际上是管理所有信号，只管理某预定数量的信号。另一种技术是使用更复杂的筛选，如 PRR＞3 和 χ^2＞5，以及所讨论药物的病例超过 3 例。无论采用何种方法，都应做好记录，并将结果、解释和处理一起存档。

定期查看评分也很有用，以查看特定不良事件是否在增加。也就是说，随着时间的推移，它变得越来越不成比例，因此，可能代表一个更强的信号。但是，可能还有其他解释，比如媒体过激报道。

要想发挥作用，数据库必须足够大（尽管很难说有多大）。如果需要额外的病例来扩展数据库，可以从 FDA 联邦不良事件报告系统（FAERS）数据库、加拿大卫生部安全数据库、MHRA 交互式药物分析展示数据库（iDAP，以前的药物分析出版物）和 EMA EudraVigilance 数据库（法规要求）中审查修订的病例报告。将这些数据库中的病例上传或手动将病例输入另一个数据库时可能存在比较大的技术难度。还有许多其他问题可能会使此技术变得不那么实用。数据库中其余的药物、患者、疾病和特征应与所讨论的药物相似。一个极端的例子是研究药物 X 的注射部位反应，与数据库中的其他药物进行比较，这些药物都不是通过注射途径给药的。片剂不会有注射部位反应。或者说更微妙的情形，如果所讨论的药物主要是给予老年糖尿病患者，则将其与给予儿童的其他药物的 AE 模式进行比较同样也不是很有意义。

即使这些数据挖掘方法成为信号检测过程的一部分，也应该记住，报告的个例安全报告（ICSR）的统计关联并不意味着存在药物导致不良事件的因果关系。

FDA 2005年的《药物警戒管理规范指南》（见下文）中也描述了各种数据挖掘技术。各种技术的综合评估见《药物警戒信号检测实践》，CIOMS工作组八 的报告（2010，CIOMS，Geneva. ISBN：9290360828）。

27.5 信号数据的其他来源

应酌情从自发报告以外的来源获得信息。其他来源包括非临床研究数据，如体外、毒理学和药理学数据，包括动物试验数据、医学和科学文献、临床试验数据（并非所有这些都可以在药物安全数据库中找到，通常试验中的非严重不良事件不保存在药物安全数据库中）、外部数据库（FDA、UMC等）、产品质量投诉和生产缺陷、PSUR中的监管机构评论或与企业的直接沟通等。如果制定了风险管理计划（RMP）或风险评估与减低策略（REMS），其中应包含信号处理。

27.6 数据汇总分析

从上述所有来源（ICSR、汇总数据、数据挖掘、征集病例等）中发现数据后，应将结果制成表格，进行审查和"分类"，以确定哪些结果现在值得进一步考虑，哪些结果应暂时搁置以等待更多数据。这在很大程度上取决于经验和医学判断，也就是说，没有精确的公式来确定哪些信号应该快速、积极地进行调查，哪些信号可以接受。需要考虑的因素包括：药物是否广泛使用，所讨论的信号是否是严重的或重度的，患者病情是否严重，问题是否可逆，调查是否容易完成，调查结果能否在较短的时间内而不是几年内获得，是否存在卫生当局或其他外部压力（如宣传、互联网活动），以及经济成本。

27.6.1 组建团队

每个组织，包括制药企业和卫生当局，都需要有一个正式的团队，负责评估安全数据和管理安全信号。这通常是一个多学科团队，负责审查、分析信号，并可能对信号提出建议。它可以被授权做出决策，也可以向更高级的管理人员提供数据和多种选择措施。成员包括药物安全、流行病学、临床研究/开发、法规事务、生物统计学、质量、风险管理、法律（有时）、药理学/毒理学（有时）、生产人员（有时）和其他需要的医生和医疗保健人员，包括该领域的外部专家。营销人员和销售人员不应加入团队。

该团队应由PV的代表来领导，必须明确目标，并具体说明如何实现目标。强有力的安全信号管理至关重要，因为每个PSUR/定期获益-风险评估报告（PBRER）都需要定期更新信号管理。为此，必须开发特定的工具、手段和流程；该团队还必须具备特定的专业知识和技能。

27.6.2　信号审查

一旦准备好信号清单，需要根据信号的重要性（即对获益-风险评估的影响程度）和可用资源，对信号的分析审查进行优先排序。当然，对于没能发现对公众健康有重要影响的信号来说，缺乏资源绝不是可以接受的借口。对于卫生当局（或在法庭！）来说，这是一个不可接受的理由，因为信号审查不全面、不充分或缓慢，会危害公众健康。但实际上，资源配置在确定优先次序方面发挥重要作用。

27.6.3　信号优先级排序

有许多方法可以确定信号的优先级。红色、黄色、绿色是一种方式，也可以使用一种从一到五的量表数值优先级。然而，无论选择什么方法，都应该端对端地记录并保持使用的方法一致。稽查员并不看好例外情况。

进行初始优先级评估。最优先考虑的药物应该是新药，其中不良事件为严重或重度、存在假冒伪造问题、患者或明显处于患病高风险人群、已知药物具有毒性（或治疗窗狭窄）、使用人群广泛以及标有黑三角的药物（欧盟说明书文件中对需要额外监测的产品的标注），等等。如果一种药物说明书文件名称上有黑三角，这通常是因为与其他药物相比，它的已知信息较少，因为它是新上市的，或者其长期使用的数据有限。这并不意味着该药物是不安全的。无论有利或是不利，对于其他问题也会进行优先级排序，比如那些与公众健康关系较小的问题，如政治、销量、药物"保护"的需求、负面宣传、尽职调查等。

相反，药物的AE特征温和，并且很少观察到或预期很少对公众健康产生不良后果，这个药物将具有较低的优先级。有毒药物轻微的AE可能处于优先顺序的中间。

虽然很难做到这一点，但在决定初始优先顺序时也应考虑疗效。疗效极小且可能出现新的严重不良事件的药物应具有更高的优先级。换言之，如果所讨论的药物是"安慰剂"，因为没有预期疗效（暂时不考虑安慰剂效应），那么就不应该出现任何不良事件，而且这种药物在信号检测中应设为高优先级。

CIOMSⅧ工作组建议在对信号进行优先排序时考虑以下几点：医学意义（严重、不可逆等）、PRR评分增加、对公众健康有重要影响、容易检索的数据元素和短时间的聚集性事件。参见《药物警戒信号检测实践》，CIOMSⅧ工作组的报告（2010，CIOMS，Geneva. ISBN：9290360828）。

27.6.4　数据的排列和审阅

接下来，所讨论的药物相关数据应被放在电子表格上或放在数据库中，有多种方法可以做到这一点，以下给出一些建议。

可以为每个药物/信号组合创建一个整体汇总信号电子表格，然后创建一个子电子表格，例如，一张用于药物X和肝功能检测指标升高的表格，或另一张用于药物Y和房性心律失常的表格。应使用简单或扩充的CIOMSⅡ行列表格式在表格上排列病例，"扩充"是指在行列表中添加额外数据，如简要叙述、临床过程或因果关系（见下文）。病例可按日期、严重程度或其他因素排列。各种软件程序可以有价值和创造性地显示数据（见下文）。

其次，进行因果关系评估通常很有用。在许多情况下，应在信号评价时再次进行因果关系评估，即使研究者、报告者、企业或患者已经对病例进行了早期的因果关系评估。请注意，许多企业不对收集的自发报告进行因果关系评估，因为根据惯例，它们被认为是可能相关。因此，现在应确定这些案例的因果关系。事后分析、时间的推移和新获得的数据可能会改变最初的因果关系判定。目前尚无统一认可的国际分类。选择一个标准并保持一致，例如，相关、可能相关、弱相关、不相关、信息不足/未知。这种分类在评估临床试验的严重报告时更为有用，但无论如何，必须在病例层面做出是或否的决定，以纳入监管报告：相关或不相关。信号处理中的因果关系要微妙得多。

因果关系应归因于单个病例和整个病例系列。在病例系列中，不判断单一病例可能明显是由于药物引起的，但病例总数的证据权重可能强烈提示一个可能的信号。FDA 的立场是，对于临床试验，通常不可能在单个病例上指定因果关系，而是需要病例系列。

评估信号时应考虑以下方面：

- 不良反应的程度和严重性对公众健康的风险；
- 人口统计学因素包括年龄、性别、种族背景、体重；
- 暴露的影响-持续时间和剂量-风险随时间的变化；
- 联合用药；
- 药物相互作用；
- 合并症和其他混杂因素；
- 生物学合理性；
- 可用的替代治疗和疗法；
- 其他问题，例如卫生当局要求进行检查、公示。

其次，应根据对病例和因果关系的审查为每种药物分配一个信号水平。信号的构成要合理。始终牢记获益-风险平衡：并非所有风险都可以消除。其中一种分类如下：

- **强**：一系列记录良好且无替代原因的病例，理想情况下至少有一个再激发阳性，再激发标准不适用于不可逆不良事件、肝毒性等。

- **较强**：一系列记录良好的病例，几乎没有可解释相关性的原因，理想情况下至少有一个去激发阳性。

- **一般**：一系列不同质量的案例。

- **较弱**：一系列案例在合理的时间关联方面存在显著局限性，或存在可能的替代解释。

- **弱**：一系列案例，通常记录不完整，缺乏合理的时间关联，或者通常可以通过其他原因或类似原因解释。

然后分配一个行动：

- 需要立即采取行动以保护公众健康的信号。这些行动可能是暂时的（如果最终确定该信号没有依据），也可能是永久性的。

- 需要以临床试验、流行病学试验、外部咨询等形式进行深入随访和进一步调查的信号。

- 需要对当前病例进一步调查和随访的信号，例如，结局或需要进行复查的信号，如在60日内。
- 弱信号：继续观察，即此时不采取进一步行动。
- 不是信号：不需要进一步调查。

27.6.5 分析评估

在此阶段，应指定已选择需要进行分析的信号，并开始分析。执行的各种步骤包括：

■ 使用恰当的MedDRA术语［或标准化MedDRA查询（SMQ）］在临床试验数据库中检索其他病例，比如有些信号涉及临床试验非严重不良事件的数据，或未录入安全数据库的一些数据，都需要在临床数据库中检索更多的数据进行分析。

■ 在外部数据库中检索类似或额外的病例，如EMA的EudraVigilance数据库、加拿大卫生部数据库、FDA的FAERS数据库和FDA的潜在严重风险信号列表等：

- 除了在前面章节中提及的自发报告数据库外，还应考虑可用于流行病学研究的其他数据库。其中包括处方事件监测数据库（来自英国药物安全研究单位）、链接的管理数据库（美国私人医疗数据库）、英国全科医学研究数据库（GPRD），以及专业数据库，如畸形学数据库或疾病特异性数据库，如囊性纤维化数据库，以及政府数据库，如加拿大各省的数据库。数据合作组织汇集了90多个世界范围的数据库，并对其特征进行了描述，使用户可以找到可能适合信号检查的数据库。在这一点上，请药物流行病学专家寻找合适的数据库并协助设计适当的研究来收集分析数据可能是有帮助的。
- 使用PubMed、Google Scholar或其他搜索引擎和数据库检索其他文献病例。查看该信号是否列在FDA的潜在信号数据库中。
- 考虑审查同类药物的AE特征和类效应。
- 考虑更复杂、耗时和昂贵的程序来验证、加强或驳斥一个信号，例如在大型数据库（如索赔数据库）中的流行病学（观察性）研究，以检测或发现罕见的AE，并在大型的患者群体（如数以千万计的患者）中获得信息，有针对性地开展临床试验和大型简易安全性研究（LSSS）。

27.6.6 结论和下一步行动

信号审查人员应得出一个或多个结论，以推荐给决策者或安全委员会（见下文）。如前所述，有许多分类可供选择；选择一个并保持一致。结论分类可能更简单，大致如下：

- **红色信号-高优先级**：SAE之前未知或未标记或标记不充分。质量问题，如掺假或污染。尽管只有薄弱或不完整的记录案例，但这可能引起媒体关注和公众审查。如果得到确认，将导致重新评估获益-风险分析，并可能引起说明书文件变更、产品召回等。
- **黄色信号-中等优先级**：需要对信号做进一步评估，但不符合红色类别的标准。如果得到证实，这些信号预计会导致风险-获益分析的变化，因此，可能会引起对说明书文件/包装中不良事件，也可能包括适应证、禁忌证、警告部分信息的变更。

- **绿色信号-低优先级**：已知或已标记的不良事件，并且认为不属于重大安全问题。此时的信号调查可能是最小的、延迟的，或者只是保留在"观察列表"中，以便在重新评估之前寻找更多的病例报告（如果有）。现在进行审查并不能很好地利用资源。

注1：大多数信号可由PV专家在临床支持下管理，无须外部顾问等其他人的支持。

注2：信号追踪系统：根据需要管理的信号数量，信息技术（IT）工具可能具有附加价值。对于有多种在研或上市药品的制药公司来说，信号数量可能很容易达到数百个。特定的IT系统可能有助于安全委员会的定期审查，并可能有助于管理和追踪任何"开放的"安全信号。如果此IT工具/数据库中有相关ICSR链接，则可以节省时间和资源。

27.6.7　安全委员会

在优先级排序和分析评估之后，需要建立一个对信号得出结论和采取行动的机制。这可以是一个高级安全/风险管理委员会，也可能是个人（例如首席医学官）。无论采用何种机制，都必须有一个正式的书面程序来定期审查和裁定信号。应该有一个授权的决策者，以个人或委员会的形式存在。对于紧急信号，委员会应该能够在24小时内（甚至更快）开会。在制药公司，这可以是一个高级安全委员会，根据议题需要，由首席医学官、首席安全官（如果不是同一个人），以及来自药物安全/药物警戒、法规事务、说明书文件管理、临床研究、法律部门、非临床毒理学/药理学、风险管理、流行病学和其他议题（如药物制剂）的负责人或高级人员组成。

如果产品在原产国之外进行研究或销售，这些国家的需求也必须在决策和行动步骤中得到体现。一般来说，营销和销售部门以及类似部门不应参与此委员会，因为这必须是一项医疗-公共卫生决策。在少数情况下，外部专家顾问如果是企业的有偿顾问，尽可能中立，可以在适当的情况下被邀请加入。在监管机构，委员会结构应以类似的方式组成，包括高级医学、毒理学、药理学、说明书文件管理、风险管理、流行病学和法律主题专家以及任何其他需要的成员，具体取决于监管当局设立的机构。还应注意世界各地其他监管当局采取的行动。

安全委员会需要对提交给它的问题得出结论。它不应在连续的会议上就某一特定问题持续要求提供更多的数据，或使用其他官僚主义机制来拖延决策。应要求并迅速获得相关数据并做出决策。这些决策应记录在会议记录中并存档。

安全委员会的讨论结果应考虑公共卫生和风险管理/最小化及采取的行动步骤（如有）：

- 已上市药品的说明书文件变更、更新等［例如，新的药品不良反应（ADR）、警告、注意事项、禁忌证］；致医生/医疗保健专业人士信函；停药，如果是，停药到什么程度（消费者、药剂师、分销商）；以及与监管当局、公众和医疗保健专业人士的沟通计划。

- 关于该信号的进一步研究和咨询。

- 如果是在临床试验中，停止或变更研究以加强受试者保护，通知数据监查委员会和/或机构伦理审查委员会（IRB）、裁决委员会，变更研究者手册和知情同意。

- 通过电话、电子邮件或信函通知相关监管机构（主管当局）。

- 其他后续行动和委员会日后的进一步审查。
- 对已实施的风险管理/REMS计划的影响，或者，如果未实施，是否快速实施。如果需要特殊风险最小化工具，它们应该是实现计划目标的医疗系统负担最小的工具。
- 启动公众宣传和危机处理机制，包括应对法律诉讼和外界的负面宣传。
- 如果制定了REMS或RMP计划，则应在计划中考虑该信号。可能需要与监管当局协商后修订、变更或更新计划。工具的有效性评价指标应按预先确定的周期实施。
- 无论是在计划内还是在计划外，都有必要采取进一步的风险最小化措施，同时牢记对医疗系统的潜在影响。
- 召回、撤市等。

监管机构的安全委员会，要根据法律责任和法规，用与上述药品公司相同的方式决定说明书文件变更、撤市和研究停止。

有关信号检测的详细要求，请参见《药物警戒中信号检测的实践》，CIOMS工作组 八报告（2010，CIOMS，Geneva. ISBN：9290360828）。

27.7 用于信号检测和处理的计算机化工具

一些公司现在生产的软件或工具可以作为药物安全数据库或临床试验数据库的附加工具。这些程序允许图形显示、表格列举、交叉引用、集中、拆分和各种其他方式查看数据。对大量病例来说，当简单目测判断数据不可行时，这些程序就显得非常有用。程序允许聚合图表或数据显示，其中超链接允许审核人点击条形、点或线，查看该数据点后面的案例。因此，可以查看最常见的严重不良事件图表，然后点击查看病例系列或单个病例的数据。可以进行特定的查询和分析，例如按年龄、性别、药物、诊断等进行分析。可以只关注异常值或特定的不良事件。可以随时间推移进行比较，使用不同的药物和其他类型的药物比较。显然，这取决于数据。如果数据很少、没有比较数据或数据不完整，则该工具就不能真正提供帮助。

这些系统各不相同，但这些工具中的功能包括通过内置的工作流程和使用各种统计方法记录和追踪文献、安全问题和潜在信号，包括经验贝叶斯几何平均值、相对比率、比例报告比、逻辑回归、贝叶斯多项式伽马 - 泊松缩减法（MGPS）和Kaplan-Meier生存分析图等，深入到患者层面的数据中，以及各种假设场景等。大多数可用于不同数据库中的临床试验数据和安全性数据。在大多数情况下，也可导入FDA FAERS和其他外部数据库信息。已经有几种市售产品可完成以上的功能。

27.8 关于信号检测和《药物警戒质量管理规范》的关键文档

27.8.1 2005年3月FDA关于GVP的指南

2005年3月，FDA（药物评价与研究中心和生物制品评价与研究中心）发布了一份名为"药物警戒质量管理规范和药物流行病学评估"的行业指南。这是一份很好的文件（虽然已经有几年历史了），总结了 FDA 在这个问题上的看法。在很大程度上，它也反映了该行业当前的做法。它引用了三个指南，最初于 2004 年 5 月以草案形式发布，并于 2005 年 5 月定稿：

（1）上市前风险评估；

（2）制定和使用风险最小化行动计划（RiskMap 指南）；

（3）《药物警戒质量管理规范》和药物流行病学评估。

请注意，这些指南文件中的许多项目已被 2007 年《处方药费用法案》（PDUFA）/美国《食品和药物管理修正法案》（FDAAA）更改或取代，例如从 RiskMap 更改为 REMS。尽管如此，这些文件仍然很值得一读，因为其概念保持不变。药物警戒质量管理规范文件关于信号处理的关键部分如下：

- 识别和描述安全信号：从单个病例报告到病例系列；

- 病例报告，FDA 建议申办方在初次和随访联系过程中合理地尝试（力度要适当），尽可能多获取病例评估需要的完整信息。企业应该使用经过培训的医疗从业者。如果报告来自消费者，则应征得其同意，以便与医疗保健从业者进行随访联系。应该对严重不良事件，尤其是那些以前不知道发生在药物中的严重不良事件采取最积极的措施。

- 病例系列，在发现初始上市后自发病例报告后，应在申办方数据库、FDA FAERS 数据库、已发表文献和其他数据库中检索其他类似病例。在需要和可能的情况下，应对病例进行评估和随访，以获取更多信息。重要的是获得因果关系判定的支持或反对数据。虽然 FDA 注意到还没有在国际上达成共识的因果关系分类，但他们确实注意到并使用了很可能有关、可能有关和可能无关的因果关系分类。存在混杂因素的病例也应进行分析，而不是常规排除。分级量表在确定信号方面很有用，但对于个体病例的监管报告而言，因果关系判定是二元的：相关或不相关。

- 经过这样的审查后，应以表格或其他方式总结那些支持该信号进一步调查的病例，以描述重要的临床特征。

- FDA 提到使用数据挖掘技术，但指出其使用"不是信号识别或评估的必要部分"。

- FDA 随后就哪些信号应进一步评估给出指导意见：新的未包含在说明书文件中的严重不良事件；在说明书文件中列出的事件的严重程度明显增加；发生在普通人群中极为罕见的严重不良事件；新的药物-药物、药物-食品或药物-膳食补充剂的相互作用；识别到先前未识别的高危人群；混淆产品名称、说明书文件信息、包装或用途；对产品使用的担忧，例如，超剂量使用；担忧当前风险管理计划不充分；或"其他"。

- 报告率的计算。在一个有争议的章节中，FDA 建议申请人以美国已报告的该信号 AE 病例数为分子，以美国患者暴露量（作为患者或患者-时间）的估计值为分母，计算原始 AE 报告率。在可行的情况下，随时间推移的报告率，或与类似产品或药物类别的报告率相比，或即使与一般人群中的背景率估计值的报告率相比，可能是有用的。然而，FDA 警告说，这些数据通常用于探索目的或生成假设。他们指出，报告率不是发病率。实际上，使用这些数据充满了挑战。分子是不完善的，因为总是存在未知程度的漏报；分母更糟糕，因为很难知道有多少患者真正服用了药物（不是按处方要求）以及服用了多长时间。因此，这个比率通常毫无意义。高报告率可能表明该信号是真实的，但低报告率并不能免除该药物的相关责任。

27.8.2　信号的调查

■ FDA引用了药物流行病学研究。可以进行各种类型的非随机试验，包括队列（前瞻性或回顾性）、病例对照、巢式病例对照和其他。可以在任何时候（上市前或上市后）进行，但通常是在上市后不良事件提示可能发生了信号后再进行。FDA建议尽可能将偏倚降至最低，并考虑混杂因素。他们还建议，"在一个以上的环境中进行一个以上的研究，甚至使用不同的设计，这始终是谨慎的"。

■ 注册登记。FDA将注册登记定义为"一个有组织的系统，用于收集、储存、检索、分析和传播关于暴露于特定医疗干预的个体信息，这些个体要么患有特定疾病，要么有某些疾病的易感因素（如风险因素），或既往暴露于已知或疑似会对健康造成不利影响的物质（或环境）"。如有可能，应包括对照组或比较组。

■ 调查。PDA对调查没有明确定义，但是建议在需要收集信息时进行调查。对于药物流行病学研究、登记性研究和调查，FDA鼓励在开始研究前咨询FDA当局。

27.8.3　信号的解释

FDA建议申办方进行单个病例水平/病例系列审查，在可行的情况下，使用数据挖掘和计算报告率。然后，申办方应该考虑做进一步的研究，以确定是否存在安全风险。

当申请人认为可能存在重大安全风险时，应准备所有信息的综合报告并提交给FDA，包括以下内容：

■ 有药物暴露信息的病例（自发报告和文献报告）；
■ 事件在一般和特定患者群体的背景发生率；
■ 相对风险、比值比或其他药物流行病学研究结果；
■ 来自动物研究及药代动力学研究的生物学结果；
■ 来自对照临床试验的安全性数据；
■ 同类产品的一般性上市经验。

申请人应提供总体人群和高危人群（如有）的获益-风险评估。FDA指出，这种评估是一个反复的过程，并非指南中描述的所有行动都是随时可以进行的。还应提供关于进一步措施的建议以及风险最小化措施。然后FDA根据数据做出自己的判断。

FDA建议申请人制定并持续重新评估其风险管理计划。在某些情况下，自发不良事件的上市后报告就足够了。在其他情况下，可能需要更多。FDA指出，它将把这些潜在的安全风险带给其药物安全和风险管理咨询委员会或处理相关产品的特定咨询委员会。

以上所述的这些行动代表了一个仔细、循序渐进、计划周密的建议，用于调查信号，从而对信号做出深思熟虑和合乎逻辑的响应。在许多情况下，尤其是在非严重信号或药物未进入公众视线的情况下，这一过程将如上所述展开。然而，对于引起公众注意的情况，例如万络、芬芬（译者注：芬氟拉明/芬特明），在所有证据都得到确认或评估之前采取行动的压力是巨大的。

信号审查不是单独进行的，多种影响因素的作用如下：

- 公司或监管机构的人员变动可能导致信号调查失去连续性；
- 来自消费者团体、媒体、患者倡导团体和其他公司的宣传，其中一些可能是不成熟的宣传或引起不必要的恐慌和煽动；
- 诉讼；
- 美国境外其他监管机构采取的措施；
- 准备和执行任何行动所需的时间，如注册登记、研究、数据挖掘和调查；
- 在调查期间，进一步的自发报告或缺乏报告（"哦，不，我们刚刚接到另一个病例！"）；
- 来自各方面的加大销售或停止销售的压力；
- 基于少量数据的极端情况；
- 申办方营销和资金压力（失去市场和资金）；
- 监管机构（立法机构、公司、消费者团体、媒体）面临的压力；
- 对研究药物进行中期分析或停止正在进行的试验（通常针对不同的适应证）的压力，这可能会危及研究的完整性；
- 隐私和数据保护问题。

此外，信号审查中审查人员的观点在许多方面存在明显不同，尽管每个人都确实希望保护公众健康，而不是伤害。以下是每个群体可能使用的一些话语来说明自己的观点：

- 企业希望保护其花费巨大投资的产品，该产品的开发和上市花费了数年时间，并且支付了数百或数千名员工的工资。在全面的科学和医学调查完成之前，不应公开"少数"因果关系可疑的未经明确证实的病例，即不应允许"毁灭"该药物。该药物很明显正在使"绝大多数"使用它的患者获益，那么可能发生的不良事件（甚至严重的不良事件）不应剥夺其他公众使用该产品的权利。由于药物的生命周期如专利的保护期有限，公司认为必须尽可能保护它。对信号的调查应私下进行，不得向公众发布"辩论"。即使在信号调查后表明与药物完全没有关系，通常也会损失市场份额，并对产品造成损害。在公司内部，没有人想成为那个"损害药品"的人，因为这可能是一个人职业生涯的终结和一个破坏股价的事件。毫无疑问，诉讼将接踵而至（通常无论信号调查的结果如何），个人和经济责任可能是巨大的。当诉讼发生时，员工会进入防御模式，花越来越多的时间和律师沟通。总而言之，公司当然会做正确的事情，但前提是在数据准确且科学清晰的情况下。它不会过早采取行动。

- 监管机构希望将保护公众健康作为其首要目标。它希望尽早这样做，以尽量减少对公众造成的风险。在保护患者方面犯错误总比让有害产品在市场上停留太久（或说明书文件信息不充分）要好，尤其是在有替代治疗药物的情况下。监管机构对数据的态度是不能过于自大，也不能一味听从制药企业的观点。采取反对"大型不良制药公司"的立场也要容易得多。从某种意义上说，某种药物在被证明无关之前应该被视为有关。"最重要的是对患者没有伤害"是一句格言，最初由古希腊医生 Galen 提出，但更可能出现在 17 世纪。如果在美国发生了上述一些不好的事情，国会、卫生和公共服务部部长、媒体和消费者团体将无情地攻击这些公司和 FDA。

■ 随着各种监管机构实施的监督行动，例如 www.drugwatch.com，更多的数据（很多未确认和不完整的）将提前发布。这将有助于监管机构保护自己，也将信息带到公众面前，但也将改变调查的形式，也许过早地减少了药物的使用。

■ 消费者想要完全安全、完全有效、无风险的药物（通常是免费的）。当坏事情发生时（因为企业涉嫌隐瞒数据，或者 FDA 可能行动太快而没有完全履行其职责），那么有人是有过错的，有人必须付出代价并受到惩罚。所有数据都应该可用，整个过程应该透明。总的来说，与其继续销售和使用该药物，不如停止使用该药物。事实上，药品在被证明无关之前都是有关的。然而，处理竞争激烈的产品，与处理其他未满足医疗需求的真正独特产品会有所不同。

■ 媒体会乐于见到以上情形，特别是随着时间的推移，数据逐渐散播，企业或 FDA 涉嫌不当行为的错误显现出来。越是耸人听闻，错误或不适当或非法的行为越多，受伤害的个人就越多，拖延的次数越多，故事就越吸引公众，进入网站和博客，出现在报纸和电视上。

■ 对于相互竞争的制药企业来说，他们的感受是复杂的。显然，发生在另一家企业身上的事情也可能随时发生在自己企业自己产品上。然而，如果更多的患者现在改用某公司的药物，而不是使用正在接受信号调查的竞争对手的产品，该公司也不会不高兴。最后，幸灾乐祸（来自德语的意思是"从别人的不幸中得到的快乐"）是人性中常见的恶。

所有这些都表明，与其将信号调查过程视为一个谨慎、理性、精心策划、及时、深思熟虑的程序，不如将这一过程视为"战争迷雾"，是一个需要关注且严重的问题，多种类型压力（每个参与者都有一些已知和未知的），迫使参与者采取迅速和紧急的"行动"来保护公众。

采取任何行动的后果都可能产生深远和不可逆转的影响。即使信号随后被证明是不正确的，撤回的药物也很少再返回市场。药品说明书文件变更添加新的安全警告、不良事件或其他内容，即使后来被证明不正确也很少从说明书文件中删除。医疗实践中改用其他不同药物也同样难以逆转。（这些药物可能更贵或更便宜、可及性、有效性、安全性等）。

27.9 ┊ 欧盟对信号管理的要求

欧盟　GVP 模块 Ⅸ - 信号管理（2012 年：第 1 版，2017 年 11 月交付）

■ 在信号管理的科学性和质量方面提供一般指导和要求；

■ 描述由药物警戒和风险评估委员会（PRAC）监督的欧盟信号管理流程中的角色、职责和程序。

"本模块适用于在欧盟许可的供人使用的医药产品，而不考虑不同的许可程序（集中或国家的许可程序，包括相互认可和分散认可）。"

"除非另有说明，本模块中提供的指南适用于参与信号管理的所有组织，即上市许可持有人（MAH）、国家监管当局和欧洲药品管理局（"机构"）。"

"各个组织可以遵循其他信号管理流程和术语，但应包含本模块中概述的一般原则。"

"本模块的附录，GVP模块IX附录I描述了从可疑不良反应的自发报告中检测信号的方法学方面。"

欧盟信号管理流程包括以下活动：

- **信号检测：** 寻找或识别来自任何来源的信号（自发和/或临床试验ICSR、上市后研究、出版物、大型数据库分析，如FAERS、EudraVigilance等），并通知相关主管部门［从2018年开始进行为期1年的试点，涉及上市许可持有人（MAH）对EudraVigilance数据的评估］；

- **信号验证：** 得出可用信息，以支持或反驳新的潜在因果关系的过程；

- **信号确认：** PRAC对信号作出判断并决定是否进行进一步信号调查分析的过程；

- **信号分析和优先级划分：** 识别对患者或公众健康有潜在重要影响或可能显著影响产品获益-风险平衡的信号的过程；

- **信号评估：** 考虑进一步评估所有可用证据，以确定新的风险或已知风险是否已发生变化；

- **MAH的行动建议：** 可能包括但不限于产品信息更新、额外风险最小化措施、致医务工作者的沟通信（DHPC）。

MAH信号管理过程的描述必须包含在药物警戒体系主文件中，它的作用必须受到控制［关键绩效指标（KPI）和管控］。在每个MAH组织内，信号检测和管理过程由欧盟药物警戒负责人（EU QPPV）全面负责；EMA和/或PRAC直接向欧盟QPPV提出问题和需求，而不涉及其他团队（例如法规事务部）。

欧盟QPPV负责确保管理新出现的安全问题（MAH认为需要紧急关注的安全问题，因为可能对风险-收益平衡和/或对患者或公众健康产生重大影响，可能需要迅速采取监管行动，并与患者和医疗保健专业人员进行沟通），应紧急向相关欧盟主管当局报告此类问题。

任何信号，经欧盟主管当局验证或由MAH提供给机构，必须在30日内由PRAC确认（或不确认）。然后将其输入欧洲药物警戒问题跟踪系统（EPITT），并需要PRAC进行进一步分析和优先排序。

根据信号的不同，PRAC可提供以下各种建议（非完全清单）：

MAH：

- 提供额外数据；
- 在下一期PSUR/PBRER中审查附加数据；
- 更新产品信息（药品说明书文件）；
- 提交RMP或更新RMP；
- 在当前风险管理计划中增加风险最小化措施；
- 进行上市后安全性研究。

卫生当局：

- 收集进一步信息和/或进行额外分析（国家机构或EMA）；
- 咨询其他EMA科学委员会或专家组；
- 启动MAH检查。

注：各参与相关者〔MAH、国家机构、EMA、PRAC、人用医药产品委员会（CHMP）、相互认证和分布处理协调小组（人用药）（CMDh）等〕需遵循的流程详情图附在GVP模块九之后。

以下文件提供了与信号管理相关的其他指南：

- CIOMS第八工作组关于药物警戒中信号检测实践方面的报告；
- 工作包5-信号管理-最佳实践指南；
- EMA关于信号管理的问答；
- 在EudraVigilance中筛查不良反应。

EMA在"关于信号管理的问答"（2016，EMA/261758/2013 Rev 2-Corr 2）问题3中，概述了对信号管理流程的进一步预期，如下所示：

"信号管理过程包括检测、验证、确认、分析和优先级划分、评估和行动建议。"

"信号检测是使用任何来源的数据发现和/或识别信号的行为。信号检测通常涉及统计方法和对个别病例安全报告以及任何相关信息来源（如科学文献）进行审阅的组合。"

"信号验证是评估支持检测到的信号的数据的过程，以验证现有文件是否包含足够的证据，证明存在新的潜在因果关联或已知关联的新情况，从而证明进一步分析的合理性。该信号的临床意义、其先前的认知、生物学合理性和时间合理性以及支持该关联的任何相关信息源均应被考虑在内。经欧洲药物警戒协会或成员国验证的信号输入EPITT。EPITT是由EMA开发的数据库，用于促进EMA和成员国之间的药物警戒和风险管理问题的沟通。验证过程不支持新的潜在因果关系或已知关联的新情况的，则该信号不输入EPITT。"

"信号确认是指在调查员、主要成员国或国家主管当局收到信号后30日内，通过EPITT进行的沟通。任何确认的信号应由PRAC进行分析和优先排序。"

"通过考虑信号对相关药物的获益-风险特征的潜在影响，进行信号分析和优先级划分。优先级划分决定了信号评估后续步骤的时间限制。"

"信号评估是对所有可用证据的科学评估，包括来自MAHs的更多数据（如适用）。"

"分析、优先级划分和评估的步骤会产生PRAC建议。"

EMA问答文件包含关于安全信号管理的其他利益相关者的问题以及EMA对这些问题的回应。本文件基于MHRA撰写的早期问答文件。除上述标题文件外，还有关于PRAC信号评估的实用信息，非常值得阅读。

以下是EMA问答文件中提出的问题：

1. 欧盟（EU）信号管理的法律依据是什么？
2. 什么是安全信号？
3. 信号管理过程的步骤是什么？
4. 谁参与了信号管理过程？

5. 如果MAH检测到信号，他们应该怎么做？
6. 哪种药物可能与信号有关？
7. 何时以及如何告知药企、PRAC委员会正在调查其药品的信号？
8. PRAC如何对信号进行优先排序？
9. PRAC的建议是什么？
10. PRAC关于信号的建议在哪里发布？
11. 何时以及如何通知MAHs提供额外数据？
12. 是否要求所有已获得该信号所涉及药品上市许可的MAH提供额外数据？
13. MAH是否可以自愿提交额外数据？
14. MAH应如何以及向谁提交回复？
15. 监管当局网络内MAH的联络人是谁？
16. PRAC评估额外数据的时限是什么？
17. MAHs是否收到关于提交数据的评估报告（AR）？
18. 如果PRAC建议变更其上市许可，MAH应该怎么做？

27.10 ┊ 常见问题

问：再说一遍，为什么会有人想在药物安全领域工作？

A： 有很多原因。信号检测、分析和管理通常是一项引人入胜的工作，需要医学、调查、战术、逻辑和政治技能。一个真正的行动能够帮助保护公众健康。大多数信号，也许是绝大多数，都是相当普通和不严重的，可以通过深思熟虑和及时的方式处理。在这些情况下，这是非常令人满意的。同样地，即使在特殊情况下，正确的事情通常也会被最终完成，这也是相当令人满意的。糟糕场景发生的可能性较小，但这是从事这一行业的人所要承担的风险。与信号处理（生活中大多数事情）一样，这一切归结为获益-风险分析。

问：企业是否应该在监管机构之前发现信号？如果FDA或EMA先于药品公司接收到信号，这难道不是公司的"失败"吗？

答： 这不是一场以速度来衡量输赢的比赛。本项工作的目的是改善公众健康。虽然公司和监管机构都有可能先检测到信号，但通常监管机构会比公司看到更多的数据，并且这些机构经常看到同类药物的安全性特征。此外，当出现特别严重的安全问题时，不同监管机构有协议在不同司法管辖区之间共享信息，而且他们经常这样做。因此，他们可能有更广泛的视角，他们的病例系列可能比公司的病例系列更完整。对某家公司来说，这可能是一个微弱的信号，但是可以在该类药物的许多或所有药物中看到，这使它成为一个更强的信号。药品安全问题本身就非常棘手，不要过分自责！

第**28**章

风险是什么？风险管理和评估、风险评估和减低策略（REMS）、风险管理计划（RMP）

风险是一个宽泛的概念，适用于生活中的一切。我们开车、上班、吃饭、过马路或使用药品时都会承担风险。药品获益-风险管理近来发展成了一门专门的学科，可以帮助患者、医疗保健专业人员以及监管当局和制药公司进行相应决策。本章首先从全球角度研究风险，然后着眼于美国的风险评估与减低策略（REMS）和欧盟的风险管理计划（RMP）。我们假定这些风险管理体系和风险管理计划将减少药品造成的危害，虽然事实上这一点还有待观察。当然，风险必须始终与药品的获益一起考虑。

28.1 ┊ 简　　介

风险的概念可以用多种方式定义：

（1）暴露于某种损失或伤害的可能性。造成损失可能性的定量或定性衡量应同时考虑某些事情导致伤害发生的可能性及其导致的后果。

（2）以处方或说明书文件标示的剂量和方式使用药品，或以不同的剂量或方式使用药品，或在未批准使用该药品的患者或人群中使用药品产生不良事件的可能性。

（3）由商业环境、经济、股票和债券市场、利率、外汇汇率、通货膨胀、自然灾害和战争的变化而造成的资金损失。

然而，医疗领域的共识是风险是伤害发生的可能性和伤害严重程度的组合。我们可以把风险看作是伤害或危险本身。美国食品药品监督管理局（FDA）于1999年5月表示："尽管市场上销售的医疗产品必须是安全的，但安全并不意味着零风险。考虑到预期获益的大小和可用的替代方案，安全的产品是具有合理风险的产品。"换句话说，在批准的使用条件下，药品的获益应大于其风险。

多年来，制药界（和其他领域一样）一直将风险评估、风险管理和风险最小化视为重要的、相互关联的学科。各组织编制了若干关于风险管理的文件。早期文件包括2003年美国FDA指南草案、2005年最终确定的ICH E2E指南、2005年欧洲药品管理局（EMA）发布的风险管理指南。欧盟指南通过2012年发布的GVP第五模块-风险管理体系（随后修订）进一步完善，同时生成了多个版本的模板，作为风险管理正式文件。开展产品全生命周期的风险管理现在已成为常态，FDA、EMA和许多其他机构都期望医药行业进行风险管理。患者和其他利益相关者也希望如此。

FDA回顾了几年来美国说明书文件的变化，一个惊人的发现是，说明书文件中的安全性内容甚至会在药品被批准后数年甚至数十年后还因为发现了新的安全问题而进行修订。例如，即使是像华法林这样的常用和"知名"药品，其说明书文件在批准后50年或60年也可能进行修订。FDA的图28-1展示了1601个产品首次批准后发生的说明书文件变更。

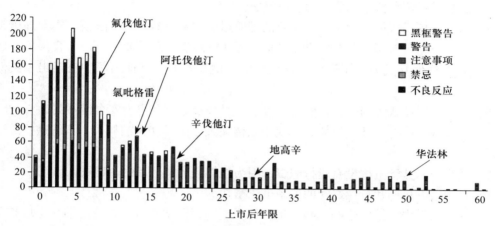

图28-1　1601个获批产品申请中涉及的2645项美国说明书变更的分布，按FDA首次批准后年份数呈现
（2002年10月至2005年8月）
包含所有药品说明书文件安全相关内容
（2002年10月至2005年8月间发生的变更，1601份NDA/BLA批文的2645项说明书变更）

Source: Modified from T Mullin, CDER, Office of Planning and Analysis, OTS presentation, May 2009 (http//www.fda.gov/downloads/Drugs/DevelopmentApprovalProcess/DevelopmentResources/DrugInteractionsLabeling/UCM205986.pdf).

28.2　为什么要做风险管理？

当一种新药首次上市时，其安全性并没有得到很好地证实。为什么？在临床试验中，研究的受试者相对较少（尤其是罕见病药品），研究对象通常是指没有其他疾病、没有或很少合并用药、不是太年轻或太年长、具有严格的纳入和排除标准、药品暴露时间相对较短的患者。这些数据进一步受到与观察多种结果相关的统计学方法的限制。因此，服用该药品的并不是"真实世界"的患者，难以发现罕见的药品不良反应（ADR）。只有在药品上市后，当大量患者服用该药品后，才能更好地描述其安全性特征。在数据合规的基础上，只有在对具有合并症、合并使用多种其他药品（包括非处方药）和饮食的患者中产生的数据进行分析后，才能得出真实世界的安全性数据资料。此外，来自用药过量、实施自杀行为、意外怀孕和哺乳妇女的数据也将逐步添加到该数据资料中。

以往收集此类数据的主要方法还是从自发报告系统和定期汇总报告［定期药品不良事件报告（PADER）、定期安全性更新报告（PSUR）及各种以前使用过的报告形式］及偶尔的上市后研究中收集。既往风险管理通过监管机构批准药品说明书文件来指导，并没有开展正式的清晰的风险管理计划。然而，现在的标准是要求对每种创新产品都进行系统性的风险管理规划，一些监管当局要求具体、详细的风险管理计划。

药物警戒（PV）和风险管理中有多种驱动因素：

（1）出现了多个重大安全问题以及产品撤回：芬-芬、西沙必利、曲格列酮、万络、伐地考昔、那他珠单抗、泽马可等。

（2）诉讼及和解导致的责任成本上升，特别是在美国。

（3）医学界对药品营销和药品信息不满意。

（4）药品不良反应被认为是一种主要的健康风险，会导致死亡、住院，以及显著提高发病率。一项荟萃分析指出，1994年有200多万住院患者出现严重的药品不良反应，超过10万人死亡，这使其成为美国第四大死亡原因。世界各地的其他出版物也指出了类似的发现。

（5）公众和媒体认为制药公司邪恶、贪婪，对公众健康和患者安全漠不关心。

（6）互联网、博客、社交媒体和其他论坛传播关于药品伤害的故事，不管这些故事正确与否。

（7）认为药品监管机构没有履行职责，因为他们让有害药品过快地进入市场。

（8）认为监管机构和行业之间的关系过于密切。

（9）媒体报道强调给医生的礼物、销售性质的继续医学教育、付费的学术论坛和多重利益冲突。

（10）此外，最近的经济问题已将货币、汽车、海上油井、药品和日常生活中的许多其他活动的风险管理带入每个人的脑海。其结果是世界上许多地方都变得厌恶风险（至少目前如此）。

人们普遍认为，风险预测、评估、管理和最小化的理念没有得到很好的理解，而且很少去开展这些活动，即使做了，也做得很差。需要建立一套包括风险识别（信号检测）、风险特征确定、降低风险/风险最小化、记录跟踪和沟通的更好的程序。这些对于产品的整个生命周期都是必要的，而不仅仅是在上市后。人们认为制药公司和监管当局（在某些情况下是其他组织）需要积极主动，收集更多、更好的数据，将其放入能够"紧密连接"的电子数据库中，并从中能轻松提取数据进行风险评估。获益-风险分析（悲观主义者称之为风险-获益分析）需要以一种严谨、定量和可复制的方式进行。同时，我们也了解到，在药品的生命周期中，获益-风险情况会发生变化，其可能因患者、群体、适应证不同而有所不同。

然后目标变成了：

（1）早期更好地监测ADR，并在不同患者和环境中确定风险特征。

（2）开发统一的数据标准及电子传输和存储标准。

（3）更好地沟通已知和未知风险（即重要缺失信息）。

（4）将发病率和死亡率降至最低，即保护患者安全和公共健康。

医药行业在风险管理的前沿领域已采取了许多行动，这些行动的方向渐趋一致，而更多的行动计划正在制定中。图28-2总结了药物警戒风险管理的一些组成部分。

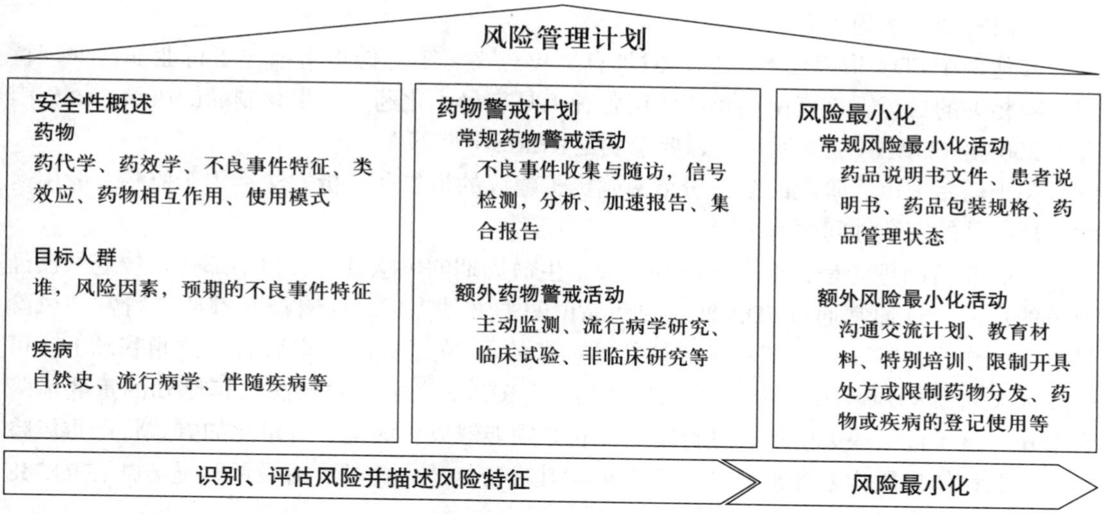

风险管理计划

安全性概述	药物警戒计划	风险最小化
药物 药代学、药效学、不良事件特征、类效应、药物相互作用、使用模式 **目标人群** 谁，风险因素，预期的不良事件特征 **疾病** 自然史、流行病学、伴随疾病等	**常规药物警戒活动** 不良事件收集与随访，信号检测，分析、加速报告、集合报告 **额外药物警戒活动** 主动监测、流行病学研究、临床试验、非临床研究等	**常规风险最小化活动** 药品说明书文件、患者说明书、药品包装规格、药品管理状态 **额外风险最小化活动** 沟通交流计划、教育材料、特别培训、限制开具处方或限制药物分发、药物或疾病的登记使用等

识别、评估风险并描述风险特征	风险最小化

图 28-2　风险管理计划应考虑的要点示意图（分成三个相互关联的工作流）

28.3　美国 FDA 的风险评估和减低策略（REMS）

FDA 于 1999 年 5 月首次发布了一份关于其想法的文件，题为"管理医疗产品使用的风险并创建风险管理框架"（"Managing the Risks from Medical Product Use and Creating a Risk Management Framework"）。它阐述了上市前和上市后的风险管理以及 FDA 的角色。更多的出版物进一步扩展并详细阐述了 FDA 的立场。然而，这些文件也在持续发生变化，因此利益相关者应定期查看 FDA 网站，以获取最新信息（www.fda.gov）。

FDA 在 2005 年发布了三份行业风险管理指南：

1. 药品上市前风险评估（Pre-marketing risk assessment）。

2. 制定和使用风险最小化行动计划（RiskMAPs）[Development and Use of Risk Minimization Action Plans（RiskMAPs）]。

3. 药物警戒质量管理规范和药品流行病学评估（Good Pharmacovigilance Practices and Pharmacoepidemiologic Assessment）。

第一份指南是关于药品上市前的风险评估，重点介绍了公司在产品临床开发的各个阶段可以采取的措施。例如，一个关于特殊安全考虑的章节描述了如何对那些长期使用或儿童使用的产品应进行针对性的风险评估。

一般推荐的风险评估策略包括长期对照安全性研究、招募多类型患者群体的研究和含有多剂量水平的 III 期临床试验。指南的一些关键组成部分包括：

（1）为行业提供具体建议，以改进药品临床开发期间的安全性评估和报告。

（2）改进注册临床试验期间重要安全问题的评估，并提供对批准前开展的周密的安全性评价中获得的数据进行分析和报告的最佳操作方法。

（3）基于（但不是取代）一些现有的 FDA 和国际人用药品注册技术协调会（ICH）关

于批准前安全评估的指南。

其他两个FDA指南已被取代，但具有历史意义。第二份指南描述了行业如何处理特定风险相关的目标。该指南还建议使用各种工具来最小化药品和生物制品的风险。该指南已被2007年FDAAA立法所取代，要求制定REMS（见下文）。

关于药品上市后阶段的第三份指南确定了建议的报告和分析方法，用于监测一般用途的医疗产品的安全性问题和风险。

FDA支持的理念是，所有产品都需要全生命周期的风险管理，包括那些比较老的已经上市的产品。这通常通过FDA批准的药品说明书文件完成；所有产品都要进行常规风险最小化工作。但是，一些产品（包括新的和老的），在常规的上市后安全监测基础上，可能还需要特殊的风险最小化工具（或REMS）。REMS必须针对产品及其已知的重要风险和未知风险（包括缺失信息）进行定制；它必须能够以可测量、可量化的方式将严重风险降至最低；如果风险未降至最低，则必须对其进行修改。此外，有效的沟通方法在REMS中发挥着重要作用。

从FDA的角度来看，每个REMS必须包括一个降低特定重要风险的目标，而实现该目标通常采取沟通交流特定严重风险信息的常规活动，以及开展所需的非常规活动，或两者兼而有之。除申请人和FDA外，REMS可能涉及医疗保健系统中的一个或多个利益相关者（例如，医疗保健专业人员、药剂师、患者）。综合考虑，REMS目标、沟通交流和其他非常规活动旨在补充常规风险最小化活动并构成安全策略。

每个REMS旨在关注特定的严重安全问题，重要的是，精心设计的REMS是一种手段，通过它，患者可以获得具有严重风险的药品，否则他们将无法获得这些药品。

REMS的一个关键部分是传达REMS旨在降低特定严重安全风险。沟通工具可针对医疗保健专业人员或患者，或同时针对两者。一些REMS对医疗保健专业人员为患者开处方或配药之前必须执行的临床活动也有要求。

FDA可能要求提交新药申请（NDA）、仿制药申请（ANDA）和生物制品许可证申请（BLAs）的申请人提交REMS，前提是FDA"确定此类对策是确保药品的获益大于药品的风险所必需的"。如果申请人认为有必要提交REMS，以确保药品的获益大于风险，也可以自愿提交拟定的REMS。产品批准后产生的关于严重风险的新安全信息也可能触发对REMS的新要求。此外，拥有RiskMAPs的申请人可继续使用，不管有没有修改，"视同REMS"。

REMS的要求由法律强制执行，如果申请人所在机构的药品负责人未能遵守，则该药品被视为标识错误。首次违规可能会被处以高达100万美元的罚款，后续违规可能会被处以1000万美元的罚款。

立法中对REMS的内容进行了描述。主要有两个部分：（1）REMS的撰写要求；（2）REMS需要的支持文件。

28.3.1　药企提交的REMS

申请人准备一份REMS，向FDA提出申请，以说明美国药品包装说明书文件中会出现的严重风险。FDA将审核并最终批准REMS，并将评估非常规干预措施的有效性。REMS中应包括的内容如下：

1. 目录。

2. 背景：REMS应描述重要的严重风险（例如，临床研究和临床前研究中都发现的风险）、类似产品或其他同类药品中发现的风险，以及会伴随基础医疗问题或疾病而产生的风险（例如，溃疡性结肠炎中发现的癌症）。REMS还应确定高危人群（例如具有某些特定人口统计学特点的群组，如老年人或新生儿）以及类似产品是否存在风险［例如，使用非甾体抗炎药（NSAIDs）导致出血或使用他汀类药品导致横纹肌溶解症］。

3. 目标：REMS的目标。目标是理想的安全相关结局或能获得患者和医疗保健专业人员的理解。目标应清晰无疑，旨在最大限度地降低风险。目标应务实、具体和可测量。以下是一些示例：

（1）服用Y类药品的患者应意识到横纹肌溶解症的风险（通过横纹肌溶解症的严重不良事件的数量来衡量）

（2）服用X药的患者不应同时服用Y药（可通过同时服用两种药品的患者数量来衡量）。

（3）胎儿不应接触Z类药品（可通过胎儿暴露数量测量）。

4. REMS要素：REMS可以具有以下一个或多个要素：

（1）用药指导（"MedGuide"）或患者包装说明书（PPI）-如果患者说明书文件可以预防严重不良事件，如果相对于获益的风险可能影响患者使用或继续使用药品的决定，或者如果遵守使用说明对药品的有效性至关重要，则需要用药指导（"MedGuide"）或患者说明书文件（PPI）。一些早期REMS仅含有MedGuide，但MedGuide目前已与REMS分离。一些REMS仍然包含MedGuides和其他要素。请注意，所有MedGuides均经FDA批准作为药品说明书文件的一部分，但只有少数MedGuides作为REMS的组成部分。

（2）与医疗保健专业人员的沟通计划。这可能是可变的，包括给医疗保健专业人员的信函，以及关于REMS要素的信息，以鼓励实施或解释某些安全要求，如定期实验室检查。

（3）确保安全使用的要素［Elements to assure safe use（ETASU）］-如果上述用药指导和沟通计划不充分，将使用这些要素。ETASU不应与上市后承诺或要求混淆（NDA批准后，作为批准条件，向FDA承诺的研究或其他程序），这些上市后承诺或要求可能是也可能不是REMS的一部分。有关ETASU的示例，请参见表28-1。

表28-1　被视为ETASU的REMS要求示例（改编自www.fda.gov）

ETASU示例	描述
处方开具者必须经过专门的培训、有经验或经过专门认证	处方开具者必须在开药之前获得认证和/或接受培训。处方开具者需要参加REMS并同意开展某些安全用药活动，例如，可能要求处方开具者同意就特定严重风险与患者进行沟通，或同意在整个治疗过程中对患者进行登记和/或监测
分发药品的药房、从业者或医疗机构可能需要经过特别认证	药房、从业者或其他可能分发REMS药品的医疗机构需要培训员工，并监督实施REMS要求所需的所有流程和程序。例如，药房可能需要实施一个流程，其中包括验证一个REMS药品的处方开具者已经过认证、患者已登记，以及在分发药品前已进行实验室检查或其他特定安全使用控制措施

ETASU 示例	描述
药品只能在某些医疗机构（如医院）发放使用	REMS可能要求仅在特定环境下分发或使用药品。例如，该药品的给药可能仅限于可立即获得救治药品的医疗机构，或拥有接受过特定不良事件处理培训人员的医疗机构。
在配药或给药之前，可能需要安全使用条件的证据，如实验室检查结果	FDA可能要求REMS药品仅在能提供安全使用许可文书的前提下配发。例如，医疗保健提供者和患者可能需要签署一份关于致畸药品的患者处方协议，以便他们了解风险以及确认可能怀孕的患者妊娠试验结果阴性
每个使用该药品的患者可能都要接受监测	FDA可能要求使用该药品的患者在治疗期间和/或治疗后接受某些监测。例如，如果存在视力丧失的风险，患者可能需要定期检测视力
使用该药品的每位患者可能都需要注册登记	患者可能需要进行患者登记。患者登记可能包括所有患者或所有登记患者中发生了被关注的不良事件的部分患者。患者登记的目的是在药品治疗期间和某些情况下在药品治疗后继续跟踪患者

（4）实施体系——如果包含在REMS中，则应说明实施、监测和评估预期目标和效果的体系。实施体系可能包括药品分销系统的说明，REMS可能要求批发商和分销商进行认证，以确保他们遵守相关要求。实施方式的实例包括维护一个经验证的数据库，跟踪经认证的处方者/配药者，并定期对药房、从业人员和其他人员进行审计，以确保符合ETASU。

（5）评估时间表——评估的频率应不低于REMS获得FDA批准后的18个月、3年和7年。但是，在进行评估时应考虑实施REMS和医疗系统落实REMS所需的时间。

5. REMS评估计划：将要完成什么，何时完成，评估是否达到了目标，成功的标准是什么。通常要去衡量各种内容的执行效果，这些执行结果可能会导致增加或减少REMS的要求。

6. 其他有关信息。

7. 附录：包含上述各部分涉及的支持性文件。

其他上市后活动可能会被提出，如"强化监测"（通常定义不清，结果只是对自发报告的病例进行了更多尽职调查）、有针对性的安全性研究、大型简单安全性研究（LSSS）、流行病学研究（如比较观察研究）和药品使用研究。

28.3.2 FDA 对 REMS 的批准

REMS实施前必须经FDA批准。由于REMS可能是产品批准的一个条件，因此在监管审查过程中发现严重风险后，申请人应尽早与FDA就可能的REMS要求进行合作。

REMS的设计很重要，REMS中规定的特殊风险最小化措施对医疗保健系统、患者及其护理者的负担应该最小。在FDA同意下，申请人负责确保所需的评估计划得到适当的设计、实施、分析、说明和报告。评估计划旨在评估REMS的有效性，即各种要素的执行结果是否与实现REMS的目标一致。评估结果可能导致REMS要求增加或减少。如果随着时间的推移，所期望的行为是可持续的，申请人可以不再考虑实施REMS。

一旦获得FDA批准，REMS将在REMS@FDA以及申请者的产品网站公开。当REMS进行了修订、修改或发布时，FDA将对REMS@FDA进行更新。此外，申请人应将REMS材料公布在申请人负责的产品介绍的网站上。

28.3.3　REMS 主要参与者的作用

REMS中各种要素的作用在各个项目中可能相似，但每个REMS的具体要求和风险信息都是针对每种药品、药品的风险性质以及药品使用的可能要求而专门定制的。关于每个REMS参与者的具体要求，详情见REMS文件。

（1）医疗保健专业人员：药品的处方者（例如，医生、医生助理、护士或其他医疗保健提供者）对于确保REMS产品被正确处方并安全使用起非常重要的作用。

与患者一样，REMS要求因产品而异。REMS中规定的一种较常见的工具是沟通传达从制造商处得到的严重风险信息。医疗保健专业人员可能需要负责REMS注册、培训任务、存档患者咨询、定期实验室检查或其他监测结果，或对安全使用许可条件文书的存档等。

有关每个REMS的详细信息，请访问REMS@FDA、药品说明书文件或制造商的产品网站。

（2）药师：分发REMS药品的从业者有义务按照规定分发药品并满足其他REMS要求，即使他们没有受到FDA的直接监管。不同REMS的要求也有所不同，与使用地点（如住院药房与零售药品店）或培训或认证要求有关。当然，合规性审计时会考虑各种要求的差异。某些REMS的沟通计划可能包括相关申请人的直接沟通。

（3）每个REMS的详细信息，包括药店和医疗机构在其中的作用，请访问REMS@FDA，药品说明书文件或产品特定网站。

（4）患者及其护理者：这些角色很重要，并且会随着REMS的设计和要求而变化。例如，关于重要（严重）风险的咨询（如由处方医生或药师提供），降低重要风险可能需要采取的措施，或指导如何识别症状以便咨询其医疗保健提供者。其他情况包括可能需要治疗前（和治疗期间）实验室检查或进行登记注册。

（5）对于某些REMS，在分发药品之前，必须先获得许可使用文书（通常由计算机实时监控）。

（6）为了帮助评估活动效果的有效性，可能会要求处方医生、药师或患者、护理人员参与各种调查。评估结果可能会触发REMS措施的修改（或去除）。

（7）申请人（制造商）：申请人的角色已在立法中规定。

除了立法要求的药品安全义务外，FDA还提供了关于REMS相关的各种指导文件：

关于REMS文件格式和内容的行业指南修订草案（"Revised Draft Guidance for Industry on Format and Content of a Risk Evaluation and Mitigation Strategy Document"）

本文件描述了修订后的REMS文件模板，旨在提高准备和审查REMS文件的效率。

行业指南：使用药品主文件（DMF）提交共享系统REMS［"Guidance for Industry: Use of a Drug Master File (DMF) for Shared System REMS Submissions"］。

如果需要共享系统REMS，本指南可能会有所帮助。它允许申请人共享一个DMF，旨在促进共享系统REMS相关文件的协调提交。

风险评估与减低策略：修改和修订——行业指南（"Risk Evaluation and Mitigation Strategies: Modifications and Revisions — Guidance for Industry"）。

本指南提供了对已批准REMS的"修改"和"修订"的解释，以及FDA将如何处理。

FDA在确定是否需要REMS时的考虑要点（"FDA's Application of Statutory Factors in Determining When a REMS is Necessary"）。

本指南概述了FDA在应用2007年FDAAA立法中规定的REMS权限时遵循的流程。

《用药指导——分发要求和纳入风险评估与减低策略（REMS）的行业指南》["Medication Guides — Distribution Requirements and Inclusion in Risk Evaluation and Mitigation Strategies（REMS）Guidance for Industry"]。

本指南阐明了在各种情况下如何分发用药的指导。

关于行业指南草案的问答：《用药指导——分发要求和纳入REMS》（"Questions and Answers on Draft Guidance for Industry：Medication Guides — Distribution Requirements and Inclusion in REMS"）。

本问答文件提供了关于用药指导要求的补充说明。

《共享系统REMS制定的行业指南草案》（"Development of a Shared System REMS Guidance for Industry"）。

本文件阐明了共享系统REMS制定的各个方面。

《共享系统REMS药品主文件提交的技术指南》（SSR DMF技术一致性指南）["Technical Conformance Guide for Shared System REMS Drug Master File Submissions（the SSR DMF Technical Conformance Guide）"]。

这是将共享DMF作为共享系统REMS一部分的技术指南。

《单一及共享系统REMS豁免要求行业指南草案》（"Waivers of the Single，Shared System REMS Requirement Guidance for Industry"）。

这为可能的共享系统REMS豁免提供了指导。

《风险评估与减低策略的标准化和评估》（REMS标准化报告）["Standardizing and Evaluating Risk Evaluation and Mitigation Strategies（REMS Standardization Report）"]。

本报告概述了四个优先步骤，以酌情使REMS标准化，并减轻REMS带来的负担。

《REMS和医疗保健提供者的继续教育-FDA可行性报告》"REMS and Continuing Education for Healthcare Providers — FDA Feasibility Report"）。

该报告描述了医疗保健专业人员如何参与并作为REMS其中一部分的教育项目。

28.3.4 关于REMS目的的评论

REMS的目的是持续评估药品的获益-风险平衡，并确保其对所有接受治疗的患者（如果不是全球范围的话）以及部分患者的获益大于风险。这在上市之前可能不清楚，但是，如果需要REMS，则必须尽最大努力设计一个逻辑性强、考虑周到的REMS，它可能还会随着上市后获得的经验而改变。它不应给医疗保健系统或患者带来不应有的负担，否则可能会出现意外后果，如转向疗效不太理想但风险管控要求较低的产品。

一个好的REMS的制定需要一个了解相关疾病和药品的团队。他们需要对患者和疾病进行评估，以确定是否存在可测量的早期迹象、症状或标志物，从而进行风险管理干预以防止不良后果或严重不良事件（SAE）。这需要审查该药品和类似产品的可用数据，了解该药品在"真实世界"中的使用方式，除参与临床试验的人群，其他人群是否会接触该药品。显然，在上市之前，这其中的大部分数据可能不为人所知，因此有必要在上市开始后更改REMS。应考虑超说明书用药的棘手问题（如果能预期到），尽量将其纳入REMS。

上述FDA的修订指南草案提供了详细信息以及一个REMS模板作为示例。

28.3.5　REMS共享系统

从2009年开始，FDA开始要求某些类别的药品中的所有产品都要有REMS。这一类别中的第一组是肉毒杆菌毒素产品，它存在安全问题，如肌无力、膀胱失控和呼吸问题。所有这些产品都有一个用药指导、沟通计划和评估时间表，但不需要其他的ETASUs。其他整类产品都需要REMS的包括睾酮凝胶药品和缓释（ER）口服阿片类药品。此外，如果原研药产品（"仿制药的参比制剂"）具有REMS，则该产品的仿制药也需要REMS。见表28-2。仿制药的REMS与原研药的REMS相同，除非另有正当理由并与FDA协商。有时，所有生产一种药品的公司可能在同一个REMS上合作。这通常是由FDA强制执行的，而不是申请人自愿采取的行动。

共享系统背后的概念是，它将"营造公平竞争的环境"，并减轻不同利益相关者（如申请人、医疗保健系统、患者和监管机构）的负担。为了实现这一点，通常有一个统一的门户来访问REMS材料和有关该计划的其他信息。通过让处方医生、药房和医疗机构一次性完成认证和其他管理要求来提高效率，而不是针对每种药品。这降低了医疗系统的复杂性和官僚作风。这些项目也有可能在参与申请者之间分担费用。

在某些情况下，可以获得豁免，不必参与共享系统REMS。例如，FDA允许三个仿制药的申请者豁免参与羟丁酸钠口服溶液药品的统一的共享系统REMS。与这些产品相关的严重风险包括中枢神经系统影响。在批准对共享系统要求的豁免时，FDA发现：（a）统一共享系统的负担分担不易实施；（b）仿制药申请人无法获得创新药品已申请专利的ETASU某个方面的许可证。因此，FDA批准了一个不同的仿制药共享系统REMS，该系统被认为与继续有效的创新药的REMS"具有可比性"。请注意，FDA附加了一个条款，即"具有可比性"的豁免制度将对未来的申请人开放。见表28-2。

表28-2　截至2017年11月13日生效的被批准的共享系统REMS示例

产品	申请人数	产品数量	REMS要素
阿洛司琼	2	2	ETASU
治疗阿片依赖的丁丙诺啡透皮贴剂（BTOD）	13	17	MG, ETASU, IS
氯氮平	11	13	ETASU, IS
恩曲他滨/富马酸替诺福韦二酯	2	2	ETASU
缓释/长效（ER/LA）阿片类止痛药	36	64	ETASU
异维甲酸	6	7	MG, ETASU, IS

续表

产品	申请人数	产品数量	REMS要素
霉酚酸酯	20	33	ETASU
羟丁酸钠（1/3＝一种创新药的REMS和另外豁免的三种仿制药品的"具有可比性"的REMS）	1/3	4	MG，ETASU，IS
透膜速释芬太尼（TIRF）产品	8	9	MG，ETASU，是
氨己烯酸	2		ETASU，IS

注：（REMS要素）：MG＝用药指导；ETASU＝确保安全使用的要素；IS＝实施系统。

28.3.6 REMS 模板

如上所述，模板可在"风险评估与减低策略（REMS）内容建议、REMS评估和拟议REMS的修改"［"Proposed Risk Evaluation and Mitigation Strategies（REMS），REMS Assessments，and Proposed REMS Modificaitons"］中找到。

28.3.7 关于 REMS 实施的评论

从理论上讲，REMS应该简短、紧凑，并且不会对患者可及性或医疗保健系统造成负担。但在实践中，这要复杂得多，在制定时可能还必须考虑欧盟和其他国家针对风险管理的要求。理想情况下，一家公司希望为所有市场制定一个风险管理计划，但本地化内容的可操作性和要求使得这不可能。尽管如此，REMS和风险管理计划通常设定一个共同的目标，但在不同的医疗环境和司法管辖区，实现该目标的手段可能会有所不同。此外，申请人的雇员或外部作为顾问的适当人员需要考虑产品整个生命周期的计划。应经常审查公开可用的REMS。

许多申请人在提交新药/生物制剂申请（NDA/BLA）时都会经历一场持续的、目前无法解决的争论。这个问题是，申请人是应该自愿提供REMS，还是让FDA"强制"提供。事先自愿制定REMS的理由是，如果它有利于公众健康且是一个正确的做法，就应该在不必被要求的情况下完成。这使申请人能够制定一个深思熟虑、合理、低负担、费用合理的计划，而不是在最后一刻（如在批准之前）发现FDA想要一个REMS，特别是一个超出申请人承受能力范围的激进计划。在批准前的最后一刻才就REMS内容进行谈判和研究不是一个好主意，这种情况下申请人可能会认为为了让药品尽快上市，必须承诺执行一个大型的计划。然而，一些申请人愿意冒这个风险，不提出REMS，希望FDA不会要求。从他们的角度来看，这避免了不必要的花费和努力。另一些人则认为，申请人应该提出REMS，但它应该始终是最低限度的（例如，仅仅是用药指导，以及给医疗保健专业人员的沟通计划），以显示"诚意"，而不是"过度承诺"。正确的答案是申请人应该为患者做正确的事情。我们还希望，针对某个特定严重风险，申请人和监管机构对一份REMS应包含的内容在想法上不会有太大的差异。不幸的是，正确的事情并不总是明确的，决策往往还会受经济和政治因素的影响。

28.4　欧盟的风险管理计划（RMP）

欧盟PV和RMP的理念最早来自欧盟指令2001/83/EC［第8（3）（ia）条］，欧盟指令2004/27/EC对其进行了修订："MA申请应随附……药物警戒的详细说明，以及在适当情况下，申请人将引入的风险管理体系。"此外，EC第726/2004号法规第9（4）（c）条："要求提供与供应或使用药品有关的条件和限制，或关于安全有效使用药品的详细信息，附于意见中……"详细要求见欧盟药物警戒质量管理规范（GVP）模块V - 风险管理体系及相应修订。2005年发布的CHMP指南在很大程度上基于ICH E2E指南。大多数E2E的概念已被纳入GVP模块五。GVP模块五风险管理体系中介绍的风险最小化的原则，应该与模块XVI（风险最小化措施：工具和有效性指标的选择）和GVP模块XVI附录1（教育材料）一起考虑。请注意，所有药品必须具有常规风险最小化措施，只有部分的药品在存在安全问题时，才需要额外的非常规风险最小化措施。此外，由于各种原因，需要非常规措施的安全问题在世界各地并不一定相同，可用的工具也不一定相同。

所有公司必须有一个药物警戒体系（根据指令2001/83/EC第1条和GVP模块一中的描述）。公司维护的药物警戒体系不同于GVP模块五中描述的风险管理体系。根据GVP附录一（第4版），风险管理体系的定义如下："一系列的药物警戒活动和干预措施，旨在识别、描述、预防或最小化与药品相关的风险，同时包括评估这些活动和干预措施的有效性［DIR 2001/83/EC Art 1（28b）］。"如上所述，对于大多数药品，通常的"常规"药物警戒活动（自发报告、PSUR等）就足够了。但是，对于其他品种来说，某些非常规的对产品供应或使用的限制可能是适当和必需的（对欧盟集中授权和单个成员国授权的产品都是如此）。其理念是，在目标人群中，产品的获益应大于其风险。

根据GVP附录一（第4版），RMP是风险管理体系的详细说明［DIR 2001/83/EC Art 1（28c）］。由上市许可持有人制定的风险管理计划应包含以下要素：

（1）相关药品安全性特征的识别或描述。

（2）说明如何进一步揭示相关药品的安全性特征。

（3）预防或最小化与药品相关风险的措施文件，包括对这些干预措施的有效性的评估。

（4）作为上市许可授权条件的上市后承诺任务［IR 520/2012第30（1）条］。

总的来说就是所有药品都需要一个风险管理体系，用于将风险最小化。所有产品都要执行常规风险最小化措施。RMP的第三部分和第五部分进行了详细说明，包含公司执行的常规药物警戒活动。如果对于特定产品申请人和药品监管部门认为需要采取更多措施来控制风险，则第三部分（药物警戒计划）和/或第五部分（风险最小化计划）必须增加额外的药物警戒活动和/或风险最小化措施。

注：欧盟的"安全问题"是重要的已识别风险、重要的潜在风险或缺失信息。早期的描述提到了"重要缺失信息"，但有些反馈的意见导致了"重要"一词的删除，因为如果缺失的信息如此重要，那么没有这些信息的产品就不应该获得批准。

28.4.1 什么时候需要 RMP？

在药品生命周期的任何时候，都可能需要 RMP。药品监管部门和/或申请人可从以下几点确定是否需要 RMP：

（1）申请新的上市许可或新活性物质时。

（2）用于"生物类似物"。

（3）对于某些仿制药。

（4）用于儿科用途的申请。

（5）重大信息变更：新剂型、新给药途径、生物技术产品的新制造工艺、重要的新适应证、新的儿科适应证。

（6）对于某些其他情况，包括固定组合产品。

（7）当前没有 RMP 的产品出现新的（或新理解的）重要安全问题的情况下（即在要求 RMP 之前获得授权的产品）。

28.4.2 欧盟 RMP 内容

EMA 提供了一个模板（可在网站上获取：GVP 模块五 第 2 版，EMA/PRAC/613102/2015），该模板适用于欧盟所有医药产品。该模板提供了详细目录，就像 PSUR/PBRER 的模板。对于新产品，必须完成所有部分；对于较老的产品，只完成需要的部分。

28.4.2.1 第一部分：产品概述（GVP V.B.4）

第一部分应提供 RMP 的管理信息和产品概述；以下总结符合 GVP V.B.4（第 2 版）。第一部分提供的信息应是"与正在进行的申请相关的最新和准确的信息，因为预计它将出现在上市许可批准中"。应根据 RMP 模板进行组织，并且必须提供以下信息：

（1）活性物质（INN 或通用名称）。

（2）药品治疗分类（ATC 代码）。

（3）上市许可申请人或上市许可持有人的名称（预期或实际）。

（4）在欧洲经济区（EEA）的商品名。

（5）上市许可授权程序。

（6）产品的简要说明和其他细节。

（7）产品信息的电子通用技术文档（eCTD）链接。

（8）EEA 中已批准和/或正在申请的适应证。

（9）EEA 中的剂量信息（剂量学）。

（10）药品剂型和规格。

（11）产品是否预期在欧盟接受额外监测（在首次上市许可申请结束时或在 RMP 更新时）。

28.4.2.2 第二部分：安全性概述（GVP V.B.5）

本部分的目的是揭示产品的安全性特征，并讨论哪些环节有可能需要采用非常规风险最小化活动。

第二部分包括对已识别的重要风险、重要潜在风险和缺失信息的总结。早期版本提到"重要的"缺失信息，但是，随着认知的发展，如果缺失的信息真的如此重要，产品不应该在没有这些信息的情况下获得批准。关于如何呈现这些信息的指导原则也包括在第二部分。

第二部分还需讨论风险相关人群，即可能使用该产品的人群（包括预期的超说明书文件使用）以及任何需要额外数据以完善获益-风险评估的未确定安全问题。

安全性概述由八个RMP模块组成，与ICH E2E指南中的安全性概述部分相对应。然而，欧盟要求有额外的要素（见GVP V.B.5.7，RMP模块六，"欧盟针对安全性概述的额外要求"）。本部分还应讨论出于非法目的而滥用的可能性，并在可能的情况下，包括任何可能采取的风险最小化措施，例如减小包装尺寸、药品获取受控项目、特殊医疗处方等〔指令第71（2）条和GVP V.B.8〕。

此外，如果可能导致与产品使用相关的风险，则应在第二部分中解决以下问题：

（1）过量使用（故意或意外）的潜在危害。

（2）用药错误导致的潜在风险。

（3）传染源传播的可能性。

（4）超说明书用药的可能性。

（5）规避同类产品安全问题的证据。

（6）与目标人群预期使用的其他产品相关的已识别和潜在药代动力学和药效学相互作用的重要风险。

（7）怀孕或哺乳期的潜在风险，例如致畸风险（母亲或伴侣接触）和对生育能力的影响。

（8）环境影响，即与产品使用后处置相关的风险。

（9）与产品管理相关的潜在风险。

（10）针对特殊人群的安全问题，如儿童或老年人群。

（11）对于前沿治疗方式的药品（ATMPs），也考虑可能与此类产品有关的特定风险。

RMP第二部分应说明被列入安全问题清单的重要风险，但也应说明被列入安全问题清单的不是很重要的风险。该讨论应包括风险严重性和频率以及其对获益-风险评估的总结（按适应证）。

28.4.2.2.1　仿制药和前沿治疗药品的一般性考虑（GVP V.B.5.1）

对于仿制药，期望其安全性与参比制剂或其他有RMP的仿制药相同。由于前沿疗法药品（ATMPs）的独特性质，可能会发生在其他类型药品中不常见的风险。例如，这些风险可能包括活供体风险、种系转化风险或媒介传播风险。制定前沿疗法药品的RMP时需要着重考虑此类风险。

28.4.2.2.2　适应证和目标人群的流行病学现状（GVP V.B.5.2 RMP第二部分，SI）

该模块应包括（未治疗）目标疾病（即适应证）的发病率、患病率、结局和相关的合并症。如果条件允许，应考虑人口分层（如年龄、性别等）和疾病风险因素，并应说明当前的护理标准。重点应该放在与欧盟相关的情况上。应讨论不同地区的流行病学差异（不同地区的流行病学情况不同）。本模块还应描述欧盟（未治疗）目标人群中预期的相关不良事件、其发生频率和特征。这些内容将有助于预测潜在信号（并可能有助于解释这些信号）以及风险最小化的可能性。本节应简明扼要，与RMP的所有部分一样，不要包括推广性质的内容。请注意，如果认为非EEA数据适用于EEA，则可接受非EEA数据。

流行病学部分还应包括哪些内容？在适当情况下，可以在以上内容的基础上补充以下内容：

（1）未治疗人群中适应证的自然史，包括死亡率和发病率。

（2）讨论需要治疗的疾病进展的可能阶段，并与（未治疗）适应证的自然史结合起来。

（3）主要可用的治疗方案及其预期的安全性（以及在不使用药品治疗的情况下的结局）。

28.4.2.2.3　安全性概述的非临床研究部分（GVP V.B.5.3 RMP第二部分，SⅡ）

本节应充分讨论无临床数据支持的发现，例如：

（1）毒性，包括重复给药毒性、生殖和发育毒性、肾毒性、肝毒性、遗传毒性、致癌性。

（2）一般药理学信息，包括心血管毒性、QT间期延长、神经系统毒性。

（3）药物相互作用。

（4）讨论毒性与药物使用的相关性。

28.4.2.2.4　临床试验暴露情况（GVP V.B.5.4 RMP第二部分，SⅢ）

本节主要讨论各种"限制"。也就是说，存在以下限制：

（1）安全性数据库的规模以及由于临床试验中的纳入/排除标准而未进行研究的患者。

（2）上市后预期接触该药品的患者可能会超过参与临床试验人群。

（3）难以发现罕见不良反应。

（4）不足以发现长期风险（如癌症）。

（5）上市前不能被覆盖的很多人群（例如，儿科患者、妊娠、合并症情况、更严重情况、亚群体）。

相关信息应以适当的格式提供（如表格/图形），并在出现重要的新信息时及时更新（如新适应证拓展性研究时的新暴露数据）。随着时间变化，应评估本节内容的相关性，如果没有新的临床试验暴露数据，则无须更新。表格信息必须包括暴露持续时间、年龄分组、性别、剂量、种族（总体和每个适应证都应进行统计分析）。

28.4.2.2.5　未在临床试验中研究的人群（GVP V.B.5.5 RMP第二部分，SⅣ）

本节应讨论在申请批准阶段未进行研究或仅进行了有限程度研究的人群。这将包括信息缺失的人群（如通常可能包括孕妇、哺乳期妇女及肾功能损害、肝功能损害或心脏损害患者、具有相关遗传多态性的人群、免疫功能受损患者和不同种族的人群）。应明确讨论其对药品上市后安全性的可能影响。

28.4.2.2.6　上市后经验（GVP V.B.5.6 RMP第二部分，SⅤ）

本节涵盖欧盟以外（如有）的上市后经验，这些经验有助于做好风险管理计划。它应该是一个简明的概述，而不是PSUR/PBRER的重复。应讨论暴露数据（销售量、特殊人群用药，如儿童、市场研究信息等），以及药品处方和使用的实际方式（包括超说明书文件使用），并与药品批准的说明书文件进行对比。本节应讨论任何新的安全问题，以及是否在任何管辖区针对安全问题采取了监管措施。

应该识别和讨论需要进一步评估的风险，尤其是更频繁或更严重/重度的可疑药品不良反应。应讨论其可能的机制、风险因素、风险群体、不良反应的可逆性和预测频率。

风险数据，如果可以，应提供。该评估应以研究或流行病学数据为基础，允许进行定量风险预测，包括超额风险（与安慰剂和可用的对照品相比）、不同研究人群的风险、时间事件数据（如生存数据），按药品、安慰剂、年龄、性别、剂量等分层。

如果怀疑存在药代动力学或药效学相互作用，则应详细说明任何可能的进一步研究。

应使用证据强度、生物学合理性、证据性质、潜在公共卫生负担、发病率和死亡率阐述重要已知风险和潜在风险的影响。应特别关注处于风险中的易受影响患者群体。应使用按暴露情况、适应证、性别、年龄分组、地区、剂量、时间和风险因素的结构化格式和分类方法。

如果企业有来自未经欧盟授权适应证的数据，也应进行总结，并讨论其对欧盟区域的影响。

28.4.2.2.7　欧盟对安全性概述的附加要求（GVP V.B.5.7 RMP 第二部分，SⅥ）

本节必须详细说明存在非法滥用的可能性（如适用）。如适用，应积极讨论拟采取的非常规风险最小化措施（如限制包装规格、药品受控使用计划、特殊医疗处方等）。

28.4.2.2.8　已识别和潜在风险（GVP V.B.5.8 RMP 第二部分，SⅦ）

本模块聚焦于产品的"安全问题"。这将包括"重要"已识别和潜在风险以及缺失信息的详细信息。在草拟的欧盟 SmPC 中已列入的非重要风险也应在该模块列出。还应说明未将已识别或潜在风险纳入 RMP 安全性问题列表的理由。

应详细说明每个重要风险（已识别或潜在）；必须提供关于性质、严重程度、结局、发生频率和获益-风险平衡的信息。对于每一个风险，需要说明以下信息：

（1）证据来源和证据强度。

（2）风险的特征表现。

（3）风险因素和风险群体。

（4）可预防性。

（5）对产品风险-获益平衡的影响。

（6）对公共卫生的影响。

本节将详细说明列入药物警戒计划和/或风险管理计划中风险最小化章节中的措施及其影响。对于缺失信息，也应包括类似信息，重点关注需要进一步描述的风险或人群，或缺失信息的预期风险或可能后果。

由于 RMP 将根据计划的里程碑进行更新，因此应根据自 RMP 先前版本以来收到的新信息重新评估已识别的重要风险、潜在重要风险和缺失信息。如果已识别或潜在风险或缺失信息部分被修改，则必须提供清晰有力的理由。

风险管理计划还应在适当情况下讨论其他风险，例如：

（1）同类药品已知或怀疑的不良反应。

（2）药物过量的可能性，尤其是在治疗窗狭窄的情况下。

（3）传染源传播的可能性。

（4）超说明书用药的可能性，特别是在特殊人群（如儿童或老年人）中。

28.4.2.2.9　安全问题总结（GVP V.B.5.9 RMP第二部分，SⅧ）

应按照已识别的风险、潜在风险和缺失信息，列表总结上一节中确定的安全问题。这种简化的安全问题分类方案应用于以下方面：

（1）重要的已识别风险。

（2）重要的潜在风险。

（3）缺失信息。

28.4.2.3　第三部分：药物警戒计划，包括上市后安全性研究（GVP V.B.6 RMP第三部分）

RMP的这一部分旨在呈现一个结构化的计划，以进一步揭示安全性概述中提出的安全性问题。它不包括旨在减少、预防或降低风险的措施，这些将在RMP第五部分中考虑。

28.4.2.3.1　常规药物警戒活动（GVP V.B.6.1 RMP第三部分）

常规药物警戒活动是指满足指令2001/83/EC和第726/2004号法规（EC）中规定的药物警戒最低法律要求所需的主要活动。RMP的目的不是重复描述这些在药物警戒体系主文件（PSMF）中已经描述的内容。

未在PSMF中说明的"常规"药物警戒活动可以是下面这些活动，例如：

（1）针对安全问题的特定不良反应随访问卷，用于获取已报告的、特殊关注的可疑不良反应的详细信息。

（2）强化并提高被动监测的质量，分析观察结果与预期结果间的差异，特别关注事件的累计分析值。

请注意，这些活动在药物警戒体系主文件（PSMF）中描述就可以了，不需要在RMP中重复进行描述。

28.4.2.3.2　额外的药物警戒活动（GVP V.B.6.2 RMP第三部分）

在本节中，申请人（或上市许可持有人）应描述额外的药物警戒活动，如非临床、临床或流行病学（非干预或干预）研究，并解释为什么需要这些研究。

对于每个提议的上市后安全性研究（PASS），无论是承诺的还是强制的，都应详细说明以下内容：

（1）研究名称和简称。

（2）研究原理和研究目标。

（3）研究设计。

（4）研究人群。

（5）里程碑。

药物警戒计划中的研究应根据GVP模块八中的规定和建议进行设计和实施。

28.4.2.3.3　额外的药物警戒活动汇总表（GVP V.B.6.3 RMP第三部分）

本节应全面概述药物警戒计划中包括的、所有正在进行和计划中的安全性研究，不管这些研究是旨在评估药品的安全性，还是评估风险最小化措施的有效性。

在欧盟以外的司法管辖区要求开展的研究通常不会包含在欧盟RMP中，除非这些研究预计也会影响欧盟的安全问题。当然，任何此类研究引起的安全问题都应按照适用要求进行报告。

请注意，对于仿制药，药物警戒计划应反映其上市许可获批时的突出药物警戒需求（不一定是原研药的完整初始计划）。

28.4.2.4　第四部分：上市后疗效研究计划（GVP V.B.7 RMP第四部分）

本节包括计划和正在实施的上市后疗效研究清单，即欧盟主管当局作为上市许可批准的条件而要求药企实施的研究，或在有条件上市许可批准情况下企业应承担的指定义务，或特殊情况下的上市许可批准。如果不需要此类研究，RMP第四部分可以留空。

28.4.2.5　第五部分：风险最小化措施（包括风险最小化措施有效性的评估）（GVP V.B.8 RMP第五部分）

本部分应提供风险最小化措施的详细信息，旨在降低与所述安全问题相关的风险。它适用于所有首次上市许可申请的药品，仿制药、改良性新药及不含新活性物质的固定组合产品除外，该前提是其原研药无额外的（特殊）风险最小化措施。

本节应提供按安全问题分层（即SmPC中出现风险的SmPC章节编号、教育材料列表等）的常规和额外风险最小化活动列表。如EMA关于欧盟RMP格式的指南所述，在此处应进行药物警戒活动的进一步总结。

28.4.2.5.1　常规风险最小化活动

本节应提供按安全问题分层的常规风险最小化措施的描述。

常规风险最小化活动适用于每种药品：

（1）产品特性概要（SmPC）。

（2）内外包装上的说明书文件。

（3）药品说明书文件（PL）。

（4）包装规格。

（5）产品的法律状态。

如果预期剂型在产品风险最小化方面发挥重要作用，则应说明剂型情况。

28.4.2.5.1.1　*产品特性概要（SmPC）和药品说明书文件（PL）*

SmPC和PL是风险最小化的重要工具，因为它们是告知利益相关者产品情况的标准化格式。SmPC的指南提供了如何组织和呈现信息的指导。两种文件都提供了常规风险最小化建议；但是，SmPC和PL可以提供两种基本类型的信息：

（1）常规风险沟通信息（通常见SmPC第4.8节或PL第4节）。这些药品的不良反应信息有助于做出治疗决定。

（2）采取特定临床措施来解决风险的常规风险最小化活动（通常见SmPC第4.2节和第4.4节，但也可参见第4.1节、第4.3节、第4.5节、第4.6节、第4.7节和第4.9节以及PL第2节和第3节）。

这些包括解决产品风险的具体活动。此类活动可能是以下一个或多个：

- 治疗开始前进行检查。
- 治疗期间的实验室检查监测。
- 特定体征和症状的临床监测。
- 与不良事件实验室检查值相关的剂量调整（包括停药）。
- 治疗中断后的"洗脱"程序。
- 避孕建议。
- 禁止联合使用其他药品。
- 处理或预防产品的风险因素或危害。
- 长期随访的建议。

可以考虑采取某些其他有效措施，以减少潜在危害。

28.4.2.5.1.2 包装规格

由于每个产品都有一个批准的包装规格，设计每个包装内的"剂量单位"数量和可用的包装规格范围可被视为常规风险管理的一种形式。理论上，减小包装规格会增加患者定期就医的需求，进而能增加检测或额外随访的机会。较小的包装规格可能有助于解决过量使用或分发的风险。

28.4.2.5.1.3 法律状态

除处方状态外，政府的控制可能包括产品供应或使用的条件限制。限制开具处方的人（如经过专门培训的处方医生）或产品的使用地点（例如，在医院或具备特定抢救条件的机构中）。

28.4.2.5.1.4 开具医疗处方时应考虑的因素

对于这种情形，应考虑以下几个因素［欧盟指令第71（3）条］：

（1）由于药品的药学特性或新颖性应保留在受控环境中。

（2）诊断程序需要特殊设施（可在其他地方进行随访）。

（3）可以预见非常严重的不良反应（或滥用的可能性等），可能需要在整个治疗过程中进行特别监督。

28.4.2.5.1.5 成员国的差异化要求

成员国可能会实施当地要求以适应其国情。在考虑或正在实施某些风险最小化子类别活动或对其进行修改的成员国，定义和实施可能有所不同。

28.4.2.5.2 额外的风险最小化活动

只有在对产品的安全和有效使用至关重要时，才建议进行额外的非常规活动。应提供明确的理由，并详细描述这些活动。还应定期审查继续采取此类措施的必要性。相关情况下，任何额外活动的关键信息应在RMP附件6中提供（建议的额外风险最小化活动的详细信息）。见GVP模块XIII。

以下是可以考虑的额外措施的例子：

（1）医疗保健专业人员和患者/护理人员用药指导。

（2）医疗保健专业人员培训材料。

（3）处方检查表。

（4）患者日记。

（5）患者警示卡。

（6）妊娠预防方案。

对于每个建议的非常规风险最小化措施，应提供以下信息：

（1）目的。

（2）采取额外风险最小化活动的根本原因。

（3）目标受众和计划的分发路径。

（4）评估干预措施有效性和成功标准的计划。

28.4.2.5.3　评估非常规风险最小化活动的有效性

当RMP更新时，风险最小化计划应包括非常规风险最小化活动的任何正式评估结果（如可能）。如果某一特定策略被证明无效或对患者或医疗保健系统造成过度负担，则应进行调整。

28.4.2.5.4　风险最小化措施总结

本节应包括所有按安全问题分层的风险最小化措施和药物警戒活动。

28.4.2.6　第六部分：RMP概述（GVP V.B.9 RMP第六部分）

该部分必须解决以下问题：

（1）药品及其用途。

（2）与药品相关的风险，以及拟开展风险最小化或进一步揭示风险特征的活动：

    1）重要风险和缺失信息列表。

    2）重要风险总结。

（3）上市后产品开发计划：

    1）上市许可申请获批时要求的研究；

    2）上市后产品开发计划中的其他研究。

28.4.3　关于欧盟风险管理计划的评论

欧盟RMP总结如表28-3所示。

表28-3　欧盟RMP

欧盟RMP部分	细节
第一部分：产品概述	活性物质，上市许可持有人，上市许可申请程序，产品说明，适应证，剂量，剂型和规格
第二部分：安全性概述	适应证和目标人群的流行病学、非临床安全性资料、临床试验暴露情况、未研究人群、上市后的经验、非法滥用的可能性、重要已识别风险、潜在风险和缺失信息总结
第三部分：药物警戒计划	描述和量化临床相关风险并识别新的不良反应的药物警戒活动，包括常规和额外的药物警戒活动（包括PASS）
第四部分：上市后疗效研究计划	作为上市许可批准条件或特定义务的计划和正在开展的上市后疗效研究计划
第五部分：风险最小化措施	为预防和/或最小化风险的活动以及结果评估（有效性评估），包括常规和额外的最小化活动
第六部分：风险管理计划总结	产品信息总结，重要风险和缺失信息，风险最小化或进一步揭示风险的活动，上市后产品开发计划

RMP除常规安全报告和信号检测外，还应采取额外风险最小化措施：

（1）如果未发现特殊的安全性问题，则常规药物警戒已足够。

（2）如果存在其他问题，应开展进一步的活动，包括［注意，这些活动是额外的监测活动，不同于风险最小化行动（类似于美国的ETASUs）］。

（3）安全性研究。

（4）主动监测（如采用问卷调查的方式对开X药处方的患者进行正式随访，随后进行电话联系）。

（5）在哨点医院选定处方医生进行访谈并审查医疗记录。

（6）强化监测计划，对从处方医生或医院收集特定药品或问题病例数据的强化监测计划。

（7）处方事件监测（特别是英国）。以电子方式识别患者，并定期发送随访问卷，以了解病程和结局。

（8）按药品、疾病/结局分类进行登记并通过问卷随访。

（9）流行病学研究：

① 验证信号的比较性观察研究——前瞻性或回顾性。

② 横断面研究或调查，以收集单个时间点或一定时间间隔内患者的数据，而不考虑患者对药品的暴露情况或疾病状态。

③ 对接受药物 X 且存在特定不良事件风险的人群进行队列研究，随时间推移（前瞻性或回顾性）随访该事件的发生情况，从而允许计算发生率。

④ 选择已观察到特定 AE 的患者进行病例对照研究，并选择无 AE 的对照组，然后比较药物暴露情况。

⑤ 对特定 AE 进行疾病研究，以更好地描述存在风险的患者及其临床病程等。

⑥ 与药品监管当局共同制定的新设计。

（10）临床试验，特别是针对存在风险的人群（儿童、老年人等）。

（11）随机试验但最低要求的数据收集和随访（LSSS）。

（12）上市、处方和在人群中使用的药物利用研究以及如何影响用药结局。

（13）如果存在用药错误的风险，应该进行讨论。

接下来，应详细说明风险最小化活动（类似于美国REMS ETASUs），这些活动可能包括以下一项或多项：

（1）提供信息（SmPC、药品说明书文件、其他）。

（2）针对患者、从业者和其他人的额外教育材料，包括特殊培训、清单的使用或用药指导。

（3）仅在医院使用或仅由专家开具处方的可用性限制（"法律状态变更"）。

（4）药物分发层面的控制，如控制处方大小或处方有效时间。

（5）知情同意。

（6）限制性获取。

（7）患者登记。

（8）针对关键信息使用其他媒介进行特殊风险沟通。

应通过查看指标，如特定 SAE 的发生率或结局（如使用相关药品时怀孕），或调查药品说明书文件是否被实际阅读（和理解），对活动的有效性进行直接、定期的测量。

药物警戒计划必须是一份书面文件，涵盖安全问题、拟定行动的目标和逻辑基础、监测计划和评估的里程碑。在药监当局接受 RMP 后，企业还应定期更新，通常在 PSURs 交付的同时（如果 PSUR/PBRER 结论提出需要更新 RMP）或 RMP 中预定的里程碑时间点。

风险管理体系和计划的说明见 GVP 模块五（修订版）。在准备文件时，应遵循一个非常具体和有用的模板（修订版）。GVP 模块五中引用了该模板。

28.5　实际情况、协作情况和其他意见

美国、欧盟和其他地方按其当前形式使用的风险管理策略的时间相对较短。美国 REMS 于 2008 年 4 月正式启动，为期 18 个月的有效性评估现在正在进行中（译者注：指作者写本书的时间）。关于风险管理的这些文件是指导性文件，而不是法规，尽管它们实际上是作为强制性法规运行的。在对其有效性进行定期审查后，对几乎所有批准的 REMS 进行了修改，即内容和要求的变更。在欧盟，2005 年首次要求使用 EMEA 模板的正式 RMP；RMP 内容和要求在过去 10 年中不断发展。REMS、RMPs 与上市后承担的义务和要求的作用有些区分不明确，但可能会随着时间的推移而变得清晰。

美国和欧盟的风险管理要求存在显著差异：

（1）在美国，只有一些产品具有 REMS。参见图 28-1。在欧盟，重新批准后的所有新产品和老产品都需要某种级别的 RMP。

（2）美国和欧盟的格式和某些内容有所不同。法律要求不同，受当地法律管辖。

（3）应注意当地的风险。也就是说，欧盟和美国应该解决国家或地区特定的风险。

（4）在欧盟，明确识别具有合格资质的人员，该具有合格资质的人员需在公司中对药物警戒负责。在美国，所有权即责任不那么明确。

尽管不同管辖区（特别是美国、欧盟和日本）的风险管理计划目标和内容存在很大程度的重叠，但格式、时间计划和实施可能会有很大不同。也就是说，没有太多的一致性。公司和监管机构仍在争论如何战略性以及战术性地使用风险管理计划，在某种程度上，公司还在争论自愿提供多少，以及等待药监当局强制要求需要多长时间。评估小组正在美国、欧盟和其他地方的机构研究风险处理。预计美国和欧盟的要求将进行更新和更改。读者应注意 FDA、欧盟及其成员国发布的新指南和法规，尤其是 GVP 模块五的更新。欧盟预计将在未来几年内做出改变。订阅 FDA、欧盟和其他机构的 RSS 订阅源和电子邮件提醒是免费的，是对您的其他方法的一个有价值的辅助，以保持与不断变化的要求同步。另一个好的 RSS 订阅源是欧洲制药工业和协会联合会（EFPIA）的 RSS 订阅源 http://www.efpia.org.。

人们还希望，或许不那么乐观的是，在某个时候能够进行国际协调和统一，以避免重复劳动和过度使用有限的资源。然而，由于许多原因，一个国家的风险可能与其他国家的风险大不相同，因此可能仍然需要针对某个国家或地区制定专门的计划。

28.6 制药公司如何开展风险管理

与生活中的大多数事情一样，没有单一的最佳方式来做某事（或者如果有，也永远不清楚谁的方式是最好的！）广义上讲，药品开发每个阶段的风险碎片化评估方式已经改变。例如，在过去，临床团队通常根据临床前数据来进行Ⅰ期试验，而不需要了解来自后期开发、市场和安全团队的重要信息输入。现在的趋势是发展具有广泛跨职能代表性的团队，定期开会，评估迄今为止的所有数据，并揭示广泛的、有时是特定领域的安全性特征，以评估风险并使风险最小化。

实际上，这意味着必须改变几种业务方式：

（1）在风险评估、最小化、管理和变更管理中需要明确责任和管理方式。

（2）职责明确的跨职能风险团队需要到位，需要获得授权，并且需要在药品的整个生命周期内采取行动。

（3）全球参与者（或参与相关者）包括高级管理人员、药理学、毒理学、生产、医学研究团队、区域/分支机构/子公司人员、法务、监管、财务、药品安全/药物警戒、流行病学、药品说明书文件管理、风险管理（在财务/保险意义上）、市场、销售、企业沟通等。也就是说，在某个时候，大多数（如果不是所有的话）公司部门都会以大规模或小规模的方式参与进来。通常需要成立一个规模较小、具体执行的工作团队，定期向高级风险团队报告。

（4）需要开发工具和流程，以确保公司中从事风险管理工作的每个团队不会"一次性"或临时工作。

（5）必须分配合理的预算和人员。团队（运营人员和业务专家）需要资源，并非所有人都能在日常工作之外进行如此多的"风险管理"工作，从外部来源和数据库收集数据、流行病学调查和药品利用研究、上市后承诺要求、外部咨询、沟通等。

（6）从IT的角度来看，风险管理功能所需的所有数据都必须易于访问。这在数据的规范化和标准化、数据准备和交付的时间安排、可访问性和数据安全、运营规划、任务和责任跟踪以及规划方面具有广泛的影响。还应提供用于信号和文件准备的良好工具。监管机构希望这样，他们自己也使用这些工具。

（7）质量管理体系是风险评估和管理中必不可少的。

（8）要知道，对于创新型公司，甚至是仿制药和非处方药公司，自发报告和PSUR的旧模式正在结束。

（9）了解监管机构之间会互相交流，公司不能对一个机构说一件事，对另一个机构说另一件事（或什么也不说）。世界越来越厌恶风险，对风险管理的要求也越来越高。

（10）除了传统的药物警戒检查外，各机构正在进行检查，查看上市后安全需承担的义务和REMS/RMP。必须认真对待需履行的义务。预计所有安全问题和数据会通过正式渠道（监管机构发布数据）以及博客圈和社交媒体迅速公开。

（11）世界是平的、全球化的。应制定一份核心风险管理计划，该计划将具有可塑性，因此在所有司法管辖区都很有用。

许多大型跨国制药公司和合同研究组织（CRO）目前正在大力投资并建立大型国际机构和团队，以处理风险、REMS、RMP 等。

28.7　评论与建议

要做好风险管理，制药公司应做到以下几点：

（1）确定贵公司内部是否能够进行风险管理。如果不能，则将该功能外包，但要意识到这不是责任的转移。制药公司必须对供应商的行为进行明确和持续的监督和参与。

（2）在公司内设立一个由指定负责人和团队负责的风险职能部门。对于参与者来说，这可能不是一项全职任务，但该功能现在是绝对必要的。

（3）理解"证据不足不等于不存在"。也就是说，风险和安全数据将随着时间的推移而累积。药品的最好安全性状态是在上市当天，从那开始就走"下坡"路了。

（4）定期（如每年）对风险和药物警戒功能进行内部审计。

（5）使用欧盟、美国模板和 E2E 指南编制并保持最新的风险管理计划，然后根据各个国家或地区要求进行必要的调整。准备 PSMF 并使其保持最新。这可能包括合规性报告。

（6）任命并授权首席安全官。在欧盟，这是强制性的，是欧盟药物警戒负责人（EU QPPV）。在其他地方，"负责人"（有时是能保证全天候覆盖的代理人）这一角色通常不太明确。尽管如此，此人应是一名医生（或与获得授权的医生密切合作的人员），并真实参与公司的药物警戒活动。如果外包，外包的 QPPV 应是公司药物警戒活动的积极和认真的参与者。当心那些为多家公司提供药物警戒服务的人，为一家公司做这件事已经够难了。

（7）建立一个记录在案的公司内部沟通体系，以确保那些远离总部的区域的本地负责人（无论是内部还是外包）认真遵守安全和风险管理制度。这不仅与特定药品相关，还包括遵守当地监管当局的监管和风险管理要求。确保在所有司法管辖区内具有许可协议，特别是当地的合同义务。

（8）确保所有的安全性参考信息（如美国 PI、CCSI、SmPC、研究者手册等）处于最新状态、一致且易于电子获取。

（9）无论是否需要为所有上市药品编制定期安全性更新报告（如 PSUR/PBRER）。从某种意义上说，必须进行定期信号和安全/风险评估（所有这些都应该有审计跟踪）。

（10）确保有足够的资源（不仅是计算机系统和资金，还包括具有适当教育、培训、经验和其他相关技能的人员等）用于风险识别、优先级划分、评估和管理。视情况而定，这可能包括外包职能、流行病学研究等。它肯定会涉及组织内整体药物警戒体系的整合。

（11）指定一名经验丰富的"关键人员"关注风险管理，参加本国和国际会议，与关键参与者互动，与新的要求保持同步，并获取"情报"。

第**29**章

数据监查委员会和机构伦理审查委员会（IRB）/伦理委员会（EC）

29.1 ：数据监查委员会

多年来，除了机构伦理审查委员会外，业界还形成了由一个额外的独立小组来监查临床试验安全性的观念。该独立小组有几个名称，包括数据监查委员会（DMC）、数据安全监查委员会（DSMB）、数据安全委员会、临床试验安全监查委员会等。美国食品药品监督管理局（FDA）于2001年为其编纂了指南草案，并于2006年更新（https://www.fda.gov/RegulatoryInformation/Guidances/ucm127069.htm）。欧洲药品管理局（EMA）于2003年为其编纂了指南草案，并于2005年更新（http://www.ema.europa.eu/docs/en_GB/document_library/Scientific_Guidence/2009/09/WC500003635.pdf）。

如FDA指南所述："临床试验数据监查委员会是一个由具有相关专业知识的人员组成的小组，他们定期审查一项或多项正在进行的临床试验的累积数据。DMC就试验受试者和尚未被招募的受试者的持续安全性，以及试验的持续有效性和科学价值为申办者提供建议。"通常情况下，DMC/DSMB专注于单个方案。FDA最近引入了安全评估委员会（SAC）的概念，负责监控整个开发计划，即监控所有方案。

EMA的定义与FDA类似："由研究之外的独立专家组成的小组，评估临床研究的进展、安全性数据，以及在必要时评估关键疗效终点。为此，DMC可在研究进行过程中审查非盲研究数据（在患者层面或治疗组层面）。根据审查结果，DMC向申办者提出有关研究修改、继续或终止的建议。"

尽管设立DMC来同时评估疗效和安全性，但其主要职责还是保障患者安全。

DMC的发起者或创建者可以是新药临床试验（IND）的申请人或同等机构、公司或政府机构，也可能是获得申办者决策授权的个人或团体，比如研究指导或执行委员会、合同研究组织（CRO）或主要研究者。然而，DMC的存在是对试验中的安全性预防措施的补充。所有司法管辖区的所有法律和监管义务仍必须由研究者（患者保护、不良事件报告等）和申办者（快速报告、信号等）来履行。

DMC必须是独立的，这意味着任何成员都不能基于个人判断来左右试验结果，而且任何成员都不能以DMC成员以外的身份来影响试验的开展。

该委员会应至少包含三名成员，并涵盖以下专业知识：

（1）临床医学（适当的专业）；

（2）生物统计学；

（3）生物医学伦理学；

（4）基础医学/药理学；

（5）流行病学/药物警戒-药品安全；

（6）临床试验方法学；

（7）法律；

（8）患者权益/群体代表。

在理想情况下，委员会的成员应该有地域代表性，特别是在国际试验中，委员会中应该有与试验相关的人口（种族、性别、年龄）统计学代表，委员应具备容易与人达成共识的个性、出席会议的可能性和时间，以及既往的DMC经验。委员会的成员应由申办者来任命，对于政府申办的试验，成员应是卫生监管机构和研究者共同认可的。费用和酬金应由申办者支付，且成员之间应独立且无利益冲突。DMC不得有来自行业申办者和试验研究者的个人代表，也不得有通过研究结果获得或失去经济利益的个人代表，如申办者或竞争对手的主要顾问或投资者。DMC成员不得是计划的出版物或研究结果的作者。

一般来说，以下情况需要设立DMC：

FDA标准：

（1）大型、随机多中心研究，评估旨在延长生命或降低主要不良健康结果（如心血管事件或癌症复发）风险的治疗；

（2）比较死亡率或主要发病率的任何规模的对照试验；

（3）当DMC审查可行时；

（4）当DMC审查有助于确保试验的科学有效性时。

EMA标准：

（1）对于威胁生命的疾病，从伦理角度来看，通常需要设立DMC；

（2）针对特定患者群体的研究（即使试验针对非关键适应证），如儿科和精神残疾患者；

（3）事先知道或强烈怀疑正在考虑的治疗可能会伤害患者（即使它最终会比其他现有治疗更有效）；

（4）预先计划的用于早期停药（无论是因为无效还是因为积极有效）的期中分析，或者在复杂的研究设计中，根据非盲的期中数据计划对研究设计进行可能的修改。在这些情况下，使用独立的DMC可以提高该过程的可信度。

以下试验通常应该设立DMC：

- 如果试验中使用了一种以上的研究药物；
- 由于疗效考量而早期停药的试验：
  - 治疗可降低死亡率或主要发病率；
  - 治疗可降低毒性、成本或其他重要的次要因素，同时维持对死亡率/主要发病率的疗效；

- 引发特殊安全性或伦理问题的试验：
  - 早期艾滋病疫苗试验；
  - 基因治疗试验；
  - 在高危人群中进行的试验；
- 国际多中心试验；
- Ⅲ期确证性试验；
- Ⅱ b期概念验证性试验；
- 由独立的专家组进行审查，以优化患者安全性及试验的科学完整性、可信度的试验；
- 政治敏感或易煽动情绪的试验。

以下试验通常不需要设立DMC：

- 对于大多数临床研究，不要求或不推荐设立DMC（FDA）；
- 产品开发早期阶段的试验，如Ⅰ期试验（FDA）；
- 针对次要结果的试验，如缓解症状，除非在试验人群中出现更严重结果的风险增加（FDA）；
- 可在短时间内开展的临床研究，无法为DMC进行适当的信息准备，或者DMC的流程可能会延迟试验的最终完成（EMA）；
- 针对非关键适应证的临床研究，即患者接受相对较短时间的治疗，并且研究药物有很好的特征，已知不会对患者造成伤害（EMA）。

在试验期间，DMC将承担多个职能，包括快速识别任何一个安全性问题；识别临床运营问题，如招募不足、基线特征分布不理想、入组受试者脱落率高或依从性差；识别试验设计的持续可行性、是否达到试验目标以及是否提前终止试验等问题。由于经常收到非盲数据，委员会必须保证完全保密。卫生监管机构通常希望，即使DMC与申办者或试验研究者进行互动时也需要保持期中数据的保密性，包括阐明与流行病学背景、试验开展、外部数据对试验的潜在影响或其他相关主题的问题时（如使试验价值明显降低的科学或医学进展）。

为此，DMC将审查和批准研究方案，评估研究实施情况，评估累积的安全性和有效性数据，提出终止研究、继续研究或修改研究方案（包括知情同意书）的建议，并根据实际情况，提出是否进行额外的安全性或有效性分析的建议。当要求进行额外分析时，通常将重点放在某个或某些特定参数上。

DMC必须有一份书面章程，最好在第一次DMC会议之前，由申办者和DMC成员共同完成起草和批准。在某些情况下，卫生监管机构也可能参与起草和批准。章程必须包括会议的时间表、会议形式和地点（包括如果发生安全性问题时启动的计划外会议）、数据呈现的格式、明确谁有权获得期中数据以及谁可以参加全部或部分DMC会议（闭门会议）、评估潜在DMC成员利益冲突的流程、申办者或数据收集小组向DMC提供期中报告的方式和时间、决策法定人数的定义，以及委员会沟通方式的细节（网络研讨会、电话会议、线下会议等）[1]。

---

[1] DAMOCLES Study Group. A proposed charter for clinical trial data monitoring committees: helping them to do their job well [J]. The Lancet, 2005, 365 (9460): 711-722.

统计师或统计组是DMC的关键成员（尽管不是"正式"投票成员），负责准备、分析并向DMC提交期中试验结果。统计师可能来自公司或申办者，也可能来自外部CRO或独立的咨询公司，但不得参与研究的实际操作。统计师通常有权访问盲底，并可对研究结果进行揭盲（见下文）。

每次DMC会议通常先召开首次开放会议，接着召开闭门会议，最后召开总结开放会议。在首次"开放"会议上，DMC和申办者将讨论非保密事项，包括临床试验计划、受试者招募情况、受试者基线特征、筛选失败率、数据提交的准确性和及时性，以及其他管理数据和计划。闭门会议仅由DMC成员和准备并向DMC提交期中分析的"独立"统计师参会。闭门会议结束后，可与申办者举行总结开放会议，传达DMC的每一项建议。在除DMC成员外没有其他参与者的情况下（也就是说没有申办者代表），DMC可选择召开"执行"会议，但通常不需要。

关于DMC是否应该看到盲态数据或非盲数据，一直存在争议。大多数人认为，DMC成员应该有权访问非盲数据，以确保他们有能力做出准确的风险-获益评估。这种情况下，则至少应在会议前几天向DMC成员提供非盲期中分析的打印报告，以便对信息进行充分审查。有时会进行部分揭盲，即为每个治疗组提供治疗代码（例如，药物X、药物Y，而不是药物名称）。申办者应以便于审查的形式提供数据。对于大型研究，一些申办者向DMC提供的单个患者的数据列表往往非常不便于审查。当有成百上千名患者，每人分别进行多项实验室检测、检查等，当数千页资料上有数百万个数据点时，就很难"用肉眼观察"数据并发现趋势或问题。这些报告和基础数据也可以以电子文档提供。有很多不错的软件可用于检查趋势和异常值。许多DMC还希望看到所有严重报告或至少所有快速报告的报告表。

术语说明：生产眼科产品的公司通常不喜欢使用"盲态"这个词，而更喜欢使用"遮盖"这个词。因此，他们的研究不是盲态的，而是遮盖着的。

在某些研究中，申办者可能会对期中数据进行多次审查，这有一个"统计学上的缺点"，即如果不对p值进行多重检验调整，对治疗组和对照组之间事件发生率进行多重统计比较会增加"假阳性"率。换句话说，进行的期中数据审查越多，发生 I 类错误的概率越大。在$p<0.05$水平上，三次期中分析出现名义上显著结果的概率约高10%，十次期中分析出现名义上显著结果的概率约高20%[1]。为了解决这个问题，有多种方式基本上可以提高显著性所需的p值（例如，在每次期中和最终分析中要求水平为0.018，或在每次期中分析中要求水平为0.001，在最终分析中要求水平为0.05）。无论使用何种统计方法，DMC都不能仅依靠统计分析得出结论，还必须使用临床判断来评估安全性和有效性信息。

DMC将比较每个治疗组的不良事件发生率，以确定是否存在任何值得关注的重大不平衡问题，而且这可能是由于干预措施而不是疾病或混杂因素造成的（如北半球一些中心的所有患者都得了季节性流感）。DMC可能还想查看一些关键或重要病例的特定患者信息（例如SUSARs、急性肝衰竭、申办者或研究者因安全性原因而破盲的所有患者）。同样，这需要良好的软件和报告工具，以使DMC能够直观地看到它所需的数据。

---

[1]　MCPHERSON K. Statistics: the problem of examining accumulating data more than once [J]. New England Journal of Medicine, 1974, 290 (9): 501-502.

所有会议均需要会议记录。在每次会议后，DMC有以下三种选择：

1. 不做修改而继续进行试验；
2. 修改试验（对临床开发提出建议）：
   - 放弃一个治疗臂或亚组；
   - 修改治疗剂量/时间表；
   - 在筛选时或试验期间增加额外的安全性检查（如心电图）；
   - 修改受试者知情同意书/研究者手册；
3. 因以下原因提前终止试验：
   - 严重的安全性问题；
   - 疗效已经得到确认，结果确实令人信服，假阳性结论的风险低到可以接受的程度；
   - 假设不再有价值，或者假设的获益不能实现。

没有严格的终止规则，总之，委员会必须进行判断。常规的经验规则已经逐渐形成，通常情况下，尽管试验药物导致的损害证据不够充分，但却因此提前终止试验，这种做法比为了任何获益的发现而继续试验更合理。最好的办法很可能是在DMC章程中制定常规的终止规则，同时也要为未预料到的信号敞开大门，以判断进一步评估和终止试验的可能性。

有趣的是，DMC存在着一种持续且可能无法回答的伦理冲突，即他们的主要职责在哪里？

- **观点1**：DMC的主要职责是对参与试验的特定患者负责。这意味着，如果进一步的研究结果不太可能改变基于期中数据分析的结论，那么DMC应该提前停止试验。也就是说，不要使患者面临进一步的风险，也不要让他们服用安慰剂的时间超过要求的最短时间。

- **观点2**：DMC的主要职责是对整个"患者群体"的获益和常规医疗实践负责。在这种情况下，只有当试验结果具有足够的说服力，能够根据有限的数据改变医疗实践，DMC才会提前终止试验。

没有适合所有情况的正确答案。

DMC通常向申办者提供建议，申办者可以拒绝DMC的意见，尽管这种做法显然会产生争议和多种伦理问题。无论如何，DMC给出的结果必须传达到卫生监管机构和IRB。

在实践中，对于大型多年期、多中心的研究，DMC在组织合理且运行良好时是非常有用的。如果有数千名患者和多个研究同时进行，运营成本可能会很昂贵且复杂，可能会设立越来越多的DMC。有些人甚至考虑在上市后的环境中使用DMC或其类似组织，查看申办者或上市许可持有人（MAH）收集到的自发报告数据。有些人在早期 I 期试验中也使用了DMC，但这并不常见[1]。

———————

[1] (a) CHOW S C, COREY R, LIN M. On the independence of data monitoring committee in adaptive design clinical trials [J]. Journal of Biopharmaceutical Statistics, 2012, 22 (4): 853-867. (b) ELLENBERG S S, CULBERTSON R, GILLEN D L, et al. Data monitoring committees for pragmatic clinical trials [J]. Clinical Trials, 2015, 12 (5): 530-536.

29.2　机构伦理审查委员会（IRB）/伦理委员会（EC）

临床试验需要正式的外部中立委员会来审查研究方案、研究过程以及研究的其他方面。这些委员会被称为机构伦理审查委员会（IRB）/伦理委员会（EC）。这些规则相当复杂，在不同的地区存在差异，但概念都是一样的：患者保护和按科学行事。这些委员会可能隶属于医疗机构（如医院、医学院），也可能不隶属于医疗机构而独立存在，这些差异会导致一些争议。有些委员会可能是"中央委员会"（例如，在欧盟覆盖一个国家的所有中心或在美国覆盖所有中心），有些可能是地方委员会。一些研究同时使用地方和中央 IRB。

- ICH 在其 2016 年的指南中阐述了这一问题：ICH E6（R1）综合附录：临床试验质量管理规范 E6（R2）（www.ICH.org）。

欧盟在多个指南中涉及伦理委员会，包括 Directive 2001/20/EC 和 EudraLex 第 10 卷临床试验指南。关于对 IRB 的要求及其在临床研究中的义务，FDA 有大量的法规和指南可供其遵循，请重点参见"关于伦理委员会对人用医药产品临床试验提出意见时应提交的申请格式和文件的详细指南"[1]。

美国的主要法规参见 21CFR56.109（IRB 对研究的审查）。其他要求包括 21 CFR 50.25，其中包括对人类受试者的保护。FDA 关于临床试验和人类受试者保护的摘要页面可在以下网址找到：https://www.FDA.gov/scienceresearch/specialtopics/runningclinicaltrials/default.htm。

最后，在 2016 年 8 月，FDA 发布了一份关于 IRB 书面程序的指南草案（https://www.FDA.gov/downloads/ regulatoryinformation/guidances/ucm512761.pdf）。FDA 网站上还有多个其他指南，这些指南涵盖了 IRB 的各个方面，应予以参考。目前，希望 IRB 能够确保以下内容：

- 将受试者面临的风险降至最低；
- 相对于受试者的预期获益（如有）以及可能产生的获益的重要性而言，受试者的风险是合理的；
- 受试者的筛选是公平的；
- 征求受试者的知情同意并进行相应的记录；
- 在适当的情况下，研究计划有充分的规定对收集的数据进行监测，以确保受试者的安全；
- 在适当的情况下，有充分的规定保护受试者的隐私，并保持数据的保密性；
- 包括适当的额外保障措施，以保护弱势受试者；
- 如果研究涉及儿童，则研究必须符合 21CFR50 子部分 D 的要求。

FDA 定期对 IRB 进行审计，对于 IRB 未履行其保护患者义务的情况，FDA 曾经发出过

---

[1]【译者注】原文为"Detailed guidance on the application format and documentation to be submitted in an application for an Ethics Committee opinion on the clinical trial on medicinal products for human use"

警告信。

在欧盟，指南规定"伦理委员会的职责是确保参与临床试验的受试者的权利、安全和福利得到保障。"

IRB 和伦理委员会必须审查和批准临床试验方案，尽可能最大限度地保护受试者。这包括在试验开始前对方案、知情同意书和这些试验中安全性规程的其他方面进行审查，以及至少每年对试验的开展和结果进行持续的监督。

这些要求责成研究者和申办者在发生某些严重不良事件时或通过汇总报告向 IRB/伦理委员会提交这些严重不良事件。关键的争议是应当提交哪些数据给 IRB 和伦理委员会。在过去，每一份快速报告及其随访报告都会被提交。事实证明，这对研究者和 IRB 来说在逻辑上是有问题的，因为随访报告常常包含一些不具参考价值的数据（例如身高或体重的修正）。卫生监管机构在一定程度上澄清了这个问题，现在建议只需要定期发送汇总报告和行列表。

个例快速报告仍然需要提交，但除非具有医学重要性，否则通常不需要提交随访报告。在研究开始之前，与 IRB 和伦理委员会讨论他们希望收到什么报告以及何时收到是很有用的。

有关进一步的信息，请读者参考这些文件以及开展试验国家的文件。这是一个复杂且不断变化的领域，因为卫生监管机构和公众越来越关注患者保护问题。

29.3 常见问题

问：为整个临床开发项目设立一个 DMC，而不是为每个重要试验设立一个 DMC，这是否有意义？这类似于 FDA 安全评估委员会（SAC）的概念。

答：这取决于申办者的策略/决定，尽管卫生监管机构希望申办者在 IND 范围内开展的整个项目中表现出尽职尽责。但是对于在多个国家进行的大型国际临床试验项目，因为要审查的数据量很大，因此要求 DMC 成员系统地审查所有安全数据可能有困难。然而，如果 DMC 负责部分试验，在出现重要安全性问题时，应考虑向 DMC 提供其他试验的安全数据，以确保准确评估。例如，一位笔者在一个 DMC 任职，该 DMC 在几年内参与审阅了大约 10 或 12 项试验。这些试验在一段时期是重叠的，笔者经常同时审阅 6 到 8 项试验的数据。这对该小组来说是可行的，但确实需要大量时间进行数据审查。现在的 SAC 概念似乎非常适合这种情况。

问：由于 IRB/伦理委员会的角色和职责与 DMC 的职责重叠，我们真的需要 DMC 吗？

答：根据法规要求，IRB/EC 需要批准方案，然后在出现安全问题时应成为积极的利益相关者。尽管 IRB/EC 和 DMC 的角色重叠，但 DMC 的工作更多的是"实时"的，而 IRB/EC 通常每隔一段时间查看汇总数据或定期汇总表。IRB/ECs 还可能同时审查多个研究，不可能花那么多时间关注众多研究中的一项研究中的某个安全问题，也许只能每年审查一次。DMC 还可以比 IRB/EC 更容易、更快速地要求提供额外的数据并进行分析。此外，IRB/EC 通常可以终止一项研究，而 DMC 通常只能向申办者提出建议，实际上并不能停止一项研究。最后，一般来说，从医学角度看，注视一位患者、一项研究或数据的眼睛越多越好。

问：在DMC中设置关键意见领袖（KOL）/专家，是否可以将决策责任从申办者转移到DMC？

答： 从法律和监管角度来看，申办者仍然是试验的责任主体，监管机构也是这样认为的。从实际角度来看，DMC做出的任何决定或建议，申办者或多或少都会"被迫"遵循。

换句话说，建立DMC是一项重要的决策，而选择DMC成员是该过程的关键部分。挑选抱有偏见的成员或只想做出有利决定的成员是一项危险的策略。选择一些员工的"朋友"也是有风险的。例如，如果DMC成员在临床开发领域没有经验，那么一旦他们强行做出不适当的决定，或者未发现专家应该发现的安全性问题，这将会成为大问题。

许多金融和股票分析师关注DMC的决定，并据此做出买入和卖出的决策，这种做法并不恰当。他们通常不了解也不掌握所有数据。这些观察者会对一家初创公司的价值和财务稳定性产生重大影响。因此，在DMC启动会议之前，就申办者和DMC之间的明确角色和职责达成一致至关重要。此外，角色、职责和限制必须写入章程，并得到各方的同意。DMC成员不应与媒体或其他可能从DMC了解的情况中获益的人进行交谈。

第30章

制药公司

制药界有许多类型的公司和机构负责药物安全。下文概述了各类机构。

30.1 : 简　　介

世界上有许多每年产品销售额达数十亿美元的大型制药公司。尽管通过兼并和收购，公司的数量有所减少，但仍有50多家年销售额超过15亿美元的上市公司，以及大约400家年销售额低于10亿美元的公司。最大的上市公司每年的销售额超过500亿美元（《财富》杂志，晨星公司）。此外，还有几家非常大的和许多其他中小型企业是私人控股的（不在证券交易所交易）。如本书所述，公司有义务向卫生当局、机构伦理审查委员会诸如此类组织报告动物和人体安全性数据（以及其他信息）。公司还负有诚信义务，及时向投资界报告重大事项。

30.2 : 大型制药公司

大型制药公司通常指十几家收入在数十亿至数百亿美元之间的大型"全方位服务"公司。这些公司是跨国公司，总部主要在美国或欧洲，但有些在日本和其他地方（印度或以色列）。他们通常有科学家进行药物开发工作，试图开发出新的可申请专利的药物，以望其未来能成为"畅销产品"（根据某些定义，指每年销售额超过10亿美元的药物）。其中一些资本充足的公司采取了如下策略，即开发大量非畅销产品，以避免出现"专利断崖"，即当产品失去专利时，收入下降。

大型公司有能力开展自己的临床前研究（药理学和毒性）和临床试验（Ⅰ～Ⅳ期），尽管现在许多公司已将这些复杂流程部分进行外包。许多公司现在还拥有仿制药部门，开发和销售仿制药，包括他们自己的品牌产品和其他公司的非专利产品。另一个活跃领域是将处方药转换为非处方药。

这些公司拥有庞大的市场和销售部门，拥有成百上千名"代表"、"销售代表"或"推销员"。这类大型制药公司在世界各地的工厂中为自己生产药物，有时使用承包商提供的活性药物成分（Active Pharmaceutical Ingredients API），以及在其他国家（通常是印度或中国）外包全部或部分生产活动。他们有庞大的部门处理监管问题、法律问题和专利问题。

许多公司在全球主要市场（50个或更多）设有子公司。其中一些子公司只有销售组织，而另一些子公司也开展临床研究和医学事务。某些职能部门可能位于总部以外的国家（例如，总部在美国，但Ⅰ期临床研究单位在欧盟或亚洲，反之亦然）。

当然，这些制药公司设有庞大的药物安全部门，通常（但并非总是如此）与公司总部在同一个国家，是药物安全的主要中心，负责接收部分或全部用于数据录入的个例安全性报告，并准备MedWatch和CIOMS I表格、电子提交（E2B）、通用技术文件（eCTDs）、营销授权、PSUR/PBRER、NDA定期报告、IND年度报告、DSUR、风险管理计划/REMS、信号管理、安全性参考信息、临床试验报告和其他汇总报告等。

安全数据库服务器和备份服务器通常位于中心所在位置（如果不在云端）。如果电子E2B报告不是在中心完成，那大多数或所有子公司通常都有药物安全部门（或至少有一个人）接收当地安全性报告（用当地语言）并递交（有时用英语，有时用当地语言）。如果没有其他要求，可能需要当地人员根据当地安全性参考信息进行预期性确认。

根据规模和职能，这些子公司可能会有一名单独的医生担任安全专员，或者让医学总监（通常是当地公司唯一的医生）同时担任安全医生。子公司通常充当"传递"点，将不良事件（Adverse Event，AE）发送到中央或区域数据中心以便将数据录入到安全数据库。有时，子公司（或区域中心）的职能会覆盖到多个国家。例如，一些公司（例如，其总部在美国或日本）在欧盟设立一个主要中心，进行数据录入，并准备PSUR/PBRER和其他文件，用以递交给欧洲药品管理局和欧洲经济区国家卫生监管机构。

在其他情况下，如果公司总部位于较小的国家（如瑞士），其中一家"子公司"可能成为药物安全的主导中心（如在欧盟或美国）。现在有一种倾向，安全部门设在主要的英语国家，如美国或英国，不管是否巧合，这两个国家都是世界两大制药市场——美国和欧盟的监管机构所在地（注：英国脱欧后，EMA从伦敦迁到阿姆斯特丹可能会对总部位于英国的欧盟药物安全中心产生影响）。

然而，大型制药公司的情况正在发生变化。合并和收购（如默克、辉瑞、诺华、赛诺菲、罗氏、礼来等公司）后，大公司的规模越来越大。现在有一种趋势，在一些非常大的公司中，一些职能仍然集中服务于整个公司，如IT和安全数据库，但将药物安全功能分离了出来。也就是说，可能有几个相对独立的药物安全团队（如处方药团队、OTC药物团队、疫苗团队等）进行个例处理和汇总报告，但共享共同的支持功能，如IT、流行病学、风险管理等。因此，大公司可以对多个较小的下级单位充当"控股公司"。也有其他公司仍然僵化地一成不变。没有一种模式适用于所有公司，另外，使用外包供应商的模式的公司也在不断增加。

目前有几个明显的趋势：一是大型制药公司最近的药物开发有些缓慢，新的畅销产品较少，许多旧的畅销产品失去专利（"专利断崖"）。许多大中型企业一直在"调整规模"或"缩小规模"（即解雇工人，或者如果有可能，用临时工和顾问或外包一些活动来取代他们）。因此，随着"研究和开发"变得越来越不同，他们倾向于少做研究，多做开发。在很大程度上，研究工作留给了小型生物技术公司，这些公司进行早期开发，然后将产品出售给较大的制药公司，用于后期的Ⅱ期和Ⅲ期开发，以提交新药申请（NDA）或上市许可（MA）文件。

另一个趋势是在发达国家和发展中国家仿制药的使用变多了。在美国销售的药物中，85%是非专利药，随着许多上市时间很久的药物失去专利，这一趋势将继续下去（https://www.statista.com/）。欧洲也在跟随这一趋势。一些本地和跨国公司只专注于非专利产品，因此几乎没有药物开发或临床研究能力。他们可能会做一些小型研究来证明生物等效性。偶尔，他们会进行正式的 II、III 或 IV 期临床试验，但这些活动通常是外包的。一般公司根据职能所需设立安全部门，但与研究创新化合物的公司相比，它们往往较少涉及关键问题。当一种药物成为仿制药时，大多数安全问题已经得到解决，不良事件报告和药物警戒往往是一种"维持功能"，很少出现新的数据或信号。事实上，许多安全性报告都来自文献病例，很少出现自发性不良事件。此外，由于通常很难确定仿制药的制造商，因此无论实际不良事件是否发生在该仿制产品上，不良事件往往会报告给最初研发和销售该产品的原研公司。然而，其他问题仍然存在，因为在许多情况下，最初销售该药物的公司不再生产或销售原始品牌。因此，"参比制剂"可能不是原研药品，原研公司可能不再维护产品说明书文件。在美国，当原研公司撤回产品时，FDA可能会指定一家仿制药制造商担任这一角色。仿制药说明书文件的变更一直存在争议。现在还有品牌仿制药，占美国市场的5%左右。

除了创新药部门外，一些大型制药公司还设有仿制药部门。当然，这样做是为了赚钱，但同时也是为了创建品牌产品的仿制药，以便在品牌产品失去专利后销售。也就是说，公司可以销售同一产品的品牌和仿制药版本。

一些公司也在投资"保健食品"。与创新药一样，有一个单独的药物安全小组或独立团队来处理这些产品。到今天为止，与药物相比，对保健食品的监管仍然十分有限。

生物类似药产品是产品线不断扩大的一部分。虽然它们在某种意义上是"仿制的生物制剂"，但显然不是，因为它们不是相对简单的分子，而是相当"先进的治疗方法"。许多生物制剂是复杂的蛋白质，除了在活的生物体内，它们不能被创造、组装和"折叠"。监管机构和公司意识到这些生物仿制药不能像小分子仿制药那样处理。这些规则正在演变，药物警戒（"生物药警戒"）可能需要提升到创新药产品层面上进行。在美国，对于生物制品，通常需要进行某种临床试验才能获得FDA的批准。

另一个趋势是将许多以前完全留在公司内部作为核心竞争力的职能外包和离岸外包。药物安全属于这一类。药物安全的操作方面，特别是个例处理，有时非常适合外包业务。处理个例安全性报告现在已经成为一种商品["一种商品或服务，其广泛的可用性通常会导致利润率下降，并降低价格以外的因素（如品牌）的重要性"。Merriam Webster 的大学词典]，进行个例处理、数据录入和随访工作的地点和人员几乎完全基于最低成本；尤其是关于上市时间很久的药品的汇总报告也越来越多地外包给这些低成本国家。因此，许多药物安全工作目前正在印度、中国、巴西、菲律宾和其他地方进行。药品生产、毒理学、计算机编程和其他服务业也在遵循这条路线。主要业务（如信号管理、风险获益评估以及流行病学和管理决策）往往留在总部。

30.3 中小型制药公司

一些制药公司是中型企业（销售额在数亿美元），有时只位于一个国家。因此，他们不必在全球建立安全部门，只需专注于一两个市场中产品的安全分析和报告。这些公司既包括那些拥有可观销售额（例如数亿美元）的公司，也包括那些只有一种临床研究药物、没有上市、也没有产品销售的小型生物技术初创公司。这些公司通常建立一个药物安全职能部门，如果数量允许，由几个人组成一个独立的团队，或者将该职能与医学/临床研究团队或监管事务团队相结合。有时，药物安全部门只有一个人，还经常承担诸如注册、质量和/或医学等其他职能。这类公司的趋势是将部分或全部职能（如数据录入、汇总报告编写）外包给临床或合同研究组织（CRO）或其他外包公司，尽管制药公司将保留这些业务的最终决定权。

有时，这些公司与本国内外的其他公司签订研究或销售合同。如果合作伙伴不在本国，这些合同要求公司遵守安全和监管要求。这种情况下，需要公司与合作伙伴单独签订一份详细的药物警戒协议。

也就是说，另一方（或第三方等）合作伙伴必须以适当的格式及时向签约业务合作伙伴发送AE和其他安全信息，以便业务合作伙伴能够遵守其当地法律、法规。这些安全职能可以保留在公司内部，也可以全部或部分外包。

注：如果制药公司（大型、中型或小型）至少有一种药品在欧盟获得授权/注册，则必须有一名欧盟药物警戒授权人（EU QPPV），并设定其职能。

30.4 合同研究组织或临床研究组织

合同研究组织是指处理制药公司的部分或全部临床和注册职能的公司，包括 I～IV 期研究、注册提交、安全数据、药物警戒、IT事务、eCTD、IND、NDA准备等。有一些大型的"全方位服务"CRO，几乎成了小型制药公司，还有一些"小众"或"专精"CRO，专门负责制药行业的一个或两个职能，如药物安全或药物警戒CRO。

这些CRO通常设置其职能所需的任何安全体系。如果他们主要从事临床研究，他们通常会建立一个数据库，用于录入或上传个例安全性报告（ICSR），这些报告或发送给申办者，或发送给卫生监管机构（美国FDA、EMA等）。对于"主要"的监管机构ICSR可以直接以结构化电子格式（E2B）发送。对于某些临床试验（根据合同），CRO将病例报告表（CRF）作为电子数据采集文件（EDC）发送。他们可以准备IND或欧盟DSUR/PBRER或负责通知研究者、IRB/EC等。其他将安全性作为其主要功能的公司可以建立多个安全数据库，以便能够使用与申办者相同的数据库用于管理临床试验和上市后数据。许多CRO必须支持多个数据库，因为其客户可能使用不同的安全数据库，并且不希望将其数据传输到一个新系统。另一些仅使用单一药物安全数据库的CRO需在其数据库和客户数据库之间进行数据导入或数据重新录入。现在的趋势是在云端使用一个数据库存储。在

CRO（或其他合作伙伴）的业务中，存在许多层面的复杂性。

还有许多其他类型的服务机构为制药业服务。药品信息协会（Drug Information Association，DIA）的出版物"合同服务组织目录"中的一个清单包括提供以下服务的公司：摘要编制；广告；特定类型的试验（如艾滋病）；分析实验室；书目编制；合同管理；检测和实验室的验证；标本保存；NDA准备、生物许可证申请、CANDA、PSUR、临床研究报告、研究者手册、专家报告、出版物、药物主文件；创建和维护药物警戒体系主文件；心血管监测；病例报告表的准备；中心实验室；化学成分生产与控制（CMC）问题；研究：Ⅰ～Ⅳ期研究，研究者发起的试验、同情使用试验、流行病学试验、药物流行病学研究、索赔支持研究、安全性研究；信息技术服务（服务器管理、编程和软件开发、数据迁移、数据管理、验证）；临床药理学；临床包装；临床供应管理；研究管理；焦点小组和消费者测试；稽查；机构伦理审查委员会；数据安全监查委员会；数字化QTc分析；溶出试验；DNA诊断；文件成像；纸质和电子数据管理；翻译；环境评估；配方开发；CCP、GMP、GLP、GVP合规；家庭输液；内部网、互联网和网站开发；研究中心筛选；组织研究者会议；许可和收购；市场调研；医学沟通；呼叫中心；医学联络；微生物检验；护理、患者依从性、教育、招募；准备说明书文件和患者信息传单；工艺验证；项目管理；质量保证和质量控制；生活质量评估；随机化；注册事务；登记；远程数据录入；处方药转OTC；稳定性试验；标准操作规程开发；统计服务；毒理学；培训，运输，以及重组和流程重新设计。新加入的是小众的社交媒体公司，他们经营推特（Twitter）、脸书（Facebook）、博客和其他不断发展的沟通方式。并非所有这些组织都处理药物安全或药物警戒问题，尽管偶尔会出现问题，药物安全部门可能需要与这些公司合作管理安全相关项目。即使社交媒体计划的主要目的与安全无关，公司仍有义务评估双向社交媒体传播的所有安全信息。

制药行业的商业模式正在发生变化。一些较大的CRO实际上正在成为制药公司，因为他们正在引进或购买开发早期甚至晚期的药物，然后自己继续开发。

创新现在倾向于来自小型初创企业和生物技术公司以及大型制药公司。大型制药公司现在正在某些领域缩小规模，并将许多他们以前内部保留的职能外包给CRO和其他供应商。因此，它们正在转型为开发和营销公司，将大部分创新发现留给了规模较小的公司。类似地，当大型制药公司购买小型生物技术公司时，它们往往会无意中（或明确地）将较小的创新者转变为更传统的公司，从而阻碍创新氛围。任何收购都将迫使安全数据处理发生变化，因为一方或双方必须适应新产品、新流程和新关系。

30.5　合并、收购和破产

不管是好是坏，制药行业都是一个公司联合、拆分、合并，偶尔破产的行业。

无论这些情况的结果如何，药物安全和药物警戒的责任仍然存在。

当公司发生变更时，公司（在欧盟内的QPPV）有义务确保上述责任发生明确的转移，并维持所有药物安全活动。具体而言，必须明确谁及什么时候将成为新的欧盟

QPPV，使用哪些数据库，如果同时使用多个数据库，如何确保合规性？所有与其他公司的安全性数据交换协议是否仍然有效？如果MA或NDA变更所有权，如何处理以确保所有临床试验和上市后SAE、PSUR、IND安全性或定期报告正确及时提交？换言之，必须有一个平稳的过渡，以确保不遗漏任何安全问题或责任。

过渡团队（内部和外部，包括顾问）必须确保稳健的过渡，并将其作为高度优先考虑事项。过渡必须有完整的连续性。在交接或过渡期间，安全性活动不能停止或减少。应随时通知有关卫生监管机构，并确保所有问题都已得到成功处理。

由于合并或收购通常是出于财务和商业原因进行的，因此药物安全和PV通常是事后考虑的问题，可能要到谈判的后期，有时甚至要到交易完成后才能处理。药物警戒协议通常是与商业合同独立的文件。这可能会给各方带来运营挑战。

合并后，应做好接受一个或多个卫生监管机构进行政府层面的检查的准备，以确保药物安全的所有要求和系统在过渡期间和过渡之后已经到位并运作良好；卫生监管机构实际上知道，这种情况对药物安全部门来说是一个挑战。

如果公司不复存在，破产（也称清算）可能会特别棘手。必要时应寻求法律顾问，如有需要，应联系卫生监管机构。安全职能必须始终持续运行。

注：无论制药公司对组织内部和/或业务外包制定了什么政策，一个对任何药物安全团队都有效的主要原则是：对所有直接或间接属于药物警戒范围内的角色和责任所开展的活动进行切实有力的监管。这是一项必要的质量职能。

第 31 章

典型药物安全部门的组织架构

本章主要描述大中型（跨国）制药企业中比较典型的药物安全部门的组成。在规模较小以及不具备国际或研究属性的企业中，下文中的一些职能和分工可能并未设置或被并入其他部门。其中一些职能是与其他职能相结合的，而一些职能可能还涉及药物安全部门外的其他部门，这就需要与公司的其他部门合作完成。因此导致在一些小型企业中，一些人可能会身兼多职。此外，我们还会汇总药物警戒实际工作中所需的各种技能。

31.1 简　介

企业的药物警戒部门并没有一个绝对固定且最佳的组织架构，因为每家制药企业都有各自的发展方向、产品类型、业务范围、合作伙伴等，这些实际因素都会导致组织架构的差异。药物警戒部门设置的主要原则是确保药物安全部门负责人［或者欧盟药物警戒负责人（Qualified Person for Pharmacovigilance，QPPV）或首席医学官］对药物安全组织及其运行进行实际且有效地监督。具体的目标为：

（1）确保为患者和公共健康提供最好的保护。

（2）根据最新的法规和实践，规范药物警戒活动中所有的角色及其责任。

（3）与合作伙伴协作，切实履行所有药物警戒义务。

以下是针对药物安全部门主要职能的概述。具体可根据公司的规模和领域，对部分职能进行合并或拆分。

31.2 药物安全部门的管理

通常，企业需要任命一名医师为"首席安全官"、"首席医学官"或"药物警戒负责人"。这个角色通常是高级职务（如执行副总裁或高级副总裁），并能负责公司医学问题的最终决策。其工作内容包括：基于安全方面的考虑，决定产品的限制销售和召回，停止临床试验，修改试验方案，更改产品说明书文件等。他可以是公司的高级管理人员，也可以是公司的法规事务（regulatory affairs）或临床研究人员。在许多公司，药物警戒负责人不同于高级医学官，有时也不是医生。

药物安全部门通常还需要有一位部门负责人，负责确保该部门以高效、有序和专业的方式运行。在规模较小的企业中，首席安全官和部门负责人可能是同一个人，他通常是医疗保健专业人员。而在规模较大的企业中，特别是在世界各地有多个主要安全团队的企业中，这两个角色通常需要分开。

31.3　药物警戒负责人

对在欧盟和许多其他国家进行药品经营的企业来说，药物警戒负责人是一个非常重要的角色。本书将在相关部分详细讨论这一角色。

31.4　分 流 小 组

分流小组（通常在一个单独的中心内）负责接收和审查其所有收到的不良事件（AE）。此外，在许多情况下，还需负责产品质量投诉、消费者和医务人员的信息咨询、赔偿请求以及其他医疗信息的处理。每份报告均会被分发给指定的部门（人员）进行处理。如果一条信息涉及多个方面，那么就需要由分流小组决定如何分发。如某患者反馈，"我服用了你们公司的药物，它是红色的，而不是正常的蓝色，而且服用后我胸痛，这算正常吗？另外，我要求退款。"这条信息包含了产品质量投诉、不良事件、消费者信息咨询和赔偿请求。一般来说，应优先关注其中涉及的不良事件和质量问题。随着技术的发展，不良事件的收集途径也正在发生变化。之前，以电话和信件为主，然而现在，电话、电子邮件、网站、社交媒体和其他电子途径都会收到大量的上市后不良事件。当然传统信件（Snail mail）、临床试验中的病例报告、卫生当局（health authority）的通报、医学文献检索、诉讼和其他各种来源也还是会提供不良事件信息的。

药物的不良事件多数来自医疗保健工作人员，还有一部分来自消费者和患者本人。分流工作必须及时、迅速，因为需要立即对快速报告（7 天和 15 天）采取行动。相较于非严重不良事件，严重不良事件通常需要更为优先的审阅。

在分流工作中，通常既有专业人员，又有普通文职人员，他们的工作是对所有相关联系人进行初级筛选。电话通常由呼叫中心进行初步筛选，最初的电话接听既可以由受过医学培训的人员完成，也可以交给未受过医学培训的人员（如药剂师、护士）进行处理。电子邮件、网站和社交媒体以及其他任何通过电子方式传递过来的不良事件，可能首先会由文职人员或 IT 人员识别到，但必须迅速传递到专业人员进行分流。当信件（快递）中可能包含不良事件信息时，收发室的人员也需要快速进行传递。当信息到达收发室或公司员工可以通过电脑看到这些信息时，快速报告就应开始计时。

对于跨国公司，通常会在当地设置一个分流小组来处理以当地语言打来的电话和书面形式的交流。美国的电话中心能接听英语，通常也能接听西班牙语，有时还包括一些其他语言。在加拿大，英语和法语较为通用。现在许多公司正在将呼叫中心转移至境外（离岸），尤其是印度、菲律宾、东欧国家和其他英语国家，此外还有拉丁美洲国家会提供西班牙语的接听服务。虽然时区和文化差异可能带来一些问题，但会节省大量的成本。当然，这些境外呼叫中心必须像在美国一样达到相同的级别，并按相同的监管要求运行。如果他们接到美国患者和医生的电话，FDA要求他们使用美国标准。同样，其他卫生机构也要求将国内标准应用于外部中心。

在这个阶段，许多公司要求分流小组的人员在IT系统（追踪工具或安全数据库）中记录每个病例报告的基本信息（主要是管理信息）。此要求的目的并非记录详尽的资料，而是检查是否存在重复报告，并确保收到的所有病例报告都有实际记录而不会被遗漏。如果在首次收到报告时，报告被判断为"无效"，即不包括完整的四要素（可识别的患者、可识别的报告者、可疑药物和不良事件），报告仍需被录入数据库，以待随访信息的补充。此外，这将有助于病例处理过程中的下一步工作（如病例评估、优先排序、数据录入、病例处理、医学审查、提交等）的进行。

31.5 病例评估和优先排序

医学专业人员应迅速审查病例的严重性、预期性（药品说明书文件或研究者手册中是否已标明）和因果关系（对于临床试验病例）。优先处理涉及可能需要快速报告（7天或15天内完成）的不良事件。相关人员必须要有相关的资料及工具（如计算机访问权限及相关培训、最新说明书文件和研究者手册等）。

31.6 数据录入小组

分流后，必须对病例进行医学评价（若此前尚未完成），并录入安全数据库（若此前尚未完成）。通常，以电子方式录入的病例，如来自临床试验电子数据获取程序或来自在线数据录入表单以及合作伙伴数据库等的上市后病例，不需要重新录入。但是在发送的数据库与接收的数据库不能相互映射时，需重新录入。更准确地说，这些病例可能会存于一个电子待上传区，在上传到安全数据库之前，还须由分流或医务人员进行四要素筛选、药物信息确认、查重等工作。当以电子数据录入后，通常需即时上传，因为上传时间也会对"个例报告计时开始日期"（clock start date）有影响。一些公司可能会允许从可信任、经验证无病毒的来源（如合作伙伴公司或CRO）直接上传数据到其安全数据库中。

"纸质"病例（包括传真、PDF文件或其他无法自动录入的电子数据）必须手动录入数据库。在分流时被确定为快速报告的病例，通常优先考虑立即录入数据。不需要快速报告的病例可放入队列中依次进行数据处理和录入。手动录入的严重病例通常在7～15天内录入数据库，非严重病例在30天内录入数据库。当然不同公司的工作程序会有很大差异。欧盟要求非严重病例在90天内以电子方式提交。

在四要素筛选、药物信息确认、查重等工作完成后，最初收到的信息被录入到药物安全数据库中。数据录入通常由接受过专门数据录入培训的文职人员执行，有时还需接受医疗术语培训。一些公司会安排单个或多个站点（如每个大洲一个站点）手动录入数据。大多数数据（可能并非全部）都是用英语录入的，有些文件可能还涉及翻译工作。源文件也可以录入（汇总或扫描，或两者兼有）、列入目录并存储在数据库中。某些数据可能还需要匿名或修改以删除个人信息。详见第43章。

31.7　病例处理小组

这个小组由医疗卫生专业人员组成，通常为护士和药师，偶尔也有足科医生、牙医和其他医疗保健专业人员。该小组对快速报告病例进行初步评估（如前所述，通常在数据录入之前），然后审查和/或准备病例医学信息。特别是，此处涉及"病例详述"的创建［这是指电子病例（E2B）或MedWatch和CIOMS Ⅰ表格（如果仍在使用）中独立的、按时间顺序排列的病例摘要］，以及药物名称、剂量、既往病史等的验证。如果初始数据不完整，或是正在发生的病例其最终结果不完整，病例处理小组人员（在医学人员的协助下）就需向报告者或研究者发送医学质疑，以获取进一步的信息。

31.8　病例医学审核小组

该小组通常由在药物安全和病例审核方面均具有专业知识的医学人员组成。他们通常会审查评估结果、不良事件编码和病例详述中的医疗内容，以确保医疗描述具有说服力，并且能真实反映原始数据。这些医学人员还可以处理其他工作，包括整理和审核信号、汇总报告及特殊质疑。

31.9　病例报告传输小组

此小组的工作是将特定的病例发送给对应的接收人。快速报告可以直接发送至卫生机构（通常通过电子E2B传输或纸质传输形式），或通过法规部门发送至卫生当局。病例也可能被发送至公司内部的其他相关方（如临床研究或法务部门）及负责营销或药物研究的相关合作伙伴。该职能可仅由一个处理所有安全"沟通"事项的小组承担，包括分流、传递和发送。如果通过E2B发送，则可能没有单独的发送小组，但仍需要专人跟踪进度，并处理电子回执。

31.10　药物警戒法规监测小组

药物警戒法规收集通常是法规事务部门（Regulatory Affairs）的职责，但有时也由药物警戒部门负责，法规监测小组需要确认新的和即将执行的法规或指南（在欧盟这是QPPV的责任）。药物警戒部门必须始终跟进新颁布或更新的法规，以保持合规性。此外，该小组的职责还包括评估新法规或即将执行的法规对药物警戒（包括组织机构、工作流程、工具、目标等）的影响。

31.11 法规事务部门

在许多大公司的组织架构中，法规事务并非药物安全部门的一部分，而应是一个独立的部门。一些公司会在快速报告病例发送给医疗卫生当局（health authority）之前由注册事务部门进行最终的质量检查。一些公司倾向于由法规事务部门而不是药物安全部门或其他组织来与医疗卫生当局进行沟通，以确保追踪所有与政府部门之间的沟通。

31.12 法务部门

法务部门不是药物安全部门的一部分。法务部门主要在三个领域与药物安全部门进行协作：首先，一些公司的法务部门审查所有发送给卫生当局的病例，以确保其中未包含一些"有问题的"叙述，从而避免无意中可能给公司带来的麻烦（当然这也是有争议的，因为这可能意味着该公司不能对病例因果关系进行评估，因为评估就可能意味着承认该药物导致了相关不良反应，并且公司应对不良反应负责）。

第二个领域涉及基于不良事件的诉讼及可能的诉讼。在这些案件中，药物安全部门需要与法务部门紧密协作来为诉讼辩护，或从起诉方获得随访信息。此类随访通常由律师进行，而不是直接通过药物安全部门。法务部门也可能收到不良事件，因为涉及不良反应的对公司的诉讼首先会被呈递至法务部门。

第三个领域是与外部各方就签订或解除协议、外包、共同营销等事宜进行谈判。法务部门与药物安全部门应共同努力，以确保履行对医疗卫生当局和商业伙伴承诺的所有安全义务。

31.13 信号处理、药物警戒、药物流行病学、医学信息及医学事务小组

正如标题中所述，该小组可能会有多种称呼，但其主要工作是发现新的安全信号。这个小组由医生和其他医疗保健工作人员组成。其主要职能是审查公司收集的安全数据（不良事件、医疗错误和产品质量投诉），并评估是否出现了新的信号，或者旧的信号是正在解决还是正在加剧。他们可以使用商业化的工具/系统或内部开发的工具/系统进行数据挖掘。当发现问题时，他们开始进行初始安全性调查，包括审查已发表的文献、公司的临床研究数据库（如果该数据库与安全数据库不一致）、外部数据库、医学文献（必须根据欧盟监管要求每周搜索）、毒理学、药理学和任何其他相关信息，以编制总结报告，提交给决策者（如高级企业安全委员会）进一步解决。

他们也可以包含其他职能，包括审查个例、准备新药临床试验申请（IND）的年度报告、新药申请（NDA）的定期报告（PADER）、研发期间定期安全性更新报告（DSUR）、定期安全性更新报告（PSUR/PBRER），综合安全性总结，对医疗卫生当局问询的回复，

药物流行病学研究和分析，广告中医学内容的审查，公众沟通审查（致医疗保健专业人员的函），说明书文件的审查［如包装说明书文件或产品特性概述（SmPC）等］，诉讼中的医学证词和涉及药物限制使用或停药的咨询。其中一些职能还可以进一步细分到单独的小组，尤其是在有条件的大公司中，如PSUR/PBRER准备小组、药物流行病学小组等。该小组还可能负责风险管理文件（如REMS或RMP）的编制。

31.14 汇总报告编制小组

该小组由医生和其他医疗保健专业人员组成，负责准备ICSR和其他来源数据的汇总或总结报告的编制，也可独立于药物警戒部门。相关报告包括研究性新药申请（IND）的年度报告、新药申请（NDA）的定期报告（PADER）、研发期间定期安全性更新报告（DSUR）、定期安全性更新报告（PSUR）、获益-风险评估报告（PBRER）以及卫生当局、公司其他部门或业务合作伙伴对PSUR/PBRER质疑。有时他们还需为内部和外部的科学信息请求准备白皮书或文献综述。目前越来越多的大中型制药公司正在将这些活动外包出去。

31.15 药品说明书文件安全信息审核及更新小组

该职能有时由药物安全部门完成，有时也可由专门的说明书文件修订部门或法规事务部门单独完成。通常会涉及临床部门，并需要持续审核公司产品的说明书文件，以确保所有安全信息（以及其他所需的说明书文件信息）是最新的，并能够准确、及时地转换成各国要求的说明书文件的格式与内容。这包括审查参考安全信息（CCSI或监管机构批准的专业说明书文件）以及当地说明书文件（如美国PI、欧盟SmPC等）和患者信息手册。需关注的内容包括不良事件、警告、注意事项、禁忌、妊娠及哺乳期妇女用药、药物过量、药物相互作用以及超说明书文件用药。如果公司在许多国家销售多种药物并且涉及多种剂型，工作量将非常巨大。

对于说明书文件的更新，药物警戒部门负责识别和管理安全信号，同时作为团队的一部分，为任何可能的说明书文件更新提出建议，并提供支持说明书文件更新的证据。

该小组可能还需要对其他公司的同类药品以及可能与公司药品产生相互作用的药品的说明书文件进行监控。例如，如果B公司在其药品说明书文件上添加了与A公司药品有关的声明，这就说明两家公司药品之间存在药物相互作用，则A公司应确定是否也在其说明书文件上添加类似声明。在大多数地区，非专利药（仿制药）必须遵循专利药（原研药）产品的说明书文件。

31.16 档案室

资料归档涉及以下几个问题。

首先，现在有大量的电子信息，包括电子邮件、电子病例报告、实验室数据、计算机文件和程序，这都是必须备份和归档的重要数据。数据的权限设置通常是IT部门的职责，而上述数据要求对药物警戒人员公开。但随着电子存储、数据安全和隐私规则的发展，出现了一系列的问题。同时黑客的攻击也依然是一个难题。

其次，在纸质文件管理方面，尽管无纸化办公室是一种趋势，但用于药物安全的纸质文件数量依然非常多。安全部门仍须确保有足够的档案室（包括安全处理文件草稿的碎纸机），以便将所有安全信息相关文件保存在适当的地方，并随时可供公司或卫生当局检查时审查。

第三，就电子数据而言，安全服务器（或"云"）需有备份，并且采取适当的隐私和数据保护措施。如果跨国数据存储在服务器或云端，那么这些数据的保存和备份仍需符合数据来源国的所有法律和要求。

对于纸质文件和电子文件存档的后勤保障，需要确定以下事项：

- 在跨国公司的存储文件中，严重不良事件报告可能以多种语言呈现。文件是保存在接收国（并且可读取），还是集中保存，或者两地都保存？哪些文件应该被翻译？如果翻译，什么内容必须被准确翻译，什么内容可以使用计算机翻译程序快速但不精确地翻译？

- 档案室是否配备有足够的防火、防水、防虫、防鼠或防范其他危险的措施？是否使用其他系统来代替自动喷水灭火系统进行防火？

- 每年（对于一家大型公司）为数万个病例存储纸质图表可能需要很大的存储区域。这些病例应保存在现场还是集中存档在文档存储设施中？

- 将使用什么追踪系统？纸质文件是否应使用条形码或芯片？如果是，仅使用于文件夹还是给每个文件内置条形码或芯片？如果一个病例的某些部分存储为纸质文件，而另一些部分存储为电子文件，那么它们是否应该合并且全部以电子方式存储？如何对它们编制索引和追踪？后续数据将如何存储和编制索引？

- 纸质和电子文件应保存多长时间？因为保存规则存在区域差异。一般来说，文件的保存时间应以所有涉及国家中要求最长的时限为准。一些公司还会选择永久保存所有安全数据。

- 谁应有访问和控制档案室和电子文件的权限？一般仅限于有工作需要的相关人员，才能具备相应的访问资格。

- 纸质和电子记录使用了哪些备份方法（以防火或水等的损坏）？

- 是否遵守所有隐私和匿名规定？是否执行了新的欧盟要求？

- 如果使用外部供应商的设施，谁来监管这些设施？是否具备安全保管文件以及确保在24小时内可检索到所需文件（如医疗卫生当局检查时）的能力？

- 纸质文件和电子文件是否一致？

注1：最佳选择之一是扫描或上传相关文件，并将其附加到安全数据库内的每个ICSR。必须决定是否保留纸质副本。理想情况下可不必保留，但可能存在法律和监管方面的问题。

注2：员工通常每天（或更频繁）备份电子邮件，并根据公司存档制度进行保存。当涉及相关产品的诉讼时，通常进行无限期保存。

31.17 ⋮ 信息技术（IT）小组及信息联络小组

目前，几乎所有的药物安全部门都使用商业数据库来存储安全数据，并在规定的时间范围内生成所需的结果。通常会有一个专门的信息技术（IT）小组，以支持药物安全部门，维护数据库并处理变更、错误、新员工账号开通和访问级别设置、升级、MedDRA®和其他医学词典、测试和验证等工作。有时，IT支持人员可直接向药物安全部门报告。

一般情况下，IT团队完全熟悉数据库的情况，但往往还需要"超级管理员"或药物安全专家的业务支持，该专家既要了解药物安全问题和相关业务，还能够使用"IT语言"与IT人员进行沟通。这项IT联络职能在不同公司之间存在不同的称呼，但几乎所有公司都会设立，因为计算机专家和安全专家之间的沟通往往存在专业上的"鸿沟"，这就需要建立一座能切实且持续地保持其有效沟通的桥梁。

对于大公司，通常需要世界各地数十人甚至数百人的IT小组，以各种形式并全天候（7×24小时）维护多个安全性数据库［临床试验数据库、患者结果电子报告（Electronic Patient Reported Outcomes，ePRO）、安全数据库、电话跟踪数据库、产品投诉数据库、说明书文件数据库等）。目前，大多数公司的一项主要业务就是实现数据库之间的连接，确保数据库与数据库在公司内部或与合作伙伴之间的通信（E2B），并保持符合最新数据标准化要求。

31.18 ⋮ 质量文件的创建和维护

根据国际人用药品注册技术协调理事会（ICH）、美国食品药品监督管理局（FDA）、欧洲药品管理局（EMA）和其他机构的药物临床试验质量管理规范（GCP）的要求，药物安全部门必须编写正式的标准操作程序（SOP）、工作文件和指南。此外，SOP还可能附有手册、指南和工作辅助文件（如数据录入手册）。

FDA、EMA的检查员或公司内部审计员在检查或审计开始时，第一件事往往是查看安全部门的组织结构图和质量文件清单的副本。SOP管理药物警戒活动中所有事项的处理：安全性数据、报告准备、培训、数据库和计算机问题、风险管理等。

一家公司往往会创建50个甚至更多的标准操作程序和指南文件。SOP的创建、回顾（至少每年一次）、维护和更新是药物安全部门的工作职责，这些文件需能够反映所有监管要求的变化。药物警戒部门必须解决质量文件的版本控制问题，以确保每个人都能访问最新版本的SOP和工作指南，并参照其开展工作。所以药物警戒部门需对每个特定岗位的最新质量文件（QD）的电子版（或纸质版）进行受控分发。

31.19 ⋮ 培　　训

对于GCP和质量体系来说，培训也是一项非常重要的工作。在SOP文件生效之前、工作流程执行之前或相关人员上岗前，应进行必要的培训并记录。培训主要依托于SOP文件、指南或工作手册，其具体包括以下几点：

- 药物安全、药物警戒、风险管理的基本概念。
- 当地现行的法律、法规及指导文件。
- 该部门或其他部门需执行的具体流程（如临床研究可能就涉及多个部门）。
- 需关注的沟通与上报的途径。
- 相关计算机或软件系统。

此外，公司还应提供一些基础的培训，如公司价值（观）、工作场所行为准则、平等问题、工作场所的人身安全问题等。

药物安全通常需要一个正式的培训职能部门或机构，它应由专门的培训师（其资质可由公司内部或外部的培训机构或组织进行"认证"）组成，并为需要培训的人员（基于工作职能/岗位内容）制定专门的课程。

培训内容应包括新员工的入职培训以及现有员工的提升培训。而培训涉及的人员应包括药物安全部门的工作人员以及工作中可能接触到不良事件的公司其他部门的相关人员（如临床研究、监管、法务、电话接听、市场、销售等岗位的人员）。药物安全部门的所有人都应该建立一个培训档案，及时准确地记录该员工的所有培训，以便在监管部门检查及第三方或内部审计期间提供相关资料。

当然，目前许多培训都是通过线上的自学及自我测试完成的，优点在于个人可以按照自己的进度和时间灵活安排培训（但也应规定完成时限）。此外，很多专业组织也可以为公司提供内部和外部的培训课程。

31.20 质量保证与质量控制

相对于药品生产和实验室研究阶段，"质量保证（QA）/质量控制（QC）和质量体系"在药物安全和临床试验方面仍是一个较新的概念。但是，美国、欧盟和其他地区的监管机构始终坚持它在质量管理方面的监管作用，并通过检查和稽查确保药物警戒体系的建立及运作良好。

质量管理大致分为两个阶段：

首先是质量保证（QA），正如我们在"药物安全"中所说，质量保证是指在处理安全数据的过程中，为确保工作的准确性和完整性而采取的行动。在PV专员准备将ICSR提交给卫生当局的过程中，QA工作可由其主管完成。如同大家常说的"未雨绸缪""防患于未然"，QA角色在质量管理中必须提前设立并在过程中严格执行。与QA相对应的纠正措施也应该在过程中实时进行。

其次是质量控制（QC），通常指对（最终）交付物的审查。QC的目的是为了确保交付物（如完整的E2B文件或PSUR/PBRER等）的准确性和完整性，并且确保过程中不会丢失或篡改任何数据。质量控制还包括来自外部第三方或公司（或组织）内部的正式审计。此类审计通常在整个流程结束后进行。与QA的区别在于，QC核查通常在工作全部完成后进行。值得注意的是，由于一些人混用 QA 和 QC，或用 QA 表示"过程后质量"，用 QC 表示"过程中质量"，因此产生了 QA 和 QC 的混淆。还有人认为 QA 是整个 QC 系统的一个组成部分。无论怎样，完整的质量管理必然贯穿流程中及流程结束后。

公司（或组织）应在实际工作中同时具备以上两种质量管理职能。在处理和分析安全数据的过程中，应在适当时机安排质量检查。工作完成后，可定期或周期性地（如每月）对一部分选定的病例进行回顾或审计，以确保整个流程的准确性和完整性。还应设定关键绩效指标（KPI）和其他指标。通过监测这些 KPI 和相关指标，及时修正错误数据。这些指标还将确保纠正措施和预防措施（CAPA）的实施、持续进行及有效评估。一些公司的药物警戒部门每年接受由公司质量部门（独立于药物安全部门）或外部药物警戒审计员 / 顾问的内审。当然，监管部门［特别是 FDA、EMA 和药品及保健品管理局（MHRA）］会定期进行药物警戒检查，以检查药物安全部门的工作质量。

31.21 安全性信息交换协议的创建和维护

大多数制药公司，无论大小，一般都会与其他公司签署委托或部分委托的协议。可能涉及的情形包括：在同一国家的联合营销、在其他国家的营销、临床试验（包括开发、监测和数据分析）、药品生产和安全数据处理。

与其他业务一样，所有相关方都必须签署书面协议以规定所有合作伙伴的安全职责和要求。协议应规定交换所有必要的安全数据的具体条款，包括个例安全报告（ICSR）和汇总报告，如 PSUR/PBRER 和 NDA 定期报告，以及说明书文件、研究者手册、广告宣传和监管沟通等。通过这种形式约束所有合作伙伴，使之完全遵守所有法律、法规。在欧盟，一般由药物警戒负责人确保该职能全面、正确地执行。

31.22 文 献 检 索

美国和欧盟法规以及部分其他地方的法规都要求定期检索全球范围内的文献，以确保能获取公司已上市产品的安全信息，并向监管部门报告。这涉及对大型数据库的信息化搜索（欧盟要求每周一次），要求扫描数据库中成百上千种医学期刊，然后报告匹配的结果（即包含所述药物或检索策略中设定的任何其他关键词的文章）。

一旦发现符合报告标准（包含四要素：可疑药物、不良事件、患者、报告者）的安全性病例，就需要按要求进行常规报告（如快速报告为 15 个日历日）。药物安全部门为保证正确且及时地履行该职责，往往需要公司资料室或外部供应商的协助。由于需要在文献中分别检索出包含商品名和通用名的病例，并在 PSUR/PBRER 中报告，所以实际操作还是比较复杂的。此外还必须解决检索时间的选择、个例计时开始日期（clock start date）和翻译等问题。

在欧盟，欧洲药品监督管理局（EMA）已对其上市的许多产品开展文献监测。然而即使有 EMA 的医学文献监测，制药公司仍然必须每周检索文献。确定文献病例报告时，必须遵循记录和报告的"通用"规则（即与自发报告的标准和时间要求相同）。

31.23 : 数据词典维护

从字面意义上说，"词典"是公司和监管机构共同使用的标准化和固定术语集。在数据以电子方式交换时尤其重要。如果将病例从一家公司或卫生机构发送到另一家公司或卫生机构时使用了未知术语，接收的计算机系统通常会拒绝该病例（或至少进行"标记"以引起注意）。

其中MedDRA是用于编码不良事件术语的标准词典。此外不良事件词典还有COSTART、WHO-ART和HARTS，不过现在大部分已经过时。词典的意义在于对药品名称（如WHO药品词典）、缩写、实验室测量结果和单位等进行标准化。

医学系统命名法——临床术语（Systematized Nomenclature of Medicine -- Clinical Terms，SNOMED CT）目前主要在美国、英国、加拿大、澳大利亚、丹麦、荷兰、瑞典使用，是一本更具全球通用性的词典，它被认为是世界上最全面的多语言临床医疗术语集。美国卫生和公共服务部正在使用SNOMED构建一个国家电子医疗系统，这个系统允许患者及其医生随时随地访问他们需要的完整的病历记录，从而减少医疗错误，改善患者护理，降低医疗成本。未来，SNOMED可能与MedDRA一起使用或替代MedDRA。或者实现MedDRA与SNOMED的相互映射。

31.24 : 医学编码小组

本小节同样与词典有关，特别针对MedDRA词典。使用标准化编码词典时还应注意词典的规范化使用。也就是说，每个药物安全工作人员（以及任何其他进行编码的人员，如临床研究人员）都应该被培训使用相同的方法和惯例，以相同的方式进行编码，以实现内部编码的一致性。以上可以通过设置一个中央编码单元（它包含于或独立于药物安全部门）来实现，该编码小组执行实际的编码工作或验证药物安全人员的编码结果。当然，并非强制所有公司都设有这一职能，但那些没有这一职能的公司往往需要在研究结束或编制汇总报告时进行额外的编码整理。

31.25 : 项目规划与管理小组

目前越来越多的制药公司直接将项目的规划交由药物安全部门负责，以应对药物安全日渐常态化、多元化且持续变化的需求，包括通过引入新的流程、软件和硬件系统以及词典，以确保顺利完成进行中的安全工作。

世界各地的法规经常变化，即使他们彼此之间可能有冲突，我们也必须设法遵守。还有一些常见问题，包括每年两次的MedDRA升级、安全数据库升级或转移到新数据库，以及与业务合作伙伴签订新合同等。为了保证上述这些不断变化的需求得到满足，必须建立一个可靠项目规划与管理小组，以应对突发事件、合理进行时间安排、人员部署并进行沟通，其中的很多职能正在融合进全生命周期风险管理小组的职责或直接由其处理，以便对包括药物安全和药物警戒在内的涉及药物"需求"的所有方面进行总体规划。

31.26　风险管理

在药物的整个生命周期中，必须执行风险管理，这已经纳入监管部门的检查中。公司成立了一个内部职能部门（或直接使用外部的机构）来进行风险管理的分析和规划。在药物生命周期的早期阶段，风险管理占比较小。然而，随着药物进入临床试验，必须在所有阶段进行实时的风险管理，以确保患者得到保护、药物得到合理开发，并且尽早发现之前没能发现的重大风险。现在在美国、欧盟和其他地方，风险管理和风险最小化都是强制性的要求。本手册也在相关部分对此进行了讨论。

31.27　外部组织联络员/药物安全情报小组

许多公司和卫生当局会定期参加国际组织举行的会议，这些会议旨在审查和制定新的指南和规程。而这些国际组织包括ICH、CIOMS、美国药品研究和制造商协会（Pharmaceutical Research and Manufacturers of America，PhRMA）、欧洲制药工业和协会联合会（European Federation of Pharmaceutical Industries and Associations，EFPIA）、临床数据交换标准协会（Clinical Data Interchange Standards Consortium，CDISC）、健康信息交换第七层协议（Health Level Severn，HL-7）、国际药物流行病学学会、药物信息协会和许多其他机构，以及FDA、EMA和各国的卫生当局。制药公司一般会派遣其药物安全部门的人员参加这些会议。与会者既可以是专门（或主要职责为）代表公司参加外部组织会议的联络员，也可以是因其在公司履行与此相关的职责而出席会议的临时代表。参加这些会议对药物警戒未来的工作至关重要，因为这些组织往往引领着药物安全方面的趋势与潮流。ICH已经制定了许多指南，这些指南现在构成了美国、欧盟和日本的制药学基础。此外CIOMS还开发了"CIOMS Ⅰ表格"和"CIOMS Ⅱ系列清单"。

相关人员同时作为"药物警戒法规监测小组"成员，收集有关药物安全的新的法律、法规和指南的信息。随后他们将这些信息传递给公司的相关部门。如果不涉及此职能，此工作也可由公司其他部门完成，但必须确保公司方面同步最新消息，并且完全符合所有的规则和要求。

31.28　药物警戒从业人员的教育背景、技能及综合能力要求

公司实际所需的药物警戒从业人员的教育背景、技能和综合能力可能因公司产品、部门规模、组织机构、附属机构与公司角色等而存在差异。本节旨在概述为完成药物警戒活动所"推荐"应具备的教育背景、技能和综合能力，同时确保在附属公司和公司层面上对

所有药物警戒活动进行全面监控。以下大部分信息适用于领导药物警戒团队的人员（个人或团队）。本部分呈现了将患者安全作为公司首要事项的质量体系的一个方面。

31.28.1 教育背景

在越来越多的情况下，法规要求有医学资质的人（如医生）来领导药物警戒部门。这意味着，如果没有医学资质（指接受过一定学术水平的医学培训，但并不是医生），此人必须有能够随时获得医生协助的权限（该权限应有正式文件记录）。专业培训经历（实习和住院医生）将会锦上添花但并非必须。

无论是在法规层面还是公司层面，领导药物警戒团队的人员必须具备最基础的药源性疾病和安全问题的专业知识。此外，还必须在领导力、法规事务、QA、IT/IS项目管理方面具有扎实的知识，并能够熟练使用英语进行工作。

注：在大型药物警戒组织内，设立了特定的药品安全相关团队：病例评估、数据录入、QA和药物警戒合规、药物流行病学、汇总/定期报告的编制和交付、IT/IS（信息技术/信息系统）支持等。各个团队的药物警戒人员应接受以实际工作为重点的培训。他们并非一定需要医学博士或药学博士学历。我们看到现在许多优秀的员工正接受与健康相关的培训，如护士、护师、医生助理，以及临时牙医、足科医生、生物学者等。每个岗位的工作描述都应仔细说明必需的和非必需的教育、培训和经验。应根据药物警戒团队内的特定角色和职责订制相关教育培训计划。

31.28.2 技能

初级药物警戒人员需要处理药物警戒部门内的基本工作：接听医疗专业保健人员（HCP）或患者的电话，记录病例报告，分析ICSR，在药物警戒数据库中记录ICSR，向HCP和患者提供关于病例报告的额外书面信息，进行安全问题分析，准备安全汇总报告，制定和实施风险管理计划，参与提交给卫生当局（HA）的安全档案和报告的解释等。这些都是值得关注的工作，从事药物警戒的人员应该好好学习。有了这些经验，相关人员将更好地了解药物警戒团队的日常工作、任务和目标，并提出更准确的提案、建议或要求。这是提升药物警戒技能非常有效的途径。

拓展培训药物警戒以外的人员，同样具有积极的影响。这使得来自注册事务部、临床开发部、医疗事务部或其他职能部门的员工也可以进入药物警戒领域并获得同样好的晋升。此外，在企业中，让总公司员工了解分公司的工作内容（反之亦然）是很有必要的。高水平药物警戒活动的实现往往与足够数量、资质合格且经过适当培训的人员有着内在的联系。此外，对于经过培训的人员，组织还有义务提供适当的设施和设备，以便其履行相应的工作。

英语

在大多数情况下，即使很少有（如果有的话）实际的法规或法律明确要求熟练掌握英语，但在实践中往往还是需要良好的英语能力。英语是所有或几乎所有药物警戒员工在私下和公共环境中实际使用的语言。因此，即使在分公司工作，良好的英语水平也是非常必要的。分公司和总部之间的所有交流通常都用英语书写。如果英语知识或运用能力不足，药物警戒员工应持续接受英语培训。当然，工作中必须注意避免不正确或不清晰的表达，这可能导致对 ICSR 的叙述出现问题或误解，或对结论的得出、决策的制定或措施的实施产生负面影响或造成延迟。

危机处理经验

药物警戒人员必须能够在紧急状态下顶住压力，并快速作出反应，例如在发生（重大）药物安全事件时。药物警戒危机通常有一些共同的要素，但事件之间也会存在细节的差异。每一次危机都可能涉及公司产品甚至公司本身，这往往取决于问题发生在一个还是或多个国家，是否有人员死亡，药品是否需要召回等。考虑到可能对制药公司形象产生不良影响，需要药物警戒员工在危机管理方面有丰富经验（可以依托于相关培训或经验或两者皆有）。许多公司的员工都接受过危机管理、媒体传播等方面的培训。应该有一个危机管理 SOP（也并非必须制定该文件），且所有药物警戒员工应该熟悉它。

开发策略及方法学

鉴于对总体安全性和药物警戒的不断深入了解，越来越多的制药公司开始让药物警戒员工参与临床期间的安全管理。他们不仅参与严重不良事件的处理和分析，还提供安全数据分析方面的支持，包括安全性分析计划、信号检测、获益 - 风险评估和项目管理。他们还可以建立安全和数据监查委员会、安全委员会等。从临床开发跳转到药物警戒的人员可以为药物警戒团队带来团队增益。

流行病学和药物流行病学

药物警戒、流行病学和药物流行病学现在是药品行业紧密联系的搭档。考虑到这一领域的不断发展，任何药物警戒专家认为其能达到顶级水平并能长期保持都是不切实际的！任何药物警戒人员都应不断学习以适应新的变化。尽管如此，掌握流行病学和药物流行病学的基础知识，对于评估和质疑合作者的提议往往很有必要。

法规

大多数药物警戒员工，作为医学博士（MDs）和药学博士（PharmD）以及其他医疗专业人员，往往不喜欢条条框框！然而，正如本书许多章节中所强调的那样，法规正变得越来越严格。有些可能相互矛盾，存在许多漏洞或存在钻空子的可能性；有些则书写非常详细，如欧盟 GVP 模块；有可能写作水平很高，如与欧盟模块相比的 FDA 法规，有些则晦涩难懂。但无论如何，我们的药物警戒人员都应了解、理解和遵守它们。药物警戒工作往往需要有专门处理法规工作经验的人员。

31.28.3　综合能力

实时待命及快速反应

在大多数国家，药物警戒部门负责人应全天候（7×24 小时）待命，以应对重大 / 关键安全问题的发生。虽然此类事件很少发生，但具有随机性和不确定性。这会产生一个非预期的工作量，而且要求相关人员必须全身心投入。因此，我们必须以最好的方式保证此类任务做到实时待命并快速反应。如果在公司内部无法做到或难以执行，则必须有一个外部团队，如CRO或欧盟毒物控制中心（PCN）等。但最终责任仍然落在公司身上，如持有人（MAH）、NDA或IND申请人等。

严谨性

无论一个人的背景和培训如何，药物警戒都必须保证获得的所有数据、随访、分析等的严谨性和强制性，以确保对所有安全问题进行公平和完整的审查，并进行平衡的获益 - 风险评估。注意，许多安全事项必须快速作出决定，否则全面且完整的资料就难以获取。

但是，正如本书中许多章节所强调的那样，药物警戒活动：①受到严格监管；②涉及许多利益相关者；③可能会对不当行为进行严重处罚。这就是相关人员必须非常严谨，必须遵守大多数药物警戒任务或流程的原因。

沟通和协商能力

药物警戒中的问题对所有利益相关者都非常敏感。这就需要具有良好的、公开的沟通能力，以确保准确无误地提供并理解信息和资料。有时药物警戒人员被认为是"不祥之鸟"，而且经常被认为需要对安全问题负责，即使他们只是外部数据的接收者！有时他们确实传递的是坏消息，这对于高级管理人员、卫生当局、营销/商业、医疗保健专业人员、患者、媒体等都是如此。有时药物安全人员还会成为"替罪羊"的首选。

注：根据作者的经验，药物警戒人员通常不是优秀的发言人，当然也有例外。即使是高水平的沟通者，因为安全信息通常是负面的，所以也往往具有挑战性。因此，通常建议药物警戒人员不必在沟通上起主导作用，而是仅作为能保持冷静且有能力提供建议的专家即可。大多数公司都有沟通部门和指定发言人来处理外部媒体事宜。

毅力和抗压能力

高层管理者经常认为药物警戒会给企业带来了监管压力和成本负担。这就导致争取足够资源以完成药物警戒任务可能会面临阻碍。对药物安全部门的行动和意见的抵制往往来自公司其他人的下意识行为，尤其是那些投入大量精力和资金在相关药物上的人。

当确实需要一个具体的措施、计划或报告时，药物警戒相关人员需要知道他们可能会面临一场考验。即使不能立即被批准，但长期的坚持往往会有效果。然而，有些人可能会面临明显非法和/或不道德的要求，最好的办法是在这种情况下离开该职位或公司，因为这确实无法妥协。

此外，药物警戒活动在药物安全危机中，在有监管截止期限的活动中，在管理层关注下和在有争议的医疗诊断中开展，会形成一个非常紧张的环境。有时，这会以缓和而微妙的方式出现（因果关系中的"很可能相关"并不是"可能相关"？）。要在这样的环境中工作，需要毅力、"皮糙肉厚"和抗压能力。有时，来自外部的（如政客、媒体等）且毫无根据的压力也并不罕见。

快速分析和优先排序

安全数据不断涌入药物警戒部门。拥有大量研究和/或产品的大公司可能会全天候（7×24小时）收到病例和安全问题。其中一些数据可能产生紧急和关键的影响，必须立即进行评估。在这种情况下，药物警戒人员必须能够立即进行分析，使用优先级模型（从非常紧急到非紧急，同时考虑哪些可以或不可以委托给其他药物警戒同事处理），选择要采取的行动、要通知的人员等。这通常需要能力和经验，但调整方案应依照清晰的流程和SOP。

权威和影响力

具备药物警戒方面的经验往往仍不足以领导团队。药物警戒团队内的合作伙伴或人员有时难以接受某些决策或措施。其中，处理临床开发计划期间出现的重大安全问题往往就很困难。临床团队非常"偏袒"其"研究中的婴儿（药品）"！如果PV团队被公司内所有人公认为称职且专业，那么工作会相对顺利一些。要在这一领域取得成功，就需要在组织内拥有强大的权威和影响力。这也需要恪守公平和公正。冷静而温和的风格通常也是一项重要条件。

职场政治

一个人必须意识到，所有的工作、公司、生活状况等都涉及政治和与他人打交道。有些人不是好人，甚至是彻头彻尾的肮脏或邪恶人。有些人没有考虑到你的最佳利益，甚至是公司的最佳利益。有些人的思维不像你那样理性或清晰。这显然是错误的，但也不是药物警戒独有的，它是日常生活的一部分。明智的做法是尝试确定谁是朋友，谁是"敌人"，谁是阻碍，谁可以帮助你解决问题。

愿景和战略

法规和数据来源不断演变，未来许多药物警戒任务将出现技术解决方案（人工智能是一个明显的领域，将为一些药物警戒任务带来解决方案）。虽然目前尚不清楚达尔文主义的适者生存是否会生效，但这恰恰说明了为什么药物警戒在目前及将来的很长一段时间内都将处于一种持续的进化模式中。组织、工具、流程、所需技能或教育背景实际上将会长期被挑战并持续更新。要在这一领域取得成功，药物警戒人员就必须具有创造性并能够领导所有利益相关者，同时保持积极的心态。当然这种情况可能只出现在他们轻松地分享他们的愿景和战略的时候。

31.29 常 见 问 题

问：药物警戒人员都应该是"超人"吗？

答：是的！并且尽快找出谁拥有"超级幸运石"！

第32章

如何从头到尾处理个例安全报告（ICSR）

本章追溯了不良事件（AE）在公司内从头到尾的处理过程，重点是强调流程。下面概述了一个典型的个例安全性报告处理流程，不同公司间具体步骤可能有差异，但至少要有关于数据接收、快速报告的病例评估、数据录入、数据编码和医疗专业人员（最初通常由护士或药剂师）的数据审查，以及医生的最终数据审查流程必要的书面程序。本文展示的流程不一定比行业中使用的其他流程更好，美国食品药品监督管理局（FDA）、欧洲药品管理局（EMA）或任何其他卫生监管机构也没有强制执行的流程。然而，无论实施哪种流程，都应确保工作流程顺畅，并完全符合所有法律、指令、法规和指南的要求。

32.1 简 介

不良事件处理部门的任务是确保所有投诉案件（包括不良事件、产品质量问题、篡改、包装问题、假冒等）得到及时、准确的处理，从而确保所有个例报告都具有高质量，并发送给公司内的适当部门、业务合作伙伴，并及时向卫生当局报告。目标是确保快速处理和提交快速报告、上市前定期报告［如研发期间安全性更新报告（DSUR）］与上市后报告［如定期安全性更新报告（PSUR）］及任何其他强制要求的报告。由于向卫生当局和业务合作伙伴提交的逾期报告通常很容易被立即注意到，因此该统计数据往往是药品安全团体、管理层和卫生监管当局对公司进行"分级"的关注点。尽管目标是始终100%合规，但现实是，在一个不完美的世界中，100%并不总是能够实现。然而，没有人会正式写下或说出这一点，也没有人会给出一个可接受的错误率。更重要的是，个例报告的逾期不应该被延迟很长时间，也不应该因为相同的原因再次出现。并且需要对个例报告的逾期进行根本原因分析以找到错误，发现未能遵循标准流程的原因等，从而进一步制定预防和纠正措施以避免错误再次发生。

尽管从来没有公司承认，但是许多公司为了最大程度保持快速报告的合规率接近100%，往往以牺牲个例报告质量或延迟处理非快速报告病例为代价。当公司内部资源无法同时满足处理快速个例报告和非快速个例报告的要求时，公司往往会积压未处理或部分处理的案件。除非采取纠正措施并修改处理流程，否则这种情况迟早会产生灾难性的后果。调整后的流程必须可行并被切实遵循。所有事情都必须正确完成。

个例报告处理的方法有很多。在一些公司，由一名药物安全专家（如护士或药剂师）

来负责某个具体个例报告从头到尾的处理过程，其他参与处理的任何人员（如医疗审查员）确保处理后将其返回给个人"负责"的药物安全专家。而在其他公司中，不是由一个人负责对个例报告从头到尾的处理，而是在工作流中将个例报告从一个任务转移到另一个任务，并使用单独的"一组"工作人员负责某一特定步骤，例如一组人员只执行数据录入，一组人员只执行病例医学编码，另一组人员只编写病例的详细叙述等。关于这些处理流程，公司间差异较大。

32.2 ：不良事件来源和送达药物安全部门

严重不良事件（SAE）和非严重不良事件可能从多个来源（有时称为"反馈线"）到达一家公司，因此必须制定标准操作程序，以确保即使这些不良事件首先由公司其他部门或合作伙伴接收，依然能够及时（通常为1~2天）的传递至药物安全部门。

公司收到的自发报告的严重不良事件病例和非严重病例可以来自电话（许多公司最常见的报告途径）、网站、电子途径、电子邮件、纸质信件、传真、销售代表、其他公司员工、代理人或承包商、法务部、卫生当局（如FDA、EMA/欧盟监管机构、MHRA、加拿大卫生部等）等、其他公司自己药物收到的不良事件中涉及公司另一种药物，以及其他多种来源，如报纸、社交媒体或电视报道等。这些不良事件主要来自消费者、医疗专业人员和律师。应记住，此类不良事件可能会在公司的任何地点收到，如生产厂（特别是如果产品包装上注明"由俄亥俄州YYY市的XXX制药公司生产"，或者如果包装或患者说明书文件上有地址或电话号码），以及来自与之签订安全数据交换协议的子公司和附属公司、承包商、外包商和业务合作伙伴等。

通常药物安全部门呼叫中心的工作人员负责接收特定地区以特定语言拨打的电话。一般呼叫中心覆盖整个国家，但不超过一个国家，因为说明书文件、适应证、注意事项和警告可能因国家而异，必须向消费者提供合适的国家/地区的适当的信息。另外，也可能存在语言问题，例如，覆盖加拿大的呼叫中心必须能够以英语或法语回复，在美国，尽管法律没有要求，但许多呼叫中心除了会说英语的人员外，还有会说西班牙语的人员。呼叫中心可能在周一至周五的工作时间内提供服务，有时可能是全天候（24小时、一周7天）的服务。对于地域较广的国家（如加拿大、中国、俄罗斯、美国），还必须考虑多个时区带来的问题。呼叫中心可以设在内部，也可以外包给专门处理医疗电话的公司。这些呼叫中心可能在国内，也可能在很远的地方（例如，如今在许多情况下，印度、菲律宾和其他说英语的国家会处理来自美国和加拿大的电话）。有趣的是，一些覆盖英语来电者的呼叫中心现在设立在非英语母语国家。

公司应建立呼叫中心以接收来自消费者、患者、医生和其他医疗保健提供者的呼叫。呼叫中心通常包括有关产品的问题、赔偿请求、不良事件报告、产品质量缺陷以及与药物有关的问题和紧急情况，包括篡改、假冒伪劣和用药过量等。对于临床试验（非上市）产品，呼叫中心可能需要紧急揭盲来处理紧急不良事件。必须建立呼叫中心，以确保收集所有不良事件和质量投诉，并将其发送至适当的部门进行处理（例如，将药物安全不良事件发送至药物安全部门，而将生产质量投诉发送至生产质量部门）。此外，任何问题或赔偿要求都必须迅速、恰当地处理，也必须谨慎、有策略地处理投诉或激动的来电者。因此，必须制定明确的协议，以确保客户得到快速、优质的服务，他们的要求得到满足，能够收集所有不良事件和投诉。电话应在第一个或第二个铃声响起时被接听，来电者不应长时间处于等待状态，且来电者不应提供其姓名、地址和产品问题一次以上。来电者不应被转接到多个部门。专业的呼叫中心有能精确评估上述影响因素的指标。

所有这一切都需要一个深思熟虑的系统来实现（特别是当打电话的人有多个问题时："我吃了你们的药丸，它本来应该是红色的，但却是蓝色的，而且闻起来很难闻。我头痛。我想要拿回我的钱。我还有一个问题。"）必须有明确流程确定何时让受过医学培训的人员接听电话：所有电话是否直接打给护士或药剂师，或者在将电话转给医疗专业人员之前是否应该进行某种程度的非医疗筛查？如果使用非医疗专业人员，通常会使用逻辑推理或脚本来确保不要向来电者提供不正确的信息。此外，必须考虑这样的优先顺序：是否应首先处理不良事件和质量投诉（大多数药物安全人员对此表示同意，但营销人员可能不同意）？因为涉及多个公司利益相关者（药物安全、信息技术、产品质量、市场、报销、医学信息等），呼叫中心的开发复杂且昂贵。

不良事件的其他来源（和随访）可能包括：

a）**临床研究**：临床研究中的不良事件可能来自公司的临床研究和临床药理学部门，以及可能进行研究的任何其他团体（有时药物安全部门不知道）。此类群体可能来自市场、子公司、附属公司、市场研究、药物流行病学、药物经济学或与公司一起研究药物的其他公司，或在未经公司同意和知情的情况下研究药物的其他公司。不良事件也可能来自合同研究组织。

通常，让安全小组大为懊恼的是，第一次知道一项研究正在该公司某个遥远的前哨站进行是在收到严重不良事件的时候。在最严重的此类情况下，安全部门甚至不知道该药物是该公司所持有、研究或销售的。例如，这个药物可能只在某个子公司、附属公司或远方的合作伙伴那里研究（或营销）。

b）**法务部门**：不幸的是，诉讼有时是公司首次获知严重不良事件的途径。这些案件通常是通过法律部门提出的，法律部门应该意识到，他们不仅要为诉讼辩护，还要将不良事件报告给药物安全部门。这些不良事件通常涉及已上市产品，但有时也涉及临床试验受试者。很少情况下，公司可能会收到法院传票通知某个问题，以便在该公司不是任何一方的诉讼中提供证据，例如存在药品问题的医疗事故案件。通常情况下，通过诉讼收到的不良事件是有限的，但在某些情况下，此类案件可能是大量的，尤其是在美国的集体诉讼中。

c）**卫生机构**：许多卫生监管机构向公司（有时是公众）发送或允许公司（有时是公众）访问特定的不良事件病例。FDA有一个项目（向制造商发送MedWatch），在该项目中，它向生产商发送其自发收到的新批准产品（新分子实体或"重要的新生物制剂"）的严重不良事件报告的副本，该药物必须是一个新的化学实体。该项目持续3～4年，并应制造商的要求完成。除非获得更多信息，否则该公司无需向FDA重新提交这些报告，但如果该药物在某国上市销售，这些病例需要提交给美国以外的监管机构。加拿大卫生部允许公众搜索他们的数据库，FDA有一个有关安全数据的网站主页，可用于分类和审查FAERS数据。

d）**文献报告**：美国和欧盟法规要求公司定期（如欧盟GVP模块Ⅵ要求每周）在医学文献中检索严重不良事件。此类出版物通常涉及上市产品，但偶尔也可能包括公司未知的、老的药物在新的临床试验中出现的严重不良事件。然而，一旦药物上市，几乎所有人都可以使用该药物进行临床试验（当然，遵循法规、知情同意、经伦理委员会批准等）而不告知公司。文献中的报告可能是严重不良事件或非严重不良事件，尽管以前者为主。在肿瘤学中，合作团队可以在临床试验中将市售药物（单独或联合）用于新的适应证或使用与批准的说明书文件不同的剂量或给药周期。

e）**激发报告**：许多公司都有"客户参与计划"，如患者支持项目或疾病管理项目等，其中包括公司或外部服务公司的代表（如护士、医生）联系患者，鼓励他们继续服用药物，并就剂量、不良事件等提供支持。在讨论过程中，可能会获得不良事件报告。如果公司参与这些项目（内部或外包），必须建立一个机制和流程，以确保所有不良事件及时报告公司，并得到适当处理。其他项目，如演讲者项目、指定患者项目和同情使用项目，也可能产生激发报告。

f）**不良事件的其他来源**：包括毒品控制中心、公司和外部互联网网站（博客、社交媒体等）。一般来说，公司不需要通过互联网主动搜索此类不良事件，但它必须跟踪并收集其获知的此类不良事件，当然，还必须从自己的网站（或公司资助的网站）收集不良事件。如果由于错误或专门向其他公司（例如，营销竞争对手、使用您的药物进行试验的另一家公司或您的药物在ICSR中是可疑药物的另一家公司）报告药物，您的药物的SAE报告可能会在未经通知的情况下从其他公司收到。这些个例报告可能会有问题，因为它们可能会由接受公司匿名后发送至您公司。由于匿名化，作为一个实际问题，后续随访通常是不可能的。

g）以E2B（或定制的）格式电子接收ICSR很常见，公司应建立允许接收（和传输）此类病例的系统。这包括最新的E2B版本以及上一版本。请注意，随访信息可能通过与原始报告不同的方式接收到（例如，通过电话获得初始报告之后，可能会通过书面的电子邮件/PDF或纸质信件交流）。

32.3 ⋮ 病 例 分 流

在到达药物安全部门后，无论通过何种途径，病例数据都必须进行适当分类以便处理。无论报告是否以结构化方式电子送达，都必须在进入药物安全部门时加盖日期戳。对于纸质病例，这是一个带有到达日期和时间的手动橡皮戳。对于电子报告，假定可能使用的系统都会自动在信息上加盖日期戳。请注意，这会强行将电子时间戳设为第0天。在"过去纸质时代"，如果个例报告在星期六送达，但直到星期一才在收发室打开，则日期戳和第0天是星期一。在"现代电子时代"，如果类似个例报告通过传真或其他电子方式送达，并以电子方式加盖日期戳，则星期六为第0天。还必须快速处理随访信息。

除非另有明确的证明，否则收到的每一份报告在证明之前都应被视为快速报告进行处理。因此，最初的分类应是确定报告是否需要紧急处理，作为快速报告发送给卫生部门、公司其他部门（例如，制造质量问题）或业务合作伙伴。分类应由具备医疗技能的人员进行，以做出准确的判断。许多公司都由护士和药剂师担任这一关键角色。分类或病例评估应标准化。许多公司使用专门的人员进行此项工作，而有一些公司则轮换工作人员进行分类。对于难以决定或存在争议的病例，分类人员可向药物安全医师请求协助。

病例分类应至少包括以下内容：

- 涉及哪些药品？是我们的药品吗？
- 病例类型：自发的、来自临床试验的、征集的、其他的病例。
- 有效病例的四个要素（报告者、患者、不良事件、药物）是否可识别？
- 不良事件是严重的还是非严重的？
- 是否有证据或合理性证明与可疑药物存在因果关系（对于严重临床试验病例，而不针对自发病例）？
- 严重和非严重病例是否为预期的（已列出的）不良事件？
- 哪些报告应该快速报告？
  - 7天临床试验报告：严重、死亡/危及生命（出现时）、未列出且与可疑药物相关（可能由所述药物引起）；
  - 15天临床试验和征集报告：严重、未列出且与可疑药物相关（可能由可疑药物引起）；
  - 15天上市后报告：严重且未列出（无须确定因果关系）；
  - 其他需要紧急处理的报告，如卫生当局（"加强监测"）要求以快速方式向其发送的病例，但不符合上述正式标准或与业务合作伙伴签订的合同约定需要快速发送的病例。
- 妊娠案例（一些公司在分类时检查是否有妊娠案例，另一些公司在随后的个例报告处理中检查）；
  - 伴随不良事件（严重或非严重）；
  - 未伴随不良事件（严重或非严重）。
- 药品质量投诉（如果在药物安全中处理）：紧急或非紧急投诉。

这些标准可以嵌入到安全数据库工作流组件的电子算法中，也可以使用纸质日志和跟踪表格处理每个个例报告。有些数据库具有"门户"，或主页面显示所有新收到的和正在进行的个例报告，可由每位员工自定义，以便员工知道自己需要处理哪些个例报告及其工作流状态。经理级页面可能会显示向该经理报告的员工的所有个例报告。一些公司还将所有个例报告记录到电子表格中，以跟踪这些报告，并确保在安全部门内传输的过程中，或在个例报告的每一步"移交"时，这些信息不会丢失。尤其是，对于"不完整个例"，或那些目前未满足有效病例的四要素但之后可能满足的病例，应进行跟踪，以确保他们不会被遗忘或"从缝隙中溜走"。此阶段应指定病例编号，可以是筛查病例编号或安全数据库指定的最终病例编号。对于E2B病例，将包括全球病例标识码。请注意，如果是"非正式"电子表格用于跟踪个例报告或潜在个例报告，需要接受审计或检查，并应加以保护，以防变化或被不恰当地更改。一般来说，不建议使用此类非正式电子表格或不安全的数据库。

病例分类后，每个病例应分配到公司设置的适当的工作流程中，它们应大致按照以下类别运行：

■ 快速处理死亡/危及生命的临床试验病例，以便在公司任何人、业务合作伙伴、CRO等首次收到后的7个日历日内提交给卫生当局。这通常意味着在大约5个日历日内完成个例报告处理。应立即设法获得所需的随访信息，这些信息将纳入给各机构提交的随访报告中。

■ 处理临床试验或上市产品的15天快速报告。这些是严重个例报告，必须在第15个日历日之前完成处理和提交，但最好更早，以便进行质量审查、传输给业务合作伙伴及监管机构。许多公司开发了工作流程，以便所有个例报告都在最初收到后的第10个日历日内完成。尽管大多数公司为所有个例报告规定一个时间框架并坚持执行公司内8～12个日历日上报制度。这有助于简化药物安全组内处理和跟踪病例的流程。不幸的是，与多个合作伙伴合作的CRO和公司可能必须为每个合作伙伴量身定制其处理程序。

■ 处理其他非快速报告的严重个例报告。这些病例不必在15个日历日内递交到卫生当局。而是根据药品状态和该国的法规，以3个月到几年不等的间隔定期提交汇总报告。因此，如果需要，通常可能有更长的时间来处理个例报告。一些公司将对所有严重个例报告使用相同的处理系统，无论是否是快速报告。

■ 如果合同有要求，发送给子公司、业务合作伙伴和其他方的严重个例报告也可能需要快速处理。许多公司在10个日历日内交换所有严重个例报告，无论是否快速报告。

■ 有时，一个个例报告在一个国家不需要快速报告，但在其他国家属于快速报告（如当地的说明书文件或报告法规不同）。该报告必须及时转交给子公司或业务部门，以满足当地的15天报告规则。通常情况下，尤其是在大型跨国公司中，分发报告的部门（如其总部的药物安全部门）无法知道在所有销售该药品的国家，是否要求快速报告一些特定的严重病例。因此，许多公司在处理这些个例报告时，就视作快速报告，并在大约10个日历日完成（如上所述）。

■ 非严重案件的处理速度可能较慢（如30天），因为它们根本无须报告，或者只需在汇总报告中报告；在欧盟，非严重自发ICSR应在90日历日内以电子方式报告给EMA。明智的做法是在收到非严重个例报告后迅速进行筛选，特别是如果这些报告来自"不太可靠的来源"，以确保没有严重病例被误分类（可能不是故意）为非严重病例。错误分类可能导致快速报告递交逾期。

■ 同样，"其他"个例报告，如文献、法务和从卫生当局收到的个例报告，应根据公司的要求进行适当处理。一般的经验是，流程应尽可能简单，"例外情况"应受到限制。只有三类基本程序可以提供服务：7天的个例、所有严重病例（处理方式如同所有快速报告一样）和所有非严重病例。

32.4 ⋮ 病例的数据库录入

此时，如果尚未输入个例报告，则应将其输入计算机化安全数据库。如果以电子方式收到个例报告，则在正式上传至安全数据库之前，应在"等待区"对其进行审查，除非该个例报告来自可信来源，且认为无须进行此类审查。此时，电子编辑检查非常有用。例如，从公司研究专用电子数据收集系统上传的临床试验个例报告可以直接上传，前提是报告输入足够详细，并且在研究现场进行了质量检查。

如果使用标准化的纸质数据收集表手动提交个例报告，则手动数据输入应该相当容易。如果没有，数据可能以任何形式获取：病例报告表、手写笔记、CIOMS Ⅰ 或 MedWatch 表格、医院记录、医生笔记、电话报告等。有时数据录入很容易；有时情况并非如此。一些公司由医疗专业人员进行初步审查，强调数据录入项目；其他公司将源文件直接发送给数据输入组（非医学专业人员），并在完成后进行医学审查。

如果病例编号（也称为"控制编号"或"医学参考编号"）未在分类或记录级别分配给病例，则现在分配。AE、病史和其他必需 MedDRA 字段的 MedDRA® 编码由药物安全组或专门编码组完成。还需使用标准化药物词典进行药物编码。案件叙述通常是在这一步骤完成的。如果案件冗长复杂，叙述可能既困难又复杂。可构建含格式、内容、随访信息等的标准化的叙述模板。一些公司开发了"自动叙述"：从其他记录字段中选取数据，由数据库自动生成叙述；然后由医务人员对其进行审查、潜在更新和验证。叙述是个例安全性报告的关键总结，通常应该是对个例报告的一个很好的"独立"总结，在准备过程中应十分小心。

32.5 ⋮ 病例质量审核

在这个阶段，药物安全专家（通常是护士或药剂师）根据源文件审查录入的数据，并准备或审查病例叙述。此时他将对病例进行修改或补充。应制定明确的质量审查方法，以便以系统、标准化和可重复的方式执行。除了那些需要审查的字段外，那些不需要审查的字段（如果有的话）（如身高）还应在方法中预先定义。质量审查应该关注内容、语法和格式。一般来说，一个人在语法方面不需要是完美主义者；但是，不清楚或表达不出所需意思的句子应予以纠正。应该使用简短的句子，因为许多读者可能不是以英语为母语的人。

32.6 ⋮ 病 例 随 访

当初始病例不完整或不清楚时，应要求提供随访信息。很少有病例包含完整的信息，特别是在不良事件刚刚发生或持续的情况下。因此，通常需要向报告者发送随访质疑以完善病例数据。关于 IND 报告的 21CFR312.32（d）和 NDA 报告的 314.80（c）（1）（ii）中也提到了随访的必要性。欧盟GVP模块六也指出，开展随访是必要的："首次收到疑似不良反应报告时，报告中的信息可能不完整。应在必要时对这些报告进行跟踪，以获取对病例科学评估有重要意义的详细补充信息。这对于特殊关注的监测事件、孕妇的前瞻性报告（参见VI.B.6.1.了解妊娠报告管理指南）、通知患者死亡的个例报告或报告新风险或已知风险变化的个例报告尤其重要。这是为了收集最低标准的有效报告（参见VI.B.2.了解ICSR验证）的缺失信息而做的额外努力。任何获取随访信息的尝试都应记录在案。"

应使用与初始数据类似的流程将随访数据录入数据库。必须注意确保数据不会被误认为是新病例，而是明确识别为已收到病例的随访。

应进行随访以获得所需信息，但没有"正确"随访次数的要求。有时是一次随访，有时是多次随访。有时报告者或患者拒绝提供随访信息。在这种情况下，应至少进行两次尝试并记录在案。

32.7 病例医学审核

在药物安全专员完成审查并经过质量审查后，该阶段部分或所有病例应由药物安全医师审查。历史上，医师审查仅限于严重病例，但现在许多公司让医师审查所有病例，以确保没有严重病例被误分类为非严重病例。医学审查一般应涵盖病例的医学内容，应特别注意叙述、可疑药物和伴随药物（包括剂量），既往病史和编码。通常情况下，医生的职责不是进行源文件质量审查，除非他或她需要参考源文件以澄清医疗要点。但是，这因公司而异。在某些关键病例中，即使不是常规要求，通常也希望医生审查所有源文件。

32.8 个例关闭

从某种意义上说，个例永远不会真正结案，因为新的信息可能会在数周、数月甚至数年后收到，需要对个例报告进行更新。但为了切实可行，一旦完成上述步骤并要求进行随访后，出于操作目的，个例可能会被视为结案或完成。如果收到后续随访信息，个例报告可以重新被开启和处理。应注意版本关闭（或锁定）与个例报告关闭或完成之间的区别。出于实际操作的目的，公司可能会在每个病例收到信息后的一定天数内"锁定"病例，以便在医学审查或准备发送给卫生当局时，在没有新数据到达和输入病例的情况下正确处理该病例。

例如，如果在第0天收到数据，则在第7个日历日处理并锁定该病例，并在第12～14个日历日将其发送给卫生当局。请注意，业务合作伙伴或当地国家/地区附属机构可能需要更短的时限来履行义务。在第7天之后收到的任何关于该病例的其他随访数据都将被放入病例的后续版本。这可以防止工作人员慌张地将通过适当的医学审查、质量控制等的数据在最后时刻输入到病例。在这种情况下，一个病例可能同时开启两个版本。大多数计算机系统都能处理这些版本控制问题。在偶尔的情况下，关键数据（例如刚刚收到的死亡数据）可能会在最后时刻添加到个例中。

32.9 : 病例分发和传输

病例处理的下一步是将病例分发给公司内需要查看的人员（如临床研究人员、法务人员）和与公司签订安全交换协议的其他公司。还通过E2B或其他直接方式（如挂号信、快递）直接将病例提交给卫生当局，或通过分发给公司内的其他职能部门，如注册部门，以提交给卫生当局。病例也可发送给世界各地的子公司或附属公司，以提交给当地监管机构，通常附有当地语言的封面页，在某些情况下，如果不接受英语还需将病例翻译成当地语言。在欧盟，临床试验的病例提交给国家当局。上市后病例以E2B格式直接提交给EudraVigilance。一些司法管辖区要求以当地语言报告病例的非编码部分。例如在使用E2B（R3）格式时，病例叙述是一个重复字段，因此可以在提供"官方"英语叙述的同时，以当地语言提供叙述的翻译。

32.10 : 病 例 追 踪

数据库中设定跟踪病例处理过程的标记是至关重要的。每个药物安全专家和管理人员都应了解所有处理中的病例、它们在完成/结束过程中的状态，特别是每个病例的截止日期。最关键的是跟踪所有7天和15天报告，以确保此类病例不会晚于规定时限递交至卫生当局、子公司或业务合作伙伴。经理可以重新分配病例或其他工作，以确保在员工缺勤、休假、员工超负荷或病例数量分配不当的情况下，时间紧迫的病例得到适当处理。

同样，应跟踪需要完成汇总报告的非快速报告病例，以便在数据锁定之前完成。这可能是与NDA定期报告的3个月的报告周期一样的频率。在欧盟，非快速报告病例必须在首次获知后90天内提交给EudraVigilance；PSUR/PBRER的数据锁定当然是由PRAC确定的产品的批准时间表决定的。定期报告的日期是事先知道的，因此没有理由遗漏报告。随访信息可能会在下一次汇总报告中提供。

一般来说，应通过电子方式进行跟踪，并在药物安全数据库中自动生成跟踪，除非个例极少，手动跟踪才可行。大多数现代药物安全数据库都具有可定制报告的跟踪功能。用清单进行手动跟踪非常耗时，并且通常在不良事件数量增长和员工人数增加时才可操作。

小公司中经常会出现这样的问题：是否应该有一个安全部门和/或数据库。对于已经有进行中的临床试验或已经有上市产品的公司，答案是必须有安全部门。该部门可能是一名监督外包CRO的人员，也可能是一名处理安全问题的合作伙伴。这种情况可能适用于不良事件较少的小公司。一旦不良事件的数量和复杂性增加（例如，在多个国家进行营销），对内部安全职能和数据库的需求就变得更加迫切。尽管一些监管机构明确表示电子安全数据库不一定是强制性的，但所有适用的（模板化）报告（如PSUR/PBRER）仍然必须完成，如果没有数据库，这可能是不现实或不可行的。然后，问题就变成依靠CRO或合作伙伴完成所有安全职能，以及随后的投入和产出（包括金钱和非金钱）是否可行，对一些公司来说，这可能是值得的，但对其他公司来说则不然。

除了跟踪收到并处理的不良事件外，还应至少跟踪以下关键性能指标：

- 不良事件总数；
- 严重不良事件；
- 非严重不良事件；
- 临床试验不良事件（即严重不良事件、可疑非预期的严重不良反应）；
- 自发性不良事件（严重和非严重）；
  - 总体数据和按报告类型分层的数据；
  - 按时提交的报告
  - 迟交的（迟交的数量、原因以及采取的纠正措施）的报告；
  - 提交给业务合作伙伴和其他方的个例报告；
  - 不同类型个例（加急、严重非加速、非严重等）的处理时间；
  - 提交给各主要卫生监管机构（FDA、EMA等）的时间；
  - 根据药物安全小组和公司的组织方式，以药物、产品类别或药物安全团队进行跟踪；
  - 汇总报告的及时性，例如DSUR、PSUR/PBRER、IND和NDA定期报告。

定期为所有药物安全工作人员用图表表示和发布这些指标（"关键绩效指标"或"KPI"）是很有用的。这些数据还可用于资源分配、预算编制和未来工作的预测（如过敏药物的不良事件每年两次高峰，届时可能需要更多的工作人员），以及获取更多资源的理由。这些指标可能有助于识别问题或"可优化的方面"，并有助于进行改进以防止此类问题再次发生。公开发布的数据不应识别出个人或指出"低效者"以羞辱他们来促使其进步。表扬应该公开，但惩罚应该私下进行。

处理不良事件的每个步骤的时间、顺序和持续时间应在可测量和审核的SOP或工作文件中明确说明。例如，如果公司确定所有严重不良事件将在10个日历日内完成，所有非严重事件将在30个日历日内完成，则应将该时间纳入每个个例报告管理中。这应在数据库工作流系统中自动完成，并向相关人员发送备忘录、电子邮件或类似提醒，告知他每个病例报告的时间设置和到期日期。将根据需要更新到期日期（例如，确定是否为15天快速报告，或将个例报告从非严重升级为严重）。在计算截止日期时，必须注意周末和节假日。请注意，英国的公众假日可能是其他国家的工作日，中国的春节可能在中国境外庆祝。

工作流程中的每个人都必须知道他的任务何时到期，经理必须在每个步骤中跟踪个例报告以确保其按时完成。有的公司选择安排员工分组，每组中的每位成员分别处理病例流程的每一步，而非由一位专家一个人从头到尾处理一个病例。在这种分组的分工模式下，第一位处理病例的组员掌控整个病例处理的进程。

32.11　研究者通知

通知研究者临床试验快速报告的概念过去很简单，但现在变得有些复杂。ICH在E6（R2）指南"ICH E6（R1）综合附录：良好临床实践E6（R2）指南"中的建议有些模糊：

■ "申办方应立即通知所有相关研究者/机构和监管机构可能对受试者安全产生不利影响、影响试验进行，或改变IRB/IEC批准/赞成继续试验的意见的发现。"（5.16.2）

■ "申办方应加快向所有相关研究者/机构、IRB/IEC（如需要）以及监管机构报告所有严重非预期的药物不良反应（ADR）。"（5.17.1）

欧盟更明确提出以下要求：

■ 申办方应将可能对研究对象的安全性产生不利影响的发现告知所有相关研究者。

• 这些信息可以汇总在SUSAR的行列表中，并附有更新的产品安全概况摘要；

• 在盲法试验中，无论服用何种药物（如活性/安慰剂/对照药），行列表应显示盲态的所有SUSAR数据。

■ 如果在收到ICSR或审查汇总数据时发现重大安全问题，申办方应立即通知所有研究者。

■ 影响临床研究或开发项目过程的安全问题，包括暂停研究计划或研究方案的安全性相关修订，也应报告给研究者（第10卷）。

注： 未指定时间范围。许多公司采用美国的15天要求。

美国法规也有些含糊不清，特别是在格式方面：

■ "IND安全报告。申办方必须通知FDA和所有参与的研究者（即申办方根据其发起的IND或任何研究者发起的IND向其提供药物的所有研究者）在来自临床试验或任何其他来源的潜在严重风险的IND安全报告中，尽快，但在任何情况下，不得晚于申办方确定该信息符合报告条件后的15个日历日……"［21CFR312.32（c）（1）］。

■ 21CFR312.32（c）还要求"在每份IND安全报告中，申办方必须确定先前提交给FDA的所有类似可疑不良反应的IND安全报告，并且必须根据先前的类似报告或任何其他相关信息分析可疑不良反应的重要性。"

截至2011年3月，FDA更新了其临床试验安全规定。关于研究者通知，FDA表示：

■ 所有参与开放的IND研究的研究者（包括研究者发起的研究）应以IND安全报告的形式被告知潜在的严重风险；

■ 如果重要的可疑不良反应严重影响受试者的护理或研究的进行，则应向研究者发送随访报告，以告知并更新其相关信息；

■ 不显著影响受试者护理或研究进行的微小变更需要发送给FDA，但不需要发送给研究者；

■ 此类信息可通过研究者手册的常规更新传达给研究者。

这些要求被以各种方式进行解读。"参与的研究者"是含糊不清的。许多公司采取保守的观点，向所有参与Ⅰ期、Ⅱ期和Ⅲ期试验的研究者报告所有快速报告，并向使用该研究药物的研究者发起的研究中的研究者报告，无论是否用于该适应证。如果这种药物在上市销售，一些申办方还将向研究者发送这种药物的自发报告。药物安全组负责从安全数据库中分析类似病例，如果此类病例并未纳入药物安全数据库，则需要对临床试验数据库进行分析。

32.12 15个日历日、第0天与第1天

FDA在其2001年3月关于《人用药和生物制品（包括疫苗）上市后安全报告的指南》草案中，将MedWatch 3500A表格中方框G4的填写作为公司首次获知有效不良事件的四个标准（报告者、患者、事件、药物）的日期定义为15天的第0天。这已转入E2B信息中的字段A.1.6（首次从来源收到报告的日期）。注意这一点很重要，因为它会触发法规符合性的考量。对于一个个例报告，该日期最多为16个日历日。根据收到病例的时间，第0天通常少于24小时。该文件还明确指出，FDA必须不晚于第15天收到该病例。如果第15个日历日是周末或美国联邦假日，则可在周末或假日后的第一个工作日提交报告。但是，如果公司在美国以外的国家有递交义务，则联邦假日（甚至可能是周末）不被允许延迟提交。

欧盟在GVP模块VI.B.7中的规定更加明确，并作出说明："一旦包含最低报告标准的信息已传递到主管当局的国家或地区药物警戒中心，或上市许可持有人的任何人员（包括医药代表和外包商），提交有效ICSR的时间即开始计时。该日期被视为第0天。"如果MAH收到有关个例的新信息，也就是说，从MAH收到相关随访信息之日起，提交随访报告的报告计时再次开始。一旦MAH的任何人员或与MAH签订合同协议的组织（包括医药代表）获知最低标准的信息，即开始快速报告计时（第0天）。

第33章

药物警戒质量体系

美国、欧盟和其他医疗卫生当局的法规要求公司提供书面质量文件（QD），即标准操作规程（SOP）、工作规范、决策树和流程图等，以指导药物安全和药物警戒（PV）工作。这些文件描述了流程、工作或职能中要完成的通用的或特定的步骤，确保以完整、可重现的方式获得结果并提供所需信息。

33.1 简 介

药物警戒质量体系的实践目标是：

• 制定并定期更新质量文件（QD）[标准操作规程（SOP）、工作程序、调查问卷、手册、表格、快速参考指南、决策树、流程图等]；

• 为参与药物警戒和药物安全的个人（员工、承包商等）提供最新且内容准确的培训；

• 确保定期/持续地进行合规性检查[指标/关键绩效指标（KPI）]，以识别偏差；

• 管理方式清晰，以实施可持续的纠正和预防措施。

最终目标是支持药物警戒体系，以便：

• 检测和管理安全性信号和/或药品风险-获益平衡的变化；

• 防止不良反应对患者造成伤害；

• 促进安全有效地使用药品；

• 全面符合现行法规的要求。

以下内容来自美国食品药品监督管理局（FDA）实施不良事件（AE）检查的检查员文件："上市后监测和流行病学：人用药物、上市后药物不良事件报告法规的执行"，1999年9月30日，2012年修订，现场报告要求。（https://www.fda.gov/downloads/drugs/guidancecomplianceregulatoryinformation/ucm332013.pdf.）

美国法规（21CFR211.198）要求制造商制定投诉的书面程序，包括确定投诉是否包含严重和非预期不良事件（ADE）的规定。法规（21CFR211.25）还要求由有资质的人员调查和评价ADE。如果在检查期间发现严重缺陷，获取程序的副本并确定人员资质和人员配备，尤其对用计算机进行报告的公司。任何受到不良事件报告法规约束的人员，包括已申请但未获得批准的人员，均应针对监测、接收、评价和向FDA报告上市后不良事件

［21CFR314.80（b）和21CFR310.305（a）］制定书面程序。

在欧盟，药物警戒质量管理规范（GVP）模块Ⅰ（药物警戒体系及其质量体系-EMA/541760/2011）规定应制定书面程序，并进一步列出所要求的程序（至少）。

注：打印并归档所有机构的法规，并将其保存在特定文件夹中是没有意义的，因为如果没有添加最新版本，可能会导致工作人员使用过期的版本。最好以电子方式保存，并明确标识目前使用的最新版本。对于法规方面的任何问题，最好经常在机构（FDA、EMA等）的网站上查询和检索。

33.2 药物警戒质量体系的基本要素

药物警戒质量体系的基本要素是建立明确的书面程序。确保质量控制和审查能够体现在各项流程中，并在相关程序中做出规定。表33-1中列出了一些基本要求。在某些情况下可能还会有其他要求。应根据质量目标，制订质量体系。表33-1概述了检查内容的主题。可针对不同职能和公司进行调整。

表33-1 药物警戒质量体系要求的概述

主题	质量体系中的讨论主题
药物警戒组织/职能	<ul><li>药物警戒政策；</li><li>EU的特定主题：<ul><li>QPPV的角色和职责（包括其缺席时适用的后备程序）；</li><li>药物警戒体系主文件（PSMF）；</li></ul></li><li>组织结构图、工作描述；</li><li>与合作伙伴的安全协议</li></ul>
病例报告管理	<ul><li>不同类型的报告：<ul><li>有组织的数据收集方案（征集性、非征集性、临床试验、文献综述）；</li><li>所设流程应确保获取所有不同来源的报告：<ul><li>来自临床研究的AE，包括研究者发起的试验以及Ⅰ～Ⅳ期研究；来自市场和销售人员、法务人员、电话接线员、网络管理员，以及收发室、自发报告、消费者报告、公司管理的社交媒体的AE；</li><li>欧洲经济区（EEA）和第三国、其他上市许可持有人人员、许可合作伙伴；</li><li>主管当局；</li></ul></li></ul></li><li>个例安全性报告（ICSR）的收集、处理（包括数据录入和数据管理）、质量控制、编码（MedDRA编码惯例和版本控制）、分类、撰写描述、医学审阅、质量审查和报告；</li><li>个例安全性报告的查重；</li><li>个例安全性报告的报告：<ul><li>独立于研究团队的揭盲（来自临床试验的SUSAR）；处理7天快速报告（来自临床试验的死亡或危及生命的SUSAR）；</li><li>处理15天快速报告（临床试验和上市后监测）；</li><li>E2B电子传输病例报告；</li><li>当合作伙伴未启用E2B时进行个例安全性报告数据交换；</li></ul></li><li>随访报告中的缺失信息以及与病例进展和结局有关的信息；</li><li>处理发送给业务合作伙伴和内部客户的报告</li></ul>

主题	质量体系中的讨论主题
病例报告管理	• 对于通常情况下不涉及安全性报告的员工，应规定其必须在一定时间内将获知的所有AE报告至药物安全部门（例如，在周末，会计部门的员工听邻居说，他使用公司的一种产品后生病，则该员工必须将此AE报告至药物安全部门）； • 与人用药品相关的动物中发生的AE的处理； • 医学文献病例； • 病例的存档和检索
汇总报告	准备、处理、质量控制、审查（包括医学审阅）和报告： • 定期安全性更新报告/定期获益-风险评估报告（PSUR/PBRER）、研发期间安全性更新报告（DSUR）、定期药物不良事件报告（PADER）； • 新药临床试验申请年度报告； • 年度安全性报告； • 新药申请定期报告； • 其他汇总报告
安全性信号和获益-风险评估	适用于所有经许可的、批准的或已上市药品的全球药物警戒活动： • 信号检测、验证、分析和优先排序、评估、行动建议、信息交流； • 获益-风险评估； • 高级药物警戒委员会（成员、组织、角色和职责、可交付成果、争议解决升级等）； • 紧急安全限制和安全性变更的处理； • 安全性问题与产品缺陷之间的相互影响； • 生命周期风险管理和风险相关文件［例如风险评估和减低策略（REMS）和风险管理计划（RMP）］的编写，包括风险最小化措施有效性的评估； • 项目安全性分析计划，包括安全性评估委员会（单个产品的总体临床开发计划）； • 用药错误的处理； • 产品质量问题的处理
质量保证	• 质量保证政策（目标、组织、方法、药物警戒体系实施情况和有效性评估等）； • 质量文件编制和维护； • 培训［培训矩阵、计划和记录——药物警戒和非药物警戒员工、合同研究组织（CRO）、合作伙伴和其他第三方人员］； • 审计、检查、内部审计； • 归档、存档和检索； • 药物警戒质量保证管理
医疗卫生当局交流/合规性	• 对监管机构要求提供的信息进行回复； • 履行与上市许可相关的向主管机构做出的承诺； • 与政府机构的联系； • 报告和沟通，通知医疗卫生当局和卫生保健专业人员（HCP）产品获益-风险平衡的变化

其他	• 记录/文件管理：
	  ■ 记录管理和数据保留政策；
	  ■ 管理、访问和使用数据库或其他记录或分析系统；
	• DMC/DSMB（建立、适用范围、成员选择、运行等）；
	• 危机管理和灾难恢复；
	• 药物警戒尽职调查流程；
	• 药物警戒外包政策和管理；
	• 诉讼

药物警戒体系及其质量体系的范围不应仅限于药物警戒员工；很多与药物警戒有合作的部门（非临床、临床开发、法规事务、医学事务、法务、市场/销售、媒体公关、直接向高级管理层提交的投诉等）均应涉及其中。在质量文件（QD）的编制、更新以及培训中，都必须考虑这一点。

33.3 卫生当局对SOP的要求

卫生当局要求应在24小时内提供全球和EEA的操作程序列表和副本。可以额外制订适用于当地的操作程序，并可根据具体要求提供。

FDA、英国药品和保健品管理局（MHRA）或欧洲药品管理局（EMA）的检查员在药物安全检查开始时首先提出的要求之一，是提供组织架构图和药物安全SOP及相关文件（如指南、工作文件、手册等）的副本。通常情况下，公司将这些文件的索引或清单交给检查员，然后检查员选择具体检查哪些文件。

随后政府检查员、公司审计员、尽职调查的供应商和其他人员会详细阅读SOP，他们认为受SOP约束的公司员工理应严格遵守这些SOP。除SOP外，审计员还将查看那些用于辅助工作的工作文件、手册和指南以及其他文件（见下文）。审计员会认为公司员工也应遵守这些指南，特别是那些通过正式或半正式的公司机制批准后的指南。

请注意，即使将流程或要求写在"操作文件"中而不是SOP中，员工也必须遵守。所以，将某些要求降级为操作文件或指南，检查员仍然会对其进行检查，并且认为员工必须遵守这些要求。所有程序文件在审计或检查中会被一视同仁。

公司或卫生机构可能会创建不同级别的程序。对于大型公司，可能会有一个级别非常高（"全球"或"公司"）的SOP来规定安全性政策的范围、使命和概述。然后，适用范围内的每个部门可以制定自己的本地化政策，再往下的细分部门，可以继续制定自己的政策。通常，这种结构最多包含2到3个层次。例如，一家大型跨国公司，可以创建以下三个级别的SOP：

1. 公司层面的高级别政策，适用于所有部门：这是公司对法律、法规和道德行为的最高级别的合规要求。该政策表明公司有意收集、分析并向适当的医疗卫生当局以及内部和外部客户报告公司了解到的有关其产品的所有AE、产品质量投诉和用药错误。

2. 部门级别：公司各部门根据高级别政策，制订出更为详细的仅适用于本部门的版本：

■ **人用产品部门**：制定适用范围较宽的政策，使高级别政策落地。该政策将涵盖国内和国外（直接或通过子公司或附属公司）的所有研究和营销，并指导其制订本地化SOP（以当地语言撰写，附英文翻译，以便质量小组进行审查）。

3. 分部门级别：每个分部门（如法国分公司）使用当地语言创建自己的SOP来落实上述政策。要实现这一点，可能需要创建多项政策来具体描述职责（如医学监查员负责……）、时限（如研究中心的所有SAE，将在发生后24小时内通过电子传输、传真、电子邮件等方式发送给公司）等事项。

例如，以下部门可创建一个或多个SOP，以涵盖以下内容：

■ 药物安全部门SOP将涵盖如何处理自发性AE（严重和非严重、来自卫生保健专业人员和消费者的报告）、文献来源的AE、Ⅰ～Ⅳ期研究的AE、来自研究者发起的临床试验的AE、业务合作伙伴定期报告的AE，以及信号检测等工作的具体细节；

■ 临床研究部门的SOP将涵盖对研究者各方面的指导，对于发送AE的内容、时间和特定书面形式进行监测，或如何在电子病例报告表（EDC系统）中处理病例报告；

■ 动物毒理学/药理学部门应制定SOP，规定应如何和何时报告动物安全性和毒性结果，以及向谁报告。因为在许多辖区，必须在15个日历日内以快速报告的形式上报可能导致人类安全性问题的动物试验结果。

还可以创建任何级别的其他质量文件。一个工作小组可以随时创建文件，以帮助工作人员完成日常工作。这些文件可能是手册（例如，数据录入手册，分步骤解释如何将AE录入安全性数据库）、指南、指导、"备忘录"（例如，药物包装说明书文件中的AE列表，以帮助快速判断一个AE是否是已知的）、流程指南和其他辅助工作的文件。这些文件应有正式的版本控制，并确保在组内所有人对其理解是正确和一致的。

必须严格控制质量文件，因为它们是所有员工必须遵循的"圣经"。员工只能使用最新的版本。为了确保员工不会使用旧的或过期的版本，仅在线保存最新的版本。但是，在实际操作中，尤其是存在大量质量文件的情况下，员工遇到问题时会使用打印的副本，而不是在线查看（例如，他们可能必须从正在录入数据库的病例中退出，才能查找SOP相关的问题）。这与质量文件的制定目的相悖，但可能是无法避免的。在这种情况下，打印的版本应包含一份声明："该打印副本不一定代表本SOP的最新生效版本。可在线查阅当前生效的副本［给出链接或地址］。"或者，QA小组可向每位员工发布带有编号、日期和版本控制的质量文件打印副本。当发布新版质量文件时，QA小组成员应及时更新文件夹，用新版本替换旧版本。

显然，必须对质量文件进行严格的版本控制。这应该在管理质量文件创建和维护的SOP中阐明。应涵盖如何和由谁确定是否需要某份质量文件，及其创建、审查、批准和更新的流程。应描述版本控制和编号规则。还应要求对适用的员工进行新规程的培训。

应保留旧的、过期质量文件的副本，因为卫生机构检查员在检查数月甚至数年前的病例时，希望看到当时生效的质量文件。如果在接收和处理病例时，某些SOP的要求尚未建立，那么就避免现行SOP被引用。

33.4 质 量 培 训

在质量文件生效之前，必须完成相应的培训。培训并不是简单地将质量文件下发至员工供其阅读，而应尽量采用专业、专职的培训师（例如，在教学和培训方面具有一定技能的员工）制定的培训策略，以确保培训效果。包括制定培训和再培训计划表和课程，并使用高效的技术（有趣的演示、视频、基于网络的培训等）。

许多公司在培训后进行测试，以确保员工已掌握培训内容。大多数公司会测试人工数据录入，因为此项职能至关重要，必须正确完成，但是这种测试存在一些争议。许多公司有培训部门，在部门内部"认证"培训师（"给培训员提供培训"）。培训师可能不会对所有质量文件进行培训，但可以招募专家，对各专题进行实际的培训。培训师可对培训资料进行审阅和批准。此外，必须保存详细的培训记录！包括个人记录和团队记录，以便可以快捷地（通过书面记录）向审计员证明每个员工都得到了有效的培训。培训材料（例如PowerPoint 平台）的副本也必须妥善保存。更多详情请参见第 34 章。

33.5　质量文件的实施

仅仅撰写和发布质量文件是不够的，必须确保质量文件的执行。质量保证部门应从多个层级对质量文件进行稽查：

- 质量文件是否符合设定的目的和标准？例如，如果安全性SOP要求遵守美国和欧盟的快速报告要求，则应对照美国和欧盟的法规、法律和指南对SOP进行审计。对于一个稽查员来说，这往往是一项困难的工作，因为他必须熟悉这些法律法规。一直以来，负责药物警戒稽查的团队也负责临床研究稽查，有时还负责审计财务、药物非临床研究质量管理规范和药品生产质量管理规范。这意味着稽查员对安全性要求和最佳实践只有表面的了解。现在的趋势是建立专门的药品安全稽查团队，拥有熟悉药物警戒的员工——往往是来自希望走出"一线工作"的前病例报告处理员或药品安全团队的工作人员。因此，稽查员能够对SOP是否符合适用的监管要求和是否是最佳（或至少可接受！）操作做出有经验的判断。

- 第二层级的审查更为常见也更容易进行稽查：员工是否遵守SOP的要求？如果SOP清晰且符合惯例，审计员可以很容易地核实程序的执行是否合适。例如，如果SOP要求安全性部门在收到AE报告后，需要立即手动或以电子的方式加盖日期戳，然后在2个工作日内录入数据库，那么稽查员就可以直接比对日期戳与数据录入的日期。

- 另一层级的审查是内部一致性。

- 如果跨国公司在各个国家负责销售药品的子公司都有安全性SOP，则应审查这些 SOP是否与更高级别的SOP一致，如果有必要且适用，这些SOP还应相互一致。这是将SOP高保真翻译成公司官方语言（通常为英语）的原因之一。

- 对于新的或更新的质量文件，应参照其他适用的质量文件进行一致性检查。

尽管CIOMS和ICH在协调安全性要求和法规方面做了大量工作，但各国的要求之间仍存在显著差异，尤其是在临床试验中，其一致性不及上市后药物领域。在工作层面上，这些差异可能是实质性的，公司很难以各方都满意的方式解决问题。

在全球化时代，与其他公司（制药/生物技术公司或CRO）合作共同开发、共同营销或以其他方式联合是很常见的。其中一些可能涉及全球多家公司。这种情况需要一定程度的协调，以达成协议，并规范如何执行SOP或相关流程。

在这种情况下，SOP某些具体要求的执行也可能存在问题。比如一家公司仅使用E2B 提交病例报告，而另一家公司使用纸质表格，就会存在待解决的问题。或者，如果两家公司同意使用CIOMS Ⅰ表的形式交换所有SAE，其中一家公司的流程要求在7

个日历日内完成该表，而另一家公司要求在11个日历日内完成，则在时限和流程方面就存在重大问题，会迫使其中一家公司改变其流程以适应缩短的时间表。一家公司可能需要对每个病例报告进行法律审查，而另一家公司可能不需要。对于某些问题，大多数公司会尽可能地协调，并在剩余的问题上求同存异。一般情况下，公司越大，灵活性就越差。

对于某个研究或某个上市的药物而言，最好只有一套质量文件，但在通常情况下，每个公司都使用自己的质量文件。在研究开始或药物上市之前，必须消除病例报告管理、处理、医学审阅等方面的差异。没有一种正确或理想的方法可以做到这一点。每种情况通常需要定制，一方或各方可能需要妥协。这对于那些系统僵化的大公司来说可能比较困难，这些公司不希望出现破例或"一次性"的情况。有时，公司可能不允许他们（高度专有）的质量文件离开公司大楼。另一家公司如果想看这些文件，只能亲自造访该公司保存质量文件的地点。这就增加了公司之间协调质量文件的难度。

本章列出的质量文件清单并不详尽，需要每个组织进行量身定制。有些组织是"统合派"，倾向于创建更少的质量文件，有些组织是"分割派"，倾向于创建更多的质量文件。有些公司会制定"点到点"的SOP，目的是建立一个跨部门的流程，而不是每个部门/职能分别创建一个SOP。

例如，从收集初始信息到向卫生当局报告，临床试验SAE的管理可能需要多个人员和部门参与，具体取决于公司的组织架构，可能包括临床试验监查员（CRA）、数据录入人员、药物警戒医生、注册事务经理等，由此制定一个SOP，适用于所有参与该过程的人员。这种方法很有吸引力，但在创建、实施和持续更新方面可能很复杂。

应对所有SOP、工作文件、手册等进行定期审查（比如每年一次，适用时可增加审查频率，如法规发生变更），以确保其仍然适用并满足最新的要求。特别是应将这些文件与现行条例和要求、最佳实践以及它们所适用的组织中的实际情况进行比较。令人惊讶的是，SOP中所写的可能并不是"实操中"真正发生的事情。应在流程和SOP中进行调整。应仔细记录文件中的所有变更，并在文件的"变更说明"章节中注明。必要时应进行培训，为了更好地审查制药行业的SOP。

33.6 药物警戒绩效指标（KPI）

医疗卫生当局不断提出的药物警戒新要求，通常不会带来太多惊喜。大多数"新"法规将在共识论坛中制定，无论是在专家工作组、志愿工作组还是在公众反馈期间，公司都有机会参与其中。必须指定一名有经验的人员（通常在法规事务职能范围内），该人员致力于在外部环境中跟踪甚至影响药物警戒新要求的发展。还应建立指标和"关键绩效指标"（KPI），目的是能够客观和定期地对药物警戒体系的合规性、性能和效率进行审查；还可以针对数量、工作量、实际资源等制订指标和KPI，以获得它们的客观情况。表33-2提供了一些公司可以遵循的KPI示例。

表33-2　药物警戒绩效指标示例

关键绩效指标（KPI）	
指标/KPI	主题
在截止日期前提交的快速病例报告的百分比	合规性
在截止日期前提交的PSUR/PBRER的百分比	合规性
卫生当局评估者审查后，就PSUR/PBRER提出的问题的数量	医学评估质量
已识别的安全性信号和可能"遗漏"的信号（例如，由医疗卫生当局评估者提出的信号）的数量	医学评估质量
导致变更或采取纠正措施的已确认安全性信号的数量（例如，说明书文件更新、公司层面从检测到信号至说明书文件更新所用的时间、在每个国家说明书文件更新所用的时间等）	患者保护的效率
REMS/RMP的承诺（1）完成情况（2）是否按时	合规性和效率
每个病例报告的费用（区分临床试验与自发性严重报告）	效率
病例报告的数量（有效报告与无效报告）	数量/工作量
每个员工管理的病例报告的数量	绩效
其他	

　　对于提交卫生当局的合规性，每个公司制定的指标/KPI都很相似；对于其他方面，每个公司的指标/KPI又各有不同。按周期（每周、每月、每季度、每年等）设立指标/KPI是很有效的。有效指标/KPI的数量是没有限制的。有评估才会有改进，选择对持续改进最有效的KPI。

　　必须有指定的药物警戒团队或人员负责质量体系的管理。指标和KPI必须定期传达给相关员工和药物警戒质量管理团队。按照预设的时间间隔，药物警戒质量管理团队应召开会议并解决所有发现的偏差，以定义和制订CAPA（如流程更新、再培训等）。强烈建议采用专门的报表来管理所有开放/关闭的CAPA，并且记录所有会议主题和决策。

第**34**章

培　　训

本章节对两个广泛且相关的领域进行阐述：①对药物警戒部门工作的相关人员的培训；②对集团内需要了解药物安全但不属于药物安全或药物警戒（PV）部门的其他员工的培训。

34.1 ┊ 简　　介

首先必须强调的是，任何人员都不应该在没有接受培训的情况下开始工作。政府检查员或审计员将查看个人的培训记录，以确保他们接受了与所从事职能相关的适当培训，并且该相关培训是在该人员实际开始工作之前完成的。虽然其中的道理显而易见，就像没有人愿意乘坐一架没有接受过此类飞行训练的飞行员驾驶的飞机一样。但实际工作中并不总是遵守这样的流程。如果不在实际开始工作前完成相关培训，在审计或检查中很可能导致出现缺陷项。

在任何组织中，都需要有两大类培训：第一类是公司/组织要求的培训，包括遵守法律、法规、政策，计算机系统的使用，公司职业道德、行为准则和使命，职场平等，与同事相处，工作场所安全，填写工资和福利所需的表格，以及每个人都需要了解的公司层面的其他事项。此类培训通常由公司层面的培训团队对全体员工进行，这里不作进一步的讨论。

本章将详细讨论的是另一类培训，即涉及特定工作的药物安全培训。目前，几乎所有公司都有培训职能岗位，许多集团现在都有全职的专门培训师，其工作范围是处理所有与培训和指导相关的事务。一些大公司的药物安全部门和药物警戒（PV）团队都有自己专门的培训师，而小公司通常没有这种"奢侈品"。

这些集团根据接受培训的人员及其所从事的工作，建立具有大量针对性课程的培训体系来培训正确的人如何做正确的事情。培训对象可能还包括后备人员。如果培训团队属于公司层面，且具有进行药物安全培训的职能，那么他们通常会让药物安全和药物警戒人员担任药物安全主题专家（SME）并准备课程和培训材料。培训可能由该主题专家亲自进行，也有可能由培训团队使用主题专家准备好的培训材料进行。现在培训的趋势是利用自动化的自助培训系统来开发计算机化的自助培训课程。培训课程的设计可能只有简单的"阅读和应用"功能，对于更关键的职能岗位，可能还会有考核理解和掌握培训内容的衡量指标。

对于现场培训，培训团队需要制定培训时间计划，并为那些不能参加首次培训的人员准备备用课程。然而培训团队成员自己可能会开展很多培训，尤其是针对高级别或更通用的培训科目，他们通常会创建一个主题专家库，请主题专家针对高度专业化或技术性领域内容进行培训。培训团队和质量与合规团队以及药物安全团队合作，确定哪些员工应接受哪些领域内容的培训，确定哪些培训可以是"一次性"的，哪些培训需要更新或再培训。一些人员流动率高的团队需要经常为新员工（如销售人员）提供培训，而另一些较为稳定的团队通常不需要经常进行培训。另外，如果标准操作规程（SOP）或法律、法规发生变化，则通常需要进行再培训。在某些情况下，需要对所有员工进行年度培训，例如关于安全性信息报告的义务以及如何将不良事件分类并报告至药物安全团队。

如果培训需要在所在国家或世界各地的不同地点进行，培训工作可能需要大量出差，尤其是对于那些跨国公司和那些员工居家办公或外地办公的公司。除此之外，培训时还应考虑全职员工与兼职人员培训层次的差别。供应商、第三方、顾问、兼职员工、临时员工和其他非全职员工也需接受与其职责相对应的培训，这意味着可能需要为远程办公的公司、供应商、员工等付出巨大努力。需要关注人员流动，尤其是供应商的人员流动情况，以满足其新员工的培训需求。另外，还需要解决非英语员工的培训问题，尽管英语通常是公司和机构的国际通用语言，但可能也需要用当地语言组织培训。一个跨国公司可能将一种语言作为公司药物安全和其他记录的"官方"语言，但当地政府也可能要求使用当地语言进行记录。其次，也应培训如何使用社交媒体发布安全性问题，例如，关于药物安全问题的推特（Tweets）或脸书（Facebook）网站评论。

现在，许多培训都使用"远程学习"电子资源的形式，如直播或录制的网络研讨会、电话会议、智能手机和培训应用程序，以及允许学员按照自己希望的时间和进度进行个人学习的软件。现在有许多供应商可以为公司培训提供新技术支持。培训团队应充分了解这些新的技术以及培训记录的存储方式和访问方式。因为业务全球化以及制药行业在各种商业合作下建立了多种伙伴关系，因此，在适当的情况下应考虑使用咨询和外包。

培训团队应建立一个培训记录储存系统，以便培训部门记录全球范围内接受培训的人员以及员工特定的培训文件，这些文件通常保存在每位员工的人力资源或部门档案中。培训材料（如PowerPoint幻灯片、培训应用程序）的副本也应保留在主文件中。许多组织现在都有基于网络云的培训文档和数据存储系统，不再需要多个或者重复的纸质文件夹。

在卫生机构的检查过程中，培训团队应能够证明相应的团队成员（如药物安全、临床研究、注册事务人员）完成了相应职能的培训（如处理7天快速报告），并存档分发给学员用于培训的文件（幻灯片、培训讲义）。此外，培训团队可以查看每位员工的（纸质或电子）文件培训记录，以表明某员工在某特定日期接受了特定职能的培训，所有这些文件必须随时可获得。如果更换供应商，那么培训记录应该怎么存档呢？

培训团队应与接受培训的部门以及药物安全部门合作，编制一个"培训矩阵"，规定哪些员工（按职位或职能）需要哪些培训模块以及培训频率。即使标准操作规程（SOP）和流程没有改变，他们也应确定哪些员工、顾问、供应商等需要再培训。

公司应制定一个通用的公司政策，要求公司的所有员工和代理人（包括顾问和临时员工）如果在工作期间和工作时间之外获知不良事件，要向药物安全团队或合同研究组织（CRO）报告。这通常针对已上市药物，包括邻居或亲属偶然提到了他服用了你所在公司的某药物并出现不良反应等情形。该政策要求员工在获知不良事件的下一个工作日之前向药物安全团队或CRO报告，并提供足够的联系信息，以便药物安全团队或CRO对事件进行随访以了解事件详情。所有拥有已上市产品的公司都应进行此项工作，并且通过电子邮件群发、备忘录或公司实时通讯进行定期提醒。医务人员可能会对不良事件发表评论，销售人员应定期与医务人员联系。这些同事的主要职责不是药物安全，因此可能需要更频繁地提醒其履行药物安全相关义务。

关于药物安全问题，有必要对公司内的几个小组（"支线小组"）进行培训，使其了解将不良事件发送给药物安全团队以及处理和分发案例的职责。需要接受培训的团队包括市场和销售团队、法务部、收发室工作人员、电话接线员、高级公司管理人员及其行政人员（他们经常收到致首席执行官或总裁的投诉信、电子邮件或社交媒体信息），所有临床研究和支持团队、医学事务部、产品投诉部、质量和合规团队、注册部、医学信息/服务部、新业务开发团队、图书馆、信息技术部（IT）和网络管理员，以及其他任何被认为可能参与不良事件或安全性信息报告的团队。

需要接受培训的外部团队包括与公司合作或被公司雇佣的供应商、合作伙伴和临床团队或合同研究组织，所有其他承包商和外包商（如雇佣的销售人员、租赁代表）、临床研究过程中需要向公司报告不良事件的研究者、外部法律顾问，以及根据合同需要遵守公司SOP的其他业务合作伙伴。还包括参与患者支持项目的供应商和其他人员。有时可能很难确定哪些团队成员需要接受培训及其培训级别。

随着新聘人员、公司规模扩大以及规章制度和要求的变化，组织中的培训需求会增加，但是培训部门的人员和差旅预算可能不会同比例增加。这迫使培训团队提高工作效率并采用更灵活的方式工作。有很多方法可以做到这一点，包括基于网络的培训，或者简单地将培训课程录制为视频，并将其发布到网上，要求员工进行查看，并在一定程度上对培训内容进行考核以确保员工确实观看了培训视频，同时也必须保存相关的培训文件。

关于实际培训需要，是通过现场培训或网络培训来满足，还是让员工阅读和回顾适当的SOP（这称为"阅读理解"培训）来满足，在培训领域还存在争议。"阅读理解"培训基本上包括向某员工提供适当的SOP和其他程序文件，并让他阅读和"理解"这些文件。通常（但并非总是）需要指派能够答疑的人员来回答阅读者的问题。我们曾看到过新员工的培训文件显示，某员工一天阅读的SOP多达20份，这可能不太令人满意，并且可能在检查或审计中被指出，特别是如果在检查中发现存在培训问题。

关于培训考核的争议经常出现。通常需要测试所教授的或所阅读的材料是否已被吸收、理解。这可以通过培训结束时的正式测试或让另一个人观察参训人员在工作中的表现来判断。例如，观察参训人员将案例录入药物安全数据库的操作过程。测试结果可以是匿名的，或者测试结果仅向参训人员公布，而不向其主管或培训师公布。可能需要对不合格人员进行再培训和再测试。在任何情况下，都必须遵循良好的教学技巧，如"公开表扬，私下责备"。培训团队通常需要准备涵盖以下列出的各部分或子部分的模块内容，以便根据员工的岗位和经验选择哪些模块应用于培训哪些员工。例如，内部员工可能比新员工需要更少的培训。

考虑到药物警戒培训的发展和演变，特定培训课程可能可以确保药物警戒团队满足当前最新的药物警戒标准。例如，没有药物流行病学团队的公司应至少有一到两名具备药物流行病学基础知识的药物警戒成员：当请求外部药物流行病学支持时，这将有助于他们对顾问提出的建议进行质疑和拒绝顾问的建议。根据员工的教育程度和经验水平，可能还需要额外的培训课程。此外，根据公司的产品，还可能需要特定的业务培训课程，涵盖诸如各种疾病状态、药代动力学（PK）、药效动力学（PD）、临床开发等主题。

对于非英语母语人士，持续的英语培训可能有助于避免案例报告、汇总报告、白皮书、会议等的误译。

必须保存每位药物警戒员工及其在药物警戒、药物流行病学或相关领域的培训计划及培训记录。

34.2 组织架构和临床试验场所信息

培训应包括以下内容：

- 新员工入职培训（通常由人力资源部完成）；
- 员工及组织介绍；
- 培训课程审查；
- 办公场所信息，包括"其他"办公场所；
- 电话、密码、语音邮件、电子邮件、其他计算机和网络功能、所需数据库；
- 智能手机/移动电话和社交媒体、使用的应用程序；个人或非公司批准的应用程序使用；
- 安全部门概述：架构和职能、团队、支持人员、子公司、附属机构和国家/地区运营；
- 岗位职责；
- 业绩目标和评估指标，以及目标设定；
- 支持团队；
- 来自其他部门的培训（如由临床研究、法务、注册、信息技术部门提供的培训）；
- 如果无法进入办公场所或使用计算机时需要执行的紧急状况和灾难恢复程序；
- 数据隐私和保护政策。

34.3 计算机、表单、电子和纸质资源

- 计算机和互联网账户和密码、应用程序；
- 服务台；
- 电子邮件、智能手机和社交媒体使用政策；
- 公司门户网站；
- 在线服务：图书馆、福利、表格；

- 非办公场所登录；
- 有关"禁止访问"网站的政策。

34.4 什么是药物警戒？

- 药物安全的职责；
- 美国、欧盟和其他国家或地区的法规、法律、指南、指令（可能是业务筹备所需的，即使公司在某特定管辖区域内没有直接业务）；
- SOP、手册、工作辅助工具、指南、工作指引（WI）以及访问途径；
- 术语；
- 监管公司产品的卫生机构（监管当局）的职能和职责：美国食品药品监督管理局（FDA）、欧洲药品管理局（EMA）及英国药品和医疗产品监管局（MHRA）等；
- 在什么条件下以及应该由谁联系监管当局；
- 说明书文件-产品特性概述（SmPC）、药品说明书文件、研究者手册、公司核心安全性信息和数据表；
- 更高水平的概念，如包括快速和定期报告。

34.5 公司和药物安全标准操作规程、工作文件、指南和手册

- 高级别的公司SOP；
- 部门SOP；
- 药物安全SOP；
- 涉及药物安全的其他部门SOP，例如产品缺陷；
- 国际标准化组织（ISO）或欧洲标准化委员会（CEN）要求，如适用。

34.6 监管活动术语医学词典（MedDRA®）和其他词典

- MedDRA简介；
- MedDRA浏览器；
- 编码不良事件和其他数据：维护和支持服务组织、FDA和其他公约；请求更新编码和定期更新；
- 药物词典；
- 其他词典、编码列表、缩略语和惯例。

34.7 药物安全数据库

- 访问数据库：账号（ID）、密码、不活动超时锁定、更改密码、注销账号；

- 逐屏数据录入培训；
- 妊娠案例、母子案例和其他特殊情况；
- 数据隐私；
- 实验室数据；
- 源文件和扫描；
- 归档和删除案例；
- 开始日期、时区和其他日期问题；
- 副本；
- 通过纸质或电子方式向FDA或其他监管机构发送快速报告；
- 向商业合作伙伴发送案例；
- 工作流程；
- 质量检查［质量保证（QA）和质量控制（QC）］；
- 请求报告者/研究者提供随访信息；
- 报告准备、报告首页、研究者信函；
- 特定质疑、结构化质疑语言、质疑示例；
- 器械、组合产品、疫苗、生物制品、血液制品问题；
- E2B和其他输入输出途径。

34.8 工 作 流 程

- 处理临床试验7天快速报告；
- 处理临床试验（IND）15天快速报告；
- 处理上市后（含上市后临床试验）15天快速报告；
- 全球快速报告；
- 临床试验电子数据采集系统（EDC）安全性信息处理；
- E2B和非E2B报告提交（包括不同版本的转换）；
- 欧盟-欧洲药物警戒数据库（EudraVigilance）提交；
- 非快速严重报告；
- 非严重报告；
- 妊娠案例；
- 文献报道；
- 自发报告和来自研究者发起的研究的报告；
- 用药错误；
- 产品质量报告，包括传染性病原体经产品的传播；
- 医学（医生）审核；
- 质量检查；
- 汇总报告：定期安全性更新报告（PSUR）/定期获益-风险评估报告（PBRER）、年

度安全报告（如仍在使用）、IND年度报告、NDA定期报告（PADER）、临床试验期间安全性更新报告（DSUR）;

- 与其他部门的互动（如临床研究、注册）;
- 临床试验破盲：个别案例的破盲和试验结束时所有案例的破盲。

34.9 与合作伙伴及CRO的互动

34.9.1 信号处理与药物警戒

- 信号的产生、处理、验证和管理;
- 风险管理、风险评估与减低策略（REMS）和风险管理计划（RMP）的编制;
- 危机管理和紧急安全性信息通告;
- 药品召回、方案变更、研究终止、篡改/伪造数据以及其他紧急问题;
- 说明书文件变更;
- 媒体培训。

34.10 学 术 培 训

许多大学和学术机构现在都在开设有关药物安全、药物警戒、风险管理和信号管理的课程或项目，有些将药物安全作为"药学"这个大型项目的一部分。这是一个快速发展的领域，我们预计一些机构将提供正式的培训项目，帮助人们找到工作。然而，我们还没有到那一步。

34.11 其他外部培训

现在全世界有许多组织（包括营利性组织和非营利性组织）提供药物安全和药物警戒方面的培训。

世界各地有许多会议，通常持续一到四天。一些政府组织会提供培训，例如，EMA和MHRA，也有许多区域特定的培训会议。

外部培训的质量良莠不齐，对于声称提供诸如"申请药物安全和药物警戒认证、在3～4个月后可从事药物安全和药物警戒工作"等内容的培训，要十分谨慎，需要非常谨慎地看待提供的"证书"或"认证"的实际意义。因为这些培训提供方并不了解对于药物安全从业人员来说，哪些认证项目是被监管机构和相关公司广泛认可和接受的。

有些培训是非常有用和有针对性的，也有些培训是不完整的、包含不正确的信息，或者是偏重于观点而不注重事实。这些培训可能不会随着法规的变化而更新。通常非常昂贵，购买者应该小心（购者自慎）。

稽查和检查

美国食品药品监督管理局（FDA）、欧洲药品管理局（EMA）、英国药品和医疗产品监管局（MHRA）、加拿大卫生部以及许多其他国家卫生当局根据法律要求对公司进行检查，以确保他们遵守所有安全报告的规定。

35.1 基 本 知 识

尽管审计和检查这两个术语经常互换使用，但其意义并不完全相同。药物安全方面的检查一般是指由政府或官方机构对流程、数据、记录、合规性和数据库等进行的询问、调查和验证。审计与此相同，但与检查的不同点在于审计是由非政府实体完成的，例如自己的公司、合作伙伴、供应商、客户等（注：在本章中，除非另有说明，这两个术语可互换使用）。（译者注：另外，此处的审计也经常与稽查混用）

目前在检查和审计中经常听到的另一个术语是"差距分析"，这也是指一项审计/检查，其主要目的是找出系统中的差距，即需求与实际情况之间的任何差异。这种方法与审计或检查略有不同，因为政府或第三方审计/检查本质上是一种"对抗性程序"。审计人员的职责是寻找漏洞，所以他们可能会以一种不太友好的方式进行，情绪往往很紧张。差距分析通常以一种非对抗性的方式进行，以帮助公司（被审核方）了解漏洞和问题以及解决这些问题的方法。在非对抗性的审计过程中，审计人员可能会以"友好"的方式进行指导或提供建议，而在对抗性审计程序中，审计人员是不会这样做的。

官方检查作为政府常规业务的一部分（如每两到三年进行一次例行检查）或有因调查某项问题，以核实对法规的遵守情况、监督行业问题，主要目的是为了保护公众健康。而审计主要出于商业原因，确认法规的遵守情况，对新的或现有的供应商、合作伙伴、客户进行尽职调查，将对问题的调查作为质量管理体系一部分的日常工作等。

审计或检查可能是定期和例行的（如每年一次），涵盖一个或多个产品，常规的或特定的审计［如查看新安装的计算机（IT）系统］。也可能是只关注特定的问题的非定期审计。审计的"目标"包括制药公司（总部、地区或国家办事处、临床研究、监查员、合法性、首席执行官办公室、电话接线员、网站和网站管理员）、监管、销售、营销、广告代理、数据录入、IT部门、培训部门、医学撰写、汇总报告（DSUR、PSURs/PBRERs、新药上市申请定期报告等）、许可、合规/质量、生产、产品质量合作伙伴、分销商、合作研发者、被许可方和许可方、供应商、承包商、合同研究组织（CRO）、数据存储设施、档案、研究中心以及安全"链条"中的任何人。它可能包括临床研究和未经批准的药物和/或已上市的产品。

现在大多数机构都是基于风险进行检查。也就是说，他们会优先对那些被认为安全系统方面存在问题和风险较高的公司进行分类和检查。这些机构使用正式的风险评级系统或非正式的排名（刚刚合并的公司、存在安全问题的公司、推出重大新药或有毒药物的公司、第一个产品上市的公司等），以确定检查的优先顺序。

对于欧盟的检查，必须在检查前六至八周提供一份非常详细的文件。该文件被欧洲药品管理局（EMA）称为药物警戒体系主文件（PSMF）。它必须在检查前准备好并可供使用。连同附录，这份主文件可能有数百页，并且通常以光盘（CD）、U盘、数字化视频光盘（DVD）或其他电子方式提供。

35.2 稽查范围

任何与不良事件和安全有关的人和事都非同儿戏。审计范围将包括：所有来源的安全信息的审核和处理，标准操作规程，工作文件、指南、工作手册，可测量和可量化的数据，报告随访，医学编码［监管活动术语医学词典（MedDRA®）］，文献审阅，医学信息，质疑和回复，快速报告（7日和15日报告），定期安全性报告，信号检测和管理、风险管理、流行病学、问题管理，与合作伙伴、联合研发者或合同研究组织（CROs）等的安全协议，技术和产品质量投诉处理，用药错误，注册，电话呼叫中心，离岸外包，质量体系，信息技术，数据隐私和安全，数据备份和存储，培训，非工作时间的信息质量，业务连续性计划和危机管理，安全信息沟通，安全说明书文件和管理等方方面面。

审计人员可能会要求提供以下文件：

（1）概述资料

- 确定的参与不良事件人员、投诉和安全数据处理涉及人员的组织结构图；
- 所有程序性文件，包括标准操作规程（SOP）、工作文件、指南、工作手册；
- 所有内部和外部（包括卫生当局）与不良事件处理有关的信件、会议记录和说明书文件；
- 在相关国家销售的所有产品清单及其批准的现行说明书文件；
- 所有与病例接收、处理和报告有关的单位/部门列表；
- 包括与不良事件接收、处理、评估和向卫生当局报告相关的所有合同和安全性数据交换协议副本；
- 职位描述和培训记录；
- 适配的质量体系；
- 如何搜索和处理医学文献以及所使用的数据库；
- 法规和公司内部规范依从性的管理［质量文件、指标和关键绩效指标（KPI）、偏差/违规行为识别和管理、纠正与预防措施（CAPA）计划、会议记录等］；
- 对于欧盟检查，要提供药物警戒负责人（QPPV）及其职责和职能相关的所有信息及药物警戒体系主文件。

（2）特殊产品

- 最可能出现非预期严重不良事件的药物；
- 如果不能产生预期的药理作用，即可能导致严重医疗问题的药物；
- 符合以下一项或多项标准的最有可能出现非预期不良事件的药物：
  - 最近批准（如过去一两年内）；
  - 新适应证；
  - 新分子实体；
  - 已知或疑似生物利用度或生物等效性问题；
- 风险评估与减低策略（REMS）/风险管理计划（RMP），上市后安全承诺。

（3）特殊案例

- 过去一两年快速报告逾期递交的报告清单；
- 说明书文件中未载明的严重不良事件，尤其是涉及死亡或者住院；
- 不完整的报告、严重的报告、非预期的不良事件报告和未转归的报告；
- 不完整的或无效的病例；
- "无效病例"，即不具备四要素的个例报告；
- 妊娠事件报告列表。

检查报告的完整性和准确性，以确保所有严重且非预期的自发报告都在 15 个日历日内提交给卫生机构：

（4）在提交时，报告表上的信息是否可用？

- 表格中是否包含所有相关信息？
- 提供给监管机构的初始接收日期是否与生产企业初始接收信息的日期相同？
- 是否向监管机构提交了新的随访信息？
- 在可行的情况下，特别是在发生住院、永久性残疾或死亡时，公司是否获得了重要的随访信息，以便对报告进行完整评估？

（5）定期安全性更新报告（PSUR）/定期获益-风险评估报告/定期药物不良事件报告

- 该药物最近一到两年的部分或全部报告的副本；
- 是否包括所有相应的报告和清单；
- 报告是否及时提交？
- 定期报告应该包括 15 天内递交的非预期严重不良事件报告。

（6）信息技术材料

- 验证文件、变更控制标准操作规程（SOP）、灾难恢复程序和测试结果、系统演示。

（7）临床试验安全性资料

- 研究方案和修订案；
- 机构（伦理）审查委员会（IRB）（北美）批准、修订和年度审查批准文件；
- 知情同意书（包括修订和翻译）；

- 研究者手册和更新；
- 研究者会议报告；
- 数据安全监查委员会（DSMB）/数据监查委员会（DMC）/独立数据监查委员会会会议章程和会议纪要，药品安全委员会；
- 向研究者/机构（伦理）审查委员会（IRB）（北美）/伦理委员会进行15天快速报告的回执；

检查员将要求与相关人员（包括经理和员工）开会，一起来检查收到的文件。公司需要做好以下准备来处理问题。问题可能包括以下内容：

- 了解质量体系和规章制度的内容及其目的；
- 公司是如何收集各种类型的不良事件及如何处理它的；
- 是否漏报了不良事件，报告收集的途径是否全面，确保病例报告没有漏报；
- 如何对病例报告进行编号和跟踪；
- 病例报告处理细节：如何对电子（电子数据采集系统EDC、E2B）、邮件和电话的病例报告进行分类和处理；如何记录不良事件或潜在不良事件或投诉；
- 是否对每个病例报告进行医学评估，由谁以及何时进行评估；
- 如何以及何时进行随访；
- 谁来评估严重性以及说明书文件中是否列出？是否参考了正确版本的说明书文件？（最新版本）；
- 由谁决定一个病例是15天预警报告？这类报告是否被纳入定期安全性更新报告（PSUR）/定期药物不良事件报告（PADER）；
- 谁将快速报告和定期报告递交到医疗卫生当局？这些文件（纸质版或电子版）存档在哪里？
- 说明书文件是如何管理的，公司如何确保说明书文件能反应药物的安全状况；
- 公司已上市产品核心数据表（CCDS）与所有产品特性概述（SmPCs）/患者信息手册（PIL）之间是否进行一致性检查；
- 所有用于药物安全功能的数据库（商业的或定制的）是否都符合验证、变更控制、数据安全和隐私、审计跟踪等方面的规定。

一般来说，政府检查员可以查看所有内容，但通常他们不会查看涉及商业和金额的问题。是否提供公司药物安全体系的内部或外部审计报告的问题经常出现。公司不愿意提供内部审计报告，称他们不想"被政府检查员根据内部报告中出现的问题而进行严格检查"，避免写下任何有问题的内容。美国食品药品监督管理局（FDA）通常不会要求这些报告，而是接受总结报告或纠正与预防措施（CAPA），而不是报告本身。而欧盟要求在药物警戒体系主文件（PSMF）中对这些报告进行汇总。

35.3 检 查 流 程

不同的监管机构和不同的公司采用的检查方法也不尽相同。一般来说，检查人员到达后（提前通知或未提前通知；见下文），应立即做好迎接工作并将检查人员带到文件齐全的会议室。药物安全小组和"持有人"（通常是公司合规或审计小组负责流程的人员）确定会议议程。如果是政府部门的检查人员，可能会也可能不会事先透露所有的审计原因（常规审计、有因审计等）。

检查人员将要求提供各种文件［质量文件、欧洲药品管理局（EMA）行列列表、组织架构图、逾期的快速报告和定期安全性更新报告/定期获益-风险评估报告、承诺的风险管理计划/风险评估与减低策略的后续行动、说明书文件、计算机文档等］，这些文件要么在检查前准备好，要么是在检查的过程中准备。检查人员可能会要求随身带走一些文件复印件（有时他们会在检查前要求提供）。公司必须快速提供这些文件，不论存放在哪里，通常应该在24小时内提供。

检查人员会检查提供的文件、与相关人员面谈、访问药品安全委员会小组成员、访问服务器/计算机区域（如果有）等。公司员工应做笔记或者写会议记录，每天检查结束时会有非正式或正式的总结会，理想状态是检查人员会持续地提供反馈。

在检查的最后一天，会有一个正式的末次会议，公司的管理层通常都会参加。检查人员会总结检查结果并出具检查报告。通常，检查人员会在会议上向公司提供一个简短的书面摘要，随后会发送一份更正式的检查报告。如果发现非常严重的缺陷项，卫生监管部门会介入（导致严重的公开处罚或其他处罚），这些可能会在末次会议上披露。公司必须准备纠正与预防措施（CAPA），并且进行整改。

许多机构，尤其是欧盟的机构会向接受检查的公司收取检查费用，可能高达25 000美金或者更多。具体费用多少取决于检查时间。差旅费用也必须包括在内，检查通常持续至少一周左右。如果发现严重情况，可能会持续数月。

35.4 稽查和检查中发现的问题

在欧盟，通常将检查中的"问题"分为三类：①严重问题；②主要问题；③次要（其他）问题。美国食品药品监督管理局不把它们称之为缺陷，而称其为检查结果，并且不按重大、主要、次要进行分级。

35.5 美国食品药品监督管理局

美国食品药品监督管理局审核员/检查员（现在称为"调查员"）使用类似的方法进行药物警戒和药物临床试验质量管理规范（Good Clinical Practice）检查。调查员会发现影响数据有效性/可用性或对受试者保护/安全有重大影响的违规行为。这包括欺诈、反复和故意未获得知情同意、未报告应报告的不良事件。较轻微的违规不会直接影响数据可用性/有效性或患者安全或法规依从性，但如果持续重复，可能危及数据或受试者/患者安全。其他次要违规的情况包括不遵守内部程序或要求。所有这些"检查结果"都将在书面报告中描述（提供免责声明，指出所罗列的检查结果可能不是所有的违规行为的详细列表）。

35.6 欧盟药品管理局

■ **严重缺陷**：一个或多个药物警戒程序或实践中的严重缺陷，对整个药物警戒体系和/或患者的权利、安全或健康产生不利影响，或对公共健康构成潜在风险和/或严重违反监管要求；

■ **主要缺陷**：一个或多个药物警戒程序或实践的显著缺陷，或一个或多个药物警戒程序或实践的部分重大缺陷对整个过程有不好的影响和/或可能对患者的权利、安全或健康产生潜在不利影响和/或可能对公众健康构成风险和/或违反监管要求，但并不严重；

■ **次要缺陷**：一个或多个药物警戒程序或实践的部分缺陷，预计不会对整个药物警戒体系或流程和/或患者的权利、安全或健康产生不利影响。

35.7 处　　罚

处罚指标因国家和地区而异。例如，在美国，可能会有不同程度的惩罚，可以实施一项或多项处罚。

■ **FDA 483 表格**：美国食品药品监督管理局检查后的缺陷报告，也称现场观察报告。需要有相应的纠正措施与预防措施的行动计划。

■ **企业检查报告**（establishment inspection report，EIR）：由调查员准备，对调查结果进行非常详细的说明。

■ **警告信**（warning letter）：在多次未纠正违规行为之后，给首席执行官的一封信。需要紧急响应和计划。无标题信函类似于警告信函，两者都在美国食品药品监督管理局（FDA）的网站上公布。

■ **产品扣押**（seizure of product）：停止销售，终止新药申请（NDA）。

■ **同意法令**（consent decree）：在联邦法官前与美国食品药品监督管理局（FDA）就所调查到的缺陷的行动步骤、处罚、审计和报告要求达成限制性协议。限制性协议有效期通常为5年，如果未达到预期目标，可以续签协议。

■ **犯罪起诉**（criminal prosecution）：蓄意和屡次违规可能会对公司或责任人处以民事或经济处罚。

在欧盟，医疗卫生当局可采取必要措施，"以确保上市许可持有人受到有效、相适应的和有力的惩罚"（2001/83/EC指令）：

■ 纠正与预防措施（CAPA）计划的审核和控制；

■ 根据调查结果采取监管措施［紧急的安全限制、变更、销售（MA）暂停或撤销、注册延迟、产品召回等］；

■ 广告信息更新；

■ 重新检查以确保达到合规性；

■ 警告信；

- 被公布在发现严重或持续不合规的上市许可持有人（MAHs）的名单上；
- 财务处罚（最高为上市许可持有人上一营业年度总营业额的5%）；
- 移交刑事诉讼，可能会被判处监禁或罚款。

35.8 检查中发现的常见问题

- 未能提交或逾期递交的快速报告或定期报告；
- 向机构递交的报告不准确或不完整；
- 没有对严重的或非预期的不良事件进行随访；
- 标准操作规程（SOP）缺失或撰写不当；
- 公司未能遵守自己的标准操作规程（SOP）；
- 数据库问题，包括验证不足和缺乏安全性；
- 关于欧盟药物警戒负责人（EU QPPV）的缺陷（培训、职责范围、对体系的监督等）；
- 技术问题：提交的报告格式不正确，质量差；
- 安全信号丢失、忽略或评估不当；
- 缺乏指标和绩效衡量标准或不充分；
- 没有质量管理体系或不完整；
- 用药说明问题，例如安全性参考信息；
- 以前检查中发现的问题和纠正与预防措施（CAPA）未整改，没有兑现承诺。

35.9 对检查或稽查的回复

　　大多数政府机构检查的结果都需要书面答复。回复应针对检查员报告中的每一项。在大多数情况下，公司对检查的问题表示认同，并承诺在执行纠正与预防措施时提供更详细的报告来整改相应的问题。该报告必须经过深思熟虑并得到公司管理层的完全同意，因为它代表了对有关政府部门的正式书面承诺。对于美国食品药品监督管理局（FDA），通常必须在15天内提供书面答复。

　　如果公司选择对某些检查结果提出质疑或不予以纠正，则应仔细考虑，并从熟悉美国食品药品监督管理局或其他机构交易的律师处获得法律咨询。这会导致非常不利的情况，美国食品药品监督管理局可以在不事先通知的情况下采取严厉的处罚措施。相反，如果一家公司在某种程度上不同意，他们将提出这一点及他们的理由，并为纠正与预防措施提出替代建议。这种情况下，可以与美国食品药品监督管理局协商并达成合理的解决方案。

　　对非政府审计结果的答复是一项商业决定，但如果检查结果违反了政府机构的要求，检查员也会引用政府的要求，对问题予以纠正。应优先考虑审计结果，首先应对严重缺陷采取行动。该报告必须具体详细地回应检查员提出的每一个要点，并明确职责分配、行动步骤和完成时间框架。对于发现有严重或主要缺陷的，预计会在6个月到1年内再进行检查。

35.10 : 纠正与预防措施（CAPA）计划

除了最初的回复函之外，还必须制定纠正与预防措施（CAPA）计划来处理卫生机构检查的具体缺陷。这是一份公司内部文件，通常不需要发送给卫生当局或检查员，但大多数情况下，需要向监管当局发送纠正与预防措施（CAPA）的摘要。对于检查或审计结果，应采取一系列具体的纠正和预防措施。这些措施应由公司指定的某个人负责和跟进。

行动项应明确和独立，并指定一个具体的责任人，以确保每一项纠正与预防措施（CAPA）都得到实际处理和解决。每个行动项都应该有一个截止日期。在严重的情况下，可向卫生监管机构提交纠正与预防措施（CAPA）的摘要报告或定期进展报告，以展示诚意和进度。公司的目标是向卫生监管机构保证，缺陷已被识别，并正在以明确、系统和有据可查的方式纠正。

35.11 : 美国食品药品监督管理局（FDA）安全检查

在美国，FDA进行两种类型的药物警戒/安全检查：①常规监督检查；②"有因"或"定向"检查。选择标准包括简单的日常监督，定期（如每两年一次）检查所有公司，或FDA的某种触发因素，如一些违规经历（逾期的快速报告或逾期的定期报告、重大召回等）或最近推出重要的新化学实体。检查可能在美国或其他国家进行，所有在美国销售的药物都被一致对待。如果检查是有因的，检查员会掌握具体信息，包括病例报告或他们可能会亦或不会向被检查的公司透露的其他信息。FDA调查人员可能已经审查了之前FDA对该公司的检查报告，以及FDA数据库（联邦不良事件报告系统，FAERS）和定期报告中的不良事件列表。

每次检查通常有一到两名检查员，通常来自当地的FDA办公室，有时还有来自美国其他办公室或总部办公室的具有特定专业的检查员陪同。检查员以检查手册为指导，该手册总结了检查员应检查的内容。公司有责任审查该手册并确保正确使用FDA检查中审查的区域。

检查的高级目标是确保公司遵守所有有关安全数据的收集、分析和存储（纸质和电子）要求，向FDA报告，以及产品使用说明的联邦法规，确保快速识别药物风险并以适当方式管理，以保护公众健康。检查的范围包括不良事件、用药错误和产品质量投诉。

通常的做法是不事先通知检查，FDA调查员直接到达公司的办公室即可。他们会出示证件和文件，让公司签字，确认他们的到来和对文件的检查。申请人、赞助商、制造商、包装商和分销商均需接受安全流程和程序的检查。

FDA在全球范围内开展检查工作，并增加检查次数。FDA正在招聘更多的调查员和其他人员，并在美国以外的亚洲、南美和其他地方设立办事处。一位前FDA官员指出，FDA的一些执法工作一直很薄弱，但这种情况正在发生变化，为了阻止其他潜在违规者向公众传达问题，为行业创造一个公平的竞争环境，增加公众对 FDA 的信心。公司应该对如何处理产品安全问题保持警惕，公司应该迅速彻底地采取行动来纠正问题。不采取行动将导致执法和处罚。在严重的情况下，公司可能会收到警告信。收到警告信是一件非常严重的事情，它针对高级管理人员（通常是公司的首席执行官），并要求在短时间内（通常是 15 个工作日）提供详细的书面答复，说明将要采取的纠正措施。

35.12 对欧洲药品管理局（EMA）和英国药品与医疗保健产品监督管理局（MHRA）检查的评论

欧盟和世界其他国家政府机构的检查通常遵循与上述相同的一般原则，但也确实存在一些差异。欧盟的检查通常会提前告知，双方会商定一个双方都能接受的日期。检查员通常会要求被检查公司提供许多文件，涵盖药物警戒体系、注册、质量等，以及检查期间要审查的大部分文件。这些文件数量很大，通常要求在检查前的几个星期，将文件通过光盘（CD）、数字视频光盘（DVD）、U 盘或其他安全的电子设备发送给检查员。因为他们在到达之前已经审核了文件，所以检查员在检查前对公司的药物警戒情况是非常了解的。

检查员在检查前或有时仅在到达时提供详细的检查日程表。公司必须做好准备，并且必须在检查之前通知任何可能被访谈的员工。检查员控制检查议程和流程。一些公司认为他们可以控制检查，但事实并非如此。

在欧盟检查中，药物警戒负责人起着关键作用。在检查期间，他可能是药物安全小组的负责人，但至少他必须对整个体系、行动、有效性和药物安全性的处理负责。

35.13 公司内部的质量体系和公司对检查的准备

强烈建议各公司在其质量或合规小组内制定定期检查公司药物警戒职能的时间表，包括上市前和上市后的情况，并与卫生机构进行的检查类型保持一致。药物警戒工作非常专业，应该使用专业的、有药物警戒经验的审计员。这些工作应至少每年进行一次，尤其是公司的产品（新产品或老产品）存在严重的安全问题，导致严重或罕见的严重不良事件或毒性时。

每一家公司，无论是在欧盟销售还是进行试验，都应将药物警戒体系主文件（PSMF）的最新概要/描述进行存档，以便在检查时出示。如果公司没有质量或合规小组，则应将该职能外包，但仍应确保公司中有人负责质量和合规并监督所有外包职能。

每家公司都应制定有关如何管理外部检查的标准操作规程（SOP）。应包括以下内容：

- 应制定一个程序，提醒所有现场接待人员当检查员出现时该怎么做，特别是未事先通知的 FDA 的检查。还应规定由谁负责（立即）打电话联系检查员，然后由谁处理检查期间的所有后勤工作。

■ 应指定一名"陪同人员"、"接待人员"或"协助人员",随时陪同所有检查员。接待人员应负责所有后勤工作,确保提供会议室和茶点(通常限于咖啡、茶和饼干),并确保合适的公司代表与检查员会谈。如果有多个检查员(通常是这样),如果他们分开检查,公司应确保有足够的接待人员陪同所有检查员。接待人员通常是来自质量、合规或监管部门的代表。一般来说,不需要让公司的律师在场,除非检查员也有律师在场。

■ 会议记录员("记录员")必须出席所有会议,记录所有提出的问题,记录公司做出的所有承诺,并确保所有承诺的结果在承诺的时间范围内交付。会议记录员应在每天检查结束时详细补写会议记录(包括列出所有要求和交付的文件)。

■ 可以向所有会谈人员提供一份文件,其中总结了应遵循的规则和应采取的行为。

检查员要求的文件必须有复印件。复印件应在标有(或水印)"机密"或同等性质的特殊纸张上完成。所有交给检查员的复印件都应保留在公司的检查档案中。

会议室/会谈室应与药物安全部门分开。除非事先有安排或正式要求,否则让检查员在被检查的工作区域附近走动通常是不明智的。显然,药品安全部门应该确保所有文件都放在适当的地方,并且让员工知道检查员在场。

永远不要说谎,永远说实话。直接回答提出的问题。不要主动提供信息。不要猜测。如果答案是"是"或"否",就回答"是"或"否",然后等待下一个问题。永远不要害怕沉默。如果你不知道问题的答案,就说出来。试着(在接待人员的帮助下)找到能回答这个问题的人。如果你不明白某个问题,请要求重复或澄清。

35.14 关键文件

以下这些关键文档所在位置的网址链接(URLs)似乎经常被更改。我们建议您在美国食品药品监督管理局(FDA)或欧洲药品管理局(EMA)的网站上搜索它们。

35.14.1 美国食品药品监督管理局(FDA)

■ 合规计划指导手册第53章"上市后监测和流行病学:上市后不良药物经验报告法规的执行"〔7353.001(Compliance Program Guidance Manual)Chapter 53—Post-marketing Surveillance and Epidemiology:Enforcement of the post-marketing adverse drug experience reporting regulations〕;

■ 监管程序手册,2010年3月(Regulatory Procedures Manual March 2010);

■ 监管事务办公室合规参考(通常每年进行审查和更新);〔Office of Regulatory Affairs, Compliance References(usually reviewed and updated annually,as indicated)〕;

■ 药物警戒规范和药物流行病学评估指南,2005年3月(Guidance for Industry Good Pharmacovigilance Practices and Pharmacoepidemiologic Assessment,March 2005)。

35.14.2 欧洲药品管理局(EMA)

■ 欧洲议会和理事会条例,第1235/2010号,2010年12月15日〔Regulation(EU)No.

1235/2010 of The European Parliament and of the Council of 15 December 2010];

- 欧洲议会和理事会指令2010/84/EU，2010年12月15日（Directive 2010/84/EU of the European Parliament and of the Council of 15 December 2010 ）；
- 欧盟《药物警戒质量管理规范》指南，模块三：药物警戒检查［Guideline on Good Pharmacovigilance Practices（GVP）Module Ⅲ：Pharmacovigilance Inspections ］；
- 欧盟《药物警戒质量管理规范》指南，模块四：药物警戒审计［Guideline on Good Pharmacovigilance Practices（GVP）Module Ⅳ：Pharmacovigilance Audits ］；
- 欧洲议会和理事会条例，第536/2014号，关于人用药品临床试验的法规和废除指令2001/20/EC，2014年4月16日［2001/20/EC；Regulation（EU）No. 536/2014 of the European Parliament and of the Council of 16 April 2014 on Clinical Trials on Medicinal Products for Human Use，and Repealing Directive 2001/20/EC ］；
- 欧盟委员会条例第488/2012号和修订条例第658/2007号，关于违反欧洲议会和理事会条例第726/2004号法规（EC）授予的营销授权相关义务的经济处罚［Commission Regulation（EU）No. 488/2012 Amending Regulation（EC）No. 658/2007 Concerning Financial Penalties for Infringement of Certain Obligations in Connection with Marketing Authorizations Granted under Regulation（EC）No. 726/2004 of the European Parliament and of the Council ］。

35.15 摘要和评论

审计和检查如今已成为制药行业必不可少的存在，对于药物安全也不例外。必须完成高质量的工作，通过正式系统进行监控，并且所有工作都必须记录在案。卫生当局正在检查很多公司［制药公司、供应商、许可商、信息技术（IT）公司等］，必须要有经受住检查的能力并生存下去。内部的药物警戒审计必须开展，并且必须成为日常工作的一部分。

随着越来越多的国家开始进行检查，并且越来越严格，越来越专业，但许多问题仍有待解决。大家很容易想象，有一天，数十个国家进行检查，经历"每周一次检查"，一个医疗卫生当局刚离开，又一个医疗卫生当局随之而来。显然，可能会通过国际协调以避免重复工作。互相承认检查结果的理念，即一个政府承认另一个机构的检查能力和检查结果，变得被广泛接受，使整个检查过程更加有效并提高合规性。然而，由于检查对卫生机构来说既属于额外收入，也属于实际利润。因此这些机构可能很难放弃这种利润丰厚的收入来源。这将如何发展还有待观察。

第 **36** 章

药物警戒体系主文件

在欧洲经济区（European Economic Area，EEA），申请或持有生物制药产品上市许可（MA）的公司必须有一份关键文件：药物警戒体系主文件（Pharmacovigilance System Master File，PSMF）。PSMF不单单是一个文件，而应作为有效管理药物警戒体系的支持性工具，并且应持续保持最新状态。关于此文件的详细内容请参见欧盟的指南——《药物警戒质量管理规范》（Good Pharmacovigilance Practice，GVP）的模块Ⅱ。

36.1 简　介

公司提交上市许可申请（Marketing Authorisation Application，MAA）时需要提供本文件。如欧盟《药物警戒质量管理规范》（欧盟GVP）模块Ⅱ所述，PSMF的内容应反映欧盟（European Union，EU）获批药品的安全性信息在全球的应用，提供覆盖全球、区域和当地的药物警戒体系信息。欧盟主管当局进行药物警戒（PV）检查时要求提供PSMF，一些非欧盟国家也正在效仿这一理念，需要一份类似的文件，因此对于这些需要PSMF的特定区域，有针对性地编写一份PSMF并保持最新状态，将是非常明智的做法。通过准备PSMF，公司（和政府检查员）将对药物警戒体系的状态和质量有一个很好的了解。根据欧盟GVP模块Ⅱ的要求，PSMF是药物警戒质量管理体系的一部分。

36.2 药物警戒体系主文件（欧盟《药物警戒质量管理规范》模块Ⅱ）

详见欧盟GVP模块Ⅱ：http://www.ema.europa.eu/ema/index.jsp?curl＝pages/regulation/document_listing/document_listing/document_listing_000345.jsp&mid＝WC0b01ac058058f32c.

PSMF的主要内容如下：

（1）欧盟药物警戒负责人（EU QPPV）

　　■ 在职责上，确保欧盟药物警戒负责人对药物警戒体系具有充分的权限；

　　■ 在简历中，应包含与EU QPPV角色相对应的关键信息（包括资质、药物警戒经验以及EudraVigilance注册证明）；

- EU QPPV的联系方式，包括后备代理人员的安排（全天候24小时的联系方式）；
- EU QPPV后备代理人员也应提供相同的信息（如适用）；
- EU QPPV注册资料副本（以及EU QPPV后备代理人员，如适用）；
- 药物警戒委托/外包任务列表；

注：任何委托、后备代理人员安排、承诺等必须体现在签署的文件或合同中。

（2）药品上市许可持有人（Marketing Authorisation Holder，MAH）的组织架构

- MAH的组织架构应显示EU QPPV在组织中的职位；
- 全球范围内履行药物警戒职能的所有地点及其具体角色和职责；
- 药物警戒委托/外包活动，以及涉及的合作伙伴的角色和职责的详细信息。

（3）安全性数据来源

- 描述全球范围内参与征集性和自发性安全性数据收集的主要部门（在欧盟获批的产品）；
- 采取列表的形式描述各个国家、活动性质和产品，以及联系方式（地址、电话和电子邮件）；
- 描述涉及第三方的详细信息，包括其具体角色和职责；
- 研究列表，包括MAH申办的可能收到个例安全性报告（ICSR）的所有研究，如注册登记研究、数据监测或支持项目等。该列表应描述全球范围内各项研究/项目的状态、参与国家、产品和主要目的。

（4）计算机系统和数据库

- 列举和描述主要使用的药物警戒体系和数据库；
- 计算机系统和数据库的地点、功能和运营责任，用于：
  - 接收、整理、记录并报告安全性信息；
  - 识别和管理安全信号；
  - 管理定期安全性更新报告/定期获益-风险评估报告（PSUR/PBRER）、风险管理计划（RMP）（计划、撰写、审阅、验证和提交）；
  - 管理纠正和预防措施（CAPA）等；
- 信息技术（IT）系统的适用性评估；
- 计算机系统主要功能的验证状态：变更控制、测试性质、备份程序和对药物警戒合规性至关重要的电子数据储存库；
- 文档可获得性的描述（和位置）。

（5）药物警戒流程

- "持续"监测产品风险-获益特征；
  - 评价结果和采取适当措施的决策流程；
  - 信号产生、检测、评价和管理流程；
  - 相关程序和说明；
  - 安全性数据库数据输出的流程；
  - 与临床部门合作的书面程序等；

- 风险管理体系和风险最小化措施的效果评估；
- ICSR 收集、整理、随访、评估和报告（相关流程文件应说明当地活动与全球活动的具体情况）；
- PSUR 的计划、撰写和提交；
- 向消费者、医疗保健专业人员（HCP）和主管当局沟通安全性问题；
- 产品特性概述（SmPC）和患者信息手册（PIL）中安全性变更的实施，以及实施过程中的内部、外部沟通。

（6）药物警戒体系运行情况

- 描述药物警戒体系运行的目标；
- ICSR 报告的准确性评估（在附录中以表格或图片的形式，描述过去一年中15天报告和90天报告的及时性）；
- 描述用于监测 ICSR 上报、PSUR 或其他提交资料质量的指标；
- 概述向欧盟主管部门报告 PSUR 的及时性；
- 基于内部和主管当局规定的期限，介绍确保及时提交安全性变更的方法；
- 描述 MAH 对风险管理计划（RMP）中承诺内容的执行情况或上市许可中与药物警戒有关的其他责任或限制条件的履行情况。

（7）质量体系

- 文档和记录管理：描述如何归档整理文件；
- 程序性文件；
  - 适用于药物警戒的文件类型的一般说明（标准、操作规程、工作指引等）；
  - 这些文件在全球、区域或地方层面的组织构架范围内的适用性；
  - 对文档可及性、执行和维护过程中的控制；
  - 由第三方（例如上市许可的合作伙伴）管理的相关程序和文件的文档系统信息；
  - 与组织内其他职能或合作伙伴的药物警戒活动或沟通相关的特定程序和流程列表（QPPV 及其后备代理的工作；合同协议；ICSR 的收集、处理、数据录入、质量控制、编码、分类、医学审核和报告；汇总报告的准备、生效、交付和传输、信号检测和管理流程；获益-风险评估流程；内部和外部药物警戒沟通；安全性问题和产品缺陷之间的联系；对监管机构要求信息的回复；紧急安全性限制和安全性变更的处理；履行对监管机构作出的承诺等）。

（8）培训

- 描述培训系统及培训记录、简历和工作描述的归档位置。

（9）审计

- 描述质量保证对药物警戒体系进行审计的信息（审计的计划、报告机制和时间表等）；
- 计划中和已完成的审计列表（过去5年内），如果计划发生变更，应注明原因；
- 对所有主要和/或严重缺陷项的具体说明以及 CAPA 总结。

（10）PSMF的附件
- 附录A
  - EU QPPV授权的任务清单；
  - EU QPPV的简历；
  - EU QPPV的联系方式；
- 附录B
  - 合同和协议清单；
- 附录C
  - 描述安全性数据来源的列表；
- 附录D
  - 计算机化系统和数据库的其他信息；
- 附录E
  - 程序文件清单；
- 附录F
  - 关键绩效指标（KPI）列表；
  - 最新绩效评估结果；
- 附录G
  - 审计计划时间表（包括变更）；
  - 已开展和已完成的审计列表；
- 附录H
  - 药物警戒体系涵盖的产品列表；
  - 与产品MAH相关的注释；
- 附录I
  - 修订日志；
  - 附录内容变更历史记录。

由此可见，这是一份非常完整和复杂的文件，在大型跨国制药公司可能多达几百页。有些公司可能需要一名全职的员工来维护和更新这份复杂的文件。

36.3 评 论

显然，EMA对PSMF的考虑非常全面，PSMF中包含的内容将体现公司是否对药品安全各关键领域都能掌控。严格来讲，产品注册前的药物警戒活动和构架并不在PSMF所要求的范围内，但在提交上市申请时，PSMF必须准备就绪，而不是获得许可后才建立PSMF。

这是一份法规要求的包含多个附件/附录的主文件，必须包含公司内部多个来源的数据，而且有些数据药物警戒部门可能不方便或不容易获得。本文件应作为常规文件进行准备，定期更新和存档，因为监管机构检查时要求提供此文件！

其他注释：

■ 公司应将PSMF视为动态文件进行审阅，在EU QPPV的指导和监督下持续保持最新、并具有严格的版本控制程序，存放在安全的储存室内。尽管很多相关工作是授权给别人做的，但EU QPPV必须完全"拥有"对此文件的权限并对其负责。

■ 应将其视为一种工具，以确保药物警戒体系合规，并在公司药物警戒体系中记录偏差/缺陷或风险信息。

■ 如果欧盟监管机构要求PSMF时，应在7个日历日内提供，但有时会要求立即提供。实际操作过程中，这意味着必须时刻保持PSMF的最新状态并能够按要求提供。对于大型企业而言，在接受审计或检查时"当场"准备这个文件可能相当有挑战性。

■ 必须在EMA EudraVigilance系统中注册（第57条 数据库）。

■ 以下公司均需要准备PSMF：

　　● 在一个或多个EEA国家至少有一个已批准上市药品。

　　● 无论采用哪种注册程序（集中、国家、互认或分散）。

■ 当涉及药物警戒体系及其PSMF活动的任何委托业务时，MAH对所委托活动须承担最终责任，包括药物警戒体系、PSMF存放地点相关信息的提交、PSMF的维护以及根据监管当局要求提供PSMF的承诺。

■ PSMF是一份覆盖公司整个药物警戒体系的全球文件。EEA以外的活动也可能对EU PV的范围和系统产生影响。

■ 公司准备唯一一份PSMF相对简单，但是基于公司的历史发展阶段、组织构架、产品等，也可以准备多份PSMF。无论选择何种方式，在检查员面前必须有合理解释。准备多份PSMF的原因可能是构架内拆分有多个独立的业务部门，例如一个疫苗业务部门和另一个传统化学药品业务部门。当然，如果欧盟以外的其他司法管辖区要求为其地区提供同等文件，也必须创建和维护这些文件。

■ PSMF在欧盟的存放地点/国家很重要，应重点考虑公司EU QPPV和PSMF的所在地。这是因为持有PSMF的成员国的监管机构将作为主管监管机构，负责处理与EMA的所有沟通以及药物警戒检查。需要注意的是，实际上大多数PSMF"存放"在"云端"，EU QPPV所在国家的监管机构将被默认为主管监管机构。

■ 在准备PSMF时，明智的做法是在文件正文中纳入相对固定的，即不需要经常变更的信息，例如，SOP和计算机系统信息等。其他可能变化相对频繁信息（如联系方式），应将其纳入附件/附录中，这样更新文档会相对容易。

■ PSMF是欧盟要求的文件，但可能也需要准备当地PSMF（大型企业的子公司层面），其目的不是复制EU PSMF中已包含的信息，而是添加当地特定的构架、流程等。

■ 即使该公司在欧盟没有业务运营，如果能有一份类似PSMF的文件，总结药物警戒体系在该公司如何运行，也是非常明智的做法。

总之，EU PSMF是一份复杂的、法规要求的文件，需要精心、如实地准备。PSMF是检查时的基本信息的来源，文件应反映实际情况，而不是一份纯理论文件。PSMF中描述的流程和系统必须真实存在，并且在检查人员检查公司、与药物警戒人员交谈等过程中，他们能看到相应的流程和体系。PSMF必须持续保持最新。同样，上述要求也适用于需要类似文件的其他司法管辖区。

伦理问题和利益冲突

商业和医学中的伦理问题是非常复杂且充满挑战的。多年以前，在医学被认为是"一门大的生意"之前，医学伦理规范在某种程度上至少在纸面上还是比较纯粹的。医生们遵守希波克拉底誓言，誓言中关于药物是这样说的："我不得将危害药品给予他人，并不作此项之指导，虽然人请求亦必不予之。"但现在我们知道几乎所有药物都可能带来危害。通过以下链接可浏览《今日的希波克拉底誓言：毫无意义的遗物还是宝贵的道德指南？》（The Hippocratic Oath Today: Meaningless Relic or Invaluable Moral Guide?）：http://www.pbs.org/wgbh/nova/body/hippocratic-oath-today.html。

37.1 简　介

历史上自希波克拉底时代以来的大部分时间里，医生主要承担对个体患者的诊断、治疗义务。除了医生个人的临床判断能力之外，几乎没有有效的诊断或治疗手段。诊断在很大程度上依赖于医生的个人临床经验，而非实验室检查或其他检查。真正的药物很少，而且往往是无效的、掺假的或不纯的。临床研究萌芽可以追溯到18世纪，而临床研究的真正应用则需追溯到19世纪。手术治疗在19世纪才出现，那时手术方式原始粗糙，在麻醉术发明并完善之前，手术过程痛苦不堪，而且可能致命。除了安慰患者和预测可能出现的病程结果，医生能做的事情很少。

现在上述情况已经发生了翻天覆地的变化！如今，医生（以及护士、医生助理、护理执业师、助产士和许多其他医疗保健工作者）有一系列先进的诊断和治疗手段可供选择。这些选择甚至远远超过医学从业者能够掌握和适当使用的范围。

但是，诊断和治疗手段的巨大进步也带来了复杂性和矛盾性的冲突。医疗专业人员不仅要承担对个体患者的诊治义务，还要承担对社会、雇主、政府机构、保险公司、合作伙伴和医院的义务。患者支付5美元现金进行诊室访视（8美元进行家庭访视）的日子早已一去不复返。大医药时代下，医生和其他医疗保健工作者的服务、操作、手术、实验室检查、药物和器械的成本激增。医学和医疗保健的整个生态都发生了天翻地覆的变化。随着婴儿潮一代迈入老龄化，现有的医疗保健社会保障计划可能无法满足需求，例如，非常昂贵的药物和生物制剂等，如何分配医疗资源将会成为下一个前沿领域。

制药企业的责任是什么？从广义上讲，关于企业责任有两种观点：第一种是"受托责任"，大致说来，企业的责任是在遵守法律的同时最大限度地提高盈利能力和实现股东价值最大化。第二种观点认为，企业对其"利益相关者"负有额外的伦理义务，而不仅仅是为公司股东（所有者）获取尽可能多的经济利益。这里的利益相关者包括患者及其家属、医疗保健人员、企业员工、企业所在社区、广大公众和供应商。美国和世界一些地区对于企业责任的观点已经从第一种转向第二种，或者两者的结合。目前，关于企业伦理责任的争论仍在持续，一方认为"企业伦理"在术语上是一种矛盾，或者说是一种矛盾修饰法，另一方则认为我们正在转向一种新的企业行为观。争论缓和了人们对企业及其员工、监管者、客户、旁观者和其他人的行为的看法。这些争论也并非制药界所独有，英国石油公司墨西哥湾漏油事件、联合碳化物公司博帕尔事件及其他悲剧事件也存在着同样的争论。现在，商业伦理也是商学院的热门话题。

随着医疗结构的变化，医生和其他医疗保健工作者的角色和义务也发生了变化。例如，医生在临床研究中的角色变得模糊。通过临床研究，医生在受试者（患者或健康受试者）身上进行可能对受试者个体没有任何获益的新药试验。然而，这些研究结果却可能对人类有益（例如突破性新产品），并且会帮助相关的制药公司。这是希波克拉底时代没有想到的概念。斯坦福大学的哲学百科全书中有一篇关于这个问题的精彩评论，参见 https://plato.stanford.edu/search/r?entry=/entries/clinical-research/&page=1&total_hits=1187&pagesize=10&archive=None&rank=0&query=clinical%20research.

讨论的多种观点和争议都涉及一个基本的哲学问题："什么时候可以接受为了其他人的利益而使一些人面临伤害的风险？"临床研究为伦理理论中关注的这一最基本问题提供了一个非常实际和重要的例子。

制药行业的具体伦理义务和考量要素是一个热门话题，许多网站都提供了见解。

有关制药界伦理问题的精彩综述，请参阅 M. D. B. Stephens 题为《药物安全中的伦理问题》（"Ethical Issues in Drug Safety"）的相关章节，文章涵盖临床试验、安慰剂的使用、伦理委员会、利益冲突、知情同意、患者保护、出版物、专题讨论会、广告和推广、用药说明（书）以及政府关系等。

如上所述，公司通过销售各种药品、器械、生物制品实现盈利目标。这些药品、器械、生物制品的用药说明（书）中列出了不良事件（AE）、疑似药品不良反应（ADR）、警告和注意事项等已知的各种缺陷。本手册的主要观点是：完全彻底地了解产品安全性特征是永远不可能的，随着时间的推移，我们对产品的安全性特征的了解会更加全面，但始终无法获得"完整"和"最终"的认识。

对于所有的新产品，需要上市时间足够长久且暴露于比临床试验期间更多和特异质的人群后，更全面的风险特征才能够被了解。

由于专利到期以及新的、更好的产品不断涌现，公司投入大量资金用于开发和推广具有有限（财务）生命周期的产品。对于几乎所有药物，其妊娠期使用的安全性都没有得到研究。当一种药物获批时，药监机构认为其获益是大于风险的，公众将其理解为"安全有效"。但是它实际上意味着"相对的安全和相对的有效，最好后者比前者更多"。

公司在合理范围内尽一切努力推广和保护其产品。药物安全团队以及产品质量部门（如果单独存在）是接收关于产品使用的"负面"消息的部门。这些部门必须在很短的时间内确定报告的严重或致死性问题是否可能由药物引起。一些病例必须在一两周内报告给政府部门，其他病例则在汇总报告中统计，作为公司内部审查的信号，有时会提交给医疗卫生当局。

药物安全团队的首要职责是保护公众健康，次要职责是保护公司的产品利益，但前提是这不与保护公众健康相冲突。当阅读企业药物安全团队的标准操作规程或职责使命声明，看看这些职责是否受到保护，这其中所包括的冲突是很有意思的。

有趣的是，在过去的20多年里，美国的大学有权从实验室发现的药物中获得专利并从中获取商业利益。这一创举取得了惊人的成功，数以亿计的药品销售特许权使用费流入了大学财政。毫不奇怪，当资金流受到威胁或中断时，这些大学的反应就像营利性制药公司一样，他们起诉制药公司以保护他们的利益。

以下各节将就涉及药物安全的争议领域进行讨论。

37.2 ⋮ 公司内部关于药物安全的动态

- 公司很少由医生或临床医生经营，通常是由未经医学培训的市场人员、销售人员、律师和会计师等人员经营。这类管理者通常不在药物安全部门工作。因此，公司高层对药物安全的看法通常是模糊的、含义不清的。

- 药物安全管理的规则晦涩难懂，技术性很强，即使业内人士有时也很难理解，所以管理层更喜欢数据摘要，而很少想要理解药物安全的细节内容，但是这些摘要数据可能无法捕捉到药物安全决策中涉及的临床判断的细微差别。此外，法律上也不鼓励在电子邮件或备忘录中写下有关药品安全的真实或潜在"负面信息"。上述情况可能会使管理层觉得在药物安全工作中的参与感很低，没有什么兴趣。

- 药物安全团队是一个"成本中心"，而不是利润中心。药物警戒专业人员经常争辩说，药物警戒工作可以防止安全问题演变为安全危机，防止由此所导致的危机管理程序、患者伤害、诉讼、产品使用限制，甚至产品退出市场等问题，进而为公司节省开支并维护公司的声誉。但是，这种由安全部门为公司节省未来资金的理论观点，通常没有什么说服力。

- 药物安全职能并不引人注目，通常也没有充足的资金——至少不如临床研究和销售部门资金充足。药监机构中也是如此：研究新产品审批的人员多于研究药物不良反应报告的人员。在大多数医学院，药物警戒甚至都不是课程的一部分。俗话说，药物安全是"可怜的继子"。随着各种"丑闻"和公众对药物安全认识的逐渐深入，这种情况可能正在发生变化，投入到药物安全的可用资金和资源可能会有所增加。

- 在许多跨国企业中，药物安全团队经常分散在世界各地，经常远离公司的主园区或总部（眼不见，心不烦）。另外，将药物安全的业务外包给第三方服务商（CRO）日渐成为趋势，有时在不同的地区会外包给不同的CRO。

■ 在最好的时候，向公司高层传达"坏消息"虽然不受欢迎但是还可以接受的，但在糟糕的时候，则会被劝阻甚至被惩罚。所以，事实上"对权力说真话"很难，毕竟信使有时也会被"杀害"。如果信号得到证实或被告知，报告这些可能大幅减少销售额的信号，使安全信息逐级向上传递最终到达决策者的机制通常是复杂的。

■ 在公司里传递"坏消息"一般不如传递好消息（完成临床试验、销售更多药物等）的报酬高。没有人因发送15天预警报告而获得额外奖励。

■ 无论是否正确，在卫生当局、药监机构、消费者群体和社会公众眼中，制药公司（包括其药物安全团队）的声誉并不好。这往往会在公司内部产生一种"严阵以待"的防御心理。无论正确与否，公司对来自某些群体（如消费者群体、患者群体和律师）的不良事件报告几乎不信任或完全不信任，并采取防御措施。

■ 药物安全部门（"防碍销售部门"）通常只能被公司其他团队不情愿地接受为"必要之恶"。

■ 负责新产品引进授权业务的商务团队通常不会考虑药物安全问题，可能只有在最后一刻才会让其发挥作用。

■ 通常很难说服销售和市场营销部门对新老销售人员进行不良事件报告培训（"销售人员的工作是销售"）。所以培训通常只是分发阅读材料让其自学，即使可以进行现场培训，通常也会被安排在最糟糕或无关紧要的时间进行。

■ 通常情况下，药物安全团队向医学研究部门汇报，较少情况下，药物安全团队向法务或注册部门汇报，但是药物安全团队不应该向市场或销售职能部门汇报。药物安全团队也可能会向一名没有决策权、级别较低、相对较初级的员工汇报，而该员工在团队中几乎没有发言权或影响力，所以药物安全团队在公司内没有"支持者"。

■ 管理层考核药物安全绩效的方法很少。15天病例报告、PSUR/PBRER、DSUR、新药申请定期报告和研究用新药申请年度报告的按时报告是绩效考核最常用的指标，但这只是简单地考核了药物安全团队的机械性能，而不是药物警戒的医疗保护和风险管理方面。诸如"药监机构对我们表现的满意程度"等"软指标"几乎无法衡量。

有人提出一种间接衡量药物安全性能的方法，可以用计算药监机构识别的信号数量与公司识别的新信号数量的比值来衡量。如果这样的KPI尽可能接近零将会很有趣。遗憾的是，目前没有这方面的参考或标准。但公司应该仔细思考为什么信号由卫生机构而非公司识别到。

■ 制药公司被要求提供临床试验中具有统计意义的疗效数据，以证明药品可获得卫生机构的批准并上市。因此，许多高级管理层认为安全数据具有相同的工作模式，但是药物安全并非如此。

■ 管理层通常认为，一个严重的安全问题必须用确凿的数据来证明，必须与药物存在明确的因果关系且没有其他可能的替代解释。因此，一些管理者不会接受药物安全医师对一个特定的严重和重度的医学问题仅仅是很可能或可能是由于药物所致，就有必要因此变更药品说明书这样的观点，往往需要通过几个或更多患者提供"确凿证据"。

■ 人们通常会假设用其他原因来解释这些问题："这名患者吸烟、饮酒、患有高血压或者父母均患心脏病等。你怎么能说我们的药物导致了这名患者的心脏病发作？"有时候，或许存在其他可能的原因，但是药物也确实是导致问题的原因，例如，本书提到的非阿尿苷（FIAU）例子（参见本书第47章）。

■ 上述问题可以归结为一个更简单的问题：在被证明存在安全问题之前，药物是无辜的，还是在被证实药物不存在安全问题之前，药物都是可能存在安全问题的？在过去，"在被证明有罪之前是无辜的"的观点占主导地位，但是现在，人们的观点更倾向于即使事件并不明确是由药物引起的，也应尽早告知公众潜在的安全问题和信号。这种倾向对公众健康有利（使人们远离危险药物）还是有害的（使人们转向其他毒性更大或成本更高的替代品）仍有待观察。但是，人们对尽早告知公众和医疗工作者可能存在的问题感觉更好。这是否会改善健康结果尚未得到证实。

■ "公平竞争"的论点通常是由非医务人员在报告和处理安全问题时提出的。其论点大致如下："如果我们作为一家公司，不得不报告我们的药物X可能导致心室颤动，那么我们竞争对手的产品，也会导致心室颤动（信息自由法案或医学文献报告证明了这一点），也必须更改其用药说明（书）。"这就给药物安全部门带来了压力，要求其在"证实"之前不要报告或尽量减少此类事件。因此，公司有时会试图与机构讨价还价［"如果你让我们的竞争对手也更改他们的用药说明（书），我们将更改我们的"，或者"这应该是类用药说明（书）"］。但是这种方法往往很少奏效。

■ 有意思的是，现在越来越多的医生进入市场部门，他们更倾向于扮演营销人员的角色，而不是保持医生的客观心态，因此他们可能会发挥"对抗"药物安全医生的作用。

同样的，在医学研究部门（Ⅱ期和Ⅲ期）工作的医生经常对他们正在研究的药物非常具有"保护性和占有性"，并且对"他们的药物"可能产生如此严重的不良事件持怀疑态度，认为这些严重的不良事件与研究药物"无关"。所以，这就是因果关系、用药说明（书）和是否需要向监管部门报告应由药物安全团队最终确定的原因之一。

■ 制药行业工作的医生以及其他医疗保健专业人员（包括药物安全人员）常常被医疗系统中的医生和医疗保健工作者看不起。有些人认为制药行业的医疗专业人员已经"出卖"了他们的初心。

■ 无论是在医学、护理还是药学院校，都很少有正式的针对药物安全人员的培训计划。或者通常仅有由非学术机构提供为期一天到一周或两周的药物安全课程，教科书也是匮乏的。药物安全的培训往往类似于学徒制，只有当进入该行业后才会进行。希望医学学术界能够大力发展药物安全和药物警戒，这在转化医学领域似乎正在发生着改变。

■ 公司药物安全官，除非他们以前在卫生机构工作过，否则对药物安全机构的工作方式缺乏了解（反之亦然）。尽管行业和机构之间通过共识组织进行联系（人用药品注册技术要求国际协调会、国际医学科学组织委员会、药物信息协会等），但由于感知到利益冲突、保密要求和不同的"目的/动机"，这种联系通常是远程的，而且充满防御性。

■ 药物安全人员与其他公司人员一样，可获得绩效奖金，并可拥有股票或股票期权。薪酬与公司绩效以及个人工作息息相关。有时，药物安全团队会在安全危机期间付出极大的努力，但结果可能仍然是负面的，说明书文件上会有新的警告、产品限制使用，甚至产品退出市场。药物安全团队很少会因为他们的努力工作而得到"奖励"。这可能会让员工感到非常沮丧。

- 药物安全部门还会受到卫生机构（特别是以检查形式）和内部审计员的持续审查。
- 药物安全人员在工作量和完成任务的时间要求（特别是法律规定的时限）方面面临巨大压力，难以找到有经验的药物安全官，对药物安全官进行培训也很难。
- 外包和离岸外包正在将许多药物安全工作从欧洲和北美转移出去，迫使这些地区越来越多的工作者争夺越来越少的工作。现在药物安全在许多方面都是"买方市场"。
- 药物安全团队人员的企业职业发展通常仅限于药物安全或相关职能，例如流行病学和安全信号领域。除非员工离开药物安全部门，否则他们很少会晋升到公司高层。

37.3 数据安全管理委员会和机构伦理审查委员会/伦理委员会

另一个有意思的领域是数据安全监查委员会（DSMB）。该委员会通常由制药公司雇佣和支付费用，以独立审查单个正在进行的临床试验中的安全数据。委员会成员通常是外部医生和药物安全专家（包括统计学家），必须独立于公司对患者安全和试验完整性作出医学上正确和真实的判断。试验申办者通常没有严格的义务听取DSMB的建议，但如果不遵守该建议，需要详细解释原因。

这里固有的冲突是显而易见的：委员会成员由公司支付报酬，但必须做出可能对公司产生不利影响的决定（以及如果试验提前结束，委员会成员的收入也会受到影响）。尽管如此，DSMB和机构伦理审查委员会成员通常不为单个 DSMB 或 EC/IRB 全职工作，因此他们的意见和建议通常不会影响他们的日常活动和收入。

同样地，EC/IRB 成员通常在研究开始前提供关于方案科学和伦理方面的专家建议，并定期监测正在进行的试验的安全性，并以此获得报酬。一些 EC 或 IRB 是"营利性"公司甚至非营利性大学，EC/IRB 可能为这些机构带来源源不断的收入。

37.4 安全评估委员会

2015年12月，FDA 发布了 IND 安全性报告的安全评估指南草案。此外，FDA 还建议（尚未要求）申办方可以采用安全评估委员会（SAC），该委员会定期评估临床开发项目（即所有研究）的总体安全性。SAC 可以由公司员工或非公司员工组成，但必须独立于参与临床项目日常实施的人员。SAC 为申办方提供建议，申办方全权负责向 FDA 报告安全问题。

同样地，这也可能存在利益冲突的担忧，也适用于安全评估委员会。

参见以下指南 http://www.fda.gov/downloads/Drugs/GuidanceComplianceRegulatoryInformation/Guidances/ UCM477584.pdf

37.5 卫生机构关于药物安全的动态信息

▪ 政府卫生和药物安全机构的工作人员不涉及盈利公司的财务方面的工作。他们的工作是保护公众健康，尽管他们与制药公司的员工一样都容易受到外部政治、金融和其他方面的影响。

▪ 在美国，FDA及其工作人员有多重汇报线（无论在组织结构上是正式还是非正式的），包括FDA的高级管理人员、他们汇报的内阁部门（卫生和公共服务部）、总统、国会以及其他各种监督机构，包括司法部和公共卫生署。资金并不充足。在其他国家也可以看到类似的多重汇报线，尽管在许多情况下，当安全职能部门仅向卫生部门报告时，汇报线要清晰得多。

▪ 媒体对医疗卫生机构的审查比制药公司的安全部门受到的审查更受关注（至少在美国和欧盟是如此）。社交媒体的审查将这一点提升到了一个更高的水平，因为一些新闻或指控可能会在瞬间传播开来。

▪ 在过去，药监机构的员工收入和福利待遇往往比制药公司相应人员要少，但现在这一点正在发生改变。

▪ 由于药监机构收到的不良事件数量和正在审查的药物数量往往更多，因此与制药公司的资源相比，药监机构在资金、人员方面更显不足。一些跨国公司的药物安全部门可能比某些小国家药监机构的人员还要多。然而，在拥有强大机构的国家（如美国、英国、法国等），情况可能并不总是如此。

▪ 人们通常不期望或"不允许"监管机构犯错误。监管机构批准的药物不应出现不良后果、严重后果或患者死亡。另外，还有一些人的观点则认为，监管机构批准药物"太快或太慢"（特别是FDA，现在6个月的审查期是常态）。

▪ FDA和其他机构通常在选举后经历一段动荡时期（短期领导、经验丰富的人员流失、重组、外部批评、药品撤回等）。事实上，该机构的名称、组织结构甚至职能都可能发生彻底的变化。过去十年，法国时常有这样的情况发生。

▪ 许多机构被指责与行业勾结，批评人士指出，大量人员从卫生机构转到制药行业工作，反之亦然。有一种说法称，如果一名卫生机构人员希望在未来几年内在制药行业找到一份工作，他就不会对行业采取强硬态度。

▪ 在某种意义上，世界各地的其他主要医疗卫生当局都在进行重复的、竞争性的药物警戒工作。如果一种药物在一个国家或地区，特别是像美国或欧盟这样的"主要"国家或地区市场上撤市或更改用药说明书，其他机构通常会觉得有义务效仿。许多药品监管机构根据允许交换数据的正式信息共享协议（谅解备忘录）运作，交换数据的内容包括持续分析和内部讨论、非公开决策和文件等。主要机构间有人员交流计划，一个机构的雇员在另一个机构工作一段时间，例如1年。

▪ 卫生机构的工作人员经常觉得他们做的是"上帝"的工作，觉得他们的工作比那些只对赚钱感兴趣的工业界人士"更纯粹"。

- 许多机构的监管权力有限。例如，强制更改说明书文件和监管营养制剂、保健产品的权力有限。但是，如果申请人拒绝在规定时间内更改说明书文件，FDA有权力进行单方面更改。改变规章制度通常是非常困难的，而且也非常耗时。

- 政府安全官员，除非他们以前在工业界工作过，否则往往对公司决策和管理缺乏了解。

- 类似地，公司员工并不总是了解政府机构是如何运作的。

- 目前尚不清楚较低级别的安全官员如何能够在卫生机构中提出他们的观点。"吹哨"检举是危险的行为。

37.6 学术和非学术医疗机构关于药物安全的动态

- 在美国以及加拿大，大学、医学院校、护理院校和药学院校在药物安全培训、监测和研究中的作用微乎其微。这些学校培训医疗保健从业者，但在药物安全、药物相互作用等方面仅提供最低限度的培训。课程往往侧重于药理学的概念和药物的临床应用。近年来，一些制药公司参与到医学院的教学中，为医学生和家庭医生设计药物开发或药物安全方面的选修课程。

- 有的时候，行业医生在医学院担任学术职务，通常是在临床研究或药理学部门，偶尔也会在诊所接诊患者（尽管在美国，医疗事故保险部门往往可以防止这种情况发生）。但是，医疗学术机构同药物安全行业几乎没有"相互交流"。同样，药监机构中的医务人员很少在医疗机构担任学术职务，这也最大限度地减少了交流。相比之下，法国监管机构和区域大学医院在处理药物安全方面的关系非常密切（31个区域药物警戒中心向法国监管机构报告）。

- 学术界为制药行业提供高薪咨询和临床研究。例如，医生和学术界的其他科学家进行临床试验和上市后研究、在制药行业资助的演讲机构演讲等。他们有时被称为"关键意见领袖（KOL）"，可能持有制药公司的股票。这在美国和其他地方引发了一波丑闻。据披露，一些学者创建了营利性公司来开发、研究和销售产品，或从制药公司获得数十万甚至数百万美元的收益。尽管在大多数情况下这并不是禁止的，但这些并没有按照大学的要求进行申报。随着所谓的"阳光法案"的通过，美国的情况发生了一些变化。该法案将制药行业向医生支付的费用发布在网站上。有关更多详细信息，请参阅本书中的相关章节。许多制药公司也在公司网站上公布付款情况。

当申请人向FDA提交药物、生物制品或医疗器械的上市申请（例如新药申请）时，申请人必须遵守《临床研究人员财务披露条例》（联邦法规21篇第54部分）[Financial Disclosure by Clinical Investigators Regulation（21 CFR Part 54）]。本法规要求申请人证明并提交有关实施本法规涵盖的临床研究的任何临床研究人员的报酬、经济利益和财务安排信息。

- 在欧盟，为国家机构或EMA工作的任何专家或委员会成员必须在机构网站上发布利益声明。"管理委员会成员、委员会成员、报告员和专家在制药业中不得有可能影响其公正性的经济或其他利益。他们应承诺以符合公共利益和独立的方式行事，并应每年申报其财务利益。所有可能与该行业有关的间接利益应记录在管理局的登记簿中，公众可根据要求在管理局办公室查阅该登记簿"（EC 726/2004号条例，第63条）。

■ 同样，FDA禁止员工（及其配偶和未成年子女）在任何食品药品监督管理局"严格监管的组织"中涉及经济利益，且必须在雇佣前（或30天内）以及雇佣后每年在保密财务披露表（政府道德办公室表格450，Office of Government Ethics form 450）上申报。但是，基于某些特殊情况也可以准予书面豁免，例如，如果退休雇员从事与其公务没有利益冲突的职责，则可从监管组织获得养老金。政府维护一份禁止经济利益的清单。获得任何被禁止的经济利益的FDA员工（或修订后的清单包含了员工的现有资产）必须在获得经济利益后30天内填写并提交HHS表格717-2。该机构监控披露情况，并指导员工进行资产剥离。

■ 学术界人士在美国、欧洲、加拿大和其他地方的药监机构咨询委员会任职，发挥着关键作用。理想情况下，他们不应该有利益冲突或出现利益冲突，如果存在则必须声明。有时很难找到一位在职业生涯某个阶段完全没有与行业合作研究新产品或新用途的药物或疾病方面的专家。

■ 学术界人士可能是医院处方集委员会的成员，在该机构使用（和销售）哪些产品方面拥有重要话语权，即使他们已经获得了研究这些产品的报酬。

■ 一些学术研究单位从制药行业获得资助。临床试验在学术单位进行，学术单位通常会向制药行业收取费用。因此，制药行业成为一些机构学术资金的重要来源。此外，现在美国的一些机构从他们持有专利的药物销售中赚取版税。几乎没有一所医学院或药学院不接受来自行业的直接或间接补助金、奖项、奖学金、演讲费、无限制教育补助金、继续医学教育（CME）补助金、费用、教授职位（主席）等。一些公司甚至在著名医学院的校园里设立药物研究中心或捐赠讲席。现在这些情况受到了质疑，但鉴于政府的资金似乎越来越少，企业的资金越来越多，这一情况将如何演变尚不清楚。

37.7 消费者群体、患者群体和互联网（博客、网站、社交媒体等）关于药物安全的动态

■ 这些团体通常是由患有常见疾病或使用药物的患者创建的非营利组织，偶尔也会有一些组织或网站是出于其他目的而设立。例如，http://www.adrugrecall.com/about/，它自称"是一个内容覆盖广泛的网站，旨在向读者提供有关危险药物的重要信息，这些药物会引起严重的副作用和不良事件。我们的主要目标是为读者提供必要的资源和支持，以处理由缺陷药品引起的法律问题。"如果合适，网站会向读者推荐律师。

■ 另请参见由公众公民健康研究组织运营的"Worst Pills，Best Pills（www.worstpills.org/）"。该非营利组织称它为"处方药信息提供专业、独立的第二意见"。

■ 一些患者群体（甚至一些医疗团体）的普遍观点是：制药行业是一个整体，是"坏的"。这些团体通常相信制药行业将他们视为对手（有时确实如此）。他们通常认为制药行业无法自我监督，也不相信制药行业给出的药物安全结论。当然，银行、股票经纪人、烟草制造商等也是如此。

- 现在有许多博客、网站、脸书（Facebook）网站、播客、网络研讨会、推特（Twitter）和各种其他社交媒体来源的关于药物、药物安全和相关问题的信息，通常这些信息是不受约束的。这些社交媒体来源的信息，有一些是"咄咄逼人"的争论性的观点，另一些则是更"平和"的学术性观点；一些信息来源于营利性团体，另一些来自制药公司（尽管并不总是很明显）等。目前，公司和卫生机构都在使用社交媒体（Twitter、Facebook等）来获取药物安全信息，并且正在尝试将社交媒体上的信息作为药物安全问题的早期信号。人工智能和机器学习使得自动筛选这些信息以获得有意义的安全信息成为可能。在访问这些网站时，尤其是当网站的来源和资金不明确时，合理的怀疑态度是必要的。

- 药物安全问题在网站、博客和电视节目中引发关注。

- 这样的故事不需要以科学数据为基础，而是基于指控或人类利益问题。安全的药物不会产生好的故事，危险或潜在危险的药物往往会产生好话题，所以"假新闻"时有发生。

- 没有义务呈现故事的两面性。

- 人们没有义务去纠正那些被证明是错误的假新闻或夸大其词的故事（"当真理还在穿鞋的时候，谎言就能走遍半个世界"——马克·吐温）。

- 经验丰富的记者和电视名人在电视和媒体上的沟通能力远远高于药物安全人员（即使是那些接受过"媒体培训"的人员），也会让不懂媒体的受访者看起来相当愚蠢。

- 媒体上呈现的数据可能"精确"，但不"准确"。也可能呈现的数据几乎没有临床意义，或者代表基于少数患者的假设或"研究"（例如，"咖啡与胰腺癌有关"）。

37.8 律师/诉讼方面关于药物安全的动态

- 医疗行业中很少有人愿意与律师或诉讼扯上关系。行业和政府中的药物安全人员也不例外，通常不喜欢在法庭上提供口供或作证；大多数人试图避免律师和诉讼。

- 与律师和诉讼打交道往往需要大量时间，并且对所涉及的安全人员几乎没有回报。无论是在法庭上还是在证词中作证，通常都是非常有压力和耗时的。

- 法律和诉讼通常涉及对抗性程序，与大多数安全官员从医疗培训、经验中获得的或与生俱来的合议、协商一致和科学的方法大不相同。没有义务保持公平或呈现故事的两面性。

- 除了声称的公平和正义目标外，诉讼还涉及金钱。

37.9 行 为 守 则

不同的组织制定了行为准则（通常是自愿的），用于向医生和其他医疗保健专业人员营销和详细说明药物信息。例如，美国药品研究与制造企业协会（PhRMA）发布的规范，网址为https://www.PhRMA.org/press-release/PhRMA-statement-oncodes-of-conduct。此外，医院和医疗中心还制定了严格的规范，对行为和准则的细节进行限制。关于向医生和其他医疗保健提供者以及患者传达药品信息的最佳方式，目前仍在进行激烈的争论。同样，在美国，直接面向消费者的广告也引起了强烈的、有时甚至是愤怒的讨论。社交媒体和互联网的使用正在这个迅速变化的领域发挥着巨大的作用。大多数医生现在使用手持设备（如智能手机）来访问医疗信息。不过，这是否改善了公众的健康尚不清楚。

37.10 评论和摘要

整个药物安全领域充满了关于潜在的利益冲突和个人或机构争论，其中有些冲突是显而易见的，有些则不那么明显。没有人知道真相。敢于怀疑是一种优秀品质，对所有的言论都应持怀疑态度。产品的安全特性具有动态性，几乎每天都在变化。今天是正确的，明天未必如此。当心下面列出的陈述。它们可能并不都是假的，但在证实前，应该以怀疑的态度看待它们：

- "当然，我曾为XX公司做过顾问，也拿过演讲酬金或接受过旅行基金，但这些都不会影响我的判断。"
- "当然，我见过药物代表，但他们不是我唯一的信息来源，我会做出独立判断。"
- "我从未从行业收到过一分钱（但我拥有他们的很多股票，或者我的妻子或孩子有）。"
- "这种药（绝对）安全。"
- "我们唯一关心的是公共卫生。"
- "我只做对患者有利的事情，而不是对临床试验或公司有利的事情。"
- "该药物尚未被证明能引起心房颤动"（或其他严重AE）。"我们正在进行病例调查，所有患者都有风险因素。""严重AE是由于患者的生活方式和风险因素造成的。"
- "我们没有关于这种药物引起心房颤动的报告。"（但其他人可能会有，我们没有看过。）

尽管面临各种困境，但仍然存在挽回或改善的可能。当前的体系是由多个相互竞争的力量组成的，有时朝着不同的方向拉动，有时朝着同一个方向拉动，在说了所有的话和做了所有的事之后，往往会得出真相。这需要很长时间，在了解"真相"的过程中，有些人受伤，有些人甚至死亡。

从伦理的角度来看，制药行业的药物警戒人员必须清楚他们在日常业务中可以接受和不可以接受的行为。每个人都必须清楚知道哪些限制在伦理上是可接受的（患者保护和医疗专业信息），哪些是不可接受的。不幸的是，大多数伦理问题都是灰色的，而不是非黑即白。因此，可接受和不可接受之间的界限并不明显。30年前可以接受的（如安慰剂对照试验、囚犯试验）和现在可以接受的可能会发生改变。每个人都必须在每个棘手的情况下决定什么是可接受的，什么是不可接受的；他必须决定采取哪些进一步行动是合理的，例如：（1）不同意管理层的意见，或者（2）甚至向上向首席医疗或安全官提出建议，或者（3）发出警告，在内部公开你的不同意见，或者（4）辞职、公开媒体信息等。幸运的是，这种情况在制药公司中虽然很少见，也很特殊，但确实发生过。

我们还没有更好的方法解决这些问题，但卫生机构、制药行业和其他领域的许多人正在孜孜不倦地为药物安全寻找更好的方法。随着我们学会如何对数字形式的海量可访问数据进行深入了解，这些问题可能很快就会得到解决。然而，利益冲突可能会继续下去。科学发展的历史表明，尽管缓慢、渐进且一路痛苦，但我们会越来越好。

第**38**章

药物安全部门在临床研究、CRO、市场和销售、说明书文件、法规事务、质量、尽职调查、法律问题、毒理学、流行病学、医学信息和生产制造中的作用

药物警戒部门与制药企业内外部的许多其他团队保持密切合作。

38.1 临床研究

临床研究（或医学研究）部门是公司或合同研究组织（CRO）进行临床试验和研究的部门，它有多种部门组建模式。一些公司的临床研究部门只进行 II 期和 III 期（开发）临床试验，I 期（主要是临床药理学和早期安全性研究）和 IV 期（上市后）研究（包括承诺性研究）则分别由其他独立的团队负责。或者，也可能根据所负责的产品类型不同［如生物制品、药物、器械或非处方（OTC）产品］来划分独立的团队，也可以按国家或地理区域划分研究团队（如美国区域、欧盟区域和"世界其他地区"）。以上这些部门组建模式可以混合存在，并且可以同时包括或不包括某些外包的职能。

无论临床研究部门的架构如何，药物安全部门必须在这些部门的日常活动中发挥积极和持续的作用，因为临床研究中几乎总会发生不良事件（AE）。药物安全团队必须确保收到试验中发生的所有适当的不良事件。"适当的"不良事件通常指所有严重不良事件（SAE）、部分或全部非严重不良事件，以及所有妊娠事件病例（当然，妊娠事件本身并不是不良事件，但从逻辑角度来看，在实际操作中处理起来与不良事件类似）。世界上大多数国家都要求在 7 个或 15 个日历日内向医疗卫生当局快速报告或定期（如每年）报告某些临床试验的严重不良事件。因此，除非临床研究部门能够自行接收和处理此类不良事件，否则这些病例必须发送给药物安全部门。

临床研究团队和药物安全团队必须建立一个工作流程，以确保研究者在研究中心发生严重不良事件后 24 至 48 小时内向公司报告所有 SAE 病例。这样能使公司及时处理并向相关医疗卫生当局报告这些病例（尤其是需要在 7 或 15 个日历日内上报的严重不良事件）。

研究者必须接受培训并持续地保持报告所有严重不良事件的敏感意识。通常，这意味

着需要快速报告所有严重不良事件，以及在每周、每月或仅在研究结束时报告非严重不良
事件。由于可能遗漏SAE，大多数干预性临床试验的申办者要求至少每个月都对研究中
心进行一次监查并报告相关情况。注意，几乎所有国家的法规都明确规定了研究者向申办
者报告严重不良事件的义务，例如，FDA法规规定"研究者必须立即向申办者报告任何
SAE，无论该SAE是否被认为与研究药物相关，包括方案或研究者手册中列出的SAE，并
且必须包括对药物是否与事件发生有合理可能性的评估"［21CFR312.64（b）］。

　　临床研究团队和药物安全团队建立的工作流程也应包括如何在病例报告表（CRF）或
电子数据采集（EDC）系统中采集不良事件信息，以及如何将该信息发送给公司或CRO。
向公司或CRO发送不良事件可以通过EDC系统进行电子传输，也可以采用更传统的方法，
即通过传真或电子邮件发送书面病例报告表或专用SAE收集表。这些采集的信息必须包含
SAE病例录入安全数据库和准备E2B传输或MedWatch、CIOMS Ⅰ表格所需的所有数据，
以提交给相关的卫生当局、临床研究人员、机构伦理审查委员会（必要时）和独立数据
监查委员会（IDMC）/数据安全监查委员会（DSMB）（如适用）。该流程通常还涉及对研
究者报告不良事件信息的质疑（由药物安全部门直接发送或通过临床研究部门或CRO进
行）。必须注意避免公司多个部门向研究者发送重复性问题；通常情况下，最好由公司提
供一个统一的联络方式，同时应在研究方案中说明，并在研究者会议上进行讨论。该流程
也会在一些情况下变得非常复杂，例如：SAE数量非常多（如肿瘤研究中）、涉及全球多
个研究中心、涉及临床研究组织或其他中间机构、涉及合作方或者涉及政府机构（如美国
国立卫生研究院）或非政府组织（NGO）等。

　　一些研究产生了大量的严重不良事件，例如在接受毒性研究药物的重症患者中进行的
肿瘤临床研究。如果研究持续时间足够长，几乎每个患者（无论是使用研究药物、对照药
物还是安慰剂）在试验期间的某个时刻都会出现不良事件（尽管不一定是不良反应）。正
常情况下，所有的SAE都会在1～2天内发送到公司。然而，对于一些研究，可能会进行
各种方案定制，以确保关键和重要的SAE（那些非预期的或与研究药物相关的）在1～2
天内到达公司，并在7～15天内到达卫生机构，但所有SAE都应立即发送给申办者。非严
重不良事件可以以非紧急的方式报告给公司（例如，FDA要求每月审查，尽管观察性数据
可能在研究结束时才能收集到），并在年度报告或其他特定的定期报告中报告给卫生机构。

　　在某些情况下，可与监管临床研究的卫生当局进行沟通，定期报告某些预期的和偶然
发生的非预期SAE，而不是快速报告。大多数卫生当局（包括FDA和欧盟）都愿意进行
这样的沟通。对于大型国际多中心临床试验，这可能需要与多个国家卫生当局进行沟通，
以达成可行的共识，满足各个国家的报告需求。例如，一个方案可能会声明，因为药物X
已被证明在先前的试验组受试者中有产生轻微的胃肠道、尿路和肺出血的风险，除非受试
者死亡或需要输血（例如），否则这些病例直到试验结束才会报告。身体其他部位的出血
将作为SAE并在1～2天内上报公司。然而，在做出这样的设计之前，应该对其影响进行
详细的分析，这意味着公司必须对严重不良事件和可能的非严重不良事件进行持续的信号
检测，以确保不会从这些未报告的病例中遗漏任何信号。

　　许多公司，特别是较大的公司会维护两个"安全数据库"。一个非常常见的模式是由

药物安全部门维护的安全数据库和由临床研究团队或统计团队维护的临床试验数据库。药物安全数据库包含两组数据：①来自临床试验的SAE和②所有严重和非严重的自发报告；即大多数来自临床试验的非严重不良事件不保存在此安全数据库中。该数据库用于向监管机构上报自发性报告和临床试验SAE快速报告、定期安全性更新报告（PSUR/PBRER）和年度临床试验安全性报告（如IND年度报告、DSUR）。临床研究部门维护另一个数据库，该数据库保存来自临床试验的所有安全性和有效性数据（但没有自发报告），并用于准备每项研究的最终临床研究报告，以及上市许可文件的安全性部分和新药上市申请（NDA）提交的安全性汇总摘要。

然而，对于任何给定的临床试验受试者，他在两个数据库中的数据可能是不同的。其中一个原因是数据收集机制和数据收集时间不同。在采用纸质记录［非电子数据采集（EDC）］的临床试验项目中，药物安全数据库通常使用专门的SAE报告表收集来自研究者的报告数据，而不是从病例报告表（CRF）的多个页面收集，而临床试验数据库的数据来自于CRF中用于SAE/AE数据收集的页面上的数据。

如果SAE报告表与CRF不是同时填写或由同一人填写，则两个记录的数据可能会有所不同。因此，对每一个受试者而言，研究中心以两种不同的方式收集的同一个SAE信息可能并不完全一致。此外，随访信息可能会录入到CRF中，而没有发送单独的SAE报告表，反之亦然。药物安全团队可以在研究者首次获知临床试验SAE后24～48小时内收到相关报告，但是如果医学监查员每四周左右才会收集一次CRF，那么临床试验数据库则可能在几周内无法收到来自CRF的数据。如果使用EDC系统收集数据，并通过EDC系统将所有的安全数据传递给药物安全团队，则通常可以缓解这一问题。如果EDC系统只收集安全数据，并通过电子邮件提醒公司已经收集了新的SAE，研究者可能最后还会向公司发送单独的SAE报告表，那么，该表仍然可能与EDC数据不同。因此，除非安全性数据仅以一种方式在一个地方收集和传输，否则两个安全数据库中仍将存在信息不一致、不正确或信息过时的风险。

如果不同的人（一个在药物安全部门，另一个在临床研究部门）对每个病例的编码不同，数据库之间也可能会出现差异。随访信息或更正的数据可能会到达一个数据库，而不是另一个数据库。收集的数据也可能会产生较细微的差异。例如，对于临床研究部门来说，药物依从性（患者实际服用了研究药物的百分比以及漏服了哪些剂量）是至关重要的。对于药物安全部门来说，患者服用75%还是85%或95%的研究药物并不那么重要。对于药物安全，这是一个更加二元的问题，即有关药物被患者摄入的是或者否的问题（当然，剂量相关的影响也可能会发生）。药物安全部门通常比临床研究部门花更少的时间来明确患者所遵循的给药计划。

因此，有必要协调两个数据库中的情况，以确保数据（至少是关键数据）是一致的。这可以在试验结束时进行，也可以在每个患者或患者组完成研究时进行。这可能是一个非常耗时的过程，需要药物安全团队和临床研究团队进行详细的病例核查，以最终消除信息的不一致。有时，核查过程会产生对研究中心的新质疑。如果临床试验只使用EDC系统作为数据的单一来源，那么数据一致性核查的过程将得到简化；但如果在临床试验中使用了手写的纸质CRF，就需要进行仔细的比较：对于每一个差异，都必须做出决定，以确定哪个数据库需要更新。最后，可以根据更新的信息将后续SAE信息快速报告给卫生当局。成功的一致性核查需要使两个数据库之间具备高度的医学一致性和合理的解释，但不一定是100%的逐字匹配。

另一个令人烦恼的问题是，在15天预警病例中偶尔会发生这样一种情况，即临床研究中发现的重要随访信息仅发送给了临床研究团队，但没有发送给药物安全团队以作为随访报告提交给卫生当局。这就产生了一份逾期的预警报告，因为在此预警报告发送给卫生当局之前，该数据已经在内部保存了数周或数月。

药物安全团队可能参与每个独立研究的最终临床研究报告及递交文档［如CTD、上市许可申请（MAA）或NDA］中的最终安全性汇总摘要的创建工作。这包括数据一致性核查，为临床研究中每个病例提供"病例叙述"（或"内容提要"）或准备其他数据集，以帮助他们准备最终的临床研究报告。现在，一些公司使用"自动化病例叙述"来描述SAE。它们来源于公司药物安全数据库的个例安全性报告（ICSR）中记录的信息，通常包含在临床研究报告（CSR）和CTD/MA文档中。如果药物安全部门持有上市后数据，这些通常也需要包含到文档中。

临床研究团队和药物安全团队通常会在处理信号或收到卫生当局的特别问题时进行合作。例如，如果卫生当局询问某一特定AE或一组AE（如急性胰腺炎或所有胰腺相关AE），通常需要从临床研究数据库中获取非严重不良事件（non-SAE），从药物安全数据库中获取严重不良事件（SAE），以获取所有与询问相关的类似AE。临床研究数据库中数据录入的方式是不同的，要么在研究结束时录入，要么在一批数据到达数据录入中心时才录入。但是对于SAE来说，由于药物安全团队通常在收到SAE数据后立即录入药物安全数据库，而临床研究团队可能会在收到一批CRF后定期录入数据，甚至有可能会在研究结束时录入数据，所以药物安全数据库通常在任何时间都是最新的。如果使用EDC系统收集数据，并且将收集数据有效地分发到两个数据库，这个问题可能会大大缓解。

EDC系统的使用在一定程度上改变了公司和卫生当局处理和分析数据的方式，每个研究人员可以实时将数据录入数据库，立即进行质量检查，并将其发布给临床研究、统计、药物安全以及其他参与研究的人员。现在可以相当容易地创建单一的或分布式的中央数据库，所有需要查看的相关方都可以查看该数据库所有信息。因此，研究者只需登录到个性化的安全链接（URL），就可以将患者的研究数据录入临床研究数据库。关于疗效和安全性的数据将被推送到一个中央服务器（也可能存储在"云端"），即可以立即被相关方访问，包括临床研究部门、药物安全团队、运营团队、高级管理人员、CRO、合作伙伴、补给药房、顾问、会计（负责患者费用支付）以及任何其他需要访问的相关团队或个人。可以通过各种权限设置来控制访问者可见数据的数量，只允许其访问所需的数据。或者，所有的数据都可以进入一个中心站点，每个部门都可以在需要的时候"提取"所需的数据。从药物安全的角度来看，任何避免数据在不同的时间、由不同的人使用不同的表格或数据录入页面录入到两个数据库的方法，都是具有显著优势的。建立这样的系统需要在研究开始前进行大量的思考和工作。药物安全团队应该从一开始就坚持参与系统、流程和数据规则的创建工作。

临床研究部门与药物安全部门还在产品开发、项目规划、风险管理会议以及信号检测、培训会议、年度报告准备、研究者手册更新等方面进行互动。药物安全团队还经常负责向数据安全监查委员会（DSMB）或其他数据监查委员会发送盲态或非盲的安全性信息。数据安全监查委员会或其他数据监查委员会是在研究期间持续评估研究的安全性和状态，以确保患者安全和数据完整性的独立的外部组织。有时候药物安全团队会面临一些棘手的问题，比如，它需要对单个受试者进行揭盲并以非盲形式向卫生机构和数据委员会报告病例，但同时又需要对临床研究和生物统计部门维持盲态。药物安全团队还可以协助临床研究部门为卫生当局的会议、卫生机构咨询委员会的会议、对特定质询的答复等准备数据。

有时这两个部门之间的关系会变得紧张。临床研究部门医学人员和其他工作人员在对待有问题的药物时经常觉得它是"他们的孩子"，并对它产生保护和防御心理。这可能是因为他们"相信"这种药物并希望它在临床中能够带来好的获益，但也有可能是出于潜在的经济原因：对于在临床试验中成功并被批准上市的药物，他们可以获得更多的奖金和奖励。另外，他们还可能会觉得（有时是正确的）他们比药物安全团队更熟悉药物的活性、安全性和特征，而药物安全团队可能需要处理一系列药物，因此必然在问题药物上投入的时间比临床研究团队更少。

此外，临床研究团队的工作同时涉及药物的安全性和有效性，他们可能认为自己比药物安全团队更了解风险与获益之间的平衡，而药物安全人员往往只看到风险方面，很少涉及获益方面。然而，药物安全人员通常对严重性、预期性和（或）因果关系有更好的理解，因为他们对许多药品类别拥有更多的经验。从实际的角度来看，必须存在一个裁定、升级和解决分歧（如不良事件的严重或者非严重）的体系，并且必须迅速发挥作用。在大多数（但不是所有）情况下，药物安全团队往往对是否向卫生当局报告病例拥有最终决定权。公司不愿意陷入临床研究团队不希望某个病例报告为7天或15天报告，而药物安全团队持相反看法的情况。如果有书面记录显示该公司没有采取最保守的立场向医疗卫生当局进行病例报告（例如将存疑的病例报告至卫生当局），这个行为至少是不妥当的，在最糟糕的情况下可能是对公司有害的。

38.2 合同研究组织（CRO）

如果申办者使用一个或多个CRO满足临床研究中各种职能需求，如药物安全、药政或药物供应职能，药物安全部门应当与外部CRO保持密切和持续的联系。如果由CRO承担公司的部分或全部药物安全职能，双方必须达成明确的书面协议。一个或多个内部团队应实时跟踪药物安全工作的处理情况，并定期进行审计和质量审查。尽管药物安全工作已经外包，制药公司仍然对其药品的安全性负有法律（和道德）责任。因此，关键是要确保在工作开始之前制定一份非常详细的合同，规定哪些任务由谁负责，并制定时间表。

38.3 市场和销售

药物安全团队和市场/销售团队通常也会以各种方式进行互动。在每个公司的某种层面上，一个医学团队（有时是药物安全、医学事务、药政事务或其他团队）必须审查药品的广告和促销文案，以确保其医疗和安全声明是正确的。也就是说，公司做出的声明必须正确反映官方说明书文件（美国批准的包装说明书文件、欧盟 SmPC 等）中包含的信息。

为了帮助产品销售，市场人员经常会向药物安全部门询问有关 AE 的信息供他们内部使用。虽然很难拒绝提供此类数据，但药物安全团队应提醒市场人员，自发性报告来源的药品安全数据通常不能用于促销活动或安全性声明。

药物安全团队也可能被要求提供数据给客户关系部门（通常隶属于市场部，负责技术和科学问题）用于准备回答患者或医疗保健专业人士的医学问题，例如，"您是否见过这种药物在年轻女性中引起肺栓塞？如果有，患者的情况如何，他们是怎么治疗的？"等。一些公司还可能会将安全性数据提供给公司更多的部门。如果这些数据被用于不恰当的（如果不是完全非法的）目的，这可能是非常危险的。因此，药物安全团队作为药物安全数据的把关人将是一个非常明智的选择。

在进行信号评估和准备安全性总结报告（PSUR/PBRER、PADER 等）以及监管机构所需的其他报告过程中，药物安全团队有必要获取药品使用数据以估计不良事件的报告频率，如销售数据、使用药物的患者、发货数量或开具的处方等。这些数据通常由市场和销售部门收集和保存，有些是它们内部生成的数据，有些是从跟踪处方和销售情况的外部供应商购买的数据。这是药物安全与营销/销售互动的另一个领域。

药物安全部门经常对销售代表、广告文案以及市场和销售部门的其他人员进行有关不良事件报告的培训。虽然销售团队普遍认为他们的工作是销售药品，而不是收集 AE，但现在各方普遍认识到，销售代表（以及所有公司员工、代理商等）在听到产品有 AE 时，有义务向药物安全部门报告，以便进行随访和准备监管报告。例如，当商业团体通过互联网、电话或个人访问等方式进行客户参与项目（如疾病管理、患者支持项目等）时，药物安全部门必须采取某种方法评估销售人员未按规定收集 AE 的违规风险。如果公司与其客户之间存在双向沟通时，公司就有可能从中收到安全性信息。这些信息通常被认为是"征集性"信息，需要进行报告有效性检查，同时还需要进行预期性、严重性判定和因果关系评估。尽管有些项目主要是出于商业目的，与安全数据收集无关，但如果公司从中获知到有关产品的安全性信息，那么公司就有义务处理这些安全性信息。这通常需要大量的培训。

药物安全还必须以一种更微妙的方式影响和加强其在市场营销中的道德和法律作用。许多销售人员，尤其是那些处理非处方药的销售人员，并不完全明白制药业与金融业、核电行业一样，制药业是世界上监管最严格的行业之一。药物安全往往必须对市场和销售能够做和可能做的事情设立各种限制。由于市场营销人员的工作和报酬取决于产品的销售，他们通常不会考虑这些限制、不良事件报告义务和药物安全问题。因此，营销人员经常称药物安全部门为"预防销售部门",称首席安全医生为"No博士"。如果公司管理层没有意识到这一点,在出现安全问题时不能确保药物安全问题得到妥善处理,公司可能会遭受严重的监管、法律和销售后果。

药物安全部门是一个费用中心,永远不会为公司带来收入和利润。这往往会在一些药物安全人员中产生一种被围攻的心态,因为他们在公司的等级制度中没有什么份量,并且需要不断地"战斗"以使他们的信息传播出去。当然,药物安全部门的首要目标是防止患者伤害、确保合规以及保护公众健康。但是,这种观点有时不被公司的其他人所认同,他们认为药物安全部门的首要工作应当是不惜一切代价保护公司的产品。事实上,药物安全部门通过执行正确和完整的安全性工作,以积极地保护公司的产品。这样,在未来的某个时候,当安全问题出现时,它们就不会导致药物撤市、诉讼和患者伤害。然而,这往往是一个很难"获得销售部门认同"的理念,因为未来免于损失的潜在资金不会出现在资产负债表上,也不会让人们得到加薪和奖金。

38.4 说明书文件管理部门

药物安全部门将在说明书文件的创建和维护方面发挥一定作用。说明书文件的定义很广泛,包括市场营销说明书文件,例如,包装说明书、产品特性概要(SmPC)、患者信息手册(PIL)、公司已上市产品核心数据表(CCDS)/公司核心安全信息(CCSI),包装盒或包装上的文字等,以及临床试验中的研究者手册(IB,许多公司的IB倾向于由临床开发团队创建和更新)。简单来说,药物安全部门向创建和维护说明书文件的部门(如药政事务、医学写作、专门的说明书文件部门)提供AE信息。药物安全部门还可能负责定期或持续的说明书文件审查,以确保说明书文件包含最新的科学和医学信息。这可能意味着药物安全部门必须将值得列入说明书文件的新不良事件(通常须经过适当程序并获得说明书文件或安全委员会的事先批准)、用药后妊娠状态的变化、产品和整个药物类别("类别说明书")的新警告、禁忌证和注意事项等通知相关部门。药物安全部门或说明书文件部门也有必要跟踪其他公司产品的药品说明书文件,以了解这些说明书文件中是否出现新的与其他上市药物相互作用的情况。这些职责的实际分工并没有明确的标准化,而且各公司的分工也不尽相同。

38.5 法 务 部 门

当在诉讼案件中报告了AE或存在诉讼威胁时,药物安全部门可能会与法务部门进行合作。在这种情况下,律师通常禁止药物安全部门与患者或医务人员直接接触。所有获取进一步安全信息的接触通常都是通过公司的法律部门进行。此外,药物安全部门的一名或多名人员(通常是医生)可能会在涉及公司和与其产品相关的安全问题的案件中被传唤作证。这涉及对那些有可能被传唤出庭作证或提供证词的人进行"证人培训"。

当一家公司被起诉时,原告律师要求提供安全信息的副本也是很常见的。这个过程被称为"强制性透露"。安全部门可能被迫停止工作,以便在非常紧迫的时间内准备或协助准备所需的成百上千页材料的纸质版或电子版副本。在最糟糕的情况下，药物安全部门可能要对其纸质或电子文件进行密封，以防止任何更改或添加新的信息。药品安全部门还需要积极参与准备公司在此类案件中的辩护，并评估尚未进入诉讼程序的索赔。

在一些公司，法务部门在审查快速报告、PSUR/ PBRER、RMP/REMS、监管递交文件（MAA、NDA）、药物警戒体系主文件（PSMF）和其他由安全部门生成的文件和报告时可能拥有一定的发言权。这恰如硬币一般具备两面性，因为法务部门不希望药物安全部门指出药物可能会导致AE。由于公司需要在信号报告、快速报告、PSUR/PBRER和其他文件中做出关于因果关系的判断，而法务部门可能不希望做出这样的"承认"，因为一旦出现法庭诉讼，这些"承认"可能会反过来伤害公司，因此这可能带来很大的问题。

法务部门可以帮助药物安全部门与其他公司建立安全性数据交换协议，以确保公司收到所有适当的安全性信息。反过来讲，任何外包的药物警戒活动都必须在法务部门的支持下签订合同。同样，联合开发和联合营销协议必须在药物警戒协议（PVA）中明确责任。

在实践中，比较明智的做法是药物安全团队和法务部门应该是盟友关系，双方都希望事实和科学得到正确、透明和诚实地处理。这对公司、患者、医疗保健专业人员和利益相关方来说永远是最好的选择，尽管在激烈的斗争和战争的迷雾中，这一点可能并不明显。

38.6 : 法规事务部

虽然药物安全部门通常向公司的临床研究部门报告，但药物安全部门的主要职能是监管。在一些公司，特别是小公司，法规团队也可能担负药物安全职能。

药品安全部门负责准备和向卫生当局提交快速报告（7天或15天报告、IND需要的MedWatch报告、CIOMS Ⅰ报告、E2B报告）、PSUR/PBRER、新药申请的定期报告等，并向业务合作伙伴和其他相关方提供类似报告。法规部门可能在向卫生当局报告病例（例如，有时为每次提交分配一个特殊编号，如FDA报告的序列号）或跟踪此类病例时发挥作用。这需要仔细而详尽的工作程序，以确保报告不会丢失或延迟发送。法规事务部通常是卫生当局与药物安全部门和公司其他部门之间所有直接联系的中介，因为大多数公司更愿意谨慎管理和监控与卫生当局的所有沟通。大多数公司不允许员工（无论是在总部还是在子公司或附属机构）直接与卫生当局联系，而必须通过法规事务部。然而，有些职能/职位可以摆脱公司的这种限制。例如，根据欧盟法规设计的欧盟QPPV角色，必须面向EMA全天候待命，并被要求直接向与他联系的卫生主管部门回复。

如果一个公司一直只在一个国家开展业务（研发和销售），然后扩展到一个或多个其他国家，这可能会出现一些问题。法规部门可能完全精通美国的要求，但并不了解其他地方的要求。此时，药物安全与法规部门必须迅速满足外部要求。

卫生当局可能会联系公司并要求更改说明书文件。作为联系公司的切入点，此类沟通通常会提交给法规部门（无论是在总部还是在当地分支机构、合作伙伴或子公司）。这通常导致公司启动SOP规定的流程或成立快速反应小组或工作组，包括药物安全、临床研究、注册事务、法规事务、法务和动物毒理相关部门，以响应请求。

38.7 质量与合规部

药物安全团队与质量团队和合规团队（可能是相同或不同的团队）就安全部门的职责进行合作，并在这些团队处理其他部门的安全问题时协助处理技术问题。

对于药品安全职能，质量/合规团队可以协助和监督公司内部SOP、工作流程和协作的准备工作，以确保药物安全团队能正确地发挥其职能。他们还可以定期对药物安全团队进行审计，并协助或监督任何可能作为审计结果的纠正措施/预防措施计划（CAPA）。他们还将协助处理和响应针对药物安全团队的外部稽查和政府检查，甚至有时发挥业务领导的作用。他们可能参与研究中心、供应商和合同研究组织、业务合作伙伴的标准操作程序和安全数据以及生产中的安全问题的审计工作。这些工作随着公司和商业协议条款的不同，存在很大差异。与法务部门一样，质量与合规部在理想情况下应该与药物安全部合作，而不是单纯地充当监督者和"警察"。

38.8 新业务尽职调查

当一个公司希望购买、引进、对外授权或共同开发一个产品时，良好的商业实践要求检查将要收购或剥离的产品的数据集。这包括对生产数据、标准操作程序、动物毒理学和药理学数据、临床数据、与卫生当局的监管通信等的审查。在"尽职调查"审查期间，药物安全部门可能会被召集来检查临床安全性数据，包括快速报告（E2B、MedWatch和CIOMS表格）、风险管理计划、PSUR/PBRER和NDA定期报告、临床试验年度报告和IND年度报告、卫生当局质询，以及除此之外的沟通交流、文件、档案和其他安全性信息。有时需要的数据可以通过电子方式获得，有时通过纸质形式获得，或者两者兼有。有时这些数据主要是汇总数据，有时则是结构不那么完善的患者个例安全性信息。对于一种尚未进行人体试验或仅进行最低限度试验的药物，这些数据可能很少；但对于一种已上市的药物，它可能是海量的。

一般来说，药物的安全性评估应包括所有临床试验和上市后的安全性数据、监管信函和动物毒理学数据。在临床试验数据中，应注意退出病例、死亡病例、缺乏疗效病例、失访病例和任何其他安全性数据可能隐匿的领域。药物安全部门认为提供给他们的信息是旨在"成交"的数据，因此它会突出有利的信息，而把不那么有利的数据放在后台。尽管完全隐藏安全性数据的情况很少见，但也并非闻所未闻，安全审查员应该以健康的怀疑态度对待尽职调查。安全审查员不能对公司的产品引进说"是"或"否"，但必须阐明公司执行的"获益-风险"分析中的安全和风险部分。

38.9 毒理学和药理学

当需要对动物试验和实验室检测结果进行安全性评估，以及对持续性的药品全生命周期风险管理进行评估时，药物安全团队将与这些团队进行协作。有时药物安全团队需要追溯动物试验数据来分析信号或安全问题，以了解临床前数据中是否有任何早期线索。其他时候，如果毒理学团队在动物试验中发现一个显著的安全问题以至于可能会产生一个15天的快速报告时，他们会告知药物安全团队。有时，药物安全团队会被要求提供协助，因为这些报告通常相当罕见，毒理学团队在准备提交材料时要求得到药物安全和法规部门的协助。但是更多时候，药物安全团队往往不得不提醒非临床团队，在出现可能影响临床安全的重要毒理学或药理学发现时联系他们。欧盟法规还要求欧盟QPPV必须告知这些发现，如果他没有及时告知这些安全问题，公司可能会面临惩罚。

38.10　信号处理和流行病学团队

药物安全部门通常会与这些团队密切协作，提供数据并参加分析、评估和准备进一步行动（例如，临床试验、流行病学研究、注册登记）的会议。关于PSUR/ PBRER或药物安全部门编写的其他报告中提到的信号，通常通过定期举行联席会议与信号检测团队和流行病学团队进行协调。当然，这也是因公司而异的。在大型制药公司，在企业层面有药物流行病学/流行病学团队也是一个标准的流程，这有助于以最佳和快速的方式管理新识别的信号。

38.11　医学信息及医学事务部

药物安全团队可能与负责公司内外沟通的内部或外部团队协作。收到的问题包括投诉、AE、产品质量问题以及来自患者、消费者和医疗保健专业人士的询问。药物安全团队应确保有适当的SOP，以便及时获知包含所有适当信息的AE（特别是SAE）并进行后续处理。医学信息部也可以处理非工作时间的沟通。也就是说，他们可以通过建立内部的或外包的系统（如电话中心、毒性控制中心）来接收工作时间以外的AE和投诉。药物安全团队应确保所有流程到位，以确保此类不良事件和投诉能及时报告给药物安全部门。

药物安全部门还可以向医学信息部门提供超出官方说明书文件范围的安全性信息。也就是说，因为大多数公司不允许员工对公司的药品做出医疗判断或提供临床建议，通常的反应是遵循官方批准的说明书文件，不再更进一步。然而，有时公司会收到一些"医生对医生"的请求，询问一些超出说明书文件范围的问题（例如，"使用这种药物时是否出现过肺栓塞，如果有，其疗程和治疗方法是什么？"），因此，药物安全团队可能会被要求从其数据库中提供数据来回答这些问题。

38.12　生产制造（产品质量投诉）

在产品的信号分析中，仅仅检查AE数据是不够的。信号审查员还必须审查产品质量投诉。AE完全有可能是由于生产过程中产生的杂质、不稳定产物、辅料问题、制造过程、假冒产品或供应商变更产生的不可预见的不良影响造成的。这一情况非常普遍，因为制药公司经常更换原材料和产品容器的供应商，并在有更高效的或新的机器可用时变更流程。这些都是（或者应该是）在适当的变更控制下完成的，但是意想不到的后果依然有可能发生。因此，信号审查必须包括产品质量投诉，当问题出现时，药物安全部门必须经常与生产部门的同事沟通。

假冒产品可能会导致产品投诉或安全性问题。药物安全团队必须有一个既定的流程能够迅速将可疑或可能的假冒产品的信息传达给产品投诉团队。无论最初的报告是产品投诉还是安全问题，流程必须是闭环的。根据最初的调查结果，供应链安全团队通常也会参与到产品投诉或安全性问题的处理流程中。

第39章

药品说明书文件

说明书文件（labeling）是一个通用术语，涵盖了有关药品的许多事项。出于药物警戒目的的说明书文件可分解为几个不同的文档。对于尚未上市（未批准或授权销售）的药物，用于不良事件（AE）上报及所有其他"官方"考虑事项的说明书文件是申办方撰写并提交给卫生当局（如美国食品药品监督管理局FDA，欧洲药品管理局EMA）的"研究者手册"。药品获批上市后［如新药申请（NDA）或上市许可获批］，用于AE监管报告的说明书文件变更为由申办者撰写的向所辖卫生当局递交的且经沟通批准的文件：美国为"包装说明书"（package insert，PI），欧盟为产品特性概要（SmPC，有时被错误地称为SPC）。另一个关键的说明书文件是公司核心安全信息（CCSI）。所有这些都将在以下章节中讨论。

39.1 ⋮ 研究者手册

研究者手册（IB）是与研究者所开展临床试验相关试验药物的临床和非临床数据汇编，以帮助研究者理解试验药物的基本原理和关键特征。对IB的要求，列在被大多数地区所采用的《ICH E6：药物临床试验质量管理规范》中。准备IB并保持更新是申办者的责任。IB概述了药物的化学、物理学和药理学特性，非临床研究，人体内作用，包括吸收、分布、代谢和排泄（ADME）数据，以及在健康受试者和患者中进行的有关疗效和安全性的临床研究数据。上市后数据如果获取，也应包括在内。

IB应包含多个试验和亚组人群的安全性总结，以表格形式概述药物不良反应（ADR）。如果适应证或亚组之间存在ADR类型及发生率的重要差异，应予以指出。IB应根据产品和相关产品的既往经验，给出可能的风险和可预见ADR的描述，还应注明需要采取的任何预防措施或特殊监测措施。IB可以长达几十页，并且应更具包容性，而非减少包容性。它不是一份营销性文件，由研究者、研究审查委员会/伦理委员会和数据安全管理委员会/独立数据监察委员会负责审查。

IB应每年更新一次，如果有新信息，尤其是关于安全性的信息，则应更频繁地更新。在准备向卫生当局上报的7天和15天快速（警报）报告以及研究性新药年度报告（例如，研发期间安全性更新报告，亦即DSUR）时，该文件将被用到；"预期"或"非预期"标准实际上是根据IB内容进行评估的。

在药物获批上市后，如果仍在进行临床试验，该药物将同时具有IB和上市后说明书文件（如欧盟的 SPC、美国的 PI）。

39.2 公司核心安全信息

"核心安全信息"（CSI）或"公司核心安全信息"（CCSI）是更大的"公司核心数据表"（CCDS）的一部分，包含上市产品的关键性安全数据。本文件最初是由 CIOMS Ⅲ 和 CIOMS V 文件定义的。CCSI 仅包含应出现在产品所有注册国家安全说明书文件中的基本安全信息，它不应该包含猜测或者那些由于地方原因可能只出现在一个国家说明书文件上的安全性信息。因此，CCSI 中的信息代表了应在全球所有地方或国家说明书文件中都出现的最低限度的安全数据。如果需要，地方卫生当局或公司可在本地说明书文件中增加超出 CCSI 中内容的信息。在编制 CCSI 时，不应考虑营销因素。由辅料引起的 AE 应包括在内，但与药物未建立明确因果关系的 AE 不应包括在内。CCSI 用于准备定期安全性更新报告（PSUR/PBRER）时，哪些 AE 被认为是"已列出的"。它不用于确定快速报告的预期性（应使用经批准的上市后说明书文件）。

各国使用的其他安全文件包括研发期间核心安全信息（DCSI）、研发期间核心数据表（DCDS）。它们都类似于 CCSI，包含了用于临床试验和定期报告的关键安全性信息。

39.3 美国上市药品的安全说明书文件

21CFR1 概述了美国的说明书文件要求。针对上市产品说明书文件的官方定义在 21CFR1.3（a）章节，如下所示：

（a）说明书文件（labeling）包括物品在州际贸易过程中以及在州际贸易中装运或交付后为销售而随附的所有书面、印刷或图形材料。

（b）标签（label）是指在物品直接接触的包装上展示的任何书面、印刷或图形，也包括贴在任何消费品上的、贴在或出现在任何消费品包装上的此类展示。

因此，它包括 FDA 批准的描述药物的书面材料，如包装说明书文件和药物装运或销售的包装和盒子。说明书文件的同义词包括"包装说明书"、"专业说明书文件"、"指导宣传单"、"批准说明书文件"和"包装宣传单"。它还包括 FDA 批准的患者说明书文件（即"药物指南"）。

在 2003 年，FDA 对说明书文件的电子格式提出了新的要求，称为"结构化产品说明书文件"（SPL），使用了 FDA 批准的文件标记标准。有关该说明书文件计划的更多信息，请参见 FDA 网站（https://www.fda.gov/ForIndustry/DataStandards/StructuredProductLabeling/default.htm）。

药品说明书文件的具体要求见 21CFR201.57。这些要求在 2017 年进行了修订，包括以下内容：

突出显示章节、药物名称、剂型、给药途径和受控物质符号、在美国的首次批准、黑框警告（如果有）、最近的重大变更、适应证和用法、剂量和给药、剂型和剂量、禁忌证、警告和注意事项、不良反应、相互作用、在特定人群中的使用（包括妊娠、致畸、老年和儿童使用）、患者咨询信息、修订日期、药物滥用/依赖、药物过量、临床药理学、非临床毒理学、临床研究、参考文献、供药方式、患者咨询信息。

请注意，突出显示章节是说明书文件其余部分的简短摘要（1/2页～2页）。2006年之前的说明书文件基本上都有相同的内容，尽管没有突出显示章节，而且安全章节在很多情况下短得多。

FDA发布了一份涵盖更详细新要求的指南，标题为"人用处方药和生物制品说明书文件——新内容和格式的实施要求"（https://www.fda.gov/downloads/drugs/guidances/ucm075082.pdf）。其他涵盖说明书文件不同部分的指南也一并发布。

上述指南中涉及不良反应的章节简要讨论如下（https://www.fda.gov/downloads/Drugs/GuidanceComplianceRegulatoryInformation/Guidances/UCM075057.pdf）：

- 目标是只包括那些对医生作出治疗决定和监测患者有用的信息，应避免AE的穷举。
- 不良反应（AR）章节应包含本药物以及同类药物的AR（如适用）。临床试验和自发报告的AR必须分别列出。
- 所有严重的以及其他重要的AR应被列出，并被交叉引用（如黑框警告、警告和注意事项）。
- 导致显著的停药发生率或其他临床干预，如临床试验中导致药物剂量改变的AR应被列出。
- 来自临床试验的AR是AR章节的主要组成部分，应包括最常见的AR（例如，所有＞10%的AR和相较安慰剂组2倍发生率的AR）。本节应根据暴露量、患者数量、人口统计学、研究类型、剂量等方面描述临床试验数据库。数据应以表格形式呈现，以便进行并列比较。应使用最佳可用数据——安慰剂对照和剂量反应研究。
- 如果有理由认为与药物存在因果关系，不太常见的AR也应被展示。
- 对于最具临床意义的AR（如最常见、导致停药、剂量变化或需要监测），应提供其他信息。
- 剂量反应、人口统计和亚组信息如果重要的话，应该包括在内。
- 如果有多个适应证和/或多个剂型，应从这些方面对安全性问题进行讨论。
- 应包括单独的自发性AR列表，特别是那些严重的、频繁的或可能有因果关系的AR。
- 如果包含了报告率，应使用所有不良事件计算，而不仅仅包括报告者认为相关的AE。
- 安全数据的可比性声明（AR的频率、严重程度或特征）必须基于那些充分的、控制良好的研究数据。
- 如果阴性结果在充分的试验中得到令人信服的证明，则可以包括该结果。
- 当研究适合合并（类似设计、群体等）时，可合并研究数据。
- 数据应进行有意义的编码，并根据需要进行归类（如镇静、昏睡和嗜睡应归类为同一个AR）。应在适当情况下使用综合征（如过敏）。

- AR应按身体系统、严重程度（频率降低）或两者的组合进行分类。可规定适当的下限频率。
- 定量数据（如实验室、生命体征、心电图）应以异常值的比率表示，有一个纳入的截止值（如正常值上限的五倍），而不是分级系统。
- 如果治疗组AR发生率低于安慰剂组，除非有令人信服的理由，否则不应包括进来。
- 除非基于充分设计和令人信服的研究，否则不应包括只存在统计显著性的AR。
- 标签应至少每年审查一次，以确保包括所有适当的数据。

有关该类说明书文件的示例，请参见再普乐（奥氮平）标签（2017年），网址为https://www.accessdata.fda.gov/drugsatfa_docs/label/2017/020592S068S069021086S044S045021253S057S058LBL.pdf。该标签长35页，警告和注意事项章节约8页，包括7个表格。AR章节占9页，包含14个表，相互作用章节占2页。从临床实践的角度来看，如果医生有问题，例如："这种药物会引起头痛吗？"，如果"头痛"没有在摘要中列出，那么最方便的查找方法是将文档加载到电脑或手持设备上，或者从在线数据库中提取标签的PDF文件并搜索该术语。"头痛"可能会出现多次，在多个表格中被列出，医生可以据此得出结论。有人可能会注意到，这不一定是一种快速或实用的发现有关产品是否发生了具体的AE或问题的方法。

许多药物标签和特定药物的患者信息可以在FDA网站（https://labels.fda.gov/）找到。此外，大多数制药公司都在其网站上张贴了产品说明书文件。如果该药物在多个国家销售，每个当地公司网站通常都会张贴当地说明书文件。

在美国，许多但非全部的处方药标签会印在汤姆森公司每年出版的名为《医生案头参考》（Physician's Desk Reference，PDR）的参考书中。它大约有3000页，有许多产品的照片以及产品信息。还有其他非处方药（OTC）产品、兽药产品等版本。医务人员可在以下网址免费获得电子版：http://www.pdr.net/browse-by-drugname?letter＝Y。

美国国家医学图书馆的每日医学（https://dailymed.nlm.nih.gov/dailymed/index.cfm）也收录有说明书文件。还有许多其他公司（如rxlist.com和drugs.com）和组织在网上提供从批准的美国说明书文件中获取的药物信息。它们通常比说明书文件本身更便于用户使用，并且通常按章节划分，便于浏览。其他国家也有与药品说明书文件相当的出版物。

39.4 欧盟上市药品的安全说明书文件

欧盟的说明书文件要求（称为产品特性概要［SmPC，有时被错误地称为SPC]）见卷2C，其中包括提交新产品注册文件的要求（https://ec.europa.eu/health/documents/eudralex/vol-2_en）。这包括2009年9月欧盟关于SmPC的指南。

SmPC"规定了评估过程期间提炼出的医药产品定位"，未经医疗卫生当局同意，不得更改。如果一种药物在欧盟得到集中批准，或者如果说明书文件是统筹过的，那么每个产品应该只有一个SmPC。如果有不同的剂型或规格，同一化合物可能会有额外的SmPC。未经批准或协调统一的药物在每个成员国可能具有不同的SmPC。SmPC通常采用该国的当地语言。

与其他国家的说明书文件类似，SmPC 包括药品名称、规格、药物剂型、成分、适应证、剂量（称为"剂量学"）、给药方法、特殊人群（肾损伤者、肝损伤者、老年人、特定基因型的患者、儿科患者）、禁忌证、特殊警告、预防措施（包括需要提醒医务人员的 AR）、相互作用、生育、怀孕和哺乳、对驾驶和机器使用的影响、非期望作用（不良反应）、药物过量、药理特性、临床前安全性数据、药学详细信息（包括辅料、不相容性、保质期、储存、适当的容器、处置说明、注册和更新信息）。

不良反应章节应包括临床试验、上市后安全性研究和自发报告中的所有 AR，满足"医药产品和不良事件之间的因果关系至少存在合理的可能性"的条件。如果不存在可疑的因果关系，则不应列出。该部分应包含以下内容：

- 包含最严重和/或最常见 AR 信息的安全概述总结。

- 包含发生频率的 AR 列表。通常应为一个单独的表格，但在特殊情况下（例如，使用不同适应证或剂量的产品）可使用多个独立的表格。应使用 MedDRA® 首选术语（PT）。如果合适，来自多个试验的数据可以合并。

- 针对选定 AR 的描述"可能有助于预防、评估或管理临床实践中不良反应的发生"。更多详细信息请参阅卷 2C。举例来说，奥氮平（olanzapine）的 SmPC（参见上述 Zyprexa）有 18 页，安全章节约有 6 页，包含两个表（见 http://www.ema.europa.eu/docs/en_GB/document_library/EPAR_-_Product_Information/human/000115/WC500055207.pdf）。

每个章节中包含的全部信息在"产品特性概要指南"中进行了规定（http://ec.europa.eu/health/files/ eudralex/vol-2/c/smpc_guideline_rev2_en.pdf）。文件质量审查（QRD）模板已由 EMA 开发；它们对使用的格式给出了严格的推荐。（http://www.ema.europa.eu/docs/en_GB/document_library/Template_or_form/2009/10/WC500004368.pdf）。《包装手册可读性指南》已于 2009 年发布。这些指南已计划更新（https://ec.europa.eu/health//sites/health/files/files/eudralex/vol-2/c/2009_01_12_readability_ guideline_final_en.pdf）。

由于欧盟国家使用的语言众多，说明书文件更新过程中的翻译工作仍然很棘手。除非集中审评程序（SmPC 以当地语言批准）外，SmPC 以英语发起、讨论和验证。然后完成翻译过程，将新的英语标签翻译成每种当地语言。以前，制药公司必须在很短的时间内向 EMA 提供所有翻译的 SmPC。由于严重的翻译错误，EMA 现在正在（前瞻性地、仅针对说明书文件更新）准备以 24 种欧盟官方语言编制经批准的更新章节。

39.5　其他国家药品的安全说明书文件

世界上大多数国家都有相当类似的注册和批准制度，包括对所有提交的数据及说明书文件进行多学科审评。批准可能因国家差异很大；但是，它们都是基于提交或强调的不同数据、申请的不同适应证、不同的剂型、不同的患者群体及当地的习俗。因此，不同国家的说明书文件可能有所不同。此外，在非英语国家，说明书文件当然需使用当地语言。

39.6 关于说明书文件内容的评论

在欧盟，经批准的说明书文件被称为产品特性概要（SmPC，有时被错误地称为SPC）。一些人对术语有一种奇怪的用法。在美国，通用术语说明书文件（有时称为"包装说明书"或"PI"）用于指FDA官方批准的美国产品信息。当在美国引述欧洲的说明书文件时，说明书文件这个词也被用于指代SmPC。相反，欧盟的一些国家使用"SmPC"一词指代他们自己的官方说明书文件或美国说明书文件。因此，人们可能会听到提及美国SmPC——一个在美国并不存在的概念。实际上，这指的是美国官方说明书文件，而非欧盟SmPC。

在药物警戒方面，最受关注的说明书文件部分包括不良事件、警告、药物相互作用、注意事项和妊娠信息。在说明书文件用于确定该产品报告的特定不良事件是否"已标出"/"已列出"时尤其。在许多但非所有国家，如果不良事件是预期的，则不必将其作为快速报告递交给卫生当局。在大多数地区，针对快速报告的目的，出现在同类产品说明书文件（class labeling）中某一特定AE/AR不会被认为是预期的或已标明的。

产品说明书文件的更改、添加、删除、变更和改动，通常必须得到相关卫生当局的批准。在许多地区，申办者（NDA持有人，MAH）可以在不经卫生机构批准的情况下为增加紧急安全警告更改说明书文件。在美国，这被称为"即时生效变更"。当然，FDA必须被迅速告知。以下情况将被允许：

"添加或强调禁忌证、警告、注意事项或不良反应，其因果关系证据满足列入说明书文件的标准……添加或强调关于滥用、依赖、心理影响或药物过量的声明……添加或强调关于剂量和给药方式的指示，旨在提高产品使用的安全性。"（见CFR第1章）。

例如，参见21CFR601.12已批准生物制品申请的变更，类似地，欧盟允许"紧急安全限制"。参见参考文件：CMDh/097/2000/Rev5（http://www.hma.eu/fileadmin/dateien/Human_Medicines/CMD_h_/procedural_guide/USR/CMDh_097_2000_Rev5_2017_02-clean.pdf）。在这种情况下，MAH需要在15个日历日内提交变更，并加快SmPC和PL的实施。

请注意，药品标签并不总是使用MedDRA术语来表示不良事件。许多药物非常古老，可以追溯到MedDRA使用之前的许多年。因此，使用的术语来自其他词典，如COSTART或WHOART，或者这些术语可能是非标准化的。当人们试图确定某个术语（例如MedDRA术语）是否"已标明"或"已列出"时，如果发现一个类似但不完全匹配的术语，这显然会产生问题。想必所有标签最终都将"MedDRA化"。

在加拿大，相当于PDR的是英文和法文版的药物及特种药物。在法国，它被称为"Vidal"（该网站是法文版），在德国，它被称为"Rote Liste"（该网站是德文版）。在英国，SmPC和患者信息手册（PIL）可在网站上获取。

39.7 美国OTC药品的说明书文件

在美国，OTC药品的说明书文件通常不同于处方药的说明书文件。对于大多数OTC

药品，说明书文件源自"专论"［Monograph，CFR 中涉及这些产品的章节，并规定哪些产品可以在没有 NDA 或简化新药申请（ANDA）的情况下销售］。OTC 药品由患者和消费者在没有医疗机构（医生、药剂师、护士）解释产品及其用法、不良事件等的情况下使用。说明书文件只是指包装（盒子）上标记为"药品信息"的内容。这是包装说明书文件的通俗版本，但关于不良事件的内容通常非常粗略，有时根本没有列出。最令人惊讶的是，某些产品作为处方药时，在包装说明书文件中有大量不良事件列表（如氯雷他定、非甾体抗炎药），而当其作为 OTC 药品时，药品信息中的安全性信息却很少。

一些 OTC 产品可能根据 NDA 或 ANDA 出售，这些产品可能有传统的包装说明书文件。这些药物不属于专论范围，以前是有 NDA 或 ANDA 的处方药，现在仍然有效。

同样，对于膳食补充剂，有一个标有"补充剂产品信息"的标签。许多销售 OTC 产品的公司销售补充剂、药物、医疗器械，有时甚至销售化妆品，这使得不良事件的收集和报告非常复杂。

这种说明书文件的状态使得向 FDA 报告不良事件变得复杂。一种产品可以通过（通常）两种机制成为 OTC 产品：①已批准的 NDA 或 ANDA，原为处方药，现已转为 OTC 状态；或②通过 OTC 药品专论流程。安全报告义务取决于使用了哪种途径。对于具有 NDA 或 ANDA 的产品，要求与处方药相同（如快速报告、批准的说明书文件、定期报告 / PSUR）。直到 2007 年，虽然一些公司自愿提交安全报告（通常针对 SAE），但不强制要求专论产品递交安全报告。2006 年的《膳食补充剂和非处方药消费者保护法》以及随后的 2009 年指南澄清了这一情况。在这一问题上，还可以参阅 FDA 的问答（https://www.fda. gov/Food/Guidance Regulation/GuidanceDocumentsRegulatoryInformation/DietarySupplements/ ucm171383.htm）。

报告要求如下：

▪ 名字出现在标签上的制造商、包装商或经销商（称为"责任人"）必须在 15 个工作日内向 FDA 提交所有 SAE 和标签副本。

▪ 首次报告后 1 年内收到的所有随访信息必须在 15 个工作日内提交。请注意，法律声明只有 1 年的随访，但 FDA 表示不期望有时间限制。也就是说，永远报告所有随访信息。

▪ 使用 MedWatch（3500A）表格或 E2B 进行报告。对于强制报告，要求申请人必须通过 E2B 形式提交。

▪ NDA 对最低标准、可报告性等的定义在此处生效：

  • 对于品牌药，有必要获知活性成分以获得一个可报告的药物；

  • 如果有多个可疑药物，请向 FDA 和其他相关制造商提交个例安全性报告（ICSR）。

▪ 无汇总报告要求。

▪ NDA/ANDA 产品需要进行信号检测，但没有明确说明专论产品需要信号检测，尽管这样做是明智的。

注：在欧盟，没有经过上市批准（MA）的 OTC 产品是不存在的，因此所有处方药报告要求都适用于 OTC 产品。在实践中，许多公司对所有 OTC 产品和处方药一视同仁，进行快速报告、定期报告和信号检测。一些国家有多个更复杂的规则，包括"OTC"和"准

处方药"，这些药不需要处方，但可能（在后一类产品中）需要客户在购买产品之前与药剂师沟通。

39.8 说明书文件更新流程

当一套注册材料（如在美国为NDA，在欧盟为MAA）递交时，公司负责其准备的团队必须提交说明书文件（美国PI、欧盟SmPC及欧盟PL等）。从零开始，团队必须整合和总结非临床和临床开发过程中收集的大量数据。在大多数情况下，这是作为已注释说明的说明书文件而提交，即每个陈述、主张或事实都必须有脚注中引用的数据作为支持。最终批准的说明书文件通常没有所有注释和脚注。

产品批准上市后，需要包括在产品信息中的新信息（有效性、安全性、监管等）将被获知。这些新信息引发说明书文件的更新。下面的计划强调了欧盟在该过程中涉及的主要步骤、里程碑和利益相关者。美国的说明书文件更新与此类似。

在大型制药公司中，会有专门的团队致力于说明书文件相关的工作，通常在药政事务部门内。在药物批准和上市后，80%到90%的说明书文件更新是由于新的PV安全性问题。这意味着PV部门和说明书文件团队必须紧密合作。

说明书文件委员会决策者必须是PV部门、药政事务部、医疗事务部和法律部的高级管理人员。他们通常作为一个委员会，批准说明书文件更新的内容和措辞。

在许多情况下，更新的关键文件是CCDS/CCSI，然后作为更新所有其他地方说明书文件（US PI、EU SmPC、EU PL等）的源文件。考虑到FDA和EMA在全球范围内的重要性，一些公司倾向于同时更新CCDS/CCSI、US PI和EU SmPC，因此要求说明书文件委员会批准这三份文件（图39-1）。

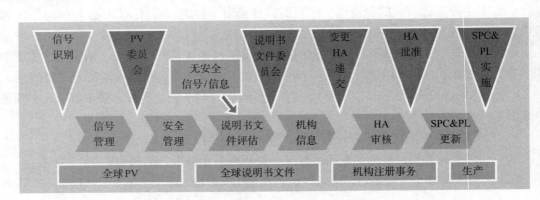

图39-1 说明书更新中的示意图关系

对于说明书文件更新，为了确保各国之间的一致性，最好的方法是向附属公司提供所有说明书文件更新的理由或"资料包"。然后将此类文件提交给当地监管机构，以支持更新建议。

当收到具有科学依据的CCDS/CCSI更新时，附属公司准备本地标签更新，然后提交给当地监管机构。经过评估和潜在措辞变更后，实施新的标签得以应用并提供给所在国家的患者和医务人员。

大多数公司对所有附属公司中使用的所有语言标签进行计算机化存档。这将包括每个国家当前使用的说明书文件以及既往版本的标签。这些存档的标签可能用于研究、科学出版物以及诉讼等。

从开始到结束，这一复杂的过程可能需要数月甚至数年的时间。但是，如果标签更改是紧急的或关键的，可能需要在几天内完成。公司和监管机构必须有一个机制来完成这项工作。在许多国家，所有标签更改都必须得到监管机构的批准。但是，在紧急情况下，一些国家允许在第二天或两天内，经监管机构批准，立即更换标签（在美国为"即时生效变更"）。

39.9 对说明书文件管理的评论

公司或监管机构的药物警戒工作人员应确保从负责准备这些文件的团队收到更新的说明书文件。虽然这看起来理所当然，但这并不总是常规的。除了处理药物警戒的团队外，其他团队通常也会准备说明书文件，而准备者可能并不总是记得将新的说明书文件分发给药物安全部门和其他需要的部门。

对于药物警戒专业人员来说，了解他们负责的药物的说明书文件是绝对必要的。对于有许多不良事件的药物，通常最好在纸上或电子表格中准备一个单独的表格作为参考，列出不良事件，以帮助确定是否已标明/已列出（预期性）。事实上，这些不良事件可能出现在多个章节中，并具有不同的特异性水平。应适当收集和分组这些不良事件，以便在评估和编码不良事件时有现成的参考资料（称为"小册子"）。列出相应的MedDRA术语和层级可能会很有用（逐字记录、首选语、低位语）。一些计算机安全数据库能够自动化识别已标明/已列出的特定MedDRA术语，从而不需要此类"小册子"。所有此类小册子都应得到控制和验证。

如果有不同的剂型，许多药物都会有多个说明书文件（如相同活性成分的静脉和口服制剂有不同的说明书文件）。两个说明书文件中的不良事件可能不同，因为有些不良事件与给药途径有关（如注射部位反应或与口服后的首过效应相关的不良事件）。

一些公司已经开始研究说明书文件的二维码解决方案。二维码（简称快速响应码）是一种矩阵条形码（或二维条形码）的商标首先为日本汽车工业设计。条形码是一种机器可读的光学标签，包含与所附物品相关的信息。其目的是允许用户使用智能手机或其他设备扫描药品包装上的二维码，然后立即在您的手机屏幕上显示包装手册/说明书文件（使用母语）。这样的解决方案将确保每位患者都有最新的药物标签。短期内可能不会要求一定使用二维码说明书文件，但一些卫生当局正在调查除了当前的打印流程外，是否还应强制使用这种机制。

英国MHRA是执行过许多PV检查的卫生机构之一。众所周知，他们的检查是彻底且详细的。每年他们都会公布在例行定期检查和有因检查中发现的最常见的问题。2014年，最常见的关键发现是关于说明书文件更新（44%的关键发现）的。2017年，这一比例降至17%。这表明欧洲监管机构对说明书文件更新过程以及公司可能向监管机构作出的任何承诺（如内容、格式、时限）的重视和关注。公司必须严格对待标签更新及向监管机构作出的承诺（https://www.gov.uk/government/statistics/pharmacovigilance-inspection metrics-2009-to-present）。

39.10 ⋮ 常 见 问 题

问：让每个国家单独处理这些标签似乎是相当重复和浪费的。总的来说，全世界的安全性不是都一样吗？一个标签对一种上市的药品来说不够吗？

答：理论上，这两个问题都应该回答"是"。然而，说明书文件相当复杂，每个卫生当局都希望保留其审查和更改说明书文件的权利。CCSI是全球通用的标签，这一概念似乎运作良好，可以合理地扩展到完整的官方说明书文件。就是说，在有些情况下，一种药物在某一群体或地区的作用可能不同。因此，在某些情况下，不同地区需要不同的标签可能是合理的。尽管如此，所有的差异和亚组仍然可以在一个单一的全球标签中列出。一个、两个或者最多三个国家可以负责一种药物及其说明书文件、安全性特征和更新。这可能是可行的，但鉴于世界地缘政治局势，不太可能很快实现。

问：既然每个国家的监管机构都拥有所有标签的最终审批权，那么他们似乎有责任更新标签。制药公司的实际责任是什么？

答：理论上，我们可以认为每一个卫生当局负责标签的内容，因为他们实际上批准了该文件。实际上，科学和医学数据主要由制药公司来处理。对药品来说，它的制药公司才是拥有最多ADR和原始数据的一方。公司准备ICSR和汇总报告（PSUR/PBRER）并将其递交给监管机构。如果碰巧监管机构是第一个收到新的重要信息的单位，监管机构通常会立即联系制药公司并向其发送数据，这样，卫生机构和制药公司都可以对其进行审查并实施任何必要的更改。

许多监管机构规模较小，没有能力审查本国批准药物的所有数据。因此，人们普遍认为制药公司是第一责任人。大多数律师都会同意这一点。

更广泛地说，我们可以陈述四种不同的理由来支持说明书文件主要由制药公司负责的观点：

- **科学和医学：**公司有责任在标签包含所有重要的和最新的信息，以帮助患者和医务人员充分了解安全处方和使用产品的信息。
- **伦理：**由于药物是用于治疗或预防疾病、症状的产品，因此隐藏所需信息是不道德的。
- **监管：**产品信息文件受到严格监管，每家公司必须完全遵守其药品授权所在国家的所有法规。
- **法律：**媒体对重大药品安全问题的关注可能会产生或放大不完整或不准确的说明书文件的法律风险和后果。这可能导致对公司提起诉讼。

在美国，有一个"知识中介"的概念。这一理论指出，制造商（如制药公司）通过向处方者（如医生）提供所有所需信息（"实质性风险"）履行其关注义务。然后，由处方者告知患者风险。这是一个复杂的法律学说。参见示例：https://www.americanbar.org/groups/activation/committees/products responsibility/articles/2013/inside-learned intermediate-princit.html。当然，要想获得更确切的信息，请咨询在这个领域有丰富知识的律师。

第40章

大学和医学学术中心

大学和医学学术中心在很多领域中与药物安全界互动：

- 药物发现及许可授权；
- 转化医学；
- 专业的临床研究单位（CRU）；
- 其他开展研究的临床科室；
- 培训医学生、药剂师、护士、流行病学家和其他医疗保健专业人员；
- 机构伦理审查委员会
- 数据安全监查委员会和裁决委员会；
- 行业咨询；
- 报告医院发生的不良反应。

40.1 美国的贝赫-多尔法案（Bayh-Dole Act）

1980年，美国国会通过了贝赫-多尔法案，即专利与商标法修正案（Patent and Trademark Law Amendments Act）（35USC200-21和37CFR401）。根据该法案，对于联邦政府资助的、由大学开展的研究，大学有权保留研究发现的专利权。以前，政府机构对让大学和小型企业获得联邦政府主持或资助的专利一直有所顾虑。这项法案旨在鼓励大学和小型企业将科技成果商业化。示例包括（https://www.bloomberg.com/graphics/2016-university-patents/）：

- 纽约大学医学院的Jan Vilcek教授和同事开发了英夫利昔单抗（Remicade®），从中获得了巨额的专利权收益。Vilcek教授向医学院捐赠了1.05亿美元（纽约时报，2005年8月12日）。纽约大学的研究相关收入达10亿美元，主要来自Remicade®。
- 埃默里大学签订了一份核苷类反转录酶抑制剂恩曲他滨（Emtriva®）的特许权使用协议，埃默里大学将获得该药的销售利润提成5.25亿美元。
- 西北大学从普瑞巴林（Lyrica®）的专利许可中获得了13亿美元的收入。
- 哥伦比亚大学从"Axel"DNA剪接专利中获得7.9亿美元。

然而，并非所有来自大学的专利都是生物医学专利。佛罗里达大学从运动饮料佳得乐（Gatorade®）的许可中获得了2.88亿美元的收入。此外，许多其他大学也从信息技术专利中获得了可观的收入。

当然，在美国，大学专利的发展也导致了专利使用方面的诉讼：

• 1999年，葛兰素威康公司同意向明尼苏达大学支付该公司在全球范围内销售抗艾滋病病毒药物阿巴卡韦硫酸盐（ZiAGEN®）的许可权费用，以解决因药学院教授所持专利授权给葛兰素威康公司而明尼苏达大学就该授权提起的诉讼。

• 普林斯顿大学和礼来制药公司向巴尔实验室提起诉讼，指控巴尔实验室侵犯了大学的专利权，该专利涵盖了抗癌药Alimta®中的活性化学物质。该诉讼旨在阻止巴尔实验室生产Alimta®的仿制药，该药过去一年为礼来制药公司带来了超过10亿美元的收入（普林斯顿日报，2009年5月11日）。

• 2011年，斯坦福大学向罗氏制药公司提起诉讼，旨在明确谁是争讼专利的所有者。该案件被提交至美国最高法院，最高法院裁定专利权首先归属于发明人，随后是接受专利转让的第三方（如罗氏制药公司）[563 U.S.776（2011）]。

如果大学和医学中心进行临床研究，研究者通常也有义务向医疗卫生当局、机构伦理审查委员会（IRBs）以及合约合作伙伴报告研究相关的安全信息。

40.2　临床研究单位及学术研究单位

在美国、加拿大及其他地方的许多大学都建立了临床研究单位（CRU），包括芝加哥大学、布法罗大学、新泽西医科和牙科大学新布朗斯维克分校（罗格斯大学）、杜克大学、迈阿密大学、宾夕法尼亚大学、乔治敦大学、纽约大学、弗吉尼亚大学、纽约州立大学、亚利桑那大学、肯塔基大学、麦吉尔大学、阿尔伯塔大学等。此外，英国、比利时、加拿大、德国、法国等多个国家也建立了临床研究单位。

例如，位于北卡罗莱纳州达勒姆的杜克大学，运营着一家临床研究组织，该组织是世界上最大的学术临床研究组织（CRO）之一。该组织2016年共发表1187篇出版物，其中225篇有"重大影响"。其拥有200多名教职人员，在19个治疗领域中进行 I ～Ⅳ期临床试验。

这些单位可在住院部和门诊部开展 I ～Ⅳ期研究。作为申办者，无论其研究在何处运行，CRU都要承担当地法律、法规（和机构政策）中规定的所有申办者应承担的职责，就像制药公司或大型联合体运行的试验一样［如美国国立卫生研究院（National Institutes of Health）的癌症试验］。作为制药公司的研究中心时，这些研究单位的安全性职能主要包括将不良事件（特别是严重不良事件）报告至申办者，并向IRB上报严重病例。因此，此类单位在试验中可能承担部分或全部安全性职能。

通常，大学或医学中心里的研究者与制药公司、CROs、联合体、美国国立卫生研究院和其他机构签订合同，开展研究或参与多中心临床试验。这些试验与CRU的研究分开运行（如果机构中存在这样的单位）。在这种情况下，研究者负责履行法规和当地大学政策规定的所有安全性义务。现在，许多大学在行政部门内设立了办公室，负责处理此类"校外"的研究活动。他们向研究者提供帮助，并确保大学收取适当的设施使用费。进行临床试验可能是学术中心的一个重要收入来源。一些制药公司鼓励其医学人员与医疗中心保持联系，公司的医学人员经常在学术界任职。有些学术医生和研究人员成立营利性公司，旨在发现药物、营销药物或进一步研究药物，这引起了一些争议。美国和其他地方的大学现在正试图在医药公司和学术界之间建立清晰的"防火墙"，甚至禁止医药公司相关人员（代表）进入现场。一些学术中心不允许其员工使用带有医药公司标识的钢笔。

有些国家，学术界和政府之间的联系更为紧密。法国卫生局拥有一个由30多个医学学术中心组成的网络，以收集药品不良反应和建议，并对医生和其他医疗专业人员提供药物安全方面的培训。此外，他们还参与安全信号检测和风险管理流程，并根据需要提供咨询工作。

40.3 转 化 医 学

关于这一概念，有两个定义：

对许多人来说，转化医学指的是实现"从实验室到病床"（bench-to-bedside）的企业，这些企业利用基础科学知识为患者生产新的药品、设备和治疗方案。

对另一些人来说，转化研究是指将研究转化为实践，即确保新的治疗方法和研究知识实际应用到患者或指定人群，并确保其正确实施。

转化医学旨在将来自实验室、病床和社区的学科、资源、专业知识和技术结合起来，以促进预防、诊断和治疗的改进。它是跨学科的，在开展临床试验的大学中发挥着重要作用。例如，在纽约大学，转化医学部的目标是：

- 了解目前使用的药物的作用和代谢情况；
- 帮助将实验室发现转化为可用于临床护理的制剂；
- 了解药理活性物质的反应及其毒性的遗传及代谢基础；
- 了解并影响那些制约患者遵守药物治疗方案的能力和意愿的因素；
- 研究药物对人类疾病的影响，作为研究潜在致病机制的一种手段。

40.4 学术界的药物安全培训

40.4.1 北美

美国和加拿大的学术界在药物研究中发挥着越来越大的作用，然而，它在药物安全和药物警戒方面的作用相对较小。这与法国、英国和其他地方的情况不同。北美最多只有少数几个药理学、医学或流行病学部门在药物安全领域发挥着重要作用。尽管学者们在卫生当局的咨询委员会（FDA、欧盟成员国、日本）中任职，但更多的人其实是在美国各地发表药物治疗相关的演讲（通常由制药公司的"演讲局"支付费用）。不过，这种情况正在发生变化，因为人们正在关注利益冲突问题，在理论上杜绝（如果可能的话）或至少将其降至最低。参见"不良行为"一节。

　　此外，许多学者开展由制药公司支付费用的临床试验，他们作为学术CRO或转化医学单位的一部分，不再是中立的安全性观察员或安全性顾问。医学院校的药理系在药物警戒方面历来只起很小的作用。对药物安全感兴趣或进行研究的通常是大学的信息技术（IT）和生物统计系，他们研究药物流行病学、数据挖掘、电子健康记录和药物利用等。

　　在北美，有关医学或护理专业学生的药物警戒知识培训非常少。从积极的一面来看，药学院校似乎正在将更多的药物安全内容纳入课程，一些大学现在正在开发有关药物安全的药学学术认证和学位（硕士学位、博士学位）课程。

　　一些大学和医学中心通过现场和远程教学的方式提供药物警戒和药物流行病学的培训，其中包括天普大学、美国罗格斯大学、赫特福德大学和伦敦大学的伦敦卫生与热带医学院、朴茨茅斯大学。有些大学提供学位（通常为硕士学位），有些大学则提供认证证书。

　　培训通常涉及经典药理学和治疗，对制药行业、FDA或加拿大卫生部及本书所述的主题的讨论很少（如果有的话）。类似地，护理和其他联合医疗项目也很少强调药物安全。一些药学院校和公共卫生培训项目在其课程中涵盖了药物安全和流行病学，并可能在学生培训期间安排医药行业或卫生机构轮岗，给医学生讲解流行病学（虽然在大多数情况下不是药物流行病学）的基础知识。

40.4.2　欧洲

　　与美国不同，欧洲学术机构通常与政府和医疗卫生当局合作，在药物安全方面发挥着重要作用。在一些西欧国家，药物安全教学似乎在大学医院得到了很好的整合，这些医院有药物警戒报告中心、药物信息中心、毒物控制中心、药物流行病学或流行病学部门。

　　具体可参见欧洲药物警戒和药物流行病学培训项目（https://www.eu2p.org/ about-eu2p/ education-programme）。这是一个由七所大学、两个监管机构和十五个产业合作伙伴组成的联盟。这些大学分别是法国的波尔多大学、西班牙巴塞罗那的加泰罗尼亚药学研究所基金会（Fundacio Institut Catala de Farmacologia）、英国的赫特福德大学、荷兰的鹿特丹伊拉斯姆斯大学医学中心、荷兰的乌得勒支大学、意大利的那不勒斯第二大学。他们提供短期课程、证书、硕士和博士学位。大部分课程为在线培训。

　　欧洲和亚洲还提供其他课程，南美和非洲也提供一些临时课程。

　　美国学术界可能会慢慢"发现"药物警戒行业的其他功能，并将其纳入医疗保健专业人员和其他人员的培训中。

　　很显然，药物安全和药物警戒已成为所有医疗保健专业人员都要接受培训并对其做出贡献的一个领域，这也符合所有人的利益。

40.5　学术咨询

　　当学术研究人员和医护人员为制药行业提供咨询时会产生很多争议。这可能包括（付费）为临床试验计划、方案、临床开发和药物安全问题提供意见。特别是申办者可能会请一名或多名学术临床医生或药理学家审查一份或多份使用药物后报告的不良事件病例报告，这种审查将有助于确定不良事件是否与药物有关。

参见《学术机构如何与私营企业合作》（发表于 2015 年 4 月 20 日）（https://www.rdmag.com/article/2015/04/ how-academic-institutions-partner-private-industry）。

40.6 不 良 行 为

新闻和网络上的各种报道表明，一些参与临床试验的医生一直在向华尔街金融分析师咨询（关于收费问题），分析师们似乎也想了解特定药物在临床试验中的表现，通常是指安全性方面，因为疗效数据是保密的。麻烦可能接踵而至。在一个案例中，一名医生被指控向对冲基金泄露临床试验的内幕信息［内幕交易案中医生的保释金问题（"Bail Set for Doctor in Insider-Trading Case"）（华尔街日报，2010 年 11 月 26 日］。

其他案例包括制药公司利用不正当的影响（如金钱）来影响医生开具他们的处方药物。参见《药品公司创始人被控贿赂医生开出阿片喷雾剂处方》（Drug Company founder charged with bribing doctors to prescribe opioid spray）"（http://money.cnn.com/2017/10/27/news/companies/drug-company-founder-charged-opioid/index.htm）。

咨询还包括向其他医生和医护人员提供"科学营销讲座"（讨论疾病或特定药物），介绍赞助商生产的上市药品。这里产生的争议主要在于顾问的独立性和公正性，因为这些顾问在科学营销活动中获得了资金。一些人认为，充分披露所有财务关系，包括间接的财务关系，能保证客观性。其他人则认为在这种情况下，客观性是不可能真正实现的，对临床试验有效性或药物安全性的评论做不到不偏不倚。由于这种做法相当普遍，在某些情况下，很难找到没有行业关系的在 FDA 咨询委员会和数据安全管理委员会中任职的顾问。

2009 年 1 月 15 日，《纽约书评》刊登了医学博士 Marcia Angell 发表的题为《制药公司与医生：腐败的故事》（Drug Companies & Doctors：A Story of Corruption）的重要文章；具体参见 http://www.nybooks.com/articles/2009/01/15/drugcompanies-doctorsa-story-of-corruption/。

其他的例子更加耸人听闻：如《大型制药公司是美国的新黑手党》（Big Pharma is America's New Mafia）（https://www.thedailybeast.com/bigpharma-is-americas-new-mafia，2015 年 2 月 21 日）。

美国药物研究制造商协会（PhRMA）是一个由制药公司组成的组织，颁布了一些关于行业活动和研究、市场和销售行为的规范和指南。约 50 家公司签署了该协议，并制定了一些自愿性的药品营销标准（http://www.phrma.org/codes-and-guidelines/code-oninteractions-with-health-care-professionals）。

大学和医学中心正在对药物公司代表在其机构中的言行施加越来越多的限制。在美国，许多机构在其中心限制制药公司的样品、免费午餐、详细介绍和其他活动。在法国，对制药公司代表的发言和向医生分发的免费样品的数量进行了限制。据称，这些要求现在比美国和加拿大更为严格。

联合委员会标准（Joint Commission standard）COP.11.6 要求各组织监测药物对患者的影响。尽管 FDA 通过 MedWatch 项目鼓励各组织向 FDA 报告药品不良反应（或用药错误），但该联合委员会标准并没有明确这项要求。因此，医院必须加强药物安全专业知识和当地行为准则培训。这些通常通过医院药房或处方集委员会（一个决定哪些药物将保留在处方集上，哪些不保留的小组）进行。美国以外的要求因国家而异。

40.7 阳光法案

自1999年以来，美国一直有针对研究者、医药行业和FDA员工的财务披露规则。对于提交药品、生物制品或医疗器械上市申请的申请人，该条例（21CFR§54）要求其提交参与本法规涵盖的临床研究人员的报酬、经济利益和工作安排的相关信息。本法规要求申请人证明与临床研究人员之间不存在可能会影响提交给FDA的数据可靠性的某些经济利益和工作安排。如果申请人未提供证明和/或披露信息，或未证明其在尽职调查后仍无法获得该信息，则FDA可拒绝受理该申请。对此，政府已发布相关信息（见下文）。许多公司还在公司网站上披露向研究人员支付的所有款项（包括捐赠设备的公允价值等）。

2010年，美国颁布了《医生支付阳光法案》[Physician Payments Sunshine Act，也称为"开放支付"（Open Payments）]。该法案要求药品、生物制品、器械和医疗用品制造商收集并公布与法案涵盖的接收人的所有财务关系：医生、牙医、足科医生、验光师、脊骨神经科医生和教学医院。该法案涵盖了为医疗保险、医疗补助和州儿童健康保险计划提供产品的公司。该法案基本上涵盖了美国的大多数医疗公司。该法案于2013年生效。

它涵盖的内容包括：向法案涵盖的接收人提供的膳食费用、对包括咨询委员会发言人项目及咨询在内的服务所支付的费用，以及其他非现金的"价值转移"，如差旅费、期刊文章、设备或订阅费等。它包括由第三方支付的间接费用，还包括研究费用。上报门槛约为10美元。

该法案的目的是使医生（和其他医疗服务提供者）与医药制造企业之间的财务关系透明化，以暴露和减少利益冲突。

参阅以下有关医疗保险和医疗补助服务中心的网站，以了解开放支付：https://www.cms.gov/OpenPayments/。

有关资料载于https://openpaymentsdata.cms.gov。

该数据库有一个搜索工具，便于用户使用。在网站上可以找到汇总付款，也可以找到具体的医生和医院付款以及公司实际支付给该医生的金额。数据可以下载。汇总页面显示，2016年，从1481家公司到63.1万名医生和1146所教学医院，涉及的资金总额为81.8亿美元。

不出所料的是，各种组织对这些数据进行了分析，并列出了资金最高的公司和医生。例如，该网站（https://projects.propublica.org/docdollars/）列出了2013年8月至2018年的数据。

该网站还可通过医生姓名或公司名称进行搜索，便于用户使用。排名第一的公司是基因泰克公司，金额为10.8亿美元，排名第一的医生收入为6530万美元。排名第一的教学医院是希望之城，获得10.2亿美元；其次是马萨诸塞州综合医院，获得1.35亿美元。排名前两位的州分别是加利福尼亚州和纽约州，分别为21.1亿美元和7.49亿美元。

评论：这样做有用吗？阳光法案有帮助吗？最后结论还有待分晓。虽然按市场价值对时间和人才进行公平的补偿是合理的，但是给相关人员高额报酬仍在继续。

第41章

疫苗警戒

疫苗安全警戒不同于药物安全警戒。从大的层面上看，药物常用于治疗疾病，比如用于有疾病体征和症状的个体，而许多疫苗则用于预防健康个体生病。我们将在本章回顾疫苗警戒和药物警戒之间的一些主要区别，并通过一些具体的倡议行动加以阐明。

41.1 疫苗警戒与药物警戒之间的差异

不良事件报告，无论与药物或疫苗是否相关，获取的信息都是这些药品或疫苗已知或可疑的反应；然而，药物的使用通常是为了干预现有的疾病或状态，而疫苗则通常用于预防疾病。预防和干预之间的这一关键差异影响了警戒数据的整体分析、解释和结论。由于疫苗的目标人群通常是健康人（包括幼儿），因此可接受的安全性窗口很窄。

在许多国家，特定疫苗的接种是强制性的（如儿童传染病或旅行者疾病）。相比那些可能出现药物反应的患者，接种疫苗前身体健康的人在发生疫苗引起的不良反应时，通常更容易发现并报告问题。

41.1.1 因果关系与归因

当疾病出现时，我们想知道原因：为什么有人得了癌症？为什么有人感染了？是什么导致一个人心脏病发作？虽然我们想知道原因这件事可能并不会改变医疗事件本身，但为结果归因似乎能使我们安心。药物警戒和疫苗警戒是旨在确定或排除症状与所接受的治疗或疫苗的关联性的临床科学。遗憾的是，由于结论只能基于现有的报告数据，所以科学性不够。这两个领域有很大的不同，这对因果关系的归因和假设有重大影响。

与检测药物安全信号相比，检测疫苗安全信号的第一个显著区别是，接受疫苗的人通常是健康的。事实上，患有免疫抑制性疾病如癌症的人，或最近正在患病的人被警告不要接种含有活感染原的疫苗。这样做的好处是，与疫苗接种相关的暂时性症状，如发热、肿胀、疼痛和腺体肿大，更容易归因于疫苗作为致病因素，因为没有其他合并症或干预措施。另一方面，其缺点是，由于没有观察到其他致病因素，后续发生的任何事情都可能被错误地归因于疫苗。

41.1.2　时间关联

干预和预防之间的差异会影响对不良事件报告数据的解释。对于药物相关的不良事件，患者向医疗专业人员呈现了一系列症状，如果治疗后出现新的症状，就应该让随访患者的医疗人员获知这些情况的发生，并能够在疾病背景下对其进行评估。如果停药后症状消失，药物与副作用之间的关联性就会加强。如果重新开始用药，症状再次出现（再激发），关联性通常是确定性的。

从另一方面看，疫苗只在那些没有其他理由去看医生的人群中接种一次（通常是一系列接种）或在几年后重复接种。在一个以前没有症状的人身上发生的具有时间关联性的事件同样很容易归因。延迟的事件可能会有问题，因为自接种疫苗以来，患者可能接触了许多其他东西，经历了许多其他的事件和治疗。

一般来说，疫苗的严重不良事件很少发生。大约85%的报告不良事件是轻度和自限性的，通常涉及局部反应，如给药部位疼痛或瘙痒，或全身反应，如发热或过敏。报告的严重不良事件中，有15%可能是癫痫发作、高热、危及生命的疾病或死亡。疫苗相关不良事件（无论严重与否）与药物相关不良事件之间的显著区别在于，疫苗相关不良事件通常是免疫性的，与免疫反应性相关。

41.1.3　药物被代谢；疫苗被免疫系统处理

大多数药物通过在体内代谢和分布而产生活性；药物及其代谢物通过血流输送到靶组织。当发生不良事件时，可能表明药物或其代谢物对终末器官（如肝脏或肾脏）有毒性作用。在经过新陈代谢后，药物的药理作用使得它们以可预测的方式从体内排出。另一方面，疫苗经免疫系统处理并产生持久的效果，以便在下次遇到有问题的外来物质或抗原（如细菌或病毒）时可以中和或去除它们，而无须再次接种。这就是疫苗长期有效的原因。由于疫苗的目的是诱导对目标抗原的免疫反应，因此免疫或炎症反应的出现可能表明患者正在产生理想的免疫反应，而在药物有关的毒性反应中，该反应几乎无一例外地表明有不良的影响。疫苗通常是在广泛的公共卫生倡议的背景下提供的，以至于很少或根本没有关于在人群中接种了多少剂量疫苗、给了谁以及结果如何的信息。因此，在大量病例引起医疗工作者和卫生当局注意之前，很难发现疫苗不良事件的发展趋势。

41.1.4　不良事件症状的发生率和患病率

研究疫苗时，确定其疗效比研究药物更难。疫苗试验通常是为了检测疾病预防而设计的，通常是通过降低新病例（如感染）的预期发病率来评估的。药物试验在这方面比较容易，因为这种疾病已经存在，你正在试图治愈它。无论是否接种了疫苗，疫苗试验中的受试者可能从来没有暴露于病原体。一些研究的目的不是测量目标疾病的新病例的发生率。例如，在测试年度流感疫苗时，通常测量抗体滴度，而不是实际的疾病预防。此外，一些疫苗被设计为治疗手段，即用于治疗疾病，例如治疗狂犬病、肝炎或癌症的疫苗。见"疫苗的有效性"一节。

为了说明预防性疫苗的情况，假设一家公司正在开发一种普通感冒疫苗。他们对100名受试者给药，其中一半接种安慰剂，一半接种新疫苗。这项研究是盲态的，所以在研究结束之前，没有人知道谁接种了疫苗，谁接种了安慰剂。假设在研究期间，安慰剂组有30人感冒，疫苗组有20人感冒。这是否意味着疫苗可以防止另外10人患感冒？或者这些人只是没有接触感冒病毒，就像安慰剂组的其他20人一样？

要回答这个问题，我们需要知道在这段时间内预计会感冒的人数，这就是发病率。为了得到一个准确的数字，我们需要大量的受试者，然后才能发现治疗组之间的差异。现在假设每组50名受试者中，有10名受试者报告了注射部位瘙痒的不良事件。安慰剂组的受试者可能只使用了生理盐水，而疫苗组的受试者接种了一种活性物质。那么注射部位的瘙痒是疫苗引起的不良反应吗？显然，我们无法得出这个结论，因为使用安慰剂的受试者和接种疫苗的受试者出现瘙痒的人数相同。同样，需要大量的受试者来确定接种疫苗的受试者是否比使用安慰剂的受试者更容易发生瘙痒。如果在大样本量的受试者中，瘙痒发生率仍没有差异，那么结论可能是疫苗本身并没有特异性地引起瘙痒。

这个例子有两个要点：第一，疫苗试验需要在每组中有足够数量的受试者以获得足够的统计功效，以清楚地确定新疫苗的有效性和安全性。第二，人们很容易假设某种副作用是由疫苗引起的。流行的观点可能是疫苗会引起瘙痒，但在对足够的样本量进行研究，并在统计学数据证实出现差异之前，人们不应该假设副作用肯定与疫苗有关。

疫苗被认为是导致许多长期疾病的原因，包括自闭症、脑炎、自身免疫疾病等。这些关联的建立只能基于全面的报告，以及分析那些出现问题的受试者。考虑到事件的罕见性，进行无偏见的前瞻性试验来检测真正的关联是不切实际和不太可能的。然而，这一讨论确实说明在对不良事件下结论时必须谨慎：是发生不良事件的受试者同时接种了疫苗，还是受试者发生的不良事件由接种疫苗所导致。

41.1.5　疫苗的有效性

除了安全性外，确定疫苗的有效性还要了解其预防的疾病的流行病学知识。理想情况下，与未接种人群相比，接种疫苗的受试者的传染病发病率降低。但疾病的流行病学不仅仅包括发病率和患病率的知识。其他可能影响传染病发生时间、频率和对象的因素包括气候因素、可能成为传染病媒介（携带者）的物种的迁移、因当前不良事件而改变的暴露模式、老年人常见的潜在健康问题以及许多其他因素。这就是为什么疫苗研究试图将研究人群限制在不存在其他影响因素的人群中，但这显然限制了我们预测疫苗在公众中使用时的有效性（和安全性）。

41.2　美国倡议：疫苗不良事件报告系统

鉴于上述（即使是大型临床试验仍然存在）的局限性，很显然，在一种新疫苗（以及一种新药）上市应用到普通人群后，对其安全性和有效性的了解会大大增加。然而，除了临床试验数据收集的严格要求外，公众对不良事件的报告或多或少是自愿的。需注意，美国的医务人员必须报告某些可疑反应（见下文）。为满足了解疫苗在具有多种特征的人群中的安全性的迫切需要，疫苗不良事件报告系统（VAERS）应运而生。

疫苗不良反应报告系统（vaccine adverse event reporting system，VAERS）是由美国疾病预防控制中心（CDC）和美国食品药品监督管理局（FDA）根据1986年《国家儿童疫苗伤害法案》（National Childhood Vaccine Injury Act，NCVIA）制定的关于疫苗安全的上市后安全监测项目。这项法案要求卫生专业人员和疫苗制造商向卫生与公众服务部（HHS）报告疫苗接种后发生的具体不良事件。CDC和FDA都是卫生与公众服务部的下属机构。该计划的目标如下：

- 检测与疫苗接种相关的新的、不寻常的或罕见的不良事件；
- 监测已知不良事件发生率的增加情况；
- 识别潜在的与患者相关的风险因素，这些因素可能会使个人易于出现与疫苗相关的不良事件；
- 识别可能与发生率异常高的不良事件有关的疫苗批次；
- 评估新获得许可的疫苗投放市场后在大量不同人群中的安全性。

与其他医疗产品一样，任何人都可以向VAERS报告不良事件，包括患者和卫生专业人员。该系统是一个被动监测项目，这意味着它有一些局限性，包括以下方面：

- 不良事件少报；
- 差异性报告，即当疫苗是新产品时，报告数量增加，且随着时间的推移而下降；
- 刺激性报道，首次发现新的不良事件，随后会收到大量类似的或声称是相同事件的报告（可能在媒体关注之后）；
- 偶合事件，是指一个发生时间与疫苗接种有关联的无关事件；
- 数据质量差，大量信息缺失，缺乏患者随访；
- 缺少分母数据，即无法获得人群接种疫苗的剂量信息。

然而，每年约有30 000例不良事件报告至VAERS，其中只有约10%～15%是严重的不良事件，如导致残疾、住院、危及生命的疾病或死亡事件。

41.3 全球疫苗安全咨询委员会（GACVS）和欧盟委员会

全球疫苗安全咨询委员会（GACVS）由世界卫生组织（WHO）设立，旨在解决欧洲的疫苗安全问题。他们针对免疫接种后不良事件（AEFI）的两个一般问题制定指令：

第一个问题是监测疫苗安全性。该委员会呼吁成员国及时传输数据，保证数据质量，并处理和分析数据，以便及时发现信号，并根据需要采取行动。

第二个问题的重点是使用收集到的数据，对影响疫苗接种计划有效性的紧迫问题进行详细检查。包括了解辅料的安全性，例如用于制造和配制疫苗的防腐剂和其他"惰性"成分。辅料还包括佐剂、稳定剂和残留物，如甲醛、毒素、病毒生长培养基底物或亚细胞颗粒以及载体。

　　了解疫苗安全性的主要目标是预防公众对疫苗项目失去信心。现已证明，免疫接种的缺乏和随之而来的疾病风险通常比疫苗中抗原或非抗原物质的毒性风险大得多。如果一定比例的人口没有得到免疫，就有失去"群体免疫"的风险。群体免疫是指对某种传染病在人群中传播的抵抗力。实现群体免疫所需的疫苗接种水平因疾病而异，并受到其他因素的影响（vaccines.gov）。

　　GACVS已与制造商合作，分析了有关疫苗配方和制造过程复杂性、储存和处理过程、给药程序以及宿主相关因素的详细信息。其他研究人员还分析了他们的机构数据库，以确定可能与疫苗相关不良事件特别相关的抗原和非抗原成分，例如，流感疫苗免疫接种后发生速发型严重过敏反应或格林-巴利综合征（Guillain-Barré syndrome）的风险。

　　为实现疫苗安全和公共保护的使命，与特定疫苗相关的问题已成为GACVS的主要研究课题。例如，了解腮腺炎疫苗的遗传特征及其与神经毒的关系，有助于开发更精确和一致的神经病毒学检测方法。

　　这些对了解疫苗的特定菌株引起无菌性脑膜炎的可能性特别重要。另一个例子是确定卡介苗的特定菌株［卡介苗是治疗结核病（TB）的疫苗］会引起系统性感染，在免疫功能低下的幼儿和婴儿中称为卡介苗病/卡介苗炎。

　　欧盟委员会和世界卫生组织（WHO）已经启动了一些项目，为免疫计划、监测、与有关各方在疫苗安全的各个方面的合作等制定标准。例如，在瑞典索尔纳设立了欧洲疾病预防控制中心（ECDC），作为欧盟的一个机构（www.ecdc.europa.eu/）。ECDC侧重于三个战略领域：①在其职权范围内支持循证决策；②它强化了公共卫生系统；③支持应对公共卫生威胁。一项关键活动是改善整个欧洲经济区的流感疫苗免疫接种，特别是在流感并发症高风险的亚群体中。为了向ECDC提供欧洲经济区疫苗接种覆盖率的可靠数据，建立了欧洲疫苗接种覆盖率收集系统（EVACO）。EVACO数据用于评估影响疫苗接种活动的相关现象，并验证它与传染病暴发的相关性。

　　欧洲疫苗新综合合作计划（VENICE）成立于2006年，旨在通过欧洲专家网络（venice.cenica.org）收集、分享和传播疫苗领域的知识和最佳实践经验。该计划主要由欧洲疾病预防控制中心（The European Centre for Disease Prevention and Control，ECDC）资助，部分由欧盟委员会资助，并定期更新，例如VENICE Ⅰ（2006—2008年）、VENICE Ⅱ（2009—2013年）、VENICE Ⅲ（2013—2017年）。VENICE网络已成为官方的ECDC疫苗可预防疾病网络，由各成员国主管机构任命专家。这仍然只是更广泛的欧盟疫苗安全网络的一部分。

　　WHO运营一个上市后安全数据库VigiBase，其中包括疫苗病例报告。VigiBase由WHO协作中心（位于瑞典乌普萨拉的乌普萨拉监测中心）管理。WHO还协调疫苗安全网，以下是疫苗安全网站列表的链接：http://www.who.int/immunization_safety/safety_quality/approved_vaccine_safety_websites/en/index.html。

　　这些计划逐渐扩展到一些需要加强关注的特殊目标人群。一开始，目标是评估免疫计划的所有方面，包括规划、管理、资金和监测。针对的特殊人群包括移民，特别是容易逃离医疗系统监控并经常携带新病毒跨境的非法移民；难民，他们不在法律涵盖的范围内；

新兵和工作人员，他们可以出入境外，并经常接受多达18种不同的免疫接种；职业风险群体，如监狱工作人员和医疗专业人员；还有游客。

41.4　疫苗不良事件的报告

上市后疫苗警戒对理解疫苗在保护个人免受感染和保护社区免受疾病传播方面的作用非常关键，其价值是显而易见的。在临床试验中对健康人进行疫苗研究，与疫苗在人群中广泛传播时对疫苗的了解存在固有的差异，因此必须建立和维护有效的疫苗警戒系统。VAERS和基于MedDRA的欧洲数据库对于跟踪、记录和阐明复杂环境下的安全信号至关重要，但只有当准确的数据录入系统中才是好的。通过FDA、EMA、CDC、UMC等多个网站，任何熟悉疫苗相关不良事件的人都可以输入数据。以下列表可作为访问这些网站之前应收集的信息的指南，以便信息尽可能完整和可靠。

疫苗不良事件报告信息列表：

- 病例描述（病例叙述）；
- 患者年龄；
- 患者病史；
- 从接种疫苗到不良事件的时间间隔；
- 疫苗的商品名；
- 疫苗剂量批号；
- 接种剂量；
- 接种日期；
- 接种部位/接种途径；
- 同时接种的疫苗；
- 同时服用的药物；
- 患者既往接种过该疫苗或其他疫苗的再激发数据；
- 结局信息。

在美国，疫苗不良事件应向FDA报告。FDA和CDC网站提供了完整的报告信息。自愿报告可以通过在线、电子邮件或普通邮件提交。故意向VAERS提交虚假报告违反联邦法律（《美国法典》第18卷第1001节），可处以罚款或监禁，或同时处以罚款和监禁。

41.5　欧盟体系处理特别关注的不良事件

了解欧洲系统已将哪些事件归类为特别关注的不良事件（AESI）是有用的，这些事件被认为是特别重要的严重不良事件，可能与疫苗接种有关。AESI包括以下内容：

- 神经炎；
- 惊厥；
- 严重过敏或过敏反应；

- 晕厥；
- 脑炎
- 血小板减少症；
- 血管炎；
- 格林-巴利综合征；
- 贝尔氏麻痹（Bell's palsy）。

有关疫苗不良事件的更多信息、与疫苗相关的特定不良事件的相关性数据以及报告不良事件的内容在下一节中提供。

41.6 更多的疫苗安全信息来源

可以在FDA、CDC、WHO（见前文）、美国国立卫生研究院和HHS的网站上找到有用的链接。其他有用的信息来源包括：

- 免疫接种行动联盟；
- 网页Clinicaltrials.gov：疫苗不良反应；
- 疫苗安全研究所（约翰·霍普金斯大学公共卫生学院）；
- 国家免疫信息网（NNii）；
- VAERS。

最后两个网站对于向VAERS提交报告特别有用。

在欧盟，成立了EMA的疫苗工作组（VWP），它就与疫苗直接或间接相关的所有事项向人用医药产品委员会（CHMP）提供建议。

VWP的任务包括：

- 准备、审查和更新指南，以确保疫苗特定问题得到充分解决；
- 支持新的疫苗上市许可申请和任何上市后提交的文件（如变更、后续措施）档案评估；
- 向CHMP和欧盟委员会提供与疫苗的药物和生物物品方面以及儿童和成人疫苗的开发和临床使用、一般和产品特定事项有关的科学建议；
- 与相关方（如贸易组织、制药行业、学术界和患者组织）联络；
- 欧洲在疫苗具体问题上的合作；
- 国际合作，例如与WHO的合作；
- 协助和组织与疫苗有关的讲习班和培训；
- 应CHMP的要求，成立一个快速行动的危机小组，负责处理与疫苗相关的具体问题，目的是在欧洲层面交流信息，并及时协调对公众的反应，例如流感大流行、新出现或重新出现的疾病的疫苗（包括针对可能用于生物恐怖主义的病原体）和其他公共卫生问题；
- 支持开展针对疫苗的流行病学研究；
- 支持实施疫苗识别标准倡议（VISI），在欧洲层面记录疫苗使用情况，以确保有效的警戒活动，并促进流行病学调查；

- 监测新疫苗技术的发展（如基于DNA的疫苗、癌症疫苗、艾滋病疫苗）以及开发新佐剂；

- 监测并为开发新的集合疫苗提供资金，以期逐步促进免疫计划的统一，并保持灵活性，满足当地特定的公共卫生需求；

- 在英国，药品和保健产品监管局（MHRA）像监测药物一样监测疫苗安全性。可以访问他们的网站查看详细信息。

在加拿大，加拿大公共卫生署负责疫苗安全。他们建立了加拿大免疫接种后不良事件监测系统（CAEFISS）。有关提交接种后不良事件（adverse events following immunization，AEFI）的更多信息，请访问其网站。

（Lisa Beth Ferstenberg，MD）

第 42 章

商业合作伙伴和安全数据交换

根据2014年的数据，一个新的化合物从创造到上市，其开发成本可能高达26亿美元（取决于如何计算这些成本）（参见 https://cen.acs.org/articles/92/web/2014/11/Tufts-Study-Finds-Big-Rise. html）。此外，专利正在受到挑战，仿制药激增。许多新产品，特别是生物制剂和肿瘤产品，是由没有能力进行全面开发的小型初创公司开发的。针对这些现象的应对策略：一种产品由多个伙伴关系公司共同开发和营销；小公司也可以在Ⅰ期、Ⅱ期或Ⅲ期试验结束时将其产品出售给大型制药公司。

42.1 简　　介

一种常用的分担成本和降低风险的方法是建立伙伴关系。目标是快速开发，并且利用每个合作伙伴的协同优势。共同开发可能仅限于两个合作伙伴，但三个或三个以上合作伙伴的组合也是常见的，尤其是当合作扩展到语言、法律和习俗不同的地区（如日本、中国）时，这对美国和欧洲公司或者小型初创企业经常构成挑战。随着费用的激增和国际开发的同步化而非顺序化，制药界当前的趋势就是产品的共同开发和共同推广营销。我们看到大型、小型和中型公司与一家或多家其他制药公司、合同研究组织（CRO）和其他供应商签订合同，以处理开发、销售、营销、安全处置、监管事宜、呼叫中心、生产制造，以及除高级管理层以外的其他各项可能的工作。这些合同可能是短期的，也可能是长期的，涉及世界各地的公司。这些组合存在诸多的可能，有时选择某些合作伙伴是为了在特定国家或地区获得某些特定的专业知识。

无论何时，也不论出于何种原因，两个或两个以上的公司携手合作，他们之间必须签订书面合同。通常，这些合同由"业务开发部"或"授权团队"制定，并在正常范围内由法务部门和其他团队提供意见。通常，合同是在高度保密的情况下起草的（出于竞争原因），公司的其他人员直到最后一刻才被告知，当需要他们的意见和/或批准时，往往只有极短的准备时间（CEO想明天早上签署这份合同，请现在批准你的相关条款）。

安全团队（除非参与尽职调查）可能是在最后一刻才了解协议的团队之一，并被要求审阅一份有关药物安全性信息极少甚至不存在药物安全性章节的文件。在存在安全性章节的一些情形下，其内容是不正确的，不能使公司遵守合作伙伴所在国家的法规，也不能帮助保护公司规避诉讼和其他陷阱。如果CEO想立即签署协议，这可能是一个问题。

　　出现这种情况时，如果药物安全性章节不完善，需要立即采取的紧急措施是删除该章节并采用以下一项或两项进行替换：

　　（1）一段"通用的"或者"放之四海而皆准"的安全性章节（见下文）。

　　（2）一份关于需要药物安全性章节且将由各签署公司药物安全团队在指定期限（例如90天）内制定以涵盖安全数据相关问题的声明。它将被附加到协议中，或作为一个独立的协议（以律师更倾向的方式为准）。如果在较短时间内开始销售或研究，则可能需要缩短时间。然而，通常情况下，研究或销售不会在几个月内开始，因此各方都有足够的时间制定药物安全性条款。

42.2 为什么需要书面的安全数据交换协议

　　签订安全协议的原因有很多：

　　▪ 为持续符合卫生当局的要求［例如，FDA：21CFR314.80（b）；欧盟：见药物警戒质量管理规范，模块Ⅰ和Ⅱ（Good Vigilance Practice，modules I and Ⅱ）；

　　▪ 为所有涉及药物安全责任的相关方提供指南和指导；

　　▪ 为了确保各方收到所需的安全性文件，完全符合其销售或研究所在辖区内的所有监管和法律要求；

　　▪ 为确保完成适当的信号检测，以及确保获益风险分析中纳入尽可能完整的数据库信息；

　　▪ 为产出尽可能最佳的药品说明书，以保护公众健康；

　　▪ 使合同和药物警戒数据齐备，供公司审计或卫生当局检查；

　　▪ 当出现诉讼情形时，有数据可查。

　　在与其他合作伙伴交换数据时，要牢记一个一般原则，即尽量避免重复工作。通常，这是一个挑战，因为其他合作伙伴可能拒绝任何妥协，并希望遵守其内部规则和标准操作流程（SOP）。然而，接受重复任务通常意味着：①进行额外的、前瞻性的定期质量控制，以确保一致性；②避免不合规、差异、分歧而导致的未来冲突。最好的选择是根据每家公司的技术和能力，以公平的方式分担风险和责任。例如，大型制药公司和小型初创公司合作可能会达成这样的结果，有一个单一的安全数据库，由大型制药公司控制，较小的公司有访问权限（完全访问或有限访问），而较小的公司可能被赋予其他职责（如在其区域内进行报告的随访）。

42.3 将新合同或协议告知药物安全部门

　　对于任何协议，应该在早期协商阶段就通知药物安全部门，以便其审阅文件并确定药物安全性所需的内容。在关于公司与其他合作方协商药物产品（成品或成分）相关协议的SOP中，应该体现这些内容。非产品相关项目的协议则无须包括这些内容（如化学原料产品、供应自动售货机或订购家具）。

　　许多类型的协议都必须有药物安全内容。它们包括但不限于授权买入或卖出协议；生产制造；联合营销；联合开发，包括临床前或临床开发；广告；临床研究；顾问；合同销售团队；分销；疾病管理项目；患者支持项目；推广和共同推广；演讲团顾问；主要供应商；其他供应商；以及其他服务。这些合同应涵盖所有可能的组合方式：处方药、非处方药、某个国家为处方药但另一国为非处方药、生物制品、血液制品、器械，保健药品、化妆品、食品和组合产品（含有药物的装置，如预填充的注射器、药物浸渍纱布垫或含有两种药物的片剂）。

42.4 通用协议、样板协议或模板协议

早在任何协议被拿到台面上之前，药物安全和法务部门（至少这两个）应该制定一个通用、样板或模板协议，并由管理层批准，其通用性足以插入世界上任何地方的几乎任何类型的合同中，无论作为正文的一部分还是作为附录，当创建了定制的协议后，再对其进行替换。附录通常是首选，因为当药物警戒法规发生变化时，附录可以在不开启商业方面重新协商的情况下进行修改，更容易操作。另外，多地区及多语言的版本可能是有必要的。协议应至少规定以下内容：

■ 双方对来源于临床试验、自发报告、征集性报告、文献、特殊项目（如指定患者或同情使用）、互联网和社交媒体安全性报告，以及卫生当局反馈报告中的所有严重不良事件（SAE）的交换。

所有病例应该在公司或其供应商中的任何人首次收到报告之日起，在协议规定的时限内，采用 E2B 文件（或 MedWatch/CIOMS Ⅰ表格）进行交换。应对编码规范进行交换，并达成一致，如都使用 MedDRA®。报告应在充足的时间范围内交换，以满足快速报告的要求（通常为15个日历日），因此，一般来说，交换应不迟于3～5个日历日。

试验中的死亡事件和危及生命的严重不良事件应及时交换，以满足此类报告7天快速上报的要求（如2～3个日历日）。如果与其他严重不良事件难以区分，则所有严重不良事件应在5个日历日左右交换。

■ 所有的向监管部门递交的文件（定期安全更新报告［PSUR/PBRER］、NDA定期报告、年度报告以及这些文件的本地化等效文件）应在向医疗卫生当局递交后的一个指定时限内（如1周），交换给合作方。如果一方希望在递交前审查文件，则必须规定清楚。

■ 对于医疗卫生当局的提问，必须提供详细信息以说明是否只需通知其他合作伙伴，还是让其参与起草答复。

■ 如果认为有必要，双方的药物安全团队将在商业合同签署后的90天内完成正式且详细的安全协议。

在正式的安全文件被创建之前，上述通用协议应该在几乎所有情况下就足够了。有时，用这份通用协议可能就足够了。当然，如果具体情况需要，并且有足够的时间与内部人员和其他合作伙伴达成一致，可以在通用协议中添加内容。这可能包括与卫生当局交流信息的交换，包含PSUR/PBRER的安全性审阅、文献检索和持有安全数据库的合作伙伴的数据转储（例如，安全数据库中所有不良事件的纸质打印文件或电子文件）。

42.5　与药物安全部门共同制定安全协议

一旦确定了合同类型并将药物安全部门纳入讨论，就应确定涉及的内容：地理区域（例如，仅美国、美国和欧盟、加拿大、日本等），监管和上市状态及适应证（MA/NDA批准，仅在临床试验中），说明书文件等。可以制定特定的协议，以确保满足所有需求。

此时，安全部门和监管事务部门将能够确定什么内容是需要的。例如，如果药物从未上市，则不会出现上市后自发 SAE 报告的问题，这可能也不需要包含在协议中（但可以加一项条款，说明会在规定的时间修订协议，比如，在向全球任何地方提交上市申请前的 60天。在欧盟，提交上市许可申请时，上市后的药物警戒体系必须就位）。如果涉及多个合作伙伴，也可以让所有签署方确定各种责任，协商增加新的要求或调整要求；如果可能，制定适用于所有合作伙伴的单一药物警戒协议而不是单独的协议更合理。但是，这可能并不总是可行的。

同样，没有"放之四海皆准"的安全规定可以简单地放到合同中以应对所有事项。每个协议都必须单独协商。通常，两个（或更多）合作伙伴的安全部门之间进行面对面沟通有助于安全协议的成功制定。

众所周知，生意是人做的，如果参与人之间建立了联系，而不是仅仅依靠电子邮件、视频会议和电话，则更容易建立有信任、有信心的成功的合作关系。初步谈判开始后，应在合理的最早时间内召开会议，以完善最终文件。安全部门需要获得足够的权力来谈判此类协议（当然，最终由双方的管理层和法务批准）。

如果涉及多家公司和 CRO，协议的复杂性将成倍增加。在这种情况下，通常由其中一家公司或合作伙伴牵头处理安全事务，这样做是值得的。一些协议，特别是共同开发项目，规定成立联合安全委员会，定期收到更新的信息并为重要安全事项的决策提供平台。当该委员会内部无法达成共识时，协议规定了及时解决问题的升级流程。

在欧盟，法规要求公司之间交叉引用药物警戒体系主文件（PSMF）。此外，PSMF 必须概述与其他药物警戒组织的任何关联，并附上合同协议清单。

42.6　药物警戒协议数据库

对于在全球范围内签订许多协议的公司，维护一个包含安全协议关键内容和协议本身的数据库是当务之急。跨国公司可能在多个国家以多种语言签订数以万计的此类协议，通常涉及不同的产品、期限、责任和区域。

这些协议随着新条款的制定、新产品的推出、新剂型的开发以及新合作伙伴（或分销商、销售团队等）的加入或终止而很快过时。当监管要求发生变化时，药物警戒协议（PVA）需要修订。数据库将有助于跟踪这一点。开始时，可以使用表格作为数据库，但慢慢就发现有必要开发或购买数据库按照协议来跟踪和报告。其目的是建立一个包含所有药物警戒协议版本的存储库，同时也有追踪工具，用于提醒关键里程碑/承诺。一如既往，数据库必须具有适当的安全性，能够进行测试、验证和变更控制。注意，它与包含 SAE 和 AE 等安全数据的数据库是分开的。

从历史上看，法务部门和新的商务部门不会保存足够详细的记录以确保在安全问题上遵守法规（这是一个可悲的事实）。因此，当地药物安全部门应尽最大努力确保所有协议修订都传达给中心（或指定的）安全部门。必须指定一名专门人员，负责跟踪和修订此类协议及其变更。任何新情况（新 IND、NDA、营销授权、新产品、新法规、新 PSUR/PBRER 日期等）必须传达给相关的药物安全团队（如个例报告处理团队、汇总报告团队）。在欧盟，药物警戒负责人（QPPV）负责确保这一点。应向需要的各方发布包括有效合同、到期日期（如有）和义务的定期报告。

42.7 安全协议内容

理想情况下，所有协议应用英文撰写或有英文版本，尤其是有跨境工作或销售的公司。但情况并非总是如此。如果不是，则应将其翻译成英文，以便所有相关方能够了解并遵守其义务责任。内容应包括下述内容。

42.8 监 管 状 态

应包含按国家分列的表格，包括批准日期、许可证持有人、销售产品的公司和名称。通常可接受 PSUR/PBRER 中的监管表格副本。该表格应包含：

- IND 或同等信息；
- MA、NDA/BLA 或同等文件（在欧盟，批准类型：中央批准、相互认可等）；
- REMS/RMP；
- 其他：指定患者/同情性使用、使用限制等。

42.9 监 管 责 任

产品在每个地区或国家的监管状态可能不同。产品可能在一个地区或国家上市，在另一个地区或国家处于临床试验阶段。所有这些都必须被追踪。应明确在每个具体的国家（如果涉及多个国家）的各个合作方的监管状态和责任。在每个合同方都有监管办公室或实体办公室的国家，应特别注意监管责任的分配。应在附录中列出责任方的实际姓名和联系信息（允许方便地更新人员、电话号码、电子邮件等信息）。

应明确每个国家谁来报告、谁来与卫生当局联系、谁来回答问题（以及与另一方的咨询于限定天数内获得与否等），以及如何处理 REMS/RMP 或特殊情况。应概述临床团队可能需要的豁免机制或调整常规程序的机制，例如每月或每季度报告某些严重不良事件，而不是快速报告。

对于欧盟，必须明确指定有资质的欧盟药物警戒负责人，并提供其联系信息。如果有两名（每家公司一名）药物警戒负责人，必须就职责达成一致，并通知监管当局。然而，根据注册状态和/或合作伙伴之间的协议，可能会提名一个或多个欧盟 QPPV。如果可能，最好只有一个欧盟 QPPV。

42.10　监　管　文　件

应指定含有安全性参考信息（RSI）文件的所有者和维护者，例如研究者手册、产品特性概述（SmPC）/患者信息手册（PIL）、所有其他标注（如 CCSI）、药品说明书文件（PI）、产品专论、研究和临床核心安全性文件及方案。每个文件涉及的任何咨询和批准都应具体说明。应对所有文件的交换时间和格式进行详细说明。应保证最新的文档在其更新或修订时发送给各方。

42.11　卫生当局的质询和要求

应明确说明如何处理医疗卫生当局的要求和质询。通常，位于所提要求国家的公司必须做出实质的答复（采用当地语言），但回复的内容需要以商定的方式完成，尤其当它是一个涉及停止研究、停药或更改说明书文件的关键医学问题时。重要性低的具体问题通常可以本地解答，但任何更加重要的问题都应由各公司的相关团队解决（通常通过联合运营委员会）。

必须规定争议解决方法，以便高级管理层能够在适当的时间范围内做出最终决定。这通常涉及每家公司的监管事务部门和安全部门以及临床研究团队。任何一步"传递"的情况（如由 CRO 传递给申办者）都应详细说明。对于卫生机构审查人员对安全性总结报告提出的问题和要求，协议中应明确回答或回应的机制，特别是如果从多个机构收到关于 DSUR、PSUR/PBRER 或 PADER 等的问题。

42.12　监管文件的递交

应明确说明谁在哪些国家提交哪些文件。这包括纸质或 E2B 形式的个例病例（7 天和 15 天病例）。应说明是否应交换递交文件的副本（即使药物安全团队已经交换了电子文件或相同的 MedWatch 或 CIOMS Ⅰ 表格）。如果另一方希望知道序列号（在 IND 提交文件中）或递交日期，这可能是必要的。还应核对向欧盟 EudraVigilance 数据库提交的资料。

同样，应详细说明所有其他监管递交文件（研究者手册、说明书文件变更、PSUR/PBRER、NDA 定期报告、年度报告、IND 年度报告、信息修订、案头文件副本、上市后承诺、REMS/RMP 等），并注明交换方法。说明其他方是否具有审查和批准权或仅仅是获得此类文件的副本信息，这至关重要。

42.13 申办方就盲态和非盲态、数据监查委员会（DMC/DMSB/DMSC）、数据安全委员会相关事宜向研究者、研究审查委员会/伦理委员会发出通知

需要详细说明向研究者发送快速报告（也称为研究者通知）、新版本的研究者手册（IB）和获益风险分析变更的机制和责任。此外，在申办者必须通知伦理委员会/研究审查委员会的国家，应详细说明这一点。应澄清是否在全球范围内使用相同的通知函，如果是，应说明是否必须指定通知函的准备流程（在与快速报告所需时限相同的15个日历日内）。语言是通用的，但必须注明任何翻译要求，并明确责任。

大多数监管机构倾向于或要求递交非盲态（揭盲的）的快速报告。如果这样做，各公司必须就揭盲和向另一方传输非盲报告（或仅盲底）的机制达成一致。如果公司想让临床研究团队和统计师保持盲态，可能会存在困难。

如果一个或多个药物安全监管委员会（DSB）/数据监察委员会（DMC）参与了临床试验，甚至在上市后参与（正如一些公司现在所做的那样），则应明确合作伙伴对这些委员会的责任，包括委员会的权力和职能以及与各合作伙伴的互动。

同样，如果创建DSB（根据FDA最新指南）来监督整个项目和所有方案，则必须说明其成员、职责和功能。如果有安全评估委员会（SAC），则也需要达成一致。

42.14 安全数据库

各合作方应就谁将在各自的数据库中保存和维护哪些数据达成一致。各方应同意由一方（通常是最大的公司或发起公司）维护"官方"数据库，作为准备所有监管报告的最终数据库。

当各方都有自己的数据库时，维护最新的、完全一致的数据库是完全不可能或几乎不可能的。每家公司维护经过核对的、单独的数据库（即使是同一品牌的商用数据库），会在数据库之间产生差异。如果存在不同的药物词典、不同的数据处理方式（如实验室检查）、不同的编码规则、不同的MedDRA版本、不同的病例叙述写作风格等，就会出现问题。也存在这样的机制，即外部各方可以有限地访问官方数据库，尽管数据库所有者经常犹豫是否允许这样做。

如果无法就允许一个合作伙伴维护官方数据库达成一致，各方应"求同存异"，并接受各方都将维护一个数据库，但要有一个商定的数据库作为"官方"数据库。在欧盟，药物警戒负责人必须身处欧盟成员国境内，并可直接访问该数据库，使该数据库至少对于欧盟而言是"官方"数据库。该数据库也应位于QPPV所在国。然而，这个要求的设定是当数据库保留在单个的物理服务器上时。现在有了"云计算"，这一点在某种程度上是没有意义的，但它仍然存在。在任何情况下，QPPV都需要能够立即访问数据，即使访问是通

过中间人进行的。

另一种选择是，只由一家公司维护一个数据库，其他公司可以访问指定药物的有关数据。这在过去一直是个问题，但如果各方都同意，将数据库置于"云端"的新技术可以在很大程度上解决这一问题。主要的困难通常是政治和公司方面的，而不是技术或IT方面的。

各合作方必须就谁的SOP、指南、手册等适用于何处、何时以及适用于谁达成一致。在某些情况下，将会仅为该合作关系创建一个或多个新的SOP。在其他情况下，各方使用自己的SOP，并根据需要进行一致性核查或变更。

42.15　定　义　集

在协议正文或附录中，合作方应就使用的术语定义达成一致看法，包括严重的、非严重的、医学上显著的（重要的）、说明书文件、快速的、预期的、非预期的、（说明书文件中）标注的、（说明书文件中）未标注的、（说明书文件中）列出的、（说明书文件中）未列出的和临床试验病例中因果关系（相关性）。这可能是一个有争议的问题，因为没有因果关系的国际标准，双方需要就定义达成一致，特别是对于不明确的术语，如可能无关、有效报告最低要求的四个标准、起算日等。还应规定数据交换的语言，以及如何处理非英文文件（是否完整翻译，核证与否）。

起算日有时是一个有争议的领域。美国和欧盟在很大程度上同意起算日是第0天，即当任何公司、代理商、分销商等在任何地方的任何人收到有效的个例安全性报告（ICSR）（患者、药物、报告者、AE）的足够的详细信息时，开始计时。然而，并非所有国家都同意这一点，有些国家会在稍后的日期（当国外来源的案例被该国的公司收到时）开始计时。最保守、通常也是最明智的做法是，当第一个人在任何地方收到足够的有效报告的信息时，就开始计时。

42.16　数据和数据交换机制

实际的交换方法详细说明如下：

- 纸质副本还是E2B；
- "推送或者提取"，即A方是否向B方发送（"推送"）数据，或B方是否进入网站或门户获取（"提取"）数据。如何确认交换成功？A方发送报告是不够的，B方必须实际接收到报告。这需要通过内置的收件确认机制进行验证；
- 传输机制：通过电子邮件发送源文件等PDF文件；在一些罕见的情况下，还会使用传真；
- 需要保存有签名副本（手签或电子签名）的文件；
- 隐私和匿名问题，以确保数据安全和隐私。

必须指定要交换的文件。这对于个例报告尤为重要。是否交换E2B文件，或者交换MedWatch表格、CIOMS Ⅰ表格、SAE数据收集表格或源文件？如果交换CIOMS Ⅰ

或Med-Watch表格，是交换终稿还是草稿，以及在起算日后的哪一天交换？所有审阅是否由合作伙伴在数据库中以电子方式完成？如果首先交换源文件，是否也交换最终的MedWatch表或CIOMS Ⅰ表格或电子个例报告的终稿文件？各方创建自己的病例叙述和编码，并意识到两方（或多方）之间存在差异，这是否可以接受？

如果需要一致性核查，如何快速完成以确保7天报告和15天报告一致？如何获取并处理随访数据？

- 在实践中，收到报告的一方通常会处理报告的全部流程（包括随访）。一份完整的E2B文件（或其他商定格式的文件）在规定时限（通常在起算日后3~4天）内被发送给另一方。另一方上传或录入数据到他们的数据库（保持信息不变）并履行PVA规定的义务将所有快速报告递交给医疗卫生当局。如果产品在接收公司的区域内以不同的说明书文件上市，这也将使他们有时间对照当地说明书文件检查报告。

- 一旦有足够数量的报告（临床试验或上市成功），就必须有"运转良好的机器"来处理和传输严重不良事件，特别是在报告数量较多的情况下。如果要保持及时的监管递交，围绕特定报告进行一致性核查和"讨论"应该是特殊情况，而非常规操作。请记住，递交一例快速报告并不代表承认该药物导致了该事件的发生。

- 必须以更快的时间（通常为2~3个日历日）处理临床试验的7天快速报告，以确保合规性。

- 各公司应达成一致意见，对SAE的严重性、预期性和因果关系进行最保守的评估。也就是说，如果一家公司认为某个报告是（说明书文件中）未标注的或可能相关的，而另一家公司不这么认为，则应将该报告按照非预期的或可能相关的报告来进行处理。这可能会迫使一家公司递交一份他认为不是快速报告，但合作伙伴认为是的病例报告。如果是这样的话，管理层应该意识到这一点，以避免今后可能出现的问题。

- 如果涉及合同研究组织（CRO），必须规定其交换时间和交换方式。当然，需要与临床研究机构达成书面协议。必须以书面形式向监管机构告知CRO的职责。

- 请注意，与多个CRO（例如，每个大洲上有一个或多个CROs，或者其中一个CRO是"首席CRO"）合作可能非常棘手，因为他们中的许多人都是竞争对手。让这些竞争对手合作交换报告、共享和审查SOP等可能会有困难。

- 在欧盟，如果有多个公司，并因此有多个欧盟QPPV，则应注意"指定"一个QPPV，并说明与其他QPPV之间的关系。

- 随访由收到原始SAE报告（或者进行了随访的非严重AE）的一方完成。另一方可能会向进行随访的公司提出问题，但通常随访由其自行和医学专家进行。应具体说明随访完成的日期和频率。

所有随访报告的处理方式与首次报告相同。应明确说明谁负责进行全球范围的文献检索，以获知SAE及NSAE，以及发现后如何处理。如果该药物在欧盟上市，对该产品应每周进行文献检索。这包括访问EMA医学文献监测数据库以获取文献中的相关病例报告。此外，具有欧盟上市许可的MAH必须搜索EudraVigilance数据库并进行信号检测。

许多公司使用的方法如下：

- 应该在世界上任何地区的第一家公司（或代理商）首次获知的起算日后至少第10个日历日内，以E2B文件（或CIOMS Ⅰ/MedWatch表格）交换所有SAE，并保持报告原样，不对编码或病例叙述进行更改。不太常见的是，在第5个日历日之前交换SAE数据收集表或源文件（来自临床试验和自发报告）。在这种情况下，每个公司都会根据"源文件"创建ICSR，进行编码及撰写自己的病例详述。每家公司向其对应的监管机构递交其自己的版本。因为这些报告是由每家公司自己创建的，所以它们有所不同。如果某些文件不是英文的，应说明这一点，以免收到未翻译文件的公司感到意外。

- 临床试验中所有死亡或危及生命的严重不良事件在3或4个日历日内交换。有时，这仅限于（说明书文件中）未标注的（非预期）的病例子集；这要求接收公司相信发送公司对预期性的判断。这涵盖了7天快速报告。

- 所有非严重自发报告每月交换一次（如果数量很大，则每月交换两次）。可以使用电子版行列表或E2B文件（或MedWatch/CIOMS Ⅰ表格）。

- 临床试验的非严重报告不交换，仅保存在进行试验的公司的临床试验数据库中。必须定期审查非严重病例的严重性（或特殊关注的不良事件），以确保所有严重病例被识别。

- 应该对所有严重不良事件进行随访，对于自发性报告（如果是重要的病例，如快速报告，则应进行更多的随访）应至少尝试进行2次随访；对于临床试验病例（研究者应能够提供完整的随访）进行必要的随访。

42.17　信号处理、安全审阅和风险管理

协议应规定一方或多方如何进行信号检测，以及如何解决争议。通常成立一个安全审查委员会并定期召开会议，通常采用电话、网络或视频会议，以审查安全性信息处理的后勤和运营问题，以及出现的任何SAE和安全信号。

通常由后勤和运营部门主导首次会议，直到所有问题得到解决。此后，随着运营问题越来越少并且收到了更多的SAE，将由信号审查人员作为主导。最初会议可能每周至每两周召开一次，如果没有安全或信号问题，则每月或每季度召开一次。应根据需要，针对紧急问题召开临时会议。应明确如何进行风险管理，以及由谁来准备和批准所有可能需要的风险管理计划或风险评估与减轻策略。

注：必须实施合作伙伴关系管理流程。如上所述，它可以是关于信号和风险管理的定期交流的一部分。然而，各方必须积极和持续地监督交流工作，并能够识别与合同协议之间的任何偏差，必要时提醒合作伙伴。

42.18　稽　　查

应制定质量体系管理程序，以确保满足所有安全性要求。并且定期对每个合作伙伴进行审计，以确保满足质量要求。可由公司（或第三方）进行审计，并应审查合同，以确保其充分性，并确保责任方遵守其规定。

42.19 其他问题

如果其他地方未注明，则应详细说明争议解决机制。

- 与器械、疫苗、生物制剂和保健药品相关的其他产品特定问题；
- 应列出任何特定的监管要求（例如，对特定严重不良事件进行特别报告或报告特殊关注的不良事件）；
- 应约定审查安全交换协议的时间。通常是每年一次，但如果需要，可能会增加或减少频率。监管状态的任何变化（如新的试验、适应证、MA/NDA批准）或新的安全性法规等触发对安全协议的审查；
- 还应说明由谁负责医学文献搜索，包括检索EudraVigilance医学文献监测数据库；
- 应该交换风险管理协议和与卫生机构达成的上市后承诺，并达成一致；
- 风险管理/最小化问题（包括衡量任何非常规干预措施的有效性）以及上市后的承诺和保证；
- 对于相互稽查和审计以及由第三方（即卫生机构）进行的检查和稽查，应如何处理？由谁在场？出现的问题如何解决？
- 所有的工作安排都必须纳入在欧盟拥有MAA或MA的公司的药物警戒体系主文件（PSMF）中；
- 必须避免向同一医疗卫生当局重复递交报告（由谁进行重复性检测？）；
- 应建立机制以追踪安全性法规及相关要求的更新，并根据需要更新协议；
- 必须涵盖常规和非常规营销计划和项目（例如，患者支持项目、当地的临床性或观察性试验）；
- 如果公司合并、收购、出售或转让MA，则仍然必须履行安全性责任并作出说明；
- 任何外包或分包应经各方同意；
- 必须进行培训，特别是在依据不同程序进行不同操作的情况下，并在必要时进行协调；
- 必须建立一个用来处理危机管理、召回、撤回和停止试验的机制，并达成一致；
- 附录。

附录应包含可能经常需要更改的信息，包括姓名、地址、联系信息、相关地区、产品名称和注册号。

42.20 见微知著

- 不要低估文化（国家和公司）差异、语言问题、商务礼仪、沟通、领导和运营。必须有人负责，并最大限度地利用外交手段，友善地顺利地解决不可避免的问题。
- 当合作伙伴位于两个或两个以上的洲时，请记住时区。如果有亚洲、北美和欧洲代表参与其中，某些人将会在午夜进行所有电话会议！

- "大的制药公司"和"小的制药公司"之间的协议可能会遇到特殊困难。"大"参与者应该特别注意，不要以一种"无所不知"的态度进行沟通。必须理解，由于政治、文化、固执和当地法律的问题，对方公司的某些事情会存在政治和文化上的困难。小公司可能没有大公司的资源，一个人可能承担很多责任。

- 明智的做法是在合同生效前至少召开一次面对面会议，然后在合同开始后定期开会。

- 不是每个人都能很好地说、写或理解英语。对一家位于英语母语国家的大公司和一家位于非英语母语国家的小公司而言，这尤其是一个问题。不是每个人都意识到他们的英语讲得不好。应该关注这些差异。

- 管理层应（在可能的情况下）意识到安全性信息交换的重要性。如果不能做到这一点，可能会给各方（更不用说患者！）带来巨大的不良后果。

42.21　评　　论

医疗卫生当局和稽查员现在特别关注药物警戒协议（PVA），因为有更多的外包、碎片化和职能的专业化等复杂情况被引入制药界。

稽查员坚信所有责任都应在合同和协议中注明，以便履行所有PV义务。在欧盟，欧盟QPPV或代表团队将是这方面的焦点。稽查员希望有合同和文件可用，且适当的部分使用英语，以便他们（和药品安全部门）能够审阅（译者注：原文此句缺失文字，"审阅"二字为译者为便于阅读而添加）。因为PVA可以由来自不同国家（或美国各州）的合作伙伴签署，因此明确规定在发生争议时他们将依据哪种法律处理可能是有益的。

42.22　药物尽职调查

在引进一个医药产品之前，应对其档案资料进行评估。可以成立一个专门的团队来进行尽职调查（DD）。通常涉及以下相关职能：非临床、临床、营销、法务、医学、监管事务和药物警戒。

其目的是对所有可用数据进行深入分析，然后向高级管理层提交一份综合报告，由高级管理层做出购买（或不购买）该医药产品的决定。

对于药物警戒的数据，挑战在于确定两个难点或弱点：药物警戒体系稳健性和药物获益风险概况，如表42-1所示。

表42-1　潜在的药物警戒相关的挑战分类示例

药物警戒体系的稳健性	产品的安全性评估
质量保证体系	同类药物安全性概况
报告管理流程	确定的风险
法规依从性	潜在的风险
IT系统	缺失信息

续表

药物警戒体系的稳健性	产品的安全性评估
伙伴关系/安全性数据交换协议（SDEA）	风险管理计划
风险管理体系	临床期间的安全性监测
信号检测操作	获益风险评估
药物流行病学	
药物警戒组织架构	
药物警戒人员的教育和培训	

对每一项都要进行深入分析。因此，尽职调查通常在对方公司的现场进行，应在面对面尽职调查前至少几天向对方提供所有所需文件的清单；必须提供所需的每份文件。

关于药物警戒体系的稳健性，关键是识别每个指定项目的优势和劣势。例如，如果我们发现药物警戒团队没有按照当前公认的标准来管理个例安全性报告，这可以解释为什么在药物临床开发结束时提供的安全性概况可能过于乐观。另一方面，如果药物警戒系统被评估为足够稳健，则意味着可以信任其所提供的安全数据。在对药物警戒进行尽职调查时，检查临床开发项目期间是否有任何关键的变更影响了对方的组织架构也很重要。例如，想象一下，一个药物警戒体系在近两年是稳健的，但在前几年的临床开发项目中一直很弱。

第二级评估与药物安全性概况相关，然后与获益风险评估相关。这对于药物警戒人员来说更为经典，但必须经过仔细分析后得出结论。在尽职调查报告中，如果收集的数据存在疑问或有未回答的问题，药物警戒部门必须据实向公司高级管理层提供药物警戒评估及建议。

即使许多相关职能人员参与了尽职调查，药物警戒结论也可能会破坏合作。尽职调查中药物警戒报告的结论必须非常清楚："是"或者"否"，有时会说明保留意见；如果尽职报告的结论中没有预料到问题，那么在合同签署后不久就面对重大的安全性问题，这会非常具有挑战性。

最后，如果一个或多个合作伙伴希望尽职调查分析报告以口头形式而不是书面形式进行交付，请注意，评估应始终以书面形式记录下来。

第43章

数据隐私和安全

大约30多年前，随着通信领域、个人电脑、智能手机、互联网、社交媒体的巨大变化，个人隐私和数据安全已成为医药学领域的重大问题。随着互联网和身份盗窃问题的出现，谁有权访问哪些数据现在已成为人们和政府最关心的问题。

43.1 简 介

多年来，医疗数据被认为是主治医生或医院的财产，并且由这些相关方保密。在美国、欧洲和其他地方，没有法律规定的隐私权，有时患者被剥夺了获取甚至查看自己病历的权利。美国现行的法律是州法律，各州法律各不相同，提供的保护水平不一致。类似地，在欧洲和其他地方，法律也是国家性或地方性的，就像这些地方本身一样，各不一样。

如今，这一观点已经发生了很大的变化，人们认为个人的健康数据应该由个人拥有。现在，对第三方（医生、医院、公司和政府）可以使用数据和不能使用数据的情况有了明确的限制。在美国，联邦政府和地方政府已经颁布了有关隐私的法律。欧盟现在有覆盖所有成员国的规则和条例（其中一些国家还提出了更多、更严格的隐私和安全保护措施）。加拿大、澳大利亚、日本和其他国家也加强了对隐私的保护。

对药物安全和药物警戒而言，有两项值得详细研究的主要政府法案，它们在很大程度上代表了世界各地的隐私状况：《美国可流通健康保险责任法案》（Health Insurance Portability and Accountability Act，HIPAA）和欧盟（EU）《数据隐私条例和指令》（Data Privacy Regulation & Directive）以及近期的修订。本文对它们进行了回顾，并讨论了其对药物安全的影响和作用。

43.2 美国可流通健康保险责任法案（HIPAA）

与欧盟不同，美国没有一部关于数据隐私和安全的统一法律。相反，美国的不同地区采用不同的规定。医疗保健地区在联邦层面上受到HIPAA的约束，同时需遵守其他各种州和地方的法律、法规和法院判例。法律和法规经过多次修订，既神秘又复杂。

这些法规涵盖医疗计划、医疗信息交流中心，以及那些对个人医疗数据进行处理，并以纸质或电子方式进行某些财务和行政交易的医疗服务提供者（"相关实体"）。这些由相关实体以任何形式持有或披露的所有医疗记录和其他个人可识别的健康信息，无论是以电子方式、纸质方式还是口头方式持有，均被涵盖在内。一些隐私和安全特征总结如下：

- 医疗服务提供者和医疗计划必须向患者提供明确的书面解释，说明如何使用、保存和披露其健康信息。

- 患者有权查看和获取其记录的副本，并可要求修改和更正。文件持有人不一定要进行更正，但如果不更正，必须将"异议"作为记录的一部分。此外，大多数披露信息的历史记录必须在患者要求时提供。

- 在共享患者的医疗信息之前，必须获得患者披露信息的授权。此外，对于某些其他用途，如向金融机构或药品公司发布信息等，必须获得患者的特定同意。

- 不得胁迫患者同意发布信息。

- 对个人信息的披露必须限制在满足预期目的所需的最低限度。

医疗服务提供者（相关实体）必须至少遵守这些要求：

- 必须制定书面的隐私保护程序，其中必须包括谁有权访问受保护的信息，信息在相关实体内如何使用，以及何时会或不会将信息披露给他人。相关实体还必须采取措施确保其商业伙伴（如承包商和供应商等）保护这些健康信息的隐私。

- 相关实体必须指定一名隐私专员，并对员工提供充分的培训，以便员工了解并遵守隐私保护的规定和程序。

- 相关实体必须为患者提供一种途径，使其能够就其记录的隐私问题进行查询或投诉。

- 心理治疗笔记（仅由心理治疗师使用）的保护标准更高，因为它们不是医疗记录的一部分，也从未预计与其他任何人分享。

- 不遵守规定可能导致民事或刑事处罚，包括罚款和监禁。

个人健康信息可能被披露的情况示例：

- 对医疗系统的监督，包括质量保证活动；

- 经隐私委员会或机构伦理审查委员会批准的公共卫生研究；

- 司法和行政法律程序；

- 某些执法活动；

- 紧急情况；

- 鉴定尸体的身份或死因；

- 与国防和国家安全有关的活动。

HIPPA的要求显然对药物警戒有影响。人们对此进行了大量讨论，美国食品药品监督管理局（FDA）最终就适当的、负责任的患者特定信息披露发布了公告（制造商应患者要求与患者分享医疗器械应用中患者的特定信息：行业和FDA工作人员指导原则"Guidance for Industry and Food and Drug Administration Staff"，2017年10月30日）。

FDA充分认识到，法律、法规要求制药公司维护数据库，记录那些由卫生专业人员和其他人员报告的、发生在服用其产品的个人身上的不良事件。这些数据可以识别报告人，可能识别或无法识别患者或受试者。这些数据有些来自于新产品的临床试验，有些来自已上市药品的上市后数据。

尽管在这些数据中通常没有特定的、可识别患者身份的信息（如姓名和地址），但可能有足够的患者数据，以至于在许多情况下，只要付出很小的努力，就可以根据已知数据来识别患者（如医院、住院日期、年龄或出生日期、患者姓名首字母、性别、诊断、治疗和住院过程）。这些数据通常需要递交给卫生当局，对临床和流行病学评估不良事件和药物的安全性概况是必要的。这些信息对于了解某些发生在特殊人群中的事件（如仅发生于儿童、女性或老年人）至关重要。医药行业和卫生当局普遍认为，这些数据对维护和保护公众健康至关重要。删除这些人口统计学信息后的数据对安全性和流行病学分析的作用大大降低。如果这些数据的流转受到阻碍，将会影响新老药物的安全性问题的识别。

FDA在2005年3月的行业指南《药物警戒规范与药物流行病学评估》（Good Pharmacovigilance Practices and Pharmacoepidemiologic Assessment）中对此进行了阐述。FDA指出："在产生安全性数据和制定风险最小化行动计划的过程中，保护患者及其隐私至关重要。在实施所有风险评估和风险最小化措施期间，申办者必须遵守涉及人体研究和患者隐私的相关监管要求"。

同样明确的是，"相关实体"，如药剂师、医生或医院，被允许向卫生当局报告不良事件，而不会受到HIPAA的困扰。FDA指出："隐私规则特别规定允许相关实体向制造商及FDA报告不良事件以及与FDA监管产品的质量、有效性和安全性相关的其他信息［45CFR164.512（b）（1）（i），（iii）以及45CFR164.512（a）（1）］。"

在随后的各种倡议和文件中，FDA重申了其保护隐私的承诺。

2013年，FDA对综合规则（Omnibus Rule）进行了修订，对定义、政策和程序进行了一些修改。2016年，随着卫生与人类服务部（Health and Human Services Department）宣布增加合规性审计，HIPAA有所改变。此前，HIPAA在某种程度上往往有些被动，但后来变得更加积极主动。卫生与人类服务部此前曾倾向于被动地处理与他们收到的投诉相关的问题。2016年，他们开始变得更加积极主动，即使没有投诉，也积极进行稽查。这不仅适用于制药公司，也适用于许多其他实体。

因此，人们普遍认为药物安全数据可以报告给制造商（申办者）和FDA。

43.3 欧盟和隐私条例及指令

欧盟对待隐私的处理方式与美国有些不同。美国实际上没有真正相当于欧盟现有的"泛欧"保护措施，欧盟的一项关键指令（95/46）涵盖了数据保护和隐私。2016年，欧盟发布了一项法规（2016/679）和一项指令（2016/680）；自2018年5月28日起，该法规废除了指令95/46。每个欧盟成员国必须在2018年5月6日之前转换至该指令。在欧盟委员会的网站上可以找到当前欧盟隐私立法（European Union Privacy Legislation）的摘要（https://ec.europa. eu/info/law/law-topic/data-protection_en）。

1995年10月，欧盟委员会提出了"关于在处理个人数据和此类数据自由流转过程中保护个人隐私的第95/46/EC号指令"。欧盟所有成员国都实施了涵盖本指令内容的当地法律和法规。这些法律和法规因国家而异，有些甚至比欧盟法规更严格（更加保护隐私）。这对药物安全产生了影响，尽管这些影响比预期担心的要小。

法规和指令涵盖了所有个人数据，无论是电子数据还是纸质数据，不仅限于健康信息，还广泛涵盖了个人数据的所有其他领域，包括种族或族裔血统、政治观点、宗教或哲学信仰、工会成员资格、遗传数据处理、用于唯一识别自然人的生物特征数据、与自然人性生活或性取向有关的数据，以此类推的其他数据等。立法提到了个人数据的"处理"。处理指的是"执行的任何操作，如收集、记录、组织、存储、改编或修改、检索、咨询、使用、传输披露、传播……"

作为一般规则，欧洲经济区（EEA）禁止处理个人数据，以下情况除外：

- 当事人已表示同意。数据处理对于履行合同是必需的。
- 为履行法律义务而必须进行的数据处理。
- 为保护当事人的重要利益，需要进行数据处理。
- 为执行符合公共利益的任务或行使官方权力而需要进行数据处理。
- 处理涉及数据主体明显公开的个人数据。
- 医疗卫生：
  - 数据处理在以下情况下是有必要的：出于预防医学或职业医学的目的，为了评估员工的工作能力、医疗诊断、提供健康或社会护理或治疗；或者根据欧盟或成员国的法律或根据与卫生专业人员签订的合同，管理卫生或社会护理系统和服务。
  - 出于公共卫生领域对公共利益的考虑，如为了保护公众健康免受严重的跨境威胁，或确保医疗保健、医疗产品或医疗器械的质量和安全的高标准，数据处理是必要的。应根据欧盟或成员国法律规定的适当和具体的措施进行数据处理，保障数据主体的权利和自由，特别是专业性保密。

成员国可保留或引入更多的具体规定，以调整本法规相关规则的应用，确保合法和公平的处理。

对个人数据只能出于明确和合法的特定目的进行处理，不得以与这些目的不符的方式对其进行进一步处理。在个人数据被处理时，数据主体（欧盟公民）有权被告知。数据主体有权查看有关他的所有数据，并有权对不正确或不完整的数据进行修改和更正。数据必须准确且与收集目的相关，不应包含除必要信息以外的更多信息，且保存时间不应超过必要时间。数据主体可随时反对为直接营销目的而对其个人数据进行处理。

欧盟引入了"删除权"（被遗忘权）和"限制处理权"，这一点颇具争议。据此，任何欧盟公民均有权要求：

- 在以下情况删除其个人数据：
  - 不再必要；
  - 撤回同意；
  - 数据被非法处理；
  - 与提供信息社会服务有关的数据收集。
- 在以下情况下限制处理其个人数据：
  - 对数据准确性存在争议；
  - 非法处理数据；

- 数据主体是指用于提起、行使或者捍卫法律主张时所需的个人数据；
- 数据主体反对处理。

每个成员国应指定一个监管机构。监管机构应监督和执行本法规的实际应用。所有欧盟监管机构应相互合作。

数据不得传输到数据保护水平不足的第三国（如果个人数据传输到欧洲经济区之外，应该有特别的保障措施，以确保数据保护与数据同行）。美国被认为对欧盟数据没有足够的保护水平。EUGDPR-信息门户（网址 https://eugdpr.org/）《欧盟通用数据保护条例》（General Data Protection Regulation，GDPR）是一项加强数据隐私保护的重要变革；于2018年5月25日开始执行。不遵守规定的组织可能会面临包括罚款在内的重罚。GDPR门户网站提供了更多详细信息：https://eugdpr.org/"

43.4　欧盟-美国隐私保护

欧盟-美国隐私保护（EU-US Privacy Shield）的决定于2016年7月12日获得通过，隐私保护框架于2016年8月1日开始运作。该框架保护欧盟境内出于商业目的将个人数据传输至美国的个人基本权利。该框架为依赖跨大西洋数据传输的企业带来了法律上的明确性。对美国公司来说非常重要的是，这一隐私保护废除了美国和欧盟之间建立的前安全港系统。

新的约定包括以下内容：

- 从欧盟接收个人数据的公司承担严格的数据保护义务；
- 对美国政府获取数据的保障措施；
- 对个人的有效保护和补救措施；
- 欧盟和美国每年进行一次联合审查，以监督此项约定的正确实施。

美国的公司可以采取与欧盟要求一致的措施；应在隐私保护名单上注册，并自证其符合此项约定中所规定的数据保护标准。

有关美国公司的信息，请访问美国商务部（US Department of Commerce）的网站（https://www.commerce.gov/news/fact-sheets/2016/02/fact-sheet-overview-eu-us-privacy-shield-framework）；也可以查阅概况介绍（https://www.commerce.gov/sites/commerce. gov/files/media/files/2016/eu-us_privacy_shield_fact_sheet.pdf）。

这些变化需要落实到位。这通常属于监管、法律和信息技术（IT）领域。进出欧盟的数据传输需要满足这些要求。

43.5　常见问题

问：这相当复杂。企业应该如何应对？

答：显然，企业内部必须具备足够的法律和监管专业知识，以涵盖和保护所有涉及的司法管辖区的数据和患者。如果公司无法在内部处理这一问题，则必须依靠外部援助。政府和个人对侵犯数据隐私和数据保护的行为几乎是零容忍的。此外，还必须注意那些同时处理数据的外部供应商（如服务器园区、归档公司）。

第44章

公司、政府、非政府组织和其他方在药物警戒世界中的角色和互动

在药物警戒（PV）领域有许多的参与者，有复杂的相互交流。随着问题或利益的变化，各种联盟形成与解离，这些团体在医疗和制药领域的各种事业中表现活跃，不仅涉及安全，还涉及医疗成本、药品价格和医疗可用性。

44.1 简　　介

服用药物后发生不良事件（AE）的患者是涉及药物安全的第一人和首要群体。医疗保健专业人士成了另一个群体，包括那些开处方、销售或分发药物的工作人员以及帮助处理不良事件的工作人员。此外，医疗领域的其他参与者包括制药公司、药店、药房/配方委员会（医院和医疗集团内）、保险公司、药品优惠管理公司（在美国）以及其他决定药品能否提供或报销的人。

患者个人直接承受药物不良反应的后果，有时痛苦至极，甚至死亡。患者及其家属对他们正在或将要接受的研究药物和治疗越来越了解，他们使用电脑和智能手机查看社交媒体、网站、应用程序、互助组织等，通常，最后或者第一个选择是用谷歌检索。当然，有些网站和资料来源相比其他来源而言更加准确和公正，有些则是完全错误的。

然而，患者的感知是千差万别的。他们有时可能会有一种感觉，认为发生的每一个不良事件都是由药物引起的，而在另一些时候，患者没有真正地察觉或怀疑某个特定的问题可能是由一种或多种药物引起的。许多患者相信只要政府机构批准该药物上市，那么它就是"安全有效"的。这是一个不恰当的表达，因为它意味着绝对性，即完全安全且总是有效，而事实上它的含义更接近：当按照获批适应证的给药疗程，在批准的用法、用量下用于批准的患者群体时，本产品的获益大于风险（有时不太大）。安全性不是绝对的或有保证的，也不是（始终）完全了解的，有些患者可能会有完全意想不到的（特异性的）不良副作用。这个概念很难表达。

人们通常认为（有时是错误的），如果一种药物被某个体安全地服用了几个月甚至几年，该药物就不会产生不良反应。药物-药物，药物-食品、药物-酒精的相互作用、药品生产问题等，几乎从未被患者视为他们发生的问题的原因。患者通常不认为非处方（OTC）产品、"保健食品"、"营养剂"或"草药"（可能有药物或与药物相互作用）、化妆

品和非法药物是不良反应的罪魁祸首。医生在记录病史和调查医疗问题时也经常忘记询问他们。许多正在服用多种药物的患者，尤其是老年患者，他们通常是"多重用药"患者，无法回忆起他们服用的药物或剂量。此外，当患者服用多种药物时，很难知道或预测药物相互作用。

在一些社会或文化中，有一种观念认为不良事件是患者的过错，代表了患者的弱点或羞耻行为，他们需要"坚持到底"。随着信息的传播，这种态度正在发生改变，但在一些老年患者中仍然可见。

医务工作者开处方、分发和管理药物，当不良事件或反应发生时，处理药物医疗后果的可能并不是同一个处方者、配药者或管理者。例如，急诊室可能无法立即查看患者的医疗记录或用药史，尽管人们希望随着电子医疗记录的普及，这种情况有所改变，不过即使技术允许，隐私法律和法规最终也可能会限制数据的可访问性。

44.2 ⋮ 制 药 公 司

制药公司在安全领域发挥着重要作用。在美国，大多数上市药物的不良事件都是向生产商暨制药公司报告的。在其他国家，大多数不良事件可能会报告给卫生机构或其他机构〔如医疗中心、药房、国家或地区药物警戒（PV）中心等〕。这些制药公司通过 PhRMA、EFPIA（见下文）和国际人用药品注册技术协调会（ICH），与美国食品药品监督管理局（FDA）、欧洲药品管理局（EMA）和日本监管机构（以及最近加入这项工作的许多其他组织）合作，统筹安全报告程序、要求、格式、文件和期望。这项工作已经取得了很大的成功，因为药物临床试验和药品上市后状态中报告某些严重不良事件的要求是明确、一致和非常严格的（7或15个日历日）。在电子传输和标准化（如医疗记录、实验室检查、心电图）传输的数字格式、风险管理及其最小化、临床试验标准化、机器学习等领域，正在进行行业和政府之间不同程度的协调与合作。

随着 FDA、美国卫生与公众服务部及许多其他政府和私人实体将所有利益相关方（医院、医生、药房、实验室、保险公司等）之间的医疗数据传输标准化，这些来自政府及其他利益相关方对于"机制和运营"的关注和努力超越了制药行业，并为公众带来显著的额外获益。绝大多数制药行业科研人员与 FDA、EMA 和其他机构之间的交往都是热诚且恰当的，怀有保护公众健康并帮助每一个人在资源有限的情况下更高效、快速完成工作的目标。在许多国家，包括美国和欧盟引入的隐私和安全保护措施使得工作更加复杂。此外，黑客和网络犯罪也使事情变得复杂，数据和分析工具必须安全、可靠，并且适用于特定目的，只有那些应该访问的人才能访问，这是目前的一个主要问题。

然而，这枚硬币的反面却展现出关于特定医疗产品和安全问题的争议。一些人（特别是消费者团体）认为，监管方和被监管方之间存在太多的"热忱"和"友好"，允许公司"逃脱"很多事情，以牺牲公众健康为代价来增加利润。他们指出，人们从政府转移到行业（就像其他被监管行业一样），反之亦然，就像旋转门一样。他们声称，这可能会危及公众的安全，因为监管者会犹豫是否要反对或对抗一个他们可能很快就想为之工作的公司。在公司和行业内以及相互之间存在明显的专业和医学差异，许多"竞争"都是在密室中或通过书面（电子邮件）及电话交流而发生的，这些通信大多是保密的，不向公众开放。

制药公司在向医疗保健专业人员和公众推广产品方面发挥着重要作用（美国的直面消费者广告尤甚）。当推广在FDA看来并不恰当时，FDA的处方药推广办公室（OPDP）会向公司发送警告信，请参阅FDA网站的警告信专栏。FDA和其他卫生机构如今正在与社交媒体中对药物的宣传、批评和评论做斗争，这些由用户、供应商和公司在博客、推文、Facebook、Twitter、Instagram和其他网站上发表的内容缺乏公平、公正且往往没有追溯原因。通常情况下很难知道哪些数据是真实的，哪些数据代表"假新闻"。

医生和其他医务工作者也会被医药代表"详细介绍"用于他们患者的产品。详细介绍（"推销辞令"）应包含公平的信息，并包括ADR概况，批准的处方信息也应提供。

44.3 政　　府

当然，在每个国家或地区，都有一个或多个监管药品的政府机构［美国FDA、欧洲EMA、英国药品和医疗产品监管局（MHRA）、法国国家药品和健康产品安全局（ANSM）等］。除该机构外，其上级机构（在美国是卫生与公共服务部；在其他国家是卫生部或议会/国民议会/国会）可能会施加重大控制和压力等。在美国，国会和其他联邦部门和机构也提供医疗保健和药物［如退伍军人事务部、国防部（DOD）、疾病控制预防中心（CDC）、医疗保险、医疗补助和其他］，州/省和地方卫生部门，包括卫生委员会也是如此。

一些国家将药品安全与药品审批分开，还有一些国家，特别是欧盟国家，国家和地方各级的机构共同参与药品注册、定价和安全工作，在欧洲层面，药品安全与药品审批也有重合。

直接或间接参与药品安全的政府机构是复杂的。在美国，在联邦层面，行政内阁级（部级）的卫生与公众服务部控制着FDA和其他与卫生有关的机构和实体。美国国会控制着FDA的预算，并对FDA和其他卫生事务进行独立监督。其他与医疗保健和药品方面有重大利益关联的联邦级团体包括：退伍军人管理局，管理着医院、诊所和药房；美国军队，它也有医院、诊所和药房；美国国立卫生研究院、国家癌症研究所及疾病预防控制中心。类似的复杂情况在世界各地的许多国家都可以看到，这取决于它们的中央集权和联邦制水平，一些国家（特别是法国）的学术医疗中心与药物安全领域有着紧密的联系。

在美国的州和地方各级政府，设有州和地方卫生部门、医疗补助（Medicaid）办公室（在州一级向贫困及特定其他人员提供医疗保健的项目）以及州预算制定办公室。最近的争议之一是州和地方政府推动消费者从美国境外进口处方药这件事。

所有参与者对药物安全的看法有时可能过于简单化和两极分化，特别是只用简短的声音片段来表述这些看法时。人们可能听说，医疗卫生当局应当经过仔细彻底的研究后才批准安全的药物。如果有副作用，应该是轻微的、可逆的，并且持续时间有限。一些本来应该是中立的观察员出于成本原因而非医疗原因，拒绝接受某一药物进入处方，并以缺乏疗效或增加安全性风险为理由进行辩解，其他一些人则认为，任何特定类别的药物中都不应超过两到三种产品，因为仿制（me-too）药对公共健康毫无价值，另一些人则认为FDA、EMA和其他机构在批准用于濒死患者或目前没有适当治疗方法的疾病的新药方面过于缓慢和严格，还有一些人希望早期Ⅱ期临床试验结果阳性的药物获得批准（或给予临时批准）（"试验权"）。这些情况已经开始发生，安全状况将在上市后环境中进一步探讨，每个立场都有其优点和缺点，目前尚未达成共识。

消费者通常相信，如果真的发生了任何严重的副作用，某人（某地）就应当赔付。在极端情况下，一些团体认为制药公司是恶意的并对其怀有敌意，其目的（他们说）只是为了赚钱，帮助患者是盈利的"副作用"。为了药物销售、研究或列入处方而进行贿赂或各种非法活动的报道时有发生。FDA以大量金钱奖励作为激励手段，鼓励举报人提供关于不良行为的信息。随着各种不实之词越来越多，科学精神与是非界限逐渐消失了。

这些争论和政策常常使一些实际领域中的关注重点和争议变得模糊不清：

- 在竞争领域，药物开发和药物安全应该允许多大程度的保密？应该有多大的透明度？
- 医药行业在患者和医疗专业人员的教育中扮演什么角色？
- 直接面向消费者的广告对公众来说是好事还是坏事？它对药物安全有何影响？
- 药品单一付款人制度对药品安全是好事还是坏事？它是否过于昂贵？
- 美国、欧盟和其他国家目前的药物安全体系是否足够好？
- 大学是否应该更多地参与药物警戒？是否应该有一个单一的国家处方集？
- 仿制（me-too）药应该被限制吗？世界卫生组织基本药物标准清单是处理药物的好方法吗？（http://www.who.int/medi- cines/publications/essentialmedicines/en/）
- 药物安全是否应该与药品审批机构分开，因为上市后，审批者会犹豫要不要"承认"他们可能批准了一种有安全问题的药品？
- 在医疗保健资源供需严重不平衡的情况下，如何对护理、治疗、药品等进行定量配给？
- 是否应该某种程度地接受或者甚至鼓励消费者从国外进口药物以节省资金？如何保证质量？
- 非处方药的安全性应该如何处理？没有经过任何医疗专业人员确认的消费者报告值得收集吗？分析这些报告值得花费多少精力？
- 化妆品、"保健食品"、补充剂等是否应该受到更严格的监管？

过去几年，药物安全方面争论的一个积极结果是，公司和政府的安全信息更加易于获得和透明。大多数临床试验的详细信息现在都可以在政府网站上获得，诸如美国的Clintrials.gov（www.clinicaltrials.gov）以及制药公司的独立临床试验网站。

上市后不良事件现在出现在网上或者可以以不同的易用形式的文件提供。FDA现在有相当人性化的搜索机制，拥有上市后安全数据库，即FAERS。更多相关信息，请参阅本手册中的数据库章节。

已匿名的行列表和个例的MedWatch报告可以通过向FDA支付象征性费用获取或从私人公司（费用较高，但获取人是匿名的）获取，数据也可以从FAERS网站下载，其他国家（法国、加拿大、英国等）也有类似的网站。

除药品说明书文件、质量介绍或clintrials.gov上的记录外，许多旧的和一些当前的临床试验数据基本上是专有的，公众或医学专业人士无法获得。欧盟会在网上发布批准摘要（"欧洲公共评估报告"或EPAR），FDA也会在网上发布一些批准依据摘要（SBOAs），但安全数据往往有限。

EMA通过药物警戒风险评估委员会（PRAC）在网站上发布月度会议纪要；这凸显了其流程和决策的透明度。

许多国家（美国、英国）都有信息自由法案，允许任何人以最低成本获取非机密和非专有数据。然而，人们通常必须确切知道自己在寻找什么。"钓鱼式取证"可能很难，也可能不被允许。

英国药品和健康产品管理局（MHRA）也遵守《信息自由法》，一些安全信息是可用的。有趣的是，与美国政府发布的不受版权限制的信息不同，英国政府发布的信息有严格的版权管制：

"英国药品和健康产品管理局（MHRA）制作的所有材料均受皇家版权保护。我们在皇家出版局（HMSO）的授权下，管控自己作品的版权（包括所有知识、数据库权限、徽标和视觉影像）。"

"获得MHRA授权后可以通过下载到打印机或电子、磁或光学的存储介质，免费复制本网站上的任何项目（不包括机构徽标）供私人研究、学习和参考之用。以任何形式或媒介对本网站上皇家版权材料的任何复制或使用均须事先获得MHRA的批准。"

有关"皇家版权"的更多信息，请查阅http://83.98.30.20/MHRA/CrownCopyright/index.htm。

FDA咨询委员会和其他国家中类似团体的公开会议是一个公开发表不同意见，且通常伴有媒体全面报道的公共场合。参见FDA网站https://www.fda.gov/advisory-committees。具体详见药物安全与风险管理咨询委员会网站（https://www.fda.gov/AdvisoryCommittees/CommitteesMeetingMaterials/Drugs/DrugSafetyand-RiskManagementAdvisoryCommittee/default.htm）。

FDA在有争议或不明确领域希望获得外部建议的行动指南时，会召集这些常设委员会专家讨论，给出建议，与会成员包括FDA和学术界、患者权益，有时还有无投票权的行业成员。他们提前收到来自FDA和医药行业的数据，然后公开会面（通常）讨论所涉及的问题。公司通常在群众中有很好的代表性，并且经常做出陈述。讨论通常是充满科学性和技术性的，但讨论也可能变得有对抗性，甚至是相当激烈。会议的部分议程可能会闭门进行，不向公众开放。公开会议的记录和陈述通常在FDA网站上很快就能找到。当涉及上市公司的产品时，这些会议通常会有媒体和华尔街/风险资本类型的人士参加。委员会的评论通常会影响被讨论药物的公司的股价，以及药品销售可能受到新药威胁的竞争对手公司的股价。这是制药界高度透明的很好例子。

从广义上讲，就职于政府和行业的药物安全领域专业人员往往比行业其他领域（研究、营销、法律等）的专业人员更加趋于团结一致，能够更好地和更积极地相互交流想法，因为他们较少受到法律限制和竞争问题（如反垄断问题）的约束。分享在药品安全、PV和风险管理方面的运作"效果"的想法是常见的，尤其是在操作问题上（例如，药物编码、AE的监管活动、医学词典编码惯例），而专有的药物特异性安全信息不共享。这种协调和合作现在是国际性的，且因网络而得到了良性发展。数据现在正在Facebook、LinkedIn和其他社交媒体上共享。可信的第三方正在集合用于研究目的且匿名的临床试验数据的共享数据库，及时、完整和准确地将不良事件发送给FDA和其他卫生当局，这是符合各方利益的。事实上，公司也确实希望其竞争对手拥有运行良好且高效的安全部门，以便将竞争对手的AE及时、完整地发送给卫生机构！

44.4 媒　　体

媒体，包括社交媒体、互联网（博客、网站、订阅、维基、客户参与计划等）和传统媒体（电视、广播、报纸），从政治和医疗领域的各个角度发挥着积极作用。这一领域正在发展，卫生机构正在努力理解如何使用媒体本身以及如何监管行业使用的媒体。

这些机构在互联网上使用Facebook、Twitter和许多其他方式，他们还在调整旧的纸质报告系统，以适应互联网时代的发展（MedWatch、黄卡、蓝卡等）。尽管如此，机构必须小心他们在互联网上列出了什么以及如何使用这些网站。政界高层人士的推特引发了很多争议！隐私和黑客问题也随之出现，数据安全和隐私是互联网巨头们现在的主要话题，未来，数据共享可能会变得更加严格。

互联网的其他问题是"假新闻"和信息过载，有太多的信息可用，但并非所有这些都是可靠的。

44.5 非政府组织和游说团体

非政府组织（NGO）在全世界的医疗保健领域发挥着重要作用，包括瑞典乌普萨拉监测中心，这个在药品政策方面发挥作用及在药物安全、疾病大流行和其他公共卫生领域发挥作用的世界卫生组织附属机构；为医疗保健计划提供资金的各种基金会（如盖茨基金会）；英国药物安全研究组等。

游说团体或专业组织，来自多个领域的非政府组织［例如，美国制药研究与制造商协会（Pharmaceutical Research Manufacturers of America，PhRMA）、欧洲制药工业协会联合会（European Federation of Pharmaceutical Industries and Associations，EFPIA）、国际药物流行病学学会（International Society of Pharmacoepidemiology）、治疗学教育和研究中心（Centers for Education and Research on Therapeutics）、美国退休人员协会（American Association of Retirement）］，非处方药制造商，仿制药制造商，医院团体，疫苗制造商，设备制造商，医生团体，护理团体，药房团体，消费者团体，疾病联盟，以及患者权益团体，如Public Citizen（https://www.citizen.org/），也在药品安全方面发挥作用。上述这些名单还在增长中。

这些团体经常以请愿或提交意见书的方式，也会通过诉讼和媒体在地方、州、省和国家层面来影响立法、监管决策和观念。这些组织从各个方面开展工作，包括一些团体努力提高盈利、加快或减缓药品审批、增加或减少政府监督和管理等。

一些非政府组织现在实际上发挥着制药公司的作用，在制药行业不敢冒险（出于许多原因）又有需要的领域（特别是在资源有限的环境中）进行临床试验。一个例子是结核病联盟（TB Alliance），这是一个非营利组织，它有几种治疗结核病的新、老药物正在进行临床试验。

44.6 行业组织

美国制药公司的行业组织是美国药物研究与制造商协会（PhRMA）（www.PhRMA.org），欧洲是欧洲制药工业协会联合会（EFPIA）（www.EFPIA.eu）。并非所有制药公司都是其成员，尤其是较小的公司和不从事研究的公司。总部位于华盛顿特区的PhRMA具有多种职能，包括就公共问题和立法为制药行业立场进行游说、与公众接触、协助患者援助计划以及在ICH中代表美国制药行业，其目标是"鼓励制药/生物技术研究公司为患者发现重要的新药"。这是一个高度政治化和有争议的领域。

EFPIA总部设在布鲁塞尔，在日本设有办事处。EFPIA包括欧洲国家行业协会以及制药公司。其他国家也有类似的组织，疫苗、非处方药（OTC）、仿制药和化妆品也有行业协会。

加拿大制药行业协会以创新药物组织（http://innovativemedicines.ca/）为人所熟知。

有多个代表OTC制造商、仿制药制造商和设备制造商的其他组织之间互动，还有代表医生（美国医学会）、医院（美国医院协会）、护士、保险公司等团体的组织。互动的排列组合是多种多样、复杂且不断增长的，因为群体有时相互合作，有时相互对抗。正如本杰明·迪斯雷利所说，"没有永久的盟友，没有永久的朋友，只有永久的利益。"

44.7 诉讼、律师和法律

在一些国家，特别是美国，诉讼在药品安全决策中起着重要作用。任何重大的AE事件都会引发一系列诉讼，通常有数千起之多。解决这些问题可能需要数年时间，成本高达数十亿美元。问题通常围绕着公司或者政府中的哪些人知道该药物的毒性，何时知道，是否进行了充分的宣传和标注，以及是否及时采取了补救措施。在美国（以及最近的加拿大、意大利和法国等其他国家）"集体诉讼"现象通常在药品安全诉讼中发挥着重要作用。在这些诉讼中，一群人（有时是一个非常大的群体）如果他们的问题相似，将一起起诉一家或多家公司。这使得成百上千的人卷入了一场诉讼。

在很大程度上，诉讼和对诉讼的恐惧影响着药物安全领域的行为。一些公司不愿在提交给医疗卫生当局的报告中承认，他们的药物可能导致了一个特殊的严重不良事件。此类报告可用于针对公司或针对报告医生、护士、药剂师和医院的法庭案件，即使报告仅指出与药物存在因果关系的可能性（例如，"不能排除因果关系"、"可能相关"、"很可能相关"）。美国是此类问题发生的主要国家，但在向美国以外的医疗卫生当局提交的报告中，可能会看到对因果关系评论的犹豫不决，因为这些报告可能会被美国法院获得和使用，特别是如果这些报告很容易以英语提供的话（例如，来自英国、加拿大、澳大利亚、新西兰、乌普萨拉监测中心）。

PV领域的工作人员应熟悉自己的规则（包括书面和"非书面的"规则），即在提交给政府、保存在计算机或存档的报告中可以做出多少陈述和结论，以及哪些陈述和结论是"可披露的"（也就是说，可由律师取得以供法庭案件使用）。如果一家公司的药品安全案件通过律师或诉讼进入法律体系，药品安全小组通常必须通过该公司的法务部门获得后续信息，并进行正常的药品安全跟踪和尽职调查。一些公司还对提交给医疗卫生当局的所有报告进行法律审查（例如，快速报告、PSURs）。

最后，药物安全人员可能会被要求出庭作证，并在审判中的个别案件（如医疗事故、非预期严重不良事件或死亡）或大型诉讼案件（如美国的集体诉讼），尤其是在重大药品撤市之后的诉讼案件中提供冗长而复杂的证词（Baycol®、Viox®等）。

44.8 其他团体

消费者团体、保险公司、支付健康保险的雇主、健康维护组织、退休人士团体和其他人在药物安全方面也在直接或间接地发挥着作用。一般来说，许多或所有这些团体在某种程度上都支持低价（甚至是"免费的"）药物、受限的处方（"不需要仿制药物"）、仿制药、更多的非处方药物，以及减少制药公司的影响和增加监管者的作用，但没有考虑这可能对药物安全会产生什么影响（积极和消极），或其他意想不到的结果。在美国华盛顿特区和各州，有许多拥有强大游说力量的团体。在美国境外，也有许多类似的团体存在，但他们的活动和对政治制度的影响似乎不像相应的美国团体那么强大。

44.9 药品安全人员的组织

从事药物安全领域工作的人员通常加入以下几个组织：

DIA（前身为药品信息协会）：这个大型国际组织涵盖了药物界的所有领域，学术界、工业界、政府和其他方面人员都加入了该组织。他们每年在美国、加拿大、欧洲和亚洲举行年会。他们开设培训项目，出版期刊《治疗创新与监管科学》，并拥有一个庞大的网站（虽然很难导航）。如果只加入一个组织，通常每年的会员费相当低。

国际药物流行病学学会（ISPE）：药物流行病学的主要组织，包括PV和风险管理。成员来自行业、学术界、政府机构、非营利和营利私人组织。成员拥有多个领域的学位，包括流行病学、生物统计学、医学、护理学、药理学、药学、法律、卫生经济学和新闻学，他们每年举行多次会议，并出版《药物流行病学和药物安全》杂志。

国际药物警戒学会（International Society of Pharmacovigilance，ISoP），最初是作为欧

洲药物警戒协会而成立的一个国际非营利性科学组织，以促进PV的科学和教育，在所有国家全面加强药物的安全、正确使用工作。

监管事务专业人员协会（RAPS）：一个全球性的监管专业人员组织。与药物安全相关，因为他们涵盖了所有的药物监管事宜。他们为药品安全人员提供培训，召开会议，并出版相关出版物。

临床研究医师学会（APCR）：一个代表从事或准备从事临床实践、学术机构、专业医疗诊所和制药行业研究人员的医师（医学博士、验光医师、医学学士或同等学历）的非营利会员组织。

欧洲药物警戒和流行病学（培训）项目（Eu2P）：一个欧洲私人和学术合作组织，为专家和非专家提供PV和药物流行病学培训。他们与西班牙、意大利、英国、荷兰和意大利的大学合作。

安全医疗实践研究所（ISMP）：一家美国非营利组织，致力于预防用药错误和安全用药研究（www.ismp.org）。

在社交网络上已经创建了许多PV小组；截至今天，它们还没有取代大型、官方和成熟的组织。这种情况在未来几年可能会发生改变，主要是为了进行快速的信息交流。

44.10 结论和评论

最后，还有一些不幸的患者，有时还有一些不幸的个别医生、药剂师和护士，他们为患者做出正确的决定，必须在争议性、政治化背景及不明确、模棱两可的安全信息下（"后续不良事件已与该药一起报告，但因果关系无法确定"）进行一对一的交流。

归根结底：药物安全是一个高风险、多立场、政治化、极具争议性的领域，涉及多个参与者，涉及多个议程和巨额金钱等。数据通常是柔和的、不完整的，并且向某个方向倾斜。人们应该从多个来源获取信息，并对药物安全问题的最终结果持开放的心态。通常情况下，"真相终将揭晓"，尽管这可能需要很长时间。

44.11 常见问题

问：那么，医生办公室、医院、医药公司、卫生机构或其他地方的个人应该如何行动？个人可以做些什么来帮助调查？

答：一般来说，做一个优秀的科学家和公民，做一个诚实的人，在对多个来源大量证据查验之前不要做出判断。信任但要核实。一个很好的经验法则是你或你所爱的人是否会接受这种产品。

公司安全人员应始终将公众健康放在首位，公司利润放在第二位。这可能很困难，因为总有"保护药物"或"在数据更可靠之前暂缓此信号"的压力。安全检查和信号监测应始终以尽职调查和开放的心态进行。有时，在所有数据都输入后，那些看起来很严重的不良事件确实会消失。当结果对药物不利时，必须及时、正确地将这些数据传送给管理层和所有相关的医疗卫生当局。

从业人员、药剂师、护士和患者应该对数据保持健康的怀疑态度，无论这些数据来自公司、学术界、医疗卫生当局还是媒体——尤其是在"战争迷雾"达到顶峰、愤怒的言论、图像和指控层出不穷的激烈争议期间。他们应该从各方和中立当局（如果存在）寻求数据。医疗从业者必须始终以患者的最佳利益为出发点。

当一个人在公司或政府的药物安全等级制度中的地位上升，压力也会增加。更多的钱、更多的销售、更多的生命、更多的后果（有意和无意）都在起作用。这显然会影响一个人在安全和医疗方面的判断，甚至是无意的。引用阿克顿勋爵的格言："权力导致腐败；绝对权力导致绝对腐败。"已故参议员丹尼尔·帕特里克·莫伊尼汉（Daniel Patrick Moynihan）也有一句有用的富于智慧的名言："意见是因人而异的，事实是不会改变的"。

患者应该找到正直、有爱心的医务人员，并相信他们会为自己的最佳利益而行动。尽管如此，核验工作（查看批准的药物说明书文件、在互联网上查看可靠的网站、在大型或学术医疗中心接受治疗等）也是很值得做的。

第45章

真实世界的问题：病例研究

45.1 非阿鸟苷

非阿鸟苷（FIAU）是20世纪90年代早期用于治疗乙型病毒肝炎（HBV）的药物。该药物一项纳入15名受试者的临床研究中，出现7例严重肝毒性不良事件（包括5例死亡）。这项研究在美国临床研究领域产生了重大影响。本文简要回顾了药物研究期间发生的不良事件，并就药物临床研究的安全性提出了一些意见和建议。

FIAU是一种嘧啶核苷类似物，被认为是乙型病毒性肝炎（HBV）患者的一种有前景的治疗方法。此前该药物曾在一家大型癌症医院进行过其他抗病毒感染的研究，包括巨细胞病毒（CMV）和各种疱疹病毒，并取得了一些积极的成果。动物实验提示该药物可导致胃肠道反应（呕吐、腹泻），高剂量组有轻度心脏毒性和骨髓毒性。在任何标准动物模型（大鼠、小鼠和猴子）中均未发现肝毒性。

真实世界的问题：病例研究

1989年，一家小型制药公司与美国国家过敏和传染病研究所合作，在巨细胞病毒（CMV）培养阳性的人类免疫缺陷病毒（HIV）患者中，用非西他滨进行了一项临床Ⅰ/Ⅱ期剂量递增研究（FIAU是Fiacatabine的活性代谢产物）。该研究中12例受试者未显示该药对CMV的影响，不良事件（AE）包括1名患者出现恶心、疲劳和肌酸磷酸激酶升高。研究期间没有受试者死亡，然而，后期随访显示有4人死亡，其中一名有乙型肝炎病史受试者在研究结束后6个月左右死亡。死亡原因被认为是由于潜在的肝炎或服用其他肝毒性药物所致。

1990年，一项对HIV患者进行FIAU治疗的短期（2周）研究发现，该药物对HBV患者有潜在的、可能是显著的疗效，但对CMV患者的疗效可能很小。美国国立卫生研究院（NIH）的研究人员加入了研究小组，对该方案进行了修订以允许HBV患者入组，研究显示，HBV患者经过治疗后HBV DNA数值显著降低，其中一些患者的血清转氨酶水平增加了一至三倍，目前尚不清楚转氨酶升高是由于药物引起的不良事件，还是由于HBV病毒血症通过其他药物治疗（如干扰素）下降时出现所谓转氨酶升高的耀斑现象。

1991年，基于该试验获得积极的研究结果，故对HBV阳性患者开展一项为期4周的FIAU临床治疗研究。该研究在接受最高剂量治疗组中显示出极佳的结果，HBV DNA数值显著降低，试验中未发生不良事件（AEs）相关的脱落或剂量改变。在一些受试者中观察到"耀斑"和HBV DNA反弹，但9名受试者中有3名持续抑制HBV DNA，肝功能正常，HBV抗原阴性。一名受试者出现腹痛（但肝脏和胰腺检查正常），在试验后4个月缓解。一名受试者被诊断患有胆石症，另一名受试者患有周围神经病变。一名慢性乙型肝炎受试者死亡，但根据其HBV DNA水平判断，在FIAU试验中取得了良好的治疗效果。在试验期间，他感到恶心和疲劳，在末次给药FIAU一个月后，其转氨酶升至正常值的四倍，主诉恶心、疲劳和腹痛。一位非研究医生建议在全身麻醉下进行胆囊切除术。肝活检显示慢性活动性肝炎和脂肪变性。手术后病情恶化，几个月后死亡。尸检结果显示肝脂肪变性。当时将患者死亡原因主要归因于麻醉药物的使用。

根据这些研究结果，美国国立卫生研究院和礼来制药公司（目前正在开发该药物）于1993年启动对筛选符合入选标准的乙型肝炎受试者进行研究，使用FIAU治疗，为期6个月。在研究开始的最初几周内，一些受试者出现疲劳、恶心、痉挛和腹泻，一些受试者暂停给药，未发现异常实验室检查结果。同时，所有受试者的HBV DNA数值均下降，10名受试者中有6名HBV DNA呈阴性。在试验开始的6周左右对试验数据进行了审查，由于结果令人满意，研究人员选择继续进行研究。

几天后，一名两周前停药的受试者出现恶心、虚弱和低血压，被送往急诊室。实验室检查显示其转氨酶正常，但胆红素和乳酸水平升高，虽然进行了肝移植，但受试者症状继续发展为肝、肾功能衰竭而死亡。尸检发现胰腺炎、肾小球肾炎、食管静脉曲张和肺气肿，肝脏表现为微血管和大血管脂肪变性、胆汁淤积和慢性活动性肝炎。

此项研究在该受试者第一次出现在急诊室的2至3天内被终止，并告知仍在接受FIAU治疗的所有受试者停止用药，所有受试者（$n=15$）均进入NIH临床中心进行观察。尽管已经停药，仍有7名受试者出现肝衰竭、胰腺炎、神经病变和肌病，并进行了肝脏移植。最后有5人死亡（一些人在移植后死亡），2人存活。15名受试者中有8名没有发生不良事件。

由于这个灾难性的结果，美国食品药品监督管理局（FDA）成立了一个特别的内部工作组，进行了几次调查，并于1993年11月发布了一份报告。报告称，本次事件有许多"遗漏毒性"的问题，不良事件不适当地归因于研究中的疾病，而不是研究药物，工作组还认为知情同意书以及研究监测和监督不充分。FDA向研究人员发出警告信，其中包括未能立即向申办方和机构伦理审查委员会报告严重不良事件，未能减少或及时终止中度毒性受试者的给药剂量，未能在知情同意书中描述所有可预见的风险，未对严重不良事件进行随访，未在研究者手册中提供完整准确的安全性数据，未确保在病例报告表中报告所有不良事件，未进行充分监测。

随后，美国国立卫生研究院进行了内部调查，并得出结论：这项研究的理由很充分，特别是考虑到是针对缺乏其他（口服）治疗方法的疾病。NIH派出了一个检查小组。他们得出结论认为这些方案是"精心"准备和实施的，从不良事件中无法预测致命后果。他们还确定不良事件得到了充分报告。因此，NIH和FDA的调查得出了相反的结论！

接下来，医学研究院（IOM）应卫生与公共服务部部长（卫生与公众服务部是美国政府机构）的要求进行调查，直接监督FDA。医学研究院是一个民营、非营利、非政府组织，是美国国家科学院的一部分，它的审查结果基本上与NIH一致，结论是安全监测得到了高度重视，没有重大违反研究的要求或知情同意的行为。他们得出的结论是，迅速采取行动停止这项研究实际上挽救了生命，并防止了发生更严重的悲剧。

这个事件受到了社会广泛的讨论和评判，新闻报道生动而耸人听闻，1994年国会发起调查，提出了强烈的指控。进一步的研究表明，FIAU毒性是由于药物损伤线粒体所致。

从那时起，在加强和协调法规以及临床试验监督方面颁布了很多条例，其目的不是审查临床试验监管、监督和监测或权威方面的问题，相反，更多是讨论药物安全性的影响。

■ 由于（研究期间或上市后）药物引起的严重和非严重不良事件可能会发生在正在治疗的疾病当中，故其潜在影响非常重要。如果不仔细考虑可能的药物相关因素，而将严重不良事件归因于正在治疗的疾病或症状，或基础疾病背景医疗状况、并发问题或其他非药物原因是不够的。在评估药物是否产生特定不良事件时，必须始终对药物产生严重不良事件保持高度怀疑。这种药物"在被证明毒性之前"不是无辜的。

■ 申办方（公司）和研究者对临床试验安全性的监督必须"一丝不苟"。必须严格和完全遵守所有监管要求（方案设计、研究者资格、不良事件收集、报告和审查、知情同意书、机构伦理审查委员会监督、安全数据审查委员会等）。

■ 在研究开始之前必须制定并落实数据安全计划（风险管理）。这一观点在美国FDA IND报告法规和相关指导文件中都有体现。

■ 必须仔细考虑和处理临床前研究信号（来自动物数据或其他临床试验或同类药物）。

■ 研究者（以及申办方和监督者）培训必须在研究开始前以及研究期间（如有新人员参与时）进行。培训应该是高质量的并根据研究定制，由培训专家完成（而不仅仅是让相关人员阅读印刷材料）。

■ 申办方必须指定一名主治医师明确负责正在进行的安全性审查。需要安排有资质的机构伦理审查委员会，该委员会由高素质及经验丰富的人员组成，他们有足够的时间审查安全数据。申办方和研究者必须向机构伦理审查委员会实时发送经该委员会同意的易于审查的数据。

■ 进行临床试验的公司和机构必须制定危机管理计划，以便及时对危急安全问题进行初步评估，并采取适当措施。

■ 应考虑更高权威性的和来自政府的解决方案（可能是这样），包括专职国家安全监督委员会、联邦政府内的独立安全组织、学术界参与持续安全监测的组织（如法国）、限制专有秘密，将联邦临床试验安全性数据库系统中的不良事件报告及个例安全性报告的安全性工作与监管严重不良事件报告的安全性工作相结合（这是指临床试验中的重复报告：药物安全组和病例报告表的重复报告），继续分析研究趋势和早期安全信号等。

45.2 "芬-芬"

现在所谓的"芬-芬"问题是指用于控制体重的芬氟拉明和芬特明的组合产品。这两种产品长期以来被美国食品药品监督管理局（FDA）批准为单一药品（分别于1973年和

1959年），用作食欲抑制剂。

肺动脉高压和芬氟拉明的文献报道出现在20世纪80年代和90年代。报告显示患者使用芬特明后出现头痛、失眠、神经紧张、易怒、心悸、心动过速和血压升高。当时几乎没有关于这些药物使用的长期数据。

芬氟拉明和芬特明的联合用药从未得到FDA的批准，它们的联合用药是"超说明书"用药。然而，联合应用处方已有数百万份。

随着用药数量不断增加，开始出现相关的毒性报告。一份报告指出一名29岁女性在联合治疗后23天死亡。同时在1997年，梅奥诊所报告了24名女性在平均12个月的联合治疗后（其中一名女性仅使用了1个月）出现了瓣膜性心脏病（二尖瓣、主动脉瓣和三尖瓣，或多瓣膜）。三分之一的人患有肺动脉高压，有几人需要进行瓣膜手术。也有报道称，仅使用芬氟拉明或仅使用右芬氟拉明治疗可导致瓣膜疾病。

至1997年11月，美国疾病预防控制中心报告了144例自发使用芬氟拉明或右芬氟拉明的病例，其中不包括芬特明导致的瓣膜病。FDA收到"芬-芬"患者的超声心动图异常报告，同时他们注意到291例无症状筛查患者中有30%的患者超声心动图表现异常，主要是主动脉瓣反流，多数患者为女性。

芬氟拉明和右芬氟拉明于1997年底退出市场。芬特明没有被撤回，因为FDA未收到单独使用该药物的病例报告（截至1997年9月）。

FDA在1997年9月的问答中指出，由于瓣膜病通常与药物使用无关，因此没有对患者进行筛查，研究者在一项为期1年的临床试验中，在500名患者中没有发现瓣膜病病例，并指出症状与药物使用之间无明显相关性。此外，很少有动物数据表明这种毒性，早期大多数患者和医生没有过多考虑这些药物与肺或肺毒性的相关性。

在这一问答公布之后，毫不奇怪地出现了很多新的案例并提起了诉讼。1999年10月，制造商同意与患者集体诉讼和解，和解金额高达47.5亿美元。制造商根据美国地区法院的命令设立了一个信托，以管理各类别注册成员的索赔和福利支付，提供的福利包括芬氟拉明和右芬氟拉明的费用退还、医疗监测费、一些医疗费或监测和治疗费用，以及对特别界定的心脏瓣膜疾病患者的补偿，从该事件中吸取了一些安全性经验教训：

- 未经试验证实的已批准的产品组合使用可能相当危险，即使单个产品无相关不良事件。如果单个产品存在安全问题，甚至有一点安全隐患，更需注意其临床使用的安全性。
- 已上市多年产品并不总是"众所周知"或已得到充分研究。
- 既往的安全教训或安全线索可能会被遗忘或最小化。
- 不良事件（AE）的意外后果可能随时发生在非预期器官系统或患者身上。
- 剂量很重要，但有时情况并非如此。
- "缺少证据不是没有证据"，即仅仅因为在临床试验或药物治疗的患者中没有发现特定的不良事件或疾病并不意味着它没有发生。如果已经发生，可能因为没有在正确的时间，或通过正确的诊断、检查或疾病定义来明确该不良事件或疾病。
- 申办方、医生和监管者应该特别关注超说明书用药问题，并且需要开发更好的方法来监测其未发现的影响。在说明书文件之外使用需要一些合理的医学依据，特别是肿瘤治疗当中，尤其是在没有明确的临床或科学依据的情况下必须格外小心。

■ 经验丰富和高水平的临床医生仍可以在临床工作中发现严重的、与药物相关的不良事件。这类严重不良事件应该向卫生监管部门或申办方报告。

■ 药物在北美、欧洲、日本和其他地区的人群中广泛使用时，可以为民众、医疗从业者和社会带来巨大的益处，同时，它也可能造成重大灾难。

45.3 诺米芬辛

诺米芬辛（Merital®）于1976年在德国、1977年在英国和1985年在美国首次被用作抗抑郁治疗药物。从1978年到1985年，每年大约有165 000～251 000张处方。1978年至1979年期间，制造商收到4份溶血性贫血患者的报告。1979年在医学文献中发现了一份病例报告。从1981年至1982年，在英国又报告了3起病例。从1979年到1980年，该公司对大约300名患者进行了免疫学研究。1981年，英国重新修订了说明书文件，并报告了罕见的溶血性贫血病例。

当时，说明书文件也指出了罕见的肝酶升高病例。20世纪80年代，随着诺米芬辛的使用增加，到1986年，申办方收到296份不良事件报告，包括16份抗人球蛋白试验阳性病例报告（Coombs）和45份溶血性贫血病例报告，27份黄疸病例报告、12份肝功能异常病例报告、6份肝炎病例报告和1份肝坏死病例报告。英国在1985年报告了第一起死亡事件，1980年至1985年期间出现了更多的病例报告，报告内容包括溶血性贫血（伴有或不伴有肾功能衰竭）、血小板减少症、肝炎、致命性肺泡炎（系统性红斑狼疮样致命反应）和致命性免疫溶血。到1985年6月，估计溶血性贫血的发病率为1/20000，到11月收到了更多的报告，估计比率为1/4000。

1985年，英国发出了"致亲爱的医生"的信件，该药于1986年1月从全球所有市场撤回。

在此期间（1970年代末至1980年代），药物安全和药物警戒报告的状况与今天明显不同。ICH、EMA和MedWatch等组织机构还没有建立，很多国家都有不同或不严格的不良事件报告系统。

该药于1984年获得美国FDA的批准（在审查案卷大约6年后），1985年7月开始在美国上市。到那时间段，多达10 000 000名患者接触到该药物。该药于1986年1月从所有市场（包括美国）撤出。

在美国随之而来引发一个令人关注的问题，即FDA如何批准该产品，特别是在1984—1985年期间，在不良事件病例报告不断增多的情况下允许销售。1986年初，美国众议院（国会）举行了听证会，FDA 1986年8月启动了一项调查。

FDA发布了一份总结报告（Kurtzweil，FDA消费者，1991年9月，第42页）。FDA的调查显示，该公司早期已获知两起死亡事件，一名是意大利人（1980年死亡），一名是法国妇女（1984年死亡）（在美国获得批准之前），但申办方直到1986年该药物从市场上撤出几个月后才向FDA报告。另外还有9人死亡，其中3人在美国。正如FDA在其报告中指出："调查持续了一年半，时间很长，因为这家美国公司的管理者拒绝让直接参与分析和报告药物不良反应的人员与FDA调查人员交流。此外，他们经过数月才书面回答了调查人员的问题。"

FDA收集到的证据表明，该公司，即德国的Hoechst AG公司及其临床研究部门的一位前医疗主管"在两名欧洲妇女死亡后不久就获得信息，但没有按照要求向FDA报告。"FDA没有发现任何证据表明该公司的美国分部（Hoechst Roussel）向FDA隐瞒了信息。1990年12月，新泽西州的美国联邦检察官指控Hoechst AG和医疗主管未报告这两起欧洲死亡事件，没有对该公司美国分部Hoechst Roussel提出任何指控。1991年4月，Hoechst AG公司和医疗主管接受了这些指控，并被处以法律允许的最高额度罚款。诺米芬辛案件成为一项引起全球轰动的事件。

上述事件强调了多个安全方面的教训：

- 永远做正确的事；
- 不要向FDA和其他卫生当局隐瞒安全数据；
- 公司应该用同一个声音表达，同时对所有卫生部门的表述要一致（正确）；
- 正确、及时地报告所有数据，并要一丝不苟地保存记录；
- 必须制定适当的书面工作程序，以确保向需要这些数据的公司所有分支机构（尤其是跨国公司）报告所有的安全数据。公司应定期进行内部审计，应立即纠正任何缺陷，并且应在发现问题后将这些数据立即报告给卫生当局（尽管这可能很痛苦）；
- 充分配合卫生当局的所有调查；
- 公司高级管理人员必须了解药品安全职能的重要性，并全力以赴、提供支持和资源以确保正确完成安全性工作；
- 保持高度怀疑，认为不良事件可能是由于药物而非其他原因所致；
- 医生和公司高级负责人应意识到，如果他们不履行安全职责，可能要承担个人责任（刑事和民事责任）；
- 确保在提交和批准药品上市之前、期间和之后，均按照要求向卫生部门报告安全信息。

45.4 CD28受体单抗：TGN-1412/TAB08

TGN-1412是一种单克隆抗体，是T细胞表达的CD28受体的强激动剂。它最初由一所德国大学研发，被认为可能有助于优先激活"调节性T细胞"，作为治疗自身免疫性疾病的免疫调节剂。一家公司开发了一种用于临床试验的"人源化"抗体，它在食蟹猴身上进行了测试。食蟹猴身上有一个与人类受体同源的CD28受体。在猴子身上进行的测试没有显示严重不良事件。尚不清楚TGN-1412药物是否对CD28受体具有特异性，以及它是否可能刺激其他T细胞产生意外后果。

2006年3月，在英国的一个临床研究机构的临床试验中，6名健康男性志愿者使用了TGN-1412抗体药物，两名健康男性志愿者使用了安慰剂。输注该药物后1小时内，几个接受TGN-1412药物的受试者自诉恶心、头痛和严重的腰（背）痛。在后续几个小时内，TGN受试者出现低血压、心动过速、发热、淋巴细胞减少和单核细胞减少。此后不久，出现包括肺和肾在内的多器官衰竭，导致受试者住院，服用安慰剂的2名受试者均未发生不良事件。目前还不完全清楚这些受试者应该如何治疗。尽管这6名男性都存活下来，但均伴有永久性残疾，包括手指和脚趾坏死，需要截肢。该不良反应被确定为"细胞因子风暴"——促炎细胞因子的释放。显然，TGN-1412药物并不像最初大家认为的那样安全。早期的研究结果发表在《新英格兰医学杂志》的一篇文章中。请登录http://www.nejm.org/doi/full/10.1056/ NEJMoa063842#t＝article。

英国政府成立了一个委员会对该事件进行调查，发现所有监管要求都得到了满足。然而有人指出该研究机构没有将所有的临床前数据都提供给卫生当局，并且在使用类似抗体的临床试验中确实激活了T细胞，导致产生细胞因子风暴。

分析研究该试验起始剂量发现，所选择的起始剂量虽然只是猴子的"安全"剂量数百分之一，但仍然非常高，足以造成人类约90%的CD28受体靶点被TNG-1412抗体占据，从而导致细胞因子风暴。同时其他公司也开始了对其他抗体的研究，起始剂量是允许受体靶点占用率不超过10%的剂量，远低于本研究中的剂量水平。因此基于这个标准，本研究起始剂量太高。其他研究人员还发现，与人类不同的是，猴子在某些特定情况下会失去CD28受体，从而阻止这些T细胞的激活，因此猴子的T细胞不能被激活，但人类的T细胞可以被激活，而且试验证明T细胞确实已被激活。随后，许多其他期刊对后续工作进行了总结。具体可访问以下网址：https://www.ncbi.nlm. nih.gov/pmc/articles/PMC2964774/。

这确实是一场涉及Ⅰ期临床研究药物安全的灾难。然而尽管发生了悲剧，TGN-1412药物研发并没有结束。2006年，一名俄罗斯投资者获得了TGN-1412药物的研发权，并将其更名为TAB08，俄罗斯公司继续研发这种药物。对该药物进一步进行实验室研究，同时推动了体外试验的进展，以确定TAB08药物对T细胞的影响。进一步研究表明人类CD4+效应记忆T细胞保留其CD28受体的作用（与失去它们的猴子不同），使得在临床试验中能够更精确地评估TAB08药物使用情况，而在早期的研究中没有该类信息。

一项新的临床试验在俄罗斯健康志愿者当中开展，使用的起始剂量较以前低得多，仅能结合1%的CD28受体（与第一项研究中90%的结合不同）。剂量增加也以较小的增量进行，并对受试者进行密切监测。没有发现严重的不良事件。研究结果已发表，表明这些低剂量药物选择性激活调节性T细胞，而没有激活炎症T细胞——这正是预期结果。具体请登录https://www. ncbi.nlm.nih.gov/pubmed/24374661和https://www. clinexpol.org/article.asp？a＝10866。

此外还进行了其他研究。在没有明显安全问题的情况下，进行了Ⅰ期药代动力学（PK）和耐受性研究。在甲氨蝶呤治疗无效的类风湿性关节炎患者中，进行了多中心Ⅱ期临床试验，并对寻常型银屑病、固态血浆和系统性红斑狼疮（SLE）进行了研究。

《英国临床药理学杂志》发表了一篇评论，总结了截至2015年发生的TGN1412/TAB08药物临床试验事件。《浪子归来和抗体TGN1412的非凡发展路线：药物开发和临床药理学的教训》请登录https://www.ncbi.nlm.nih. gov/pmc/articles/PMC4386939/。

我们可以从中吸取教训：

第一点很明确的是新药试验，特别是新药首次人体试验，是一项风险很大的工作。进入人体试验之前必须进行详细的准备工作，包括动物试验、体外试验和临床药理学工作。

新药第一次人体试验在首次给药和多次给药时必须在严密、仔细监测的条件下进行，理想情况下，在"住院患者"中重点观察其临床反应。安全性而非有效性应作为首要关注点。

第二点教训应该是针对所有药物安全人员的，包括Ⅰ期研究病房以及药物安全部门的有关人员，关注所有受试者的严重不良事件和非严重不良事件。

FDA表示，在Ⅰ期临床研究中（健康志愿者）中，由于药物以外的其他原因发生严重不良事件的可能性极低，因此应该重点考虑，这个阶段任何的严重不良事件都可能是由于药物引起的。所有Ⅰ期临床研究都应强调这一观点，即所有严重不良事件都应快速报告（15天报告），要作为默认报告，除非严重不良事件有明确的其他原因。在Ⅰ期临床研究阶段，对安全问题的关注阈值应非常低，应该采取保守原则，特别是在产品研发的早期阶段，重点关注新的和可能有影响的安全信息。

第**46**章

医用大麻与药物警戒

46.1 美国医用大麻概况与大麻的药理学

在美国有一种药物——大麻具有独特的药物警戒特性。本节将主要总结美国2018年年中的现状，并讨论医用大麻药物警戒的新方法，也涉及娱乐用大麻。本文还总结了其他几个司法管辖区的情况，以说明该地区缺乏药物警戒的无害化方法。

自古以来，人们就知道大麻并使用大麻，大麻的使用可追溯到公元前5000年。它是美国最常用的不正当药物，据报道大约有52%的美国人至少尝试过一次（见http://maristpoll.marist.edu/wp-content/misc/Yahoo%20News/20170417_Summary%20Yahoo%20News-Marist%20Poll_Weed%20and%20The%20American%20Family.pdf）。

在美国，大麻的使用非常广泛，据报道目前约有5500万美国人正在使用大麻（见"11张图表显示大麻已经真正成为主流"，https://www.washingtonpost.com/news/%20wonk/wp/2017/04/19/11-charts-that-show-marijuana-%20has-truly-gone-mainstream/?noredirect=on&utm_%20term=.c07a96bc888c）。

大麻，也被称为MJ、Mary Jane、bud、hash、roach、toke、weed、hashish、hemp、grass等，是从大麻植物中提取的制剂。

大麻含有大约400种化学物质，其中70种是"大麻素"（一种作用于大脑中大麻素受体的化学物质）。市场上最著名的大麻素是四氢大麻酚（THC）。大麻二酚（CBD）是市场上的另一种大麻素，据报道其精神作用较少。

大麻是用大麻叶子、花、茎和/或种子制成的，它可以原样使用，也可以使用植物这些部分的提取物。它用于烟草、蒸发、食品、胶囊、含片、贴片喷雾等。大麻的效力因品种、制备以及制造商和销售商的改变而不同。

大麻如果吸入，作用几乎立即开始显现；如果食用，作用时间为30~60分钟，作用持续2~6小时。大麻是脂溶性的，代谢后可在血液、尿液、头发、口腔液和汗液中发现。有关大麻药理学的入门知识参考可见https://www.ncbi.nlm.nih.gov/pmc/articles/ PMC5312634/。

在美国，花卉产品中的四氢大麻酚（THC）浓度没有标准化，从1%到22%不等。一些馏分通常在50%~90%的THC范围内。今天市场上出售的产品比10或20年前出售的产品更有效，因为现在正在种植不同的杂交品种。在荷兰，有一种标准化品种含有22%的

THC。参见 https://bedrocan.com/ 和 http://www.ncsm.nl/english/what-is-medicinal-cannabis/
qualitycontrol。

本章的重点不是对大麻进行医学评论，而是讨论大麻不良事件的情况。互联网上有大量关于大麻的信息。当然，很多信息都不是经过核对或是不准确的。社交媒体的评论大多是赞美的，并不总是客观的。相关的有趣评论，请参阅2017年的美国国家科学院、工程院和医学院的共识报告（http://www.nap.edu/24625）。这是一篇长达400页的蓝带评论。关于监管状况的信息在撰写本文时有些过时。事实上，随着大麻领域的动态变化，任何关于大麻的文章都将快速过时。

46.2　美国联邦监管情况

在美国，大麻监管状态不同于任何其他药物，大麻是附表1药物（请注意，它被明确定义为药物）。附表1包括"目前没有可接受的医疗用途和滥用可能性高的药物。它们是所有药物表中最危险的药物，具有潜在的严重心理或身体依赖性。"这一类的其他药物包括海洛因、迷幻药、摇头丸、佩奥特等。医学界的许多人认为这不是大麻的合适类别。美国缉毒局（DEA）拒绝了几份向缉毒局提出的将大麻转移到危险性较小的附表中的请愿书。

在美国，大麻的使用是非法的，持有大麻是一项联邦罪行。医生不能合法地开具大麻处方。美国最高法院认为，即使大麻在某一特定州是合法的，国会可能会将其取缔，患者可能会被起诉。联邦政府表示不会"针对生病和垂死的人"，但也发生了一些诉讼。

2013年，美国司法部发布了一份备忘录（称为"科尔备忘录"）。基本上表明，在大麻使用合法化的州，联邦政府将在很大程度上对大麻使用采取"不干涉"的方式，并"建立一个强大而有效的监管和执法体系"。2018年初，美国司法部撤销了《科尔备忘录》。这将导致什么后果，还有待观察。

2018年初，额外的保护措施到位，以保护大麻合法的州、患者和其他实体免受司法部的制裁。参见 http://www.Dailychronic.net/topics/rohrabacher-blumenauer-amendment/。另见FDA关于大麻的问答：https://www.fda.gov/NewsEvents/PublicHealthFocus/ucm421168.htm。

这一点如此重要的原因是：截至2018年，约有33个州已将医用大麻合法化，10个州已将娱乐大麻合法化。许多已使医用大麻合法化的和一些尚未使其合法化的州允许使用含有大麻二酚（CBD）但不含THC的产品。

美国食品药品监督管理局（FDA）多年来一直表示，由于大麻产品不是经批准的药物，他们无法对其进行监管。FDA声明："FDA没有批准任何含有或源自植物大麻的产品用于任何适应证。这意味着FDA没有发现任何此类产品对任何疾病或状况的治疗是安全或有效的。FDA已收到使用大麻治疗疾病的患者发生不良事件的报告……FDA最近注意到一些大麻产品正在上市，并被用于治疗动物疾病。我们想强调的是，美国食品药品监督管理局尚未批准在动物身上使用大麻，该机构无法确保这些产品的安全性或有效性。出于这些原因，美国食品药品监督管理局提醒宠物主人不要使用此类产品。"（见 https://www.

fda. gov/newsevents/publichealthfocus/ucm421168.htm# notapproved）

然而，FDA专员的声明表明FDA可能会进一步研究这一问题。

虽然FDA没有对大麻进行监管，但如果收到不良事件，将对其进行检查并输入FDA上市后安全数据库FAERS。2018年4月6日对该数据库的搜索显示，有超过2600例严重不良事件和超过1100例死亡报告。许多死亡病例是复杂的病例，可能涉及多种药物。

FDA批准了两种合成THC产品（Mari-nol™和Casamet™），已上市数年，并被批准用于癌症化疗中出现的恶心和呕吐以及用于治疗艾滋病患者的体重减轻。它们是附表2药物。2018年，FDA批准了用大麻二酚（CBD）制成的Epidiolex，用于治疗两种罕见和严重的癫痫：Lennox-Gastaut综合征和Dravet综合征（婴儿严重肌阵挛癫痫）。

46.3 美国各州监管情况

如上所述，约33个州已将医用大麻合法化，预计不久将有更多的州这样做。10个州已将大麻娱乐用途合法化。16个州已将CBD用途合法化，4个州禁止所有大麻。

因此，EDA不负责大麻的监管，而是由各州负责。许多州（但有趣的是，并非所有州）通过州政府的委员会或部门制定州一级的监管措施。在一些州，大麻的医疗用途根本不受监管。在一些州，市或县也有地方法规。

许多州都建立了自己的系统来登记种植者、销售者和制造商。由于医生和其他执业医生不能合法地开具大麻处方，因此各州都建立了系统来登记医疗人员推荐大麻。各州对医疗"推荐人"的注册方式不同，通常是在线注册。然后允许他们在网上或有时以书面形式推荐医用大麻。在许多州，这些系统尚未建立或尚未投入使用。

很少州提出大麻不良事件报告的概念。大多数州都解决了大麻种植过程中出现的质量问题，但没有建立要求向州政府、FDA或其他任何机构报告大麻不良事件的制度。很少州要求种植者、中间商或药房记录大麻不良事件。

美国有数千家药房，但并非所有药房都注册或"合法"。一些药房只出售医用大麻，一些出售娱乐用大麻，还有一些同时出售二者。注册后，药房是否可以同时出售这两种大麻仍有待观察，各州情况也有所不同。

这个领域是动态变化的，每天都在发生变化。

46.4 有 效 性

如前所述，本章的目的不是评价大麻的有效性。简单地说，根据上述美国国家科学院的报告，大麻有效性可以概括如下：

数据是复杂的，有时是相反的。数据是可变的。对于某些疾病，有来自"实际使用和/或临床试验"的数据，其他数据只是疗效的统计关联，没有实际使用或试验数据。

结果可简要总结如下：

- 有效性的确凿证据：多发性硬化痉挛、成人慢性疼痛、化疗中抗恶心、呕吐；

- 中度证据：睡眠呼吸暂停、纤维肌痛、慢性疼痛、多发性硬化症的短期睡眠改善；
- 证据有限：艾滋病、抽动秽语综合征、焦虑症、创伤后应激障碍、痴呆症、青光眼、抑郁症伴慢性疼痛或多发性硬化。

还有许多其他疾病，但没有任何证据表明这一点。有证据表明，大麻二酚（CBD）对儿童癫痫症有效。有许多说法，特别是在社交媒体上，大麻对许多其他疾病有效。但是，除了轶事报道外，几乎没有临床证据支持这一点。全世界正在进行大量的研究，包括临床试验，但美国的研究较少，因为大麻属于附表1药物。

46.5　安　全　性

与药效一样，关于大麻安全性的数据有限。

同样，根据上述共识报告，以下是安全性数据结果：

- **大量证据**：男性和吸烟是导致大麻使用问题的风险因素，幼年开始吸食大麻是导致大麻使用问题的风险因素。
- **中度证据**：男性、使用酒精、烟草和其他非法药物、青少年期间使用大麻的频率、对立行为、首次饮酒的年龄较小、尼古丁使用、父母药物使用、学校表现不佳、反社会行为和儿童期性虐待是风险因素。
- **大量统计证据**：车祸风险增加、服药过量风险增加、使用者后代出生体重降低、精神分裂症和其他精神病加重，尤其是经常使用者。
- **统计证据有限，但没有明确的临床证据**：癌症或白血病风险增加，引发中风或心肌梗死，呼吸系统症状恶化，妊娠并发症，学习障碍，抑郁风险增加，自杀未遂，焦虑障碍，创伤后应激障碍严重度增加，机械操作受损。

大麻穿过胎盘屏障进入胎儿。它也存在于母乳中。有数据表明，大麻使用者的婴儿进入新生儿重症监护室的可能性是未使用大麻者的两倍，头部较小，出生体重较低，随后出现认知、记忆和行为问题。

《新英格兰医学杂志》的一份报告指出，上瘾的风险确实存在，尤其是青少年（9%～16%）。还有一种戒断综合征，表现为易怒、睡眠困难、烦躁、渴望和焦虑。他们还注意到上述国家科学院报告中提到的几个类似的安全问题。作者得出结论："随着政策转向大麻合法化，合理且可能谨慎的假设是，大麻的使用将增加，大麻对健康造成负面影响的人数也将增加。"

随着大麻使用的增加和医学界的更多关注，新的安全问题正在被注意到。例如，最近有报告称，重度使用者出现严重的周期性恶心和呕吐，停止使用后症状减轻。参见 https://www.ncbi.nlm.nih.gov/pmc/articles/PMC5360975/。

FDA批准的两种合成THC产品的最新安全说明书文件中记载的不良反应：乏力、心悸、心动过速、血管扩张、腹痛、恶心、呕吐、健忘症、焦虑、神经紧张、共济失调、困惑、人格解体、头晕、欣快、幻觉、偏执反应、嗜睡和思维异常（罕见）：低血压、腹泻、大便失禁、肌痛、抑郁、噩梦、言语问题、耳鸣、潮红、结膜炎、药物相互作用。

对癫痫发作、心脏病、精神病、孕妇、老年人和使用其他精神病药物的患者有警告和预防措施。

从公共卫生的角度来看，有数据支持与大麻相关的交通死亡事件增加（http://www.factcheck.org/2016/08/ unpacking-pots-impact-in-colorado/）。大麻相关问题的急诊室就诊以及增加食用大麻产品的儿童和婴儿的急诊室就诊：http://www.denverpost.com/2016/07/25/colorado-kids-emergency-room-visits-marijuana- increased/。也有报告称大麻产品受到污染：https://www.ncbi.nlm.nih.gov/pmc/articles/ PMC3568288/。

请注意，本节并未涵盖娱乐用大麻的许多安全问题。

46.6 加 拿 大

医用和娱乐用大麻现在在加拿大各地都是合法的。在加拿大使用的大麻中也出现了美国报告的类似问题。参见https://www.theglobeandmail.com/news/national/ company-caught-selling-tainted-marijuana-cant- trace-source-of-contamination/article34144902/。

46.7 欧 洲

在欧盟，奥地利、捷克共和国、芬兰、德国、意大利、葡萄牙、波兰和西班牙允许使用医用大麻，但不允许吸食，因为吸食大麻与烟草一样被认为是危险的。娱乐用大麻在几个国家中是被允许的。

在撰写本文时，七个国家允许使用医用大麻：德国、希腊、芬兰、西班牙、葡萄牙、捷克共和国和荷兰。欧盟在大麻方面显然没有统一规定。

请访问以下网站，了解各国大麻占有、销售、运输和种植的法律地位。请参阅http://www.emcdda.europa.eu/publications/adhoc/cannabis-legislation-europe_en 和 https://en.wikipedia. org/wiki/Legality_of_cannabis_by_country。

欧洲毒品和毒瘾中心的一份总结报告涉及欧洲有关大麻拥有和使用的立法。见http://www.emcdda.europa.eu/system/files/publications/4135/TD0217210ENN.pdR。

46.8 评 论

显然，医疗和娱乐性大麻使用在美国和其他地方迅速传播。作者们不记得有任何类似的情况，即一种普遍非法的附表1药物（目前仍在联邦层面）已在地方层面被批准用于医疗和娱乐用途。也许1917—1933年美国禁止饮酒是最接近的例子。

由于这是一种前所未有的情况，我们没有任何真正的先例可供参考。尽管如此，我们可以提出几点看法，其中一些是不言而喻的，而另一些则不那么明显：

- **大麻是一种药物**：无论采用何种递送系统，所有形式的大麻都应被视作具有药理活性的药物。有人说，当大麻在食品中递送时，应将其视为食品而非药物。我们认为这是不正确的，事实上它是一种包装在食品递送系统中的药物。

■ **控制链没有得到保证**：娱乐和医疗大麻产品的控制链没有商业药品的控制链那么严格。也就是说，消费者和患者确保能在特许药店或非处方场所购买的药品是正确的、未改变的、未掺杂的产品。离开生产工厂的产品与患者在药房中领取的产品是一样的。

大麻的情况显然不是这样。如果一家公司是垂直整合的（生产商也是零售商），那么应该能保证该产品符合计划和预期。但是，如果大麻以烘烤成食品的形式发送，添加了其他调味品或成分，甚至被篡改，那就不能保证产品纯度和原有成份。

有报道称，抗凝血剂、芬太尼、玻璃和许多其他物质被非法添加到大麻产品中。例如，2018 年 4 月，伊利诺伊州公共卫生部报告："伊利诺伊州公共卫生部（IDPH）正在报告第二个人的死亡，他经历了严重出血并报告使用了合成大麻素，通常称为香料、K2 或假大麻。到目前为止，IDPH 报告了 56 人，包括芝加哥地区和伊利诺伊州中部的两人死亡，他们经历了严重出血并报告使用了合成大麻素。所有病例都需要住院治疗，症状包括咳血、尿中带血、严重流鼻血和/或牙龈出血。其中 9 例检测出溴鼠灵（brodifacoum）阳性，溴鼠灵是一种致命的抗凝血剂，常被用作灭鼠剂或鼠药。"此外，一些患者可能混合使用各种非法和/或合法的大麻制剂，从而无法识别负责任产品。

另外可参见国家药物滥用研究所网页：https://www.drugabuse.gov/drugs-abuse/ marijuana.

■ **法规不统一**：有关大麻安全的法律、法规（除其他事项外）在美国或欧盟没有标准化。一些州允许，一些州不允许。FDA 对大麻没有监管。使用者、生产者、中间商和销售商必须查看彼此不一致甚至不存在的州和地方法律。

■ **质量**：并非所有大麻的生产或使用都遵循药品生产质量管理规范（GMP）、药品临床试验质量管理规范（GCP）和药物警戒质量管理规范（GVP）的描述规则。

■ **使用指示**：这些指示没有被很好定义，或者没有数据支持的指示定义得非常宽泛。例如，宾夕法尼亚州已批准在这些情况下使用大麻（https://www.pa.gov/guides/Pennsylvania-medical-marijuana program/#17MedicalConditions）：

- 肌萎缩侧索硬化；
- 自闭症；
- 癌症；
- 克罗恩病；
- 脊髓神经组织损伤，具有明显的神经系统痉挛症状；
- 癫痫；
- 青光眼；
- 艾滋病病毒（人体免疫缺陷病毒）/艾滋病（获得性免疫缺陷综合征）；
- 亨廷顿病；
- 炎症性肠病；
- 难治性癫痫；
- 多发性硬化；
- 神经病；

- 帕金森病；
- 创伤后应激障碍；
- 神经源性严重慢性或顽固性疼痛，或常规治疗干预和阿片类药物治疗禁忌或无效的严重慢性或难治性疼痛；
- 镰状细胞性贫血。
- 剂量：医疗用剂量尚未确定或完全确定，效力也未标准化。

■ **说明书文件：** 大麻产品的说明书文件也没有标准化，很少，甚至根本不存在。通常还是错误的！宾夕法尼亚大学2017年的一项研究发现，在网上销售的大麻酚提取物中，有近70%标记错误（见 https://www.pennmedicine.org/news/news-releases/2017/november/penn-study-shows- nearly-70-percent-of-cannabidiol-extracts-sold- online-are-mislabeled）。

■ **严重不良事件和死亡病例：** 不良事件和死亡病例没有得到一致的收集或报告，或者在许多情况下根本没有收集或报告。大多数州不要求生产者或销售商收集大麻严重不良事件和死亡病例，也不要求向卫生当局报告。

■ 目前尚不清楚娱乐和医疗市场如何互动。患者是否会花费精力和成本去看医疗服务提供者，注册并获得医用大麻，或者他们是否会直接进去购买一些娱乐用大麻。更容易获得的娱乐用大麻会取代医用大麻吗？

46.9 ⋮ 大麻安全监管的底线

在这一点上，对大麻的药物警戒确实是最低限度的。不良事件和死亡病例通常未报告或报告不一致，问题产品可能会留在市场上。更为复杂的是，个别病例通常涉及多种未知剂量的具有药理学活性药物。不能充分发现信号。因果关系和潜在的相互作用很难评估。显然，迫切需要对大麻及其使用和安全进行国家或区域（如欧盟）一致性管制。还将涉及非医疗利益相关方，如商人、投资者、股票经纪人和其他人，他们将影响大麻监管的方向。无论是在娱乐还是医疗方面，大麻的使用都可能成为一个重大的公共卫生问题。如果大麻使用导致重大健康灾难，监管很可能会收紧。

人用药品技术要求国际协调会（ICH）

  本章概述了人用药品技术要求国际协调会（ICH）的目标以及各工作组发布的与药品安全相关的指南。这些指南已被用作北美、欧洲、日本和其他地方制定某些安全法规的基础。它们值得我们花时间在线仔细研究。请记住，并非ICH发布的所有共识指南都作为国家层面的要求被采纳。此外，一些ICH的提案在国家监管机构采纳前进行了修改，需查看当前的当地法规，以了解每个监管管辖区所要求的具体内容。

  ICH于1990年由欧洲、日本和美国的药品监管机构和行业发起。作为一个自愿共识组织，旨在改进和协调药品开发过程。ICH是监管机构、学术专家和制药行业讨论药品注册的科学和技术方面问题的平台。总体目标是确保开发出安全、有效和高质量的药物，然后以最具效率的方式提供。该组织原名为"人用药品注册技术要求国际协调会"。2015年底，作为重组和扩展的一部分，该名称变更为"人用药品技术要求国际协调会"。

  随着名称的变更，ICH将参与范围扩大到创始地区以外，以纳入其他组织，并扩大协调的获益。这需要进行一系列的组织变革。这些变革包括扩大国际交往、建立新的组织结构以及对ICH流程和工作成果进行更广泛的沟通。组织结构从一个仅限于六个创始方和少数观察员的"六人组"指导委员会演变为一个大会和一个管理委员会。此外，根据瑞士法律，ICH现在是合法的非营利实体。关于ICH当前结构和流程的其他详细信息请参见ICH网站（www.ich.org）。

  ICH将药物开发主题分为四类：有效性（E）、质量（Q）、安全性（S）和多学科（M）。ICH的主题代码是根据这些类别分配的。注意："S"主题涉及非临床安全性，临床安全性包含在"E"主题下。被任命的各方专家组成一个工作组，负责编制技术文件。这些文件通常采用指南或问答的形式。这是一个既定的多步骤过程，包括公众咨询，用于达成最终共识。

  在某些情况下，会编制问答文件以澄清某些观念。

  与药物警戒直接相关的ICH主题子集包括：

  E1：用于评估长期治疗非危及生命疾病药物临床安全性及其人群暴露程度；

  E2A：临床安全数据管理——快速报告的定义和标准；

  E2B（R3）和E2B（R2）：维护临床安全数据管理，包括维护个例安全报告信息规范的电子传输〔注：ICH在E2B（R3）实施包中发布了多份文件〕；

  E2C（R2）：定期获益风险评估报告〔注：作为E2C附录，单独文件E2CA的相关部分已纳入E2C（R2）指南]；

E2C（R2）问答：问答：定期效益风险评估报告；

E2D：上市后安全数据管理——快速报告的定义和标准；

E2E：药物警戒计划；

E2F：研发期间安全性更新报告；

E19：安全数据收集的优化；

M1：MedDRA®术语（监管活动医学词典）。

ICH共识文件以及正在进行的工作信息请参见ICH网站（www.ich.org）。如果纳入当地法规要求（看有无修改），可在相关监管机构的网站上查阅。

表47-1　ICH成员及观察员（截止到2018年末）

创始监管机构成员	常任观察员	
欧盟委员会（EC） 美国食品药品监督管理局（US FDA） 日本厚生劳动省/日本药品及医疗器械管理局（MHLW/PMDA）	国际制药企业和协会联合会（IFPMA）	
	世界卫生组织（WHO）	
	立法或行政机构	
创始行业成员	伊朗食品和药物管理局	
欧洲制药工业协会联合会（EFPIA） 日本制药工业协会（JPMA） 美国药品研究与制造商协会（PhRMA）	印度中央药品标准控制组织（CDSCO） 古巴国家药品和医疗器械控制中心（CECMED） 墨西哥联邦卫生风险保护局（COFEPRIS）， 哥伦比亚国家药品和食品监督局（INVIMA）	
常任监管机构成员	南非健康产品管理局（SAHPRA） 哈萨克斯坦国家中心（National Center） 俄罗斯联邦卫生监督局（Roszdravnadzor）	
加拿大卫生部 瑞士医药管理局	中国台湾卫生福利部食品药物管理署（TFDA） 澳大利亚治疗产品管理局（TGA）	
监管机构成员		
巴西卫生监督局（ANVISA） 中国国家食品药品监督管理总局（CFDA） 新加坡卫生科学局（HSA） 韩国食品药品安全部（MFDS）	区域协调组织（RHIs）	
	亚太经济合作组织（APEC） 东南亚国家联盟（ASEAN） 东非共同体（AEC） 海湾健康委员会（GHC） 泛美药品监管协调网络（PANDRH） 南非发展协会（SADC）	
行业成员		
美国生物技术工业组织（BIO） 国际仿制药和生物类似药协会（IGBA）	国际制药行业组织	
	活性药物成分协会（APIC）	
世界自我医疗产业协会（WSMI）	相关或受ICH指导原则影响的国际组织	
	比尔和梅琳达·盖茨基金会 国际医学组织理事会（CIOMS） 欧洲药品质量管理局（EDQM） 国际药用辅料协会（IPEC） 国际药品认证合作组织（PIC/S） 美国药典委员会（USP）	

47.1　E1：用于评估长期治疗非危及生命疾病药物临床安全性的人群暴露程度

本指导原则于1994年定稿。 总结了拟长期使用（或重复间歇使用）6个月或以上用于治疗非危及生命的疾病的产品的安全性评价原则。 药物暴露持续时间及其与不良事件发生时间和程度的关系是确定表征和量化此类产品安全性特征所需的数据库大小的重要考量因素。 建议将较短持续时间研究的安全性数据与较长持续时间的研究分开分析。 此外，该指南还建议，如果事件的发生率在较长时间内发生变化，则可能需要根据事件的严重程度和对药物风险-获益评估的重要性进行表征。 预计临床开发期间获得的安全性数据不会表征罕见的不良事件，例如，1000例患者中发生的不良事件少于1例。

47.2　E2A：临床安全数据管理——快速报告的定义和标准

E2A结合了国际医学组织理事会（CIOMS） Ⅰ 和CIOMS Ⅱ 报告中的许多概念，涵盖了安全报告标准定义和术语的制定以及处理快速（警报）报告的适当机制。本文件最初旨在涵盖药物开发的研究阶段，但其概念已扩展至包括上市后（已批准）药物（见下文参考的E2E指南）。

本文件制定的快速报告定义和建议已在全世界被广泛接受。然而，一些建议经过尝试并撤回（例如，在美国增加报告频率）、不一致的应用（如揭盲）或从未应用［向所有开放的新药研究申请（IND）报告加速报告］。

47.2.1　定义

不良事件或不良经历（AE）：“任何发生在患者或药物临床研究受试者中的不利事件。它并不一定同药物治疗有因果关系。”

药物不良反应（ADR）：“新药在获得批准前的临床研究中或新适应证批准之前，尤其治疗剂量未建立之前：任何剂量下发生的所有有害的、与用药目的无关的药物反应都被认为是药物不良反应。对于已上市的药品，其不良反应是指在人体上使用正常剂量来预防、诊断、治疗疾病或改善生理功能时出现的有害的、与用药目的无关的药物反应。

非预期的药物不良反应：“不良反应的性质和严重程度同已有的药品资料不符（如对未获批准的研究药物，指的是研究者手册）”。注意，这适用于非上市药物。E2D指导原则（见下文）将该定义扩展至上市药品。

“严重”和“重度”：严重的和重度这两个词是有区别的。术语“重度”一词通常用于描述某一特定事件的程度（严重程度）（如轻度、中度或重度心肌梗死），然而事件本身可以在医学上意义较小（如重度头痛）；而“严重”则不同，它往往基于患者/事件结局或采取措施干预可造成危及生命或功能的结果。严重（而不是“重度”）可以作为界定向药监部门报告的准则。

严重："严重不良事件（经历）或反应是指任何剂量情况下发生的导致死亡、危及生命、需要住院治疗或延长现有住院时间、导致永久或显著的残疾/功能丧失或先天性异常/出生缺陷。"

"必须运用医学和科学的判断决定是否对其他的情况进行快速报告，如重要医学事件可能不会立即危及生命、死亡或住院，但可能危及患者或需要采取医疗措施来预防如上情况之一的发生，也通常被视为是严重药物不良反应。"请注意，"癌症"和"药物过量"已被移除，这些术语曾出现在1995年以前有关"严重药物不良反应"的各种定义中。

哪些需要向监管机构快速报告？

所有严重的、非预期的不良反应都是快速报告的对象，这适用于自发来源或来自于任何临床或流行病学研究的报告，与研究的设计或目的无关。

请注意，这意味着所有可疑不良反应（即可能与药物存在因果关系）需要满足严重且非预期的条件。因此，对临床试验病例来说，需要同时满足三类标准（因果关系、严重性和非预期性）。尽管本文件未明确说明，但对于上市后病例，意指存在因果关系（即假定所有自发报告均存在因果关系），因此，仅需满足两类标准：严重性和预期性。注：

- 因果关系判定尚无国际共识标准；
- 对于已知的、可疑的严重不良反应，其发生率增加也应进行快速报告；
- 对暴露人群有明显的危害，如在治疗危及生命疾病时，药物缺乏疗效，以及新完成的非临床（如动物）研究有重大安全性发现。

报告时限：申办方向相关监管机构报告的时限。

- 致死或危及生命的可疑且非预期不良反应：在7个日历日内警示，在随后不超过8个日历日后进行15天快速报告；
- 其他可疑且非预期的严重不良反应：在申办方首次获知报告符合最低报告标准后15天内报告。

报告的最低标准：

- 可识别的患者；
- 可疑的药物；
- 可识别的报告来源；
- 严重且非预期的事件或结局，对于临床试验病例，与用药有合理的、可疑的因果关系。

应当进一步获取随访信息并尽快上报。病例报告应使用CIOMS Ⅰ表格进行上报〔注：（a）现在有了电子传输，很多监管管辖区都要求提交E2B格式报告；（b）"报告一旦属于15天报告，则将一直作为15天报告"——包括在首次报告后获得的重要医学随访信息〕。

47.2.2　管理盲态病例

E2A建议，尽管在研究分析之前最好对所有患者保持盲态，但当严重不良反应需快速报告时，申办方应仅为该特定患者进行揭盲，即使研究者并未揭盲。公司负责对研究结果进行分析和阐述的人员应尽可能保持盲态。在某些情况下，不揭盲也是可以接受的，但在这种情况下，应与监管机构达成一致。

47.2.3　其他问题

申办方有责任决定是否把阳性对照药的不良反应向其他药品生产商或直接向有关监管机构报告。安慰剂事件通常不需要报告。

当一种药物有一种以上的用法（例如，不同的剂型、处方、给药途径）或用途（不同的适应证或不同的适用人群）时，应快速报告该药物所有其他用法和用途或将其作为参考资料。

注：虽然对于定期主动部分报告（即汇总报告），所有信息均在范围内，但单个病例报告通常不属于当前情况。如果存在多个IND或申报资料，大多数国家通常仅报告一个IND或上市前申报资料。

研究后不良事件通常在方案中规定的时间段内收集，可能在末次给药后28天收集，但申办方通常不主动收集这类不良事件。然而，研究者可能在方案规定的随访期后向申办方进行报告。这些事件仍应被视为研究中的事件，如果符合标准，则应作为快速报告进行报告。

47.3　E2B：临床安全数据管理——用于传输个例安全报告的数据元素

ICH设立了两个工作组，开发制药公司和监管机构、监管机构和监管机构以及制药公司和制药公司之间电子传输个例安全报告（ICSR）的方法，包含两个系列的相关文件。

第一个工作组负责安全专家编写的E2B文件。这些文件规定了传输所需的医疗和行政数据元素以及编码。第二个工作组负责ICH或HL7信息学专家编写的技术规范文件（ICH M2或HL7）（见下文）。这些文件包括以下内容：结构化消息传递的技术规范；电子数据交换；结构化数据格式（如XML）的数据定义；确保机密性、数据完整性、身份验证和不可否认的安全性；处理异地数据格式的文件以及用于数据存储和传输的物理媒介。

47.3.1　E2B（R2）和M2文件

这份文件中的术语令人困惑，因为这些文件的早期版本有多个其他名称，包括E2B、E2B（M）、E2B（R）和其他。这些文件最初于1997年编制，并于2001年左右定稿。ICH E2B（R3）实施文件基于ISO和HL7制定的标准，包括过去几年获得的经验、规定（见下文），以支持ICH业务需求。

目前正在采取一些有利于标准化健康数据传输的举措，包括ICSR，其中E2B是现行的标准。最终，预计健康水平7（HL7）标准将支持国际标准化组织（ISO）标准、当地区域要求以及ICH与电子病历互操作性的要求（见下文）。

相关ICH文件包括：

■ E2B（R3）：修订E2B（R2）ICH临床安全数据管理指导原则——用于传输个案安全报告的数据元素；

■ E2B（R2）：维护临床安全性数据管理，包括用于传输个例安全性报告的数据元素［先前指定为E2B（M）］；

■ M2：监管信息电子传输标准（ESTRI）；以及M1：MedDRA和MedDRA考虑要点文件。

参与药物安全的人员应高度熟悉E2B和M1（MedDRA）文件；此外，支持他们的信息学人员应熟悉M2。E2B传输的内容在一定程度上决定了如何在公司或业务合作伙伴的数据库中处理和存储数据。例如，必须决定是否以自由文本或编码、结构化数据形式输入实验室数据。

我们在此简要回顾了E2B（R2）文档的数据元素。E2B（R3）文件的参考文献见下文单独的小节。E2B文档的目标是提供全面覆盖复杂报告所需的所有数据元素，而不考虑传输两端的源、目的地和数据库。大多数ICSR没有每个E2B字段的数据。因此，简单病例只传输了少数要素，复杂病例传输了很多或大部分要素。E2B传输概念可用于批准前和批准后AEs/ADR。

强烈建议使用监管活动医学词典（MedDRA）或代码列表（例如性别）获得AE术语和其他元素的结构化数据。然而，尚未获得某些其他元素（例如药物名称）的结构化词汇表。E2B文件还允许传输非结构化文本（如病例描述）。在某些情况下，允许将数据传输为结构化或非结构化数据（如实验室检查值）。

■ ICSR传输有两个基本部分：第一部分是包含技术信息的标题；第二部分是数据元素，分为两部分：第一部分是行政和身份信息，第二部分是病例信息。这里简要描述数据元素。

A1. 个例安全报告唯一标识符编号和MedDRA版本的标识。
- 来源国（不良事件发生的国家）；
- 传输日期；
- 报告类型（自发、研究、其他）；
- 严重性；
- 最新信息的日期；
- 发送者持有的其他文件清单；
- 快速报告？
- 病例的其他识别码（例如，当地卫生监管部门编号）。

A2. 来源。
- 报告者姓名、地址、职业；
- 参考文献和临床研究信息（名称、类型、研究编号）。

A3. 发送者信息。
- 类型：制药公司、监管机构、医疗专业人士、世界卫生组织等；
- 发送者标识符、地址、电子邮件等。

B1. 患者特征。
- 标识符、年龄、出生日期、不良反应发生时的年龄、体重、身高、性别；

- 病史和药物史及并发情况（结构化或自由文本）；
- 死亡信息和父母-儿童/胎儿报告信息。

B2. 反应/事件：这是一个可重复的信息块，因此可以为每个反应/事件创建一个新的信息块。

- 逐字术语、MedDRA低位术语、报告者强调的术语；
- 严重性标准和开始、结束日期及结果。

B3. 为进一步诊断而进行的监测和操作（及其结果）。

B4. 药物信息。

- 药物类型（怀疑药物、合并用药、相互作用、盲法等）；
- 药物名称、有效成分；
- 授权（新药申请）持有人和（新药申请）编号；
- 剂量、开始日期、给药途径、适应证、采取的措施和因果关系的药物反应矩阵（获取事件层面的因果关系以及报告者和制药公司的因果关系）。

B5. 病例描述（临床病程、治疗措施、结局和其他相关信息）。

- 报告者评论；
- 发送者的诊断/症状和评论。

2004年首次发布了E2B（R2）的问答文件，随后进行了更新。

47.3.2 E2B（R3）和ISO/HL7文件

2003年，ICH重新组建了E2B全球专家工作组（EWG），以更新和修订E2B（R2）指导原则；修订后的指导原则E2B（R3）于2005年发布以征求公众意见。差不多在相同的时间段内，ICH决定将与标准开发组织（SDO）的合作纳入ICH技术规范的开发过程。其目的是在广泛的监管和医疗保健领域中实现获益相关者之间更广泛的互操作性。在这一过程中开发的第一个ICH主题是E2B(R3)。ICH E2B(R3)业务要求用于支持SDO联合倡议，以制定安全和确认信息的共识标准。通过SDO流程开发了用于ICSR消息交换的双说明书文件标准ISO/HL7 27953-2，然后ICH E2B EWG为E2B（R3）数据元素和ICH信息规范创建了指导原则（IG）"文件包"。

IG文件包（2017年6月）包括ICH网站发布的以下文件：

0. 文件历史总结。

其中包含一个电子表格，表明ICH步骤4之后更新了哪些文档。其他电子表格提供了每个文档的详细更改历史记录。

1. 用于ICSR电子传输的ICH IG：E2B（R3）数据元素和MESSAGE规范。

这是在ICH层面上实施ICH E2B（R3）的指导原则。ICH ICSR IG旨在支持用于创建、编辑、发送和接收电子ICSR信息的软件工具的实施。它包含贸易伙伴和其他获益相关者使用ISO/HL7 ICSR标准构建药物警戒信息，例如ICSR和确认。

文件包的以下部分（编号2-9）涉及ICH IG附录I中自2012年11月以来发生变化的项目。

2. 附录 I（A）ICH ICSR 模式文件名列表。

模式文件包含软件工具使用的技术信息。需要它们来生成和读取 ICH ICSR 消息。该列表源自 ISO/HL7 27953-2：2011 标准包中的一组模式文件，确定了 ICH IG 中所述 ICH 实施所需的模式文件。该列表仅包括模式文件的名称以及每个文件的简短说明。文件集见附录 I（C）。请注意，区域 IG 指定使用其他特定区域的模式文件。

3. 附录 I（B）ICSR 前后兼容性（BFC）修订案。

本文件描述了 E2B（R2）和 E2B（R3）元素之间的关系。旨在帮助获益相关者开发软件和系统，以便来回转换 E2B（R2）和 E2B（R3）文件。这包括元素之间的相互映射、不同的解释以及如何在两种信息结构之间转换的指导原则。该文件还解决了兼容性问题。

4. 附录 I（C）ICSR 模式文件。

本附录包括 XML 模式文件，其中包含 ICH 用于 ISO/HL7 27953-2：2011 标准的 HL7 v3 消息传递标准中的规则、元素和属性。这些模式文件是 IT 工具实际构建、导出、读取或验证消息所需的技术文件。附录 I（A）中描述了这些模式。

5. 附录 I（D）ICH ICSR 参考实例。

本附录包括一个参考文件，该文件根据 ICH IG 中的模式文件中的编码的约束条件，对 ICSR 进行编码。这些参考实例使用 XML 中的 E2B（R3）数据元素编号，而不是实际编码数据。这允许实施者确定 ICH E2B（R3）元素在实际可传输 ICSR 中的出现方式和位置。参考实例中的一些值，如代码系统版本或剂量信息，仅供参考/示例，不应按字面解释；应使用适当的值。第二个示例文件提供了确认消息的类似说明。

6. 附录 I（E）ICSR 病例示例。

本附录包括示例文件，说明了根据模式文件定义的约束条件并符合 ICH IG 的 ICSR 编码。与参考实例不同，病例示例使用模拟典型病例生成的真实值来创建 E2B（R3）消息。

7. 附录 I（F）ICSR OID 列表和 ICH 代码列表。

对象标识符或 OID 是用于标识对象的结构。在 IT 标准的上下文中，OID 是全球唯一的标识符。ICH M2 EWG 与 E2B EWG/执行工作组（IWG）合作，为每个所需的代码列表或名称空间分配 OID 值。这些 OID 为所使用的代码列表提供了明确、清晰的标识——OID 总是指不同的对象。

关于 OID 的详细信息参见 ICH M2 信息文件，作为 IG 文件包的单独补充，本文件还解释了通用唯一识别符（UUID）。UUID 提供了识别对象的替代方法，并在 ICSR 消息中用于识别两个名称空间（参考反应/事件和参考药物）。

E2B（R3）消息中有许多元素需要特定代码来引用定义的值。随着时间的推移，这些可能会受到监管环境变化的影响。将代码列表与 IG 分开，如果有必要，代码列表更容易进行调整，而不会改变技术信息标准本身或需要新版本的 IG。此外，如果以明确标识、可追溯的方式提供代码列表，则技术系统更容易维护。

8. 附录 I（G）ICSR 附加技术信息。

本文件包含有效 ICH ICSR 消息或 ICSR 确认消息的补充技术信息。例如，它提供了有关 ICH/HL7 数据类型的信息、每个 E2B（R3）数据元素的 XPath 引用以及说明如何在

XML中描述数据元素变化的XML"片段"。本文件适用于技术软件实施者，业务用户可能不需要此信息。技术软件实施者应注意技术信息中的值仅供参考/示例，不应按字面解释；应使用适当的值。

9. 附录一（H）ICH ICSR BFC转换。

本附录包括一个可将E2B（R2）消息转换为E2B（R3）消息的工具，反之亦然，符合BFC文件［附录Ⅰ（B）］中描述的转换规则。这是一个示例样式表，说明了如何将ICSR消息从一个版本转换为另一个版本，同时保留消息中包含的数据。这只是一个例子，不应按字面解释；请注意，ICH E2B（R3）IWG不维护样式表，也不建议必须实施此特定工具。但是，提供它是为了帮助用户在需要的国家或地区应用。实施者应参考ICH IG文件包和相关Q&A，对样式表进行必要的更新。

初始IG文件包于2012年达到ICH流程的第4步。它已通过其他相关文档和编辑变更进行增量更新。这些文件包括E2B版本的前后兼容性的指导原则和约定，即E2B（R2）格式数据与E2B（R3）格式数据之间的兼容性，反之亦然。2014年、2015年、2017年和2018年对IG文件包进行了额外更新。

与E2B（R2）指导原则相比，ICH E2B（R3）IG文件包在以下方面有所变化和改进：

- 数据结构已在HL7上建模；
- 修改了某些数据元素的编号；
- 增加了新的数据元素，如ISO IDMP数据元素的规定；
- 删除了某些数据元素；
- 一些章节变得可重复，例如病例描述；
- 修改了许多字段长度；
- 改进了逐项用户指南；
- 严重性可以在事件级别和病例级别表达；
- 医学确认在事件级别（而非病例级别），同样记录发生国家；
- 引入了对象标识符和NullFlavors的使用；
- 可以屏蔽某些数据元素，例如个人标识符（取决于当地数据隐私要求）；
- 代码列表已变更，其中一些由ICH外部各方维护。

E2B（R3）IG的当前目录可在ICH网站（www.ICH.org）上获得。

E2B（R3）的问答文件于2014年首次发布，随后进行了更新。

ICH IG文件包由当地监管机构制作的区域IGs补充，相关信息可在这些监管机构的网站上获得。

47.4 E2C（R2）定期获益-风险评估报告和E2C（R2）Q&A

ICH于1996年11月首次采用E2C指南。2003年发布了一份增补，并将相关要点纳入最新修订版E2C（R2）中。ICH专家还编制了一份问答文件，以促进对E2C（R2）的理解和实施的一致性。这些文件为安全性更新的格式和内容提供指导，在产品上市后，需要定期向监管机构提供安全性更新信息。本指南旨在确保在上市后的规定时间内以最大效率向主管部门提供全球安全性经验。

PSUR［E2C（R1）或E2C（R2）格式］已被许多国家采用，包括欧盟、日本、加拿大和其他国家。在美国，它们还不是强制性的，但大多数NDA持有人提交PSUR，而不是旧版NDA定期报告（PADER格式），只要将PADER内容，特别是附录，按照法规的要求纳入即可。希望提交PSUR以代替新药申请周期报告的制药公司必须联系FDA以获得豁免以及FDA的同意。

一般原则如下：

- 一种活性物质一份报告。PSUR应涵盖给定活性物质的所有剂型、配方和适应证。可酌情单独呈现不同剂型或人群的数据。PSUR应为"独立"的文件。

- 对于E2C（R1）格式的报告，仅包括报告期内的数据，但对于E2C（R2）格式的报告，将包括报告期内的数据和累积数据。

- 对于单独上市的复方制剂，安全性信息可作为单独的PSUR完成，或包含在为其中一个活性物质准备的PSUR中，并交叉引用。

- 报告应仅提供PSUR报告期内的数据，但监管状态信息、更新和严重未列出的不良反应除外，这些数据应是累积的。

- 报告应重点关注可疑的不良反应。所有自发报告均应假定为可疑的反应（即可能相关）。报告者不仅限于医疗专业人员。对于临床试验和文献报告，只有报告者和申办方认为与药物无关的病例才应排除在外（美国除外）。对于提交给美国FDA的报告，因果关系评估完全由申办方负责。

- 缺乏疗效报告（被视为不良事件）不应包括在表格中，但应在"其他信息"部分进行讨论。

- 如适用，已知不良反应频率的增加应当报告。

- 如果多家公司在同一市场销售一种药物，则每个上市许可持有人（MAH）负责提交PSUR。如果有合同约定共享安全信息和责任，则应在书面的药物警戒协议中详细说明。

- 每种产品都应该有一个国际诞生日（IBD），通常为世界上任何地方首次上市许可的日期。该日期应在全球范围内同步进行PSUR报告，以便所有主管部门根据IBD在适当的报告期内接收报告。

- 递交时间表参见ICH E2C（R1）、E2C（R2）和当地要求。例如，在数据锁定点后的60天或90天内进行递交。

- 用于评估预期性的安全性参考信息文件（PSUR中的"列出"与ICSR中的"标注"相对）应作为公司核心数据表（CCDS），其安全部分称为公司核心安全性信息（CCSI）。

- 应使用逐字报告术语以及ICSR编码术语（即选择用于编码MedDRA的术语，该术语在E2C完成后获得批准）。

- 可疑ADR病例应以行列表和汇总表的形式呈现。也就是说，不包括个例CIOMS Ⅰ或MedWatch表格。所需的个例通过E2B传输，随附E2C（R2）格式的报告，而不是纸质案例。一些司法管辖区可能需要E2C（R2）报告的补充行列表。

PSUR中E2C（R1）格式的章节如下：

- 介绍。
- 全球上市批准状况。

　　包括上市许可获批日期和更新日期、适应证、未获批准、撤回、上市日期和商品名的表格。

- 更新监管机构或MAH因安全性原因而采取的行动。
- 安全性参考信息的变更。

　　PSUR报告期开始时以适用的CCDS版本作为参考文件。如果CCDS变更和当地说明书文件之间存在时间差，则应在给当地卫生当局提交时对此进行说明。

- 患者暴露量。

应使用最合适的方法，并对其选择做出解释。这包括暴露的患者、患者-日、处方数量和销售吨位。

- 列出所有来源的个人病史（未经医学证实的患者报告除外）。
  - 如果既往报告病例的随访数据有重大医学意义，应提供。
  - 应监测文献和其中包含的病例，需避免重复。如果文献中提到了一个病例，即使是作为自发或临床试验病例获得的，也应注明引文。
  - 如果需要在PSUR中提交从消费者处收到的、未经医学证实的病例，则应将其作为附录行列表和总结报告提交。
  - 行列表应仅包括每位患者一次。如果患者有一个以上的可疑的ADR，则应将该病例列在最严重的药物不良反应/ADR下，并在此处提及其他病例。如适用，为不同的剂型和适应证提供多行列表可能是有用的。列表的标题为：
    - MAH参考编号；
    - 病例发生的国家；
    - 来源（试验、文献、自发、监管机构）；
    - 年龄和性别；
    - 可疑药物的日剂量、剂型和给药途径；
    - 不良反应发生日期；
    - 治疗日期；
    - 不良反应描述（MedDRA代码）；
    - 病例层面的患者结局（痊愈、致命、好转、后遗症、未知）；
    - 备注（例如，如果生产商不同意报告者合并用药的因果关系）。

行列表应包括以下情况：

- 自发报告：所有严重不良反应，非严重未列出的不良反应。
- 研究或同情用药：所有严重反应（无论是申办方还是研究者都认为是严重的）。
- 文献：所有严重不良反应和非严重不良、未列出的不良反应。
- 监管机构案例：所有严重不良反应。
- 如果某些当局要求报告非严重不良反应、已列出的ADR，则应将其作为附录报告。

■ 汇总表。

• 每个行列表都应该有一个汇总摘要，通常包含的术语数量多于患者数量。它可以按严重和不严重、列出和未列出进行细分，以及其他分类（视情况而定）。对于非严重的、可疑的自发反应也应进行总结。

• 对于E2C（R1）格式，汇总表中的数据应为非累积数据，但严重且未列出的ADR除外，其累积数据需在表中提供。E2C（R2）提交文件中需要提供的累积数据。

MAH对单个病例历史情况的分析

本节可能包含对单个病例的简要评论。此处的重点是单个病例（例如，意外发现、机制、报告频率），不应与下文所述的全球评估混淆。

■ 研究。

应讨论所有已完成的研究（非临床、临床、流行病学）、计划或正在进行的研究以及已发表的产生或可能产生安全信息的研究。

■ 其他信息。

■ 此处应说明缺乏疗效信息。

■ 此处应提供数据库锁定后的最新信息。

■ 总体安全性评估

数据应按系统器官分类列出，并应进行讨论。

• 所纳入说明书文件不良反应特性的变化

• 严重的、未纳入说明书文件的反应，纳入累积报告的观察范围。

• 未纳入说明书文件的非严重反应。

• 纳入说明书文件的反应频率增加。

• 药物相互作用的新安全问题。

• 药物过量及其治疗。

• 药物误用或滥用。

• 妊娠和哺乳期信息。

• 特殊患者群体的经验。

• 长期治疗的影响。

■ 结论。

本节应说明哪些安全数据不符合既往累积经验和CCSI：

• 建议或发起的任何行动。

• 附录：公司核心数据表（CCDS）。

• 附录对E2C（R1）格式PSUR进行了澄清和指导，并阐述了E2C中未包含的一些概念，如专有信息（保密性）、执行摘要、桥接总结报告、附录报告、风险管理计划和获益-风险分析。

■ 国际诞生日（IBD）。

■ PSUR应基于IBD（每个活性成分一份。为了过渡到统一的IBD，MAH可以提交其已经准备好的基于IBD的PSUR以及（1）额外报告期（如果提交6个月的PSUR，则为3

个月；如果提交更长的PSUR，则为6个月）的行列表和/或表格总结，并附上评论；或者（2）具有与（1）相同报告期的增补报告（见下文）。

■ 必须协调IBD，可能出现一种药物在一个国家的报告周期为5年，而在另一个国家报告周期为6个月的情况。如果无法协调一致，MAH和监管机构应设法找到共同的诞生月份和日期，以便每6个月、每年或每5年在同一个月份和日期提交报告（注意，许多地区已将PSUR的频率从5年改为3年）。在欧盟，PSUR的周期由药物警戒风险评估委员会（PRAC）以及不同产品与产品之间的风险比例关系确定。

■ 桥接总结报告。

E2C（R1）项下的汇总桥接报告整合了两个或多个PSUR，以涵盖要求提交一份报告的特定时间段。因此，可以使用两份6个月的PSUR创建一份涵盖全年的桥接总结报告，或使用10份6个月的报告涵盖5年的PSUR。桥接报告不包含新数据，但在较短的报告中简要总结了数据。报告不应包含行列表，但可以包含汇总表。桥接总结报告不以ICH E2C（R2）格式为模板。

■ 增补报告。

当无法同步所有监管部门的PSUR时，需要提交增补报告。增补报告是对最近完成的PSUR的更新。如果超过三个月，则应提交一份覆盖6个月的PSUR，如果超过6个月，则应提交一份覆盖更长时间的PSUR。它不作为深入报告（将在下次定期计划的PSUR中完成）。增补报告应该包含介绍、CCSI的任何变更、关于安全性的重要监管措施、行列表、汇总表以及结论。增补报告不适用于E2C（R2）格式。

■ 重新计时。

对于PSUR周期长（如5年或更长时间）的产品，如果批准了新的不同的临床适应证、批准了既往未批准的特殊人群用药，或批准了新制剂或给药途径，则可能会恢复6个月报告时间表。此时应与监管机构讨论重新计时。

数据锁定点到提交的时间间隔：

对于E2C（R1）格式的报告，MAH在数据锁定点后有60天的时间准备提交。出现的一个问题是来自监管机构的审查和评论，这将花费很长时间，并在非常接近下一个PSUR提交日期发送回申办方。如果此次审查包含对MAH的新要求或其他义务，MAH可能无法及时完成下一次PSUR要求的额外分析。因此，增补指出，监管机构将尝试向MAH发送意见。

如果发现任何与格式和内容不符的问题，应尽快采取行动。

如果发现可能需要在下一次PSUR中进行进一步分析的其他安全问题，则应尽快在下一个数据锁定点之前完成。此类分析也可以作为单独的独立报告提交，而不是在下一次PSUR中提交。

■ 提交的额外时间。

在特殊情况下，比如：如果发生大量病例报告且没有新的安全性问题，如果监管机构在上一个PSUR中提出了问题，并需要额外的时间对下一个PSUR进行进一步分析，或者如果MAH发现需要进一步分析的问题时，MAH可要求延迟30天提交PSUR。

- 安全性参考信息（RSI）。

MAH应在PSUR随附的附信中突出CCSI和当地产品说明书文件之间的差异。

对于6个月和1年的PSUR，应使用报告期开始时生效的CCSI作为参考文件。

对于超过1年的PSUR，在报告期末生效的CCSI应作为PSUR和汇总桥接报告的参考文件。

- 其他问题。

PSUR标题页应有保密声明，因为报告中包含专有信息。

每个PSUR的标题页后即应纳入执行摘要。

- 患者暴露量数据。

这些数据往往难以获得，而且并不总是可靠的。如果暴露量数据未涵盖PSUR的整个周期，则可进行外推。应该对产品使用一致的暴露量计算方法。

- 单个病例历史情况。

因为将所有病例总结为病例详述是不切实际的，所以MAH只应描述案例的关键内容。

本节应包含选定的病例，包括提供新的有关安全性信息的死亡病例，并按医学相关标题或MedDRA系统器官类别进行分组。

- 消费者列表。

如果监管机构要求，消费者列表的编制方式应与其他列表和汇总表的编制方式相同。

- "评论"字段。

此字段仅用于澄清个别病例的信息。

- 研究。

本节应仅包含公司申办的研究和已发表的安全性研究（包括流行病学研究），这些研究结果对安全性具有潜在影响。MAH不应常规列入所有研究或描述。

- "其他信息"部分。

本节将讨论风险管理计划。

当单独进行更全面的安全性或风险获益分析时，此处应纳入分析总结。

"总体安全评估"部分的讨论和分析应按系统器官分类来排列，而不是按是否列出或是否严重进行排列。

47.4.1　E2C（R2）定期获益 - 风险评估报告（PBRER）

ICH E2C（R2）指南的标题为"定期获益-风险评估报告"，但与早期版本的E2C一样，为定期安全性更新报告（PSUR）的格式和内容提供了指导。PSUR最初的E2C指南于1996年定稿，随后于2003年发布了附录E2C（R1）。附录部分基于CIOMS V工作组报告的建议。E2C（R2）是一项重大修订，于2012年完成。E2C（R2）指南扩大了PSUR的范围；它包含了汇总上市后安全分析和报告综合信息的更新概念和原则。它代表了从最初的PSUR（侧重于ICSR和风险的定期安全报告）到累积的分析性有效风险报告的概念演变。ICH决定修订指南的原因之一是希望减少文件编制工作中的总体重复。本次修订对PSUR、药物开发安全性更新报告（DSUR、ICH E2F）和风险管理计划（ICH E2E）的安全规范的相应章节提出了"模块化"方法。这些文档的各个部分在格式和内容上基本相同。许多监管机构要求注册产品具有PSUR授权后的不同时间定期的授权。此类报告的主要目标是提供定期、全面的获益风险评估，评估的基础是：安全评估、对销售许可证持有人（MAH）可获得的所有相关可用信息的评估，以及对产品获益风险评估的结论。PSUR〔E2C（R2）格式〕旨在成为涵盖定期和累积信息的简明分析文件。

E2C（R2）指南的目录如下：

1．介绍

    1.1　背景

    1.2　目的

    1.3　PBRER的范围

    1.4　PBRER与其他ICH文件的关系

2．一般规则

    2.1　活性成分的单个PBRER

    2.2　固定剂量联用产品的PBRER

    2.3　多家公司制造和/或销售的产品

    2.4　参考信息

    2.5　PBRER中的详细程度

    2.6　有效性/疗效

    2.7　获益-风险评估

    2.8　定期和PBRER的数据锁定点

        2.8.1　国际诞生日和数据锁定点

        2.8.2　不同频率的PBRER提交的管理

        2.8.3　数据锁定点和提交之间的时间间隔

    2.9　PBRER的格式及展示

        2.9.1　格式

        2.9.2　展示

3．PBRER内容的指南

    3.1　介绍

    3.2　全球上市批准状况

    3.3　在报告期内因安全性原因而采取的行动

    3.4　参考安全性信息的变更

    3.5　估计暴露量和使用模式

        3.5.1　临床试验中的累积受试者的暴露

        3.5.2　营销经验累积和间隔时间患者暴露

    3.6　总结表中的数据

        3.6.1　参考信息

        3.6.2　临床试验中严重不良事件的累积总结表

3.6.3　上市后数据来源的累积和时间总结表

3.7　报告期内临床试验重大安全性发现的总结

3.7.1　已完成的临床试验

3.7.2　正在进行的临床试验

3.7.3　长期随访

3.7.4　药品的其他治疗用途

3.7.5　与固定联合治疗相关的新安全性数据

3.8　非干预性研究的发现

3.9　来自其他临床试验和来源的信息

3.9.1　其他临床试验

3.9.2　给药错误

3.10　非临床数据

3.11　文献

3.12　其他定期报告

3.13　对照临床试验缺乏有效性

3.14　最新的信息

3.15　信息总览：新的、正在进行中的，或关闭的

3.16　信号和风险评估

3.16.1　安全性问题总结

3.16.2　信号评估

3.16.3　风险和新信息的评估

3.16.4　风险特征

3.16.5　风险最小化措施的有效性（如适用）

3.17　获益评估

3.17.1　重要的基线有效性/疗效信息

3.17.2　关于有效性/疗效的新确定信息

3.17.3　获益的表征

3.18　综合受益风险分析

3.18.1　获益-风险背景-医疗需求和重要替代疗法

3.18.2　获益-风险分析评估

3.19　结论和行动

3.20　PBRER 的附录

4. 本指导原则的附录

附录A　术语表

附录B　总结表的示例

附录C　报告期内正在进行中或关闭的安全性信号的总结表的示例

附录D　可以与其他法规文件共享的PBRER章节列表

附录E 在准备PBRER过程中可能使用的信息的可能来源的示例

附录F 将信号和风险映射到PBRER章节

2014年发布了E2C（R2）的问答文件，以促进本指导原则的实际实施。

47.5 E2D：上市后安全数据管理——快速报告的定义和标准

本指导原则在2003年定稿，为上市后安全数据管理提供了标准化程序，包括向相关部门快速报告。E2D与E2A平行，前者涵盖上市后安全数据管理，后者涵盖上市许可前、临床试验阶段的安全数据管理。本文件规范了消费者、文献、互联网和其他来源的上市后个例报告的数据管理。

47.5.1 定义

AE：该定义与E2A版本几乎相同，没有提及临床试验。"不良事件是在用药患者中发生的任何不良医学事件，它并不一定与药物治疗有因果关系。因此，不良事件可以是在时间上与使用药品有关联的任何不利和非预期的体征（如异常实验室检测结果）、症状，或疾病，无论其是否与该药品有因果关系。"

ADR：该定义类似于批准前定义（E2A），但定义了上市后环境中的因果关系成分（"至少存在因果关系的可能性"）。"对与任何剂量相关的药品的所有有害和未预期的药品反应均应视为药品不良反应。惯用语"对药品的反应"是指一个药品和一个不良事件之间的因果关系至少有一个合理的可能性（参考ICH E2A）。与事件不同，一个反应是通过药物与被怀疑事件之间的因果关系的事实来表征的。如果一个事件是自发报告的，即使关系并不清楚或未明确说明，它符合药物不良反应的定义。"

严重AE/ADR：该定义与E2A中关于批准前问题的定义相同。"任何剂量下发生的不利医学事件：导致死亡、危及生命、需要住院或导致目前的住院治疗延长、导致永久的或明显的残疾/无能力、先天异常/出生缺陷、医学上重要的事件或反应。必须运用医学和科学的判断来决定其他情况是否应当被考虑为严重事件，如重要的医学事件，这些事件可能并不立即危及生命、导致死亡或住院，但可能危及患者或需要干预以防止发生上述定义中所列的结果。"

非预期ADR：上市后快速上报的定义与E2A中关于批准前（临床试验）快速上报的定义有所不同，因为参考文件不同（批准前的研究者手册和上市药物的说明书文件）。此外，还讨论了药物说明书文件上标明药物类属。简要总结如下：

一个ADR其本质、严重性、特性或结果与官方产品信息（说明书文件）中所用的术语或描述不一致的，应视为非预期的。一个有致命结果的预期ADR应视为非预期的，除非官方产品信息规定了该ADR可能与致命结果有关联。在没有特殊要求的情况下，一旦致命结果本身被视为预期，则涉及致命结果的报告应按照适当的监管要求，与任何其他严重且预期ADR的报告一样处理。

术语"预期的列表"不适用于快速报告（参考ICH E2C中的定义，其中列表是指是否在PSUR的CCSI中记录了反应）。"列表内ADR"不应自动被视为受试药物的预期不良反应。只有在官方产品信息中描述为与产品一起具体发生时，才应将"列表内ADR"视为预期。

医疗专业人员：任何具有医学资格的人员，如医生、牙医、药剂师、护士、法医，或地方法规规定的其他人员。

消费者：非卫生保健专业人员，如患者、律师、友人或患者的亲属。

47.5.2　个例安全报告来源

■ 主动提供的来源：自发报告

这些是卫生保健专业人员或消费者向公司、管理部门或其他机构（如WHO地区中心、毒品控制中心）主动提供的信息，信息描述1个患者服用1种或多个药品所发生的1个或数个药物不良反应，并且这些信息不是从某个研究或有组织的数据收集得到。

"在某些情况，如'致卫生保健专业人员'信件告示、印刷出版物，或公司代表质询卫生保健专业人员。这些报告应当被认为是自发的。"（请注意，这在一定程度上与1997年8月的FDA指南相反，该指南要求将此类报告视为从上市后研究中获得的，因此需要符合严重性、因果关系和预期性三重标准。）

不考虑其后续的"医学证实"，消费者报告的不良反应应当按自发报告处理。这是少数管理部门要求的可报告性过程。重点应放在报告的质量而非其来源上。即使从消费者处收到的报告不符合管理报告的要求，案例也应当保留。

■ 主动提供的来源：文献

每个MAH应当规律地定期筛查全世界广泛使用的系统文献或参考资料数据库。文献检索的频率可依据地方要求或至少每2周1次。科学和医学文献中的ADRs案例，包括相应出版的会议摘要和草稿，可能符合快速报告。

向药监部门报告时限自MAH发现案例符合报告的最低标准时开始计时。

如果产品来源、商标或商品名没有说明，MAH应当假定这是它的产品，尽管报告应当指出：具体的商标尚不能确定。

■ 主动提供的来源：互联网

不期待MAH筛查外部网站上的ADR信息。但是，如果MAH知道在不受其控制的网站上的一个不良反应，MAH应当核查该报告并决定是否应报告。

互联网上主动提供的报告应当作为自发报告处理。

关于电子邮件，需要评估报告者的身份，以确定是否存在真实的人。也就是说，核实患者和报告者存在的可能性。

■ 主动提供的来源：其他来源

非医学来源的病例，如非专业媒体，应作为自发报告处理。

■ 被动要求的来源

这是指来自有组织的数据收集系统的案例，包括临床试验、批准后命名的患者使用计划、其他患者支持和疾病管理项目、患者或医疗保健提供者的调查报告或关于疗效或患者依从性的信息收集。从这些项目中获得的不良事件报告不应视为是自发的。出于安全目的，请求的报告应被视为研究报告，因此应进行适当的因果关系评估。

■ 合同

如果公司通过合同安排在相同或不同的国家或地区销售产品，则必须签订明确的协议，规定安全信息交流流程，包括时间表和监管报告责任，但MAH最终负责。应避免重复报告。

■ 药政管理部门来源

来自外国监管机构的个别严重意外ADR报告始终需要快速报告。除非当地法规另有规定，否则通常不需要在没有新信息的情况下向原始监管机构重新提交严重ADR病例。

47.5.3 快速报告标准

■ 严重的ADRs

严重和非预期的ADR：案例需要快速报告。

对于来自研究和其他被要求的报告，报告的卫生保健专业人员或MAH判断为与药品有可能的因果关系的应为ADRs。现在，这与FDA 1997年关于快速报告征集报告的指导方针相类似。

为了报告目的，与上市后药物有关联的自发报告意指可疑的因果关系。

■ 其他观察

任何重要的未曾预料的安全性发现，包括来自体外研究、动物研究、流行病研究或临床研究发现的重要的人类风险（并可能改变产品获益-风险评价），应尽快与监管机构交流。

缺乏疗效的证据通常不应快速报告，但应在PSUR中进行讨论，除非当地要求快速报告。

与不良事件结果无关联的药物过量报告不应作为不良反应报告。MAH应收集所有现有的与其产品有关的药物过量信息。

报告的最低标准包括可确认的报告者、可确认的患者、不良反应和可疑产品。期待MAH做适当的努力去收集缺失的数据要素。

快速报告的报告时限通常为MAH的任何一名职员首次接到符合最低标准信息后的15个日历日。考虑是第0天。先前提交报告的其他医学相关信息会重新启动新信息的时钟（初始信息的时钟不会重新启动）。

无论预期还是非预期，非严重ADR通常不考虑快速报告。

47.5.4 病例管理质量规范

■ 评价患者和报告者的可确定性

下列一项或多项可自动证明一个患者是可确定的：年龄（或年龄分组，如青少年、成人、老年人）、性别、姓名首字母、出生日期、姓名，或患者编号。此外，如为二手报告，应当做出合理的努力来确证可确定的患者和报告人是否存在。

提供案例资料或获取案例资料的各方都应该是确认的（每个ICSR至少一个）；

在缺乏具有资质的描述者时，在满足病例报告的最低四个标准之前，涉及一定数量患者的报告不应被视为病例报告。

- 叙述的作用

叙述的目的是综合所有临床及相关信息，包括患者特征、治疗详细资料、病史、事件的临床过程、诊断；ADRs包括结果、实验室证据，以及支持或反驳一个ADR的任何其他资料。叙述应当是一个全面的、独立的"医学叙述"。资料应按逻辑和时间顺序呈现；理论上应按患者经历的时间，而不是在接收资料的时间呈现。在随访报告中，新资料应有清楚标识。

应避免使用缩写和首字母缩略词，实验室参数和单位除外。

- 临床案例评价

ADR报告应由接收者审查医学资料的质量和完整性。应包括但不限于以下内容：可能做出诊断吗？是否完成了相关的诊断程序？是否考虑了反应的其他原因？必须有什么样的附加资料？

报告应包括报告者的不良事件逐字记录（如果是消费者报告，还应包括消费者对事件的描述）。接收报告的公司人员应当提供一份无偏差、未处理的报告，以反映报告人提供的信息。MAH清楚地确定评价被认为是合适的，也是某些管理部门所要求的。

- 随访资料

首次收到ADR案例资料通常是不完整的。应努力寻求关于选择报告的额外资料。

首先要考虑的是按重要性对病例报告进行优先排序：①严重的和非预期的；②严重的和预期的；③非严重的非预期的。除了严重性和预期性作为标准外，"具有特殊重要性的"病例也应受到高度优先额外关注（如管理部门要求主动监测药品的ADRs），以及可能导致药品说明书文件改变的任何病例。

应通过电话询问和/或现场访问和/或书面要求获得随访资料。MAH应提供其希望回答的具体问题。MAH应调整工作，以优化获取新信息的方法；

应尽可能获得口述的详细信息的书面确认资料。理论上，应当有经过药物警戒学科充分培训的卫生保健专业人员和治疗专家参与所报告病例的资料收集和直接随访工作。

- 妊娠暴露

要求MAH随访来自卫生保健专业人员和消费者的关于胚胎/胎儿可能暴露某一种药物的妊娠报告。

- 如何报告

MedDRA应用于编码相关E2B字段。首选E2B（R3），而不是E2B（R2），并且当合作伙伴准备就绪时，应实施E2B（R3），以电子方式传输个人病例。

- 建议的关键数据元素

读者可参考E2D报告附录，以获取所有快速报告中应出现的关键数据元素列表。

47.6　E2E：药物警戒计划

本指导原则于2004年定稿，旨在为帮助制定药物警戒活动的计划，特别是在新药上市后早期。本指南的重点是在申请上市许可证时提交安全性说明和药物警戒计划。

47.6.1　背景和范围

ICH的所有三个创始地区（欧盟、日本和美国）都已将注意力转向药物整个生命周期的风险管理和药物警戒计划。本文件反映了ICH的观点。

本指导原则对申报/批准新化学实体、生物制品、疫苗和已上市产品的重大改变（如新剂型、新给药途径或新的生物制品生产工艺），以及已上市产品用于新的人群或增加新的适应证，或出现一个新的重要安全性问题最有用。

建议在产品开发早期就有公司的药物警戒专家介入，应当在注册申请之前就与监管部门沟通。还可以为已经上市的产品制定安全性说明和药物警戒计划（如增加新适应证或出现新的重大安全性问题）。该计划可作为与不同ICH地区及其他地区的监管机构讨论药物警戒活动的基础。

对有重要的已识别风险产品、重要的潜在风险产品或重要的缺失信息产品，药物警戒计划中应制定额外的措施来处理这些问题。对还未出现需要特别关注的安全性问题的产品，常规药物警戒足以进行上市后安全监测，无须采取额外措施（如安全性研究）。在实施计划各组成部分的过程中，应当对出现的任何重要的获益或风险信息进行讨论，并基于这些信息对计划进行修改。

以下原则是本指南的基础：

- 贯穿产品整个生命周期的药物警戒计划；
- 以科学的方法评估和描述风险；
- 药品监管机构与企业之间的有效合作；
- 药物警戒计划在ICH地区的适用性。

47.6.2　药物警戒计划的架构

产品的药物警戒计划有三个部分：①安全性说明；②药物警戒计划；③附件：药物警戒方法学。

安全性说明概述了药物重要的已识别风险、重要的潜在风险和重要的缺失信息的摘要。它还应解决潜在风险人群（可能使用产品）和需要进一步探索的突出安全性问题，这些问题需要进一步调查，以便在药物批准后完善对获益风险特征的理解。

格式和内容应侧重于重要的已识别的风险、重要的潜在风险和缺失信息。应参考通用技术文档中的三个有关安全性的章节。应考虑包含以下元素。

- 非临床

本节应介绍未被临床数据充分说明的非临床安全性发现，例如毒理（包括重复给药毒性、生殖/发育毒性、肾脏毒性、肝脏毒性、遗传毒性、致癌性等）、安全药理学［心血管（包括QT/QTc间期延长）、神经系统等］、药物相互作用和其他毒性相关的资料或数据。如果产品将用于特殊人群，应考虑是否需要特定的非临床数据。

- 临床

应考虑和讨论人类安全性数据库的局限性（如与研究人群样本大小、研究纳入/排除标准有关）。应特别提及在医学实践中预期使用该药品时可能的暴露人群。

应简要讨论世界范围内的用药经验，包括世界范围药物暴露的程度、任何被确认的新的或不同的安全性问题、任何与安全性有关的监管行动，以及在批准前阶段未研究过的人群［如儿童、老人、妊娠或哺乳妇女、具有相关并发症（如肝肾疾病）的患者、与临床试验研究的疾病严重程度不同的患者、具有已知相关基因多态性的亚群、不同民族和/或种族血统的患者］。

不良事件/药物不良反应：本节应列出需要进一步描述或评价的、重要的已识别风险和潜在风险。讨论危险因素和潜在机制时应参考通用技术文档和其他相关资料，如其他药品说明书文件、科学文献和上市后用药经验。

需要进一步评价的已识别风险：

应为最重要的已识别不良事件/药物不良反应提供更详细信息，包括严重或频发的，以及可能对产品获益风险比有影响的不良事件/药品不良反应。该信息应包括与因果关系、严重程度、严重性、频度、可逆性和高风险人群相关的证据。应对危险因素和潜在机制进行讨论。作为药物警戒计划的一部分，通常应对这些不良事件/药品不良反应进行进一步评价（如正常使用情况下的频度、严重程度、转归、高风险人群等）。

需要进一步评价的潜在风险：

应描述重要的潜在风险，并提供得出存在潜在风险结论的证据。应进一步评价任何重要的潜在风险，以确定关联性；

应结合证据讨论已识别风险和潜在风险的相互作用，包括食品-药物和药物-药物相互作用，并应讨论它对不同适应证和不同人群的潜在健康风险。

- 流行病学

应讨论各适应证的流行病学，包括发病率、患病率、死亡率和相关的伴随疾病，并应尽可能地考虑年龄、性别和年龄、种族和/或人种分层。如果有资料，应讨论不同地区流行病学方面的差异（因为适应证的流行病学可能因地区而异）。

对可能需要进一步调查的重要不良事件，有必要对用药患者中这些事件的发生率（即背景发生率）进行审查。

- 药理学类别作用

安全性说明应识别该药理学类别产品常见的风险。

总结：应包括重要的已识别风险、重要的潜在风险和重要的缺失信息。

47.6.3　药物警戒计划

药物警戒计划应以安全性说明为基础，由申办者制定。在新产品获批前（即提交上市申请时或在提交之前）的研发阶段或在上市后出现安全问题时与监管机构讨论。它可以是一个独立的文档（在美国，此文档是药物包装插页）。

对于未出现特别关注的安全性问题的产品，常规药物警戒应足以实现批准后安全监测，无须采取额外措施（如安全性研究）。但是，对于有重要的已识别风险、重要潜在风险或重要信息缺失的产品，应考虑设计额外的药物警戒活动对这些问题加以关注。应在获得重要安全信息和达到计划内设定的目标时进行更新。

药物警戒计划的格式和内容应包括以下内容：

■ 持续安全问题总结，包括已识别的重要风险、重要潜在风险和重要缺失信息。

■ 无论是否需要额外活动作为药物警戒计划的一部分，都应对所有医药产品实施常规药物警戒。该常规药物警戒应包括以下内容：

■ 操作系统和程序，以确保报告给公司职员的所有可疑不良反应信息得到及时的收集与核对。

■ 准备给药品监管机构提交的报告，包括ADR快速报告和定期安全性更新报告。

■ 对已批准产品的安全性特征的持续监测，包括信号检测和管理、问题评价、说明书文件更新以及与监管机构的沟通。

■ 当地法规规定的其他要求。

　　■ 安全性问题的实施计划：

　　　　每个重要的计划应根据安全性问题、所提议措施的目的、提议的措施、所提议措施的理由、申办者对确定的安全性问题和所提议措施的监测，以及评价和报告的重要时间点制定，也可提供任何特定研究的方案。

■ 待完成的行动摘要，包括重要节点：

　　■ 应根据拟采取的行动及其重要节点提出并组织产品的总体药物警戒计划，将所有处理个例安全性问题的措施结合起来；

■ 建议在药物警戒计划中明确重要节点，包括完成研究和提交安全性结果。重要节点应反映在什么时候产品暴露达到一定水平，该水平足以鉴别/描述所关注的不良事件/药品不良反应，或解决特定问题，以及反映在什么时候可以取得预计正在进行或提议的安全性研究的结果；

■ 这些重要节点可能与法规所要求的关键节点（如PSURs、年度再评价和再注册）相一致，并用于药物警戒计划修改。

■ 药物警戒方法。

　　• 处理特定状况的最佳方法可能有所不同，具体取决于产品、适应证、治疗人群和待解决的问题。在选择解决安全问题的方法时，申办者应采取最适用的方法。

■ 观察性研究的设计和实施。

　　• 设计严谨并严格实施的药物流行病学研究，特别是观察性（非干预、非实验性）研究是药物警戒的重要工具；

■ 应最终确定方案，并咨询相关学科的专家（如药物警戒学专家、药物流行病学专家和生物统计学家等）。建议在研究开始前与药品监管机构讨论试验方案（在许多情况下，这是必需的），试验完成后的研究报告和中期报告（如适用）应根据药物警戒计划中的重大事件时间表提交给药品监管机构。

■ 申办方应遵循观察性研究的流行病学研究规范和国际公认的指南，如国际药物流行病学学会认可的指导原则。

■ 附件

关于药物警戒方法的详细讨论附在文件后，读者可参考该文件了解更多详情。

47.7 E2F：研发期间安全性更新报告

本文件已在许多司法管辖区正式采用，并为大多数司法管辖区所接受。E2F中DSUR的内容与CIOMS DSUR报告中的内容非常相似。

DSUR旨在成为年度临床试验安全性报告的通用标准，并将取代其他既往要求的上市前定期安全性报告。它提供了相关持续的安全性信息的年度回顾和评估：①对当前已识别和潜在风险的理解和管理的总结；②描述新的可能对临床试验受试者保护造成影响的安全性问题；③检查报告周期内获得的信息是否与先前的安全性问题一致；④对临床研究/研发计划的进展状况和研究结果进行更新。建议内容包括：

封面

执行概要

目录

1. 前言

2. 全球上市批准情况

3. 报告周期内因安全性原因而采取的措施

4. 安全性参考信息的变更

5. 报告周期内正在进行和已完成的临床试验清单

6. 估计的累计暴露量

    6.1   临床试验中受试者累计暴露量（Ⅰ～Ⅳ期）

    6.2   上市后用药经验中的患者暴露量

7. 临床试验安全性数据的介绍

    7.1   参考信息

    7.2   报告周期内严重不良反应（SARs）的间隔行列表

    7.3   累积汇总表

    7.4   报告期间的死亡人数

    7.5   报告期内因任何不良事件而退出的受试者

8. 报告周期内临床试验中的重要发现

    8.1   已完成的试验和任何中期分析

    8.2   正在进行的临床试验

    8.3   试验药的其他治疗用途

　　8.4　与联合治疗相关的新的安全性数据
9. 非干预性研究的相关发现
10. 其他研究的安全性信息
11. 上市后的安全性发现
12. 其他资料
　　12.1　非临床数据
　　12.2　长期随访
　　12.3　文献
　　12.4　其他 DSUR
　　12.5　重大变化
　　12.6　缺乏疗效
　　12.7　Ⅰ期方案修改
13. 最新披露的信息
14. 整体安全性评估
　　14.1　风险评估
　　14.2　获益 - 风险评估
　　14.3　结论
15. 重要风险总结
DSUR 附件
这与 CIOMS 提案类似。有关内容的详细信息请参见 ICH 网站上的 E2G 指南。

47.8　E19：安全数据收集的优化

　　这方面的工作于 2016 年末开始，截至 2018 年年中，该指导方针仍在制定中。根据 ICH，当本指南达到 ICH 第 5 步时，它将"针对在某些后期上市前或上市后研究中何时使用适当的针对性的安全数据收集方法以及如何实施此类方法提供统一的指导。在药物开发过程中保护患者福利是至关重要的，不必要的数据收集可能会给患者带来负担，并阻碍患者参与临床研究。在某些情况下，通过精细调整安全数据收集，患者的负担会减轻，更多的信息性临床研究可以以更高的效率进行，研究可以在更大的全球参与背景下进行"，这反映了 ICH 应用基于风险的原则和产品开发的系统方法。

47.9　M1：MedDRA® 术语（监管活动医学词典）

　　1997 年，ICH 批准了一个管理术语"医疗词典"，并于 1999 年正式推出，以英语为基础语言，除了订阅的术语外，ICH 首创了"考虑要点"，可从唯一的 MedDRA 术语供应商处获得文件（见 www.MedDRA.org）。截至 2018 年年中，MedDRA 有 11 种语言（中文、捷克语、荷兰语、英语、法语、德语、匈牙利语、意大利语、日语、葡萄牙语和西班牙语）版本。但是，请注意，并非所有术语都翻译成每种语言。例如，英语词序（"颈部红色" vs "红色颈部"）在日语中没办法翻译成两个不同的术语。

考虑要点的文件是定期更新的，与MedDRA的每一个版本相关。两个文件都用英文和日文来维护；摘要以其他语言在MedDRA中提供。

考虑要点文档：

- MedDRA术语选择：考虑要点，基于MedDRA 21.0版本发布4.15版本（2018年3月）。
- MedDRA数据检索和展示：基于MedDRA 21版本发布3.15版本的考虑要点。

补充MedDRA文件（2018年3月，根据需要进行更新）。

MedDRA网站（www.MedDRA.org）提供了更多的MedDRA指南，包括：

- 入门指南MedDRA 21.0版；
- 标准MedDRA分析查询入门指南（SMQ）21.0版；
- 新增内容MedDRA 21.0版；
- MedDRA分发文件 格式文档MedDRA 21.0版。

专业名词英文及相应中文翻译

英文缩写	英文	最终版
A		
AE	adverse event	
ABPI	Association of the British Pharmaceutical Industry	英国制药工业协会，网址 www.abpi.org.uk
ACK	electronic acknowledgement	电子确认
ACSoMP	Advisory Committee on Safety of Medicnal Products (WHO)	药品安全咨询委员会（世界卫生组织）
ADE	adverse drug experience or event	药物不良体验或事件
ADR	adverse drug reaction	药物不良反应
AE	adverse event	不良事件
AEFI	adverse event following immunization	接种后不良事件
AEMPS	Spanish Medicines and Healthcare Products Agency	西班牙药品和医疗保健产品局，网址 www.aemps.gob.es/
AER	adverse event review	不良事件回顾
AER	sometimes adverse event report	有时指不良事件报告
AERS	Adverse Event Reporting System (primary drug safety database at FDA/CDER）	不良事件报告系统（FDA/CDER 的主要药物安全数据库），网址 http://www.fda.gov/Drugs/GuidanceComplianceRegulatory-Information /Surveillance/AdverseDrug-Effects/default.htm。FDA 的 AERS 已被 FAERS 取代
AERS	sometimes refers to a commercial transactional database	有时指商业交易数据库
AESGP	Association Europeenne des Specialites Pharmaceutiques Grand Public, Association of the European Self-Medication Industry	欧洲特殊医药大公共协会，欧洲自行药物行业协会，网址 www.aesgp.be
AESI	adverse event of special interest	特别关注的不良事件
Afssaps	French National Drug Regulatory Authority, replaced by ANSM	法国国家药品管理局（法国健康产品安全局），已由 ANSM 取代
AGES	Austrian Drug Regulatory Agency, AGES-PharmMed LCM	奥地利药品监管机构，网址 http://www.ages.at/
AHRQ	Agency for Healthcare Research and Quality (US)	（美国）医疗保健研究与质量机构
AIFA	Italian Ministry of Health	意大利卫生部，网址 http://www.agenziafarmaco.gov.it/
ALKVW	Lichtenstein Board of Control of Medicaments (Amt für Lebensmittelkontrolle und Veterinarwesen), http://www. llv.li/llvalkvw-home	列支敦士登药品监管委员会（食品监督与兽医卫生办公室），网址 http:// www.llv.li/llvalkvw-home

英文缩写	英文	最终版
AMP	authorised medicinal product	授权医药产品
ANM	Romanian National Medicines Agency	罗马尼亚国家药品管理局（国家药品管理局），网址 http://www.anm.ro/en/ home.html
ANDA	abbreviated new drug application，ANDA	仿制药简略上市申请
ANSM	French National Agency of Safety of Medicines and Products of Health，formerly Afssaps	法国国家药品和健康产品安全局（国家药品和卫生产品安全局），前身为Afssaps，网址 http://ansm.sante.fr/
APCR	Academy of Physicians in Clinical Research	临床研究医师学会
API	active pharmaceutical ingredient	活性药物成分
AR	adverse reaction	不良反应
AR	sometimes assessment report (EU)	有时指评估报告（欧盟）
ASR	annual safety report (EU), replaced by DSUR	年度安全报告（欧盟），已被DSUR取代
ATC	Anatomical-Therapeutic-Chemical classification	解剖-治疗-化学分类系统
ATMP	advanced therapy medicinal product (EU)	前沿疗法药品（欧盟）
B		
BCP	Business Continuity Plan	业务连续性计划
BCPNN	Baysian Confidence Propagation Neural Network	贝叶斯置信度传播神经网络
BfArM	German Federal Institute for Drugs and Medical Devices	德国联邦药品和医疗器械研究所，Bundesinstitut für Arzneimittel und Medizinprodukte，网址 http://www.bfarm.de/EN/Home/home_node.html，也请参阅 PEI
BIO	Biotechnology Industry Organisation	生物技术行业组织，网址 www.bio.org
BLA	biologic license application，formerly product license application (US)	生物制品许可申请，前身为产品许可申请（美国）
BMI	body mass index	体重指数
BOA	Bulgarian Drug Agency	保加利亚药品管理局，网址 http://en.bda.bg/
BPI	Association of the German Pharmaceutical Industry	德国制药工业协会，网址 www.bpi.de
B-R	benefit-risk	获益-风险
B-R	sometimes BR or risk-benefit	有时简写为BR或风险-获益
BTC	behind the counter (as opposed to Over the counter, OTC)	柜台后（与柜台上OTC相对），对应处方药与非处方药
C		
CA	Competent Authority, see NCA	主管机关，参见NCA
CAEFISS	Canadian Adverse Events Following Immunization Surveillance System	加拿大疫苗不良事件监测系统
CAP	Centralised Authorisation Procedure (EU)	中央授权程序（欧盟）
CAP	sometimes College of American Pathologists	有时指美国病理学家学院
CAT	Committee for Advanced Therapies	先进疗法委员会
CBER	Center for Biologics Evaluation and Research at FDA (US)	美国FDA生物制品评价与研究中心
CCSI	company core safety information, part of CCDs, see CSI	公司核心安全信息，CCD的一部分，参见CSI

续表

英文缩写	英文	最终版
CCDS	company core data sheet for marketed products, see CDS	公司已上市产品核心数据表
CDC	Centers for Disease Control (US)	疾病控制中心（美国），网址 www.cdc.gov/
CDER	Center for Drug Evaluation and Research at FDA (US)	FDA 药物评价与研究中心（美国），网址 http://www.fda.gov/Drugs/default.htm
CDRH	Center for Devices and Radiological Health at FDA (US)	FDA 医疗器械与放射健康中心（美国），网址 www.fda.gov/medicaldevices/default.htm
CDS	core data sheet, see CCDS	核心数据表，参见 CCDS
CDS	sometimes clinical diagnostic scale	有时指临床诊断量表
CEM	cohort event monitoring	队列事件监测
CEN	Centre Européen Normalisation (the European Committee for Standardisation)	欧洲标准化委员会，网址 www.cen.eu/
CERTS	Centers for Education and Research on Therapeutics (US)	治疗学教育和研究中心（美国），网址 http://certs.hhs.gov/
CF	consent form	同意书
CFR	Code of Federal Regulations (US)	美国联邦法规，网址 www.gpoaccess.gov/cfr/
CFSAN	Center for Food Safety and Applied Nutrition at FDA (US)	FDA 食品安全与应用营养中心（美国），网址 http://www.fda.gov/food/default.htm
CHMP	Committee for Medicinal Products for Human Use, formerly CPMP (EU)	人用药品委员会，前身为 CPMP（欧盟）
CI	continuous improvement	持续改进
CIOMS	Council for International Organisations of Medical Sciences	国际医学科学组织理事会，网址 www.cioms.ch
CMDh	Coordination Group for Mutual Recognition and Decentralised Procedures (human) (EU), sometimes CMD(h)	（人用药）相互认证与分布处理协调组（欧盟），有时简写为 CMD(h)
CMS	Centers for Medicare and Medicaid Services (US)	医疗保险和医疗补助服务中心（美国），网址 www.cms.gov/
CMS	Concerned Member State (EU)	有时指欧盟相关成员国
CNA	Competent National Authority, see NCA	国家主管机关，参见 NCA
COMP	Committee for Orphan Medicinal Products	孤儿药品委员会
COSTART	coding symbols for thesaurus of adverse reaction terms (US), largely superseded by MedDRA	不良反应术语同义词库编码符号（美国），基本上被 MedDRA 取代了
CP DHPC	communication plan for direct healthcare professional communication	致医务工作者的通信计划
CPMP	Committee for Proprietary Medicinal Products, replaced by CHMP (EU)	专有药品委员会，已被 CHMP 取代（欧盟）
CPRD	clinical practice research datalink (UK)	临床实践研究数据链（英国），网址 http://www.cprd.com/home/，也请参阅 GPRD
CRF	case report form	病例报告表

英文缩写	英文	最终版
CRF	sometimes clinical record form	有时指临床记录表
CRO	Contract Research Organisation/Clinical Research Organisation	合同研究组织/临床研究组织
CSI	core safety information, see CCSI	核心安全信息，参见CCSI
CSI	core safety information	
CSP	core safety profile (RSI for work sharing PSUR assessment in the EEA)	核心安全概况（在欧洲经济区进行PSUR评估工作共享的RSI）
CSR	clinical study report	临床研究报告
CT	clinical trial	临床试验
CTA	clinical trial authorisation	临床试验授权
CTA	sometimes refers to clinical trial agreement	有时指临床试验协议
CTASR	clinical trial annual safety report, see ASR (EU), replaced by DSUR	临床试验年度安全报告，参见ASR（欧盟），已被DSUR取代
CTC	clinical toxicity criteria, sometimes refers to clinical trial certificate, see CTCAE	临床毒性标准，有时指临床试验证书，参见CTCAE
CTCAE	common terminology criteria for adverse events (used in oncology)	不良事件通用术语标准（用于肿瘤领域），网址http://ctep.cancer.gov/protocolDevelopment/electronic_applications/ctc.htm
CTD	EU Clinical Trials Directive, or EU CTD, see CTDir; sometimes CTD refers to ICH M4 common technical document and the electronic format to eCTD	欧盟临床试验指令，或欧盟CTD，参见CTDir；有时CTD指ICH M4通用技术文件和其电子格式eCTD
CTDir	EU clinical trials directive, see CTD	欧盟临床试验指令，参见CTD
CTEP	cancer therapy evaluation program (US)	癌症治疗评估计划（美国），网址ctep.cancer.gov/
CTM	EudraVigilance clinical trials module, see EVCTM	欧盟药物警戒监管系统临床试验模块，参见EVCTM
CTX	clinical trials exemption certificate, now incorporated into the CTA	临床试验豁免证书，现已纳入CTA
CV	curriculum vitae	简历
CV	sometimes cardiovascular or other terms	有时指心血管或其他术语
CVMP	Committee for Medicinal Products for Veterinary Use	兽用药品委员会
D		
DBMS	EudraVigilance database management system, see EV DBMS	欧盟药物警戒监管系统数据库管理系统，参见EV DBMS
DCP	decentralised procedure, see MRP (EU)	分布处理程序，参见MRP（欧盟）
DCSI	development core safety information	临床试验核心安全信息
DD	due diligence	尽职调查
DDD	defined daily dose	限定日剂量
DDL	dear doctor letter, see DHPC	致医生的信，参见DHPC
DDMAC	Division of Drug Marketing, Advertising and Communication at FDA, now OPDP (US)	FDA药品营销、广告和传播部门，现为OPDP(美国)

续表

英文缩写	英文	最终版
DDPS	detailed description of the pharmacovigilance system (EU), replaced by PSMF	药物警戒系统详细描述（欧盟），已被 PSMF 取代
DEN	device experience network (FDA/CDRH), historical data now in MDR	设备体验网络（FDA/CDRH），历史数据现在在 MDR 中
DHHS	Department of Health and Human Services, often HHS (US)	卫生与公众服务部，通常为 HHS（美国），www.hhs.gov/
DHPC	direct healthcare professional communication, see DDL	致医务工作者的沟通信
DIA	Drug Information Association, or simply DIA	药品信息协会，或简称 DIA，www.diahome.org
DIBD	development international birth date, sometimes D-IBD	国际研发诞生日，有时简写为 D-IBD
DILI	drug-induced liver injury	药物性肝损伤
DKMA	Danish Medicines Agency	丹麦药品管理局，网址 laegemiddelstyrelsen.dk/en/
DLP	data lock point	数据锁定点
DMC	Data Monitoring Committee	数据监查委员会
DMEC	Data Monitoring and Ethics Committee	数据监查与伦理委员会
DMP	development medicinal product	临床阶段医药产品
DOI	digital object identifier	数字对象标识符
dQP	deputy qualified person, see QPPV	代理合格人员（代理负责人），参见 QPPV
DS	drug safe	药物安全
DSB	Drug Safety Oversight Board (FDA)	药物安全监管委员会（FDA）
DSMB	Data Safety Monitoring Board	数据安全监查委员会
DSRU	Drug Safety Research Unit, University of Southampton (UK)	南安普敦大学药物安全研究中心，网址 www.dsru.org
DSUR	Development Safety Update Report, see E2F and CIOMS VII Report	临床试验期间安全性更新报告，见 E2F 和 CIOMS VII 报告
DTC	direct to consumer	直接面向消费者
DTD	document type definition (specification used in electronic transactions)	文档类型定义（用于电子交易的规范）
DTP	direct to patient	直接面向患者
DUI	drug utilisation information (Japan)	药物使用信息（日本）
DUS	drug utilisation study	药物利用研究
E		
	expedited reports	快速报告
E2A	ICH guideline on definitions and terminology for key aspects of clinical trial safety reporting titled, "clinical safety data management: definitions and standards for expedited reporting"	ICH 关于临床试验安全报告关键方面的定义和术语的指南，标题为"临床安全数据管理：加速报告的定义和标准"
E2B	ICH guideline on standard data elements for the transmission of ICSRs titled, "clinical safety data management: data elements for transmission of individual case safety reports"	ICH 有关传递个例安全报告标准数据元素的指南，标题为"临床安全数据管理：个例安全报告的传递数据元素"

英文缩写	英文	最终版
E2B(M) or E2B(R2)	ICH guideline on modified standard data elements for the transmission of ICSRs (also E2B(R2) titled, "maintenance of clinical safety data management including data elements for transmission of individual case safety reports"	ICH有关传递个例安全报告的修改标准数据元素的指南［也称为E2B(R2)］，标题为"维护临床安全数据管理，包括个体病例安全报告的数据元素"
E2B Q&As (R5)	ICH questions and answers regarding clarification of key issues for implementation of E2B(R2)	ICH关于实施E2B(R2)关键问题的问答
E2B(R3)	ICH revision standard data elements for the transmission of ICSRs titled, "revision of the E2B(R2) ICH guideline on clinical safety data management: data elements for transmission of individual case safety reports," in development	ICH修订的个例安全报告传递标准数据元素的指南，标题为"修订的E2B(R2) ICH指南：临床安全数据管理：个例安全报告的传递数据元素"，正在制定中（原书内容，现已完成）
E2C	ICH guideline on the content and format for periodic safety update reports for marketed products, see E2C(R1) and Addendum to E2C(R1)	ICH关于上市后产品定期安全更新报告的内容和格式的指南，参见E2C(R1)和E2C(R1)的附录
E2C Addendum	See E2C(R1)Addendum	参见E2C(R1)附录
E2C(R1)	ICH guideline on periodic safety update reports titled, " clinical safety data management: periodic safety update reports for marketed drugs," which incorporates the E2C(R1) addendum as of November 2005	ICH关于定期安全更新报告的指南，标题为"临床安全数据管理：上市后药品定期安全更新报告"，包含了2005年11月的E2C(R1)附录
E2C(R1) Addendum	addendum to ICH E2C guideline on periodic safety update reports titled, "addendum to E2C: periodic safety update reports for marketed drugs," which has been incorporated into ICH E2C(R1); sometimes referred to as Addendum to E2C or addendum to E2C(R1)	ICH E2C关于上市后药品定期安全更新报告指南的附录，标题为"E2C附录：上市后药品定期安全更新报告"，已合并到ICH E2C(R1)中；有时称为E2C附录或E2C(R1)附录
E2D	ICH definitions and standards for post-marketing expedited safety reporting titled, "post-approval safety data management: definitions and standards for expedited reporting"	ICH有关上市后快速安全报告的定义和标准的指南，标题为"上市后安全数据管理：加速报告的定义和标准"
E2E	ICH guideline on pharmacovigilance planning (risk management) titled, "Pharmacovigilance Planning"	ICH关于药物警戒计划（风险管理）的指南，标题为"药物警戒计划"
E2F	ICH guideline on pre-authorisation safety reporting or development safety update report (DSUR) titled, "development safety update report," in development	ICH关于上市前安全报告或临床试验期间安全更新报告（DSUR）的指南，标题为"临床试验期间安全更新报告"，正在制定中（原书内容，现已完成）
E6(R1)	ICH guideline on good clinical practises titled, "good clinical practice: consolidated guideline," sometimes E6	ICH关于良好临床实践的指南，标题为"药物临床试验质量管理规范：综合指南"，有时简称为E6

续表

英文缩写	英文	最终版
EACPT	European Association for Clinical Pharmacology and Therapeutics	欧洲临床药理学和治疗学协会，网址 www.eacpt.org/
EBD	European birth date (date product first authorised for marketing in the EU)	欧洲诞生日（产品首次在欧盟获得上市授权的日期）
EBGM	empirical Bayes geometric mean	经验贝叶斯几何平均值
EC	Ethics Committee (EU), sometimes European Commission or Council of the European Union of the European Council or European Community, see IRB	伦理委员会（欧盟），有时指欧洲委员会、欧洲理事会或欧洲共同体，参见 IRB
ECDC	European Centre for Disease Prevention and Control	欧洲疾病预防和控制中心
eCTD	electronic common technical document	电子通用技术文件
EDC	electronic data capture	电子数据采集
EDI	electronic data interchange	电子数据交换
EEA	European Economic Area	欧洲经济区
EFPIA	European Federation of Pharmaceutical Industries and Associations	欧洲制药行业协会联合会，网址 www.efpia.org
EFTA	European Free Trade Area	欧洲自由贸易区
EGA	European Generic Medicines Association	欧洲仿制药协会，网址 www.egagenerics.com
EHR	electronic health record, see EMR	电子健康记录，参见 EMR
EIR	establishment inspection report	企业检查报告
ELA	establishment license application (US)	营业执照申请（美国）
EMA	European Medicines Agency, formerly EMEA	欧洲药品管理局，前身为 EMEA，网址 www.ema.europa.eu/
EMEA	European Medicines Agency, now EMA	欧洲药品管理局，现称为 EMA
EMR	electronic medical record	电子病历
ENCePP	European Network of Centres for Pharmacoepidemiology and Pharmacovigilance	欧洲药物流行病学和药物警戒中心网络，网址 www.encepp.eu/
ENS	early notification system	早期预警系统
ENTIS	European Network of Teratology Information Services	欧洲病理学信息服务网
EOF	Greek regulator, National Organization for Medicines	希腊监管机构，国家药品管理组织（ΕΘΝΙΚΟΣ ΟΡΓΑΝΙΣΜΟΣ ΦΑΡΜΑΚΩΝ），网址 eof1.eof.gr/eof_en/enhome.html
EORTC	European Organization for Research and Treatment of Cancer	欧洲癌症研究与治疗组织，网址 www.eortc.be
EPAR	European public assessment report	欧洲公共评估报告
EPITT	European pharmacovigilance issue tracking tool	欧洲药物警戒问题跟踪工具
EPPV	Early postmarketing pharmacovigilance (Japan)	早期上市后药物警戒（日本）
ePRO	electronic patient-reported outcome	电子化患者报告结局
ePSUR	periodic safety update report in structured electronic format	结构化电子格式的定期安全更新报告

英文缩写	英文	最终版
ESCOP	European Scientific Cooperative on Phytotherapy	欧洲植物疗法科学合作组织，网址 www.escop.com/
ESMO	European Society for Medical Oncology	欧洲医学肿瘤学会，网址 www.esmo.org
ESTRI	Electronic standards for the transfer of regulatory information (ICH M2 topic)	法规信息传输电子标准(ICH M2 主题)
ETASU	element to assure safe use (of the drug)	确保（药物）安全使用的要素
EU	European Union	欧洲联盟
Eu2P	European programme in pharmacovigilance and pharmacoepidemiology	欧洲药物警戒和药物流行病学（培训）项目
EU-HBD	European harmonised birth date for marketed medicinal products (related to PSUR within the EEA), see EBD and IBD	上市后医药产品的欧洲协调诞生日（与EEA境内PSUR相关），参见EBD和IBD
EudraCT	European Union drug regulating authorities clinical trials	欧盟临床试验数据库
EURD	European Union reference date	欧盟参考日期
EuropaBio	European Association for BioIndustries	欧洲生物行业协会，网址 www.europabio.org
EU TCT	European Union telematics controlled terms	欧盟药物列表术语库
EV	EudraVigilance, European database of ICSRs	欧洲药物警戒数据库，欧洲个例安全报告数据库，网址 eudravigilance.ema.europa.eu/
EVACO	European vaccination coverage collection system	欧洲疫苗接种覆盖率收集系统
EVCTM	EudraVigilance clinical trials module, see CTM	欧洲药物警戒数据库临床试验模块，参见CTM
EVDBMS	EudraVigilance database management system, see DBMS	欧洲药物警戒监管系统数据库管理系统，参见DBMS
EVMPD	EudraVigilance medicinal products dictionary, sometimes MPD, also see XEVMPD	欧洲药物警戒数据库药品字典，有时简称为MPD，还参见XEVMPD
EVPM	EudraVigilance post-authorisation module, sometimes PM	欧洲药物警戒数据库批准后模块，有时简称为PM
EVWEB	EudraVigilance web interface	欧洲药物警戒数据库网络界面
EWG	Expert working group	专家工作组
F		
FAERS	Federal adverse event reporting system (US FDA)	联邦不良事件报告系统（美国FDA）
FDA	Food and Drug Administration (US and several other countries)	食品药品管理局（美国和其他一些国家），网址 www.fda.gov
FDA 3500	Form FDA-3500 (MedWatch form for voluntary reporting of Individual Case Safety Reports to FDA)	FDA-3500表（向FDA自愿上报个例安全报告的MedWatch表格）
FDA 3500A	Form FDA-3500A (MedWatch form for mandatory reporting of Individual Case Safety Reports to FDA)	FDA-3500A表（向FDA强制上报个例安全报告的MedWatch表格）

续表

英文缩写	英文	最终版
FDAAA	Food and Drug Administration Amendments Act (FDA)	食品和药品管理法修正案（FDA）
FDARA	Food and Drug Administration Reauthorization Act (FDA)	食品和药物管理再授权法案（FDA）
FIC	family of international classifications (WHO)	国际分类体系（WHO）
FIMEA	Finnish Medicines Agency	芬兰药品管理局，网址 http://www.fimea.fi/
FOI	freedom of information (primarily US)	信息自由（主要是美国）
FTP	file transfer protocol	文件传输协议
G		
GACVS	Global Advisory Committee on Vaccine Safety (WHO)	全球疫苗安全咨询委员会（WHO）
GCP	Good Clinical Practice(s), see ICH E6 guideline	临床试验质量管理规范，参见ICH E6指南
GF	global fund	全球基金，有时是盖茨基金会，网址 www.theglobalfund.org/
	sometimes Gates Foundation	
GLP(s)	Good Laboratory Practice(s)	药物非临床研究质量管理规范
GMP(s)	Good Manufacturing Practice(s)	药品生产质量管理规范
GPMSP	Good Postmarketing Study Practices (Japan)	药品上市后研究质量管理规范（日本）
GPP	Guidelines for Good Pharmacoepidemiology Practises (ISPE)	药物流行病学质量管理规范（ISPE）
GPRD	general practice research database (UK)	通用医学实践研究数据库（英国），网址 www.gprd.com/
GPvP	Good Pharmacovigilance Practice(s), see also GVP	药物警戒质量管理规范，也请参阅GVP
GRAS	generally recognized as safe (US)	公认安全（美国）
GVP	Good Pharmacovigilance Practices	药物警戒质量管理规范
GVP	sometimes Good Vigilance Practices (distinct guidelines for EU, JP, etc.)	有时是警戒质量管理规范（欧盟、日本等地的不同指南）
GXP	sometimes GxP, an all-inclusive reference to GCPs, GLPs, and GMPs	有时简称为GxP，指GCP、GLP和GMP所有规范
H		
HA	health authority	卫生当局
HC	Health Canada	加拿大卫生部，网址 www.hc-sc.gc.ca
HCP	healthcare provider, sometimes healthcare professional, sometimes HcP	医疗保健提供者，有时指的是医疗保健专业人士，有时是HcP
hERG	human ether-à-go-go related gene, encodes the potassium ion channel responsible for IKr)	人类"ether-à-go-go（果蝇乙醚）"相关基因，负责编码钾离子通道
HHS	Department of Health and Human Services	卫生与公众服务部
HL7	health level seven, a standards development organization	健康七级，一家标准开发机构，网址 www.hl7.org

续表

英文缩写	英文	最终版
HLGT	high level group term (in MedDRA hierarchy)	高位组语（在 MedDRA 层次结构中）
HLT	high level term (in MedDRA hierarchy)	高位语（在 MedDRA 层次结构中）
HMA	heads of medicines agencies (EU Competent Authorities), see HoA	药品机构负责人（欧盟主管当局），参见 HoA
HoA	heads of agencies (EU Competent Authorities), see HMA	各机构负责人（欧盟主管当局），参见 HMA
HPFB	Health Products and Food Branch of Health Canada	加拿大卫生部医疗产品和食品司
HSA	Health Sciences Authority (Singapore)	卫生科学管理局（新加坡）
HTA	health technology assessment	卫生技术评估
I		
IB	investigator brochure	研究者手册
IBD	international birth date	国际诞生日
IC	informed consent	知情同意
IC	sometimes information component (when used in BCPNN)	有时是信息组件（在 BCPNN 中使用时）
ICD-9	International Classification of Diseases, ninth revision (see MEDIS)	《国际疾病分类》第九版（参见 MEDIS）
ICD-9CM	International Classification of Diseases, ninth revision, with clinical modification	《国际疾病分类》，第九版，临床修订
ICD-10	International Classification of Diseases, tenth revision	《国际疾病分类》第十版
ICH	The International Conference on Harmonisation of Technical Requirements for Registration of Pharmaceuticals for Human Use	人用药品技术要求国际协调理事会，网址 www.ich.org
ICSR	individual case safety report	个例安全报告
ICT	interventional clinical trial	干预性临床研究
IDMP	identification of medicinal products (ICH M5)	医药产品标识标准
IFPMA	International Federation of Pharmaceutical Manufacturers Associations	国际药品制造商协会联合会，网址 www.IFPMA.org
IG	implementation guide	实施指南
IIR	investigator initiated research	研究者发起的研究
IIS	investigator initiated study	研究者发起的研究
IIT	investigator initiated trial	研究者发起的试验
Ikr	rapidly-active delayed rectifier potassium ion channel (cardiac)	速效延迟整流钾离子通道（心脏）
Iks	slowly-active delayed rectifier potassium ion channel (cardiac)	慢活延迟整流钾离子通道（心脏）
IMB	Irish Medicines Board	爱尔兰药品委员会，网址 www.IMB.ie/

续表

英文缩写	英文	最终版
IMCA	Icelandic Medicines Control Agency (Lyfjastofnun)	冰岛药品管理局，网址 www.IMCA.is/
IME	important medical event	重要医学事件
IMI	innovative medicines initiative (EU)	创新药物计划（欧盟）
IMMP	The Intensive Medicines Monitoring Programme (New Zealand)	强化药物监测计划（新西兰）
IMP	investigational medicinal product (EU)	临床研究药品(欧盟)
IMPD	investigational medicinal product dossier	研究用药品档案
IMS	IMS Health (a source of healthcare statistics),	健康数据源（一个医疗统计数据来源）
IMS	sometimes information management system	有时是信息管理系统
IND	investigational new drug (US)	研究新药（美国）
INFARMED	Portuguese National Institute of Pharmacy and Medicine	葡萄牙药品和药物国家研究所，网址 www.infarmed.pt/
INN	international non-proprietary name	国际非专利药品名称
IRB	Institutional Review Board (North America), see EC	机构（伦理）审查委员会（北美），请参阅 EC
IRBR	incremental risk-benefit ratio	增量风险-获益比
ISMP	Institute for Safe Medical Practices	安全医疗实践研究所
ISO	International Organization for Standardization	国际标准化组织，网址 www.iso.org
ISoP	International Society of Pharmacovigilance	国际药物警戒学会，网址 www.isoponline.org
ISPE	International Society for Pharmacoepidemiology	国际药物流行病学学会，网址 www.pharmacoepi. org
ISS	integrated safety summary	安全性汇总摘要
IST	investigator sponsored trial	研究者赞助的试验
IT	information technology	信息技术
J		
J-ART	Japanese adaptation of WHO-ART, see WHO-ART	WHO-ART 的日语版，请参阅 WHO-ART
J-MedDRA	Japanese language version of MedDRA® (also MedDRA/J)	MedDRA®的日语版（也称MedDRA/J）
JMO	Japanese Management Organisation (for MedDRA/J)	日本管理组织(适用于MedDRA/J)
JPMA	Japanese Pharmaceutical Manufacturers' Association	日本制药工业协会，网址 http://www.jpma. or.jp/english/
K		
KOL	key opinion leader	关键意见领袖
KPI	key performance indicator	关键绩效指标
L		
LAREB	Landelijke Registratie en Evaluatie van Bijwerkingen (Netherlands Pharmacovigilance Foundation)	荷兰药物警戒基金会，网址 www.lareb.nl/

续表

英文缩写	英文	最终版
LEEM	Les Entreprises du Médicament (Association of the French Pharmaceutical Industry)	法国制药工业协会，网址 www.leem.org
LFT	liver function test(s)	肝功能检查
LLT	lowest level term (in MedDRA hierarchy)	MedDRA 层次结构中的低位语
LOINC	logical observations: identifiers, names, codes (for lab data)	逻辑观察：标识符，名称，代码（用于实验室数据），网址 loinc.org/
LPD	local product document	本地产品文件
LSSS	large simple safety studies	大型简单安全性研究
M		
M1	ICH topic on international medical terminology, e.g., points to consider, see MedDRA	ICH 有关国际医学术语的主题，例如要考虑的要点，见 MedDRA
M2	ICH guidelines on electronic standards for the transfer of regulatory information	ICH 有关监管信息传递的电子标准指南
M5	ICH guideline on the identification of medicinal products	ICH 药品鉴定指南
MA	marketing authorisation	上市许可
MAA	marketing authorisation application	上市许可申请
MAH	marketing authorisation holder	上市许可持有人
MAUDE	manufacturer and user facility device experience database at FDA (CDRH)	FDA 的制造商和用户设备体验数据库（CDRH）
MCA	Medicines Control Agency (UK), replaced by MHRA	药品监管局（英国），由 MHRA 取代
MDN	electronic message disposition notification	电子信息处理通知
MDR	medical device reporting program database at FDA (CDRH), historical data, see DEN	FDA 的医疗器械报告项目数据库（CDRH），历史数据，请参阅 DEN
MEB	Dutch Medicines Evaluation Board (and the MEB Agency)	荷兰药品评估委员会（以及 MEB 机构），网址 www.cbg-meb.nl
MedDRA®	medical dictionary for regulatory activities terminology (ICH Topic M1)	监管活动术语医学词典（ICH 主题 M1），请参阅 www.meddramsso.com
MedDRA/J	Japanese language version of MedDRA®, sometimes J-MedDRA	日语版的 MedDRA®，有时是 J-MedDRA
MEDIS	Japanese adaptation of ICD-9	ICD-9 的日语版
MedSun	medical product surveillance network for medical devices (US)	用于医疗器械的医疗产品监测网络（美国）
MedWatch	FDA medical products safety reporting program (see FDA 3500 and FDA 3500A)	FDA 医疗产品安全报告项目（参见 FDA 3500 和 FDA 3500A）
MGPS	multi-item Gamma Poisson shrinker	多项伽玛泊松压缩法
MHLW	Ministry of Health, Labour and Welfare or Koseirodosho (Japan)	厚生劳动省（日本），网址 www.mhlw.go.jp

续表

英文缩写	英文	最终版
MHRA	Medicines and Healthcare products Regulatory Agency (UK), formerly MCA	药品和医疗产品监管局（英国），或称英国药监局，以前是 MCA，网址 www.mhra.gov.uk/
MIHARI	medical information for risk assessment initiative (Japan)	风险评估倡议的医学信息（日本）
MLM	medical literature monitoring	医学文献监测
MPA	Swedish Medical Products Agency	瑞典药品管理局，网址 www.lakemedelsverket.se/english/
MPD	medicinal products dictionary (EU), frequently EVMPD or EV MPD, also see XEVMPD	药品词典（欧盟）or 欧盟药品字典，通常为 EVMPD 或 EV MPD，另见 XEVMPD
MPR	medicinal product report (EU)	药品报告（欧盟）
MRC	Medical Research Council (UK)	医学研究理事会（英国），网址 www.mrc.ac.uk
MRP	mutual recognition procedure, see DCP (EU)	相互认可注册程序，参见 DCP（欧盟）
MS	Member State (EU)	成员国（欧盟）
MSF	Médecins Sans Frontières	无国界医生组织
MSSO	Maintenance and Support Services Organization (for MedDRA)	维护和支持服务组织 (MedDRA)，网址 www.meddramsso.com
N		
NAP	national authorisation procedure	国家许可程序
NB	net benefit	净获益
NCA	national competent authority, see CNA	国家主管部门，参见 CNA
NCE	new chemical entity	新化学实体
NCS	not clinically significant	无临床意义
NCVIA	National Childhood Vaccine Injury Act	国家儿童疫苗伤害法案
NDA	new drug application (US), see MAA	新药申请（美国），见 MAA
NDF-RT	national drug file reference terminology (US)	国家药物文件参考术语（美国）
NDS	new drug submission (Canada), see BLA, NDA, and MAA	新药申报（加拿大），参见 BLA、NDA 和 MAA
NEC	not elsewhere classified (in MedDRA terminology)	未另行分类（MedDRA 术语）
NGO	Non-Governmental Organization	非政府组织
NICE	National Institute for Health and Care Excellence (UK)	国家健康与临床卓越研究院（英国）
NIMP	non-investigational medicinal product (EU)	非研究用药品（欧盟）
NLM	National Library of Medicine (US)	国家医学图书馆（美国），网址 www.nlm.nih.gov
NME	new molecular entity	新分子实体
NNH	number needed to harm	害需治数/致一例伤害需用药的患者数
NNT	number needed to treat	需治疗人数/避免1例不良结局的发生或得到1例有益结果需要治疗的病例数

续表

英文缩写	英文	最终版
NoMA	Norwegian Medicines Agency	挪威药品管理局，Statens legemiddelverk 或SLV，网址 www.legemiddelverket.no/ /InterPage _____16645.aspx
NOS	not otherwise specified (in MedDRA terminology)	未特指的（MedDRA术语中）
NUI	non-urgent information	非紧急信息
O		
ODD	orphan drug designation	孤儿药认定
OGYI	Hungarian regulatory agency, National Institute of Pharmacy	匈牙利监管机构，匈牙利国家药品管理局，网址 www.topra.org
OMOP	Observational Medical Outcomes Partnership (US)	观察性医疗结果合作组织（美国），网址 http://omop.fnih.org
OMS	World Health Organisation, also WHO	世界卫生组织，也是WHO，网址 www.who.int
OND	office of new drugs at CDER	CDER新药办公室
OPDP	Office of Prescription Drug Promotion at FDA, formerly DDMAC (US)	FDA处方药推广办公室，前身为DDMAC(美国)
OSE	Office of Surveillance and Epidemiology (FDA/CDER), formerly Office of Drug Safety	监测和流行病学办公室(FDA/CDER)，前身是药物安全办公室
OTC	over the counter	非处方药
OTIS	Organization of Teratology Information Services	畸胎学信息服务组织
OTS	Office of Traslational Science	(FDA)转化科学办公室
P		
PAC	patient alert card (EU)	患者警报卡（欧盟）
PADER	periodic adverse drug experience report	定期药物不良事件报告
PAES	post-authorisation efficacy study (EU)	上市后有效性研究（欧盟）
PAFSC	Pharmaceutical Affairs and Food Sanitation Council (Japan)	药事及食品卫生理事会（日本）
PAHO	Pan American Health Organisation (WHO)	泛美卫生组织（WHO），网址 www.paho.org
PAL	Pharmaceutical Affairs Law (Japan)	药事法(日本)
PAR	public assessment report, see EPAR (EU)	公共评估报告，请参阅EPAR（欧盟）
PAS	post-authorisation study (EU)	上市后研究（欧盟）
PASS	post-authorisation safety study (EU)	上市后安全性研究（欧盟）
PBRER	periodic benefit-risk evaluation report, see PSUR and ICH E2C(R2) guideline	定期效益-风险评估报告，请参阅PSUR和ICH E2C(R2)指南
PCC	Poison Control Center	毒物控制中心
PCORI	Patient-Centered Outcomes Research Institute (US)	以患者为中心的结果研究所(美国)
PD	pharmacodynamics	药效动力学
PDCO	Paediatric Committee	儿科委员会
PDUFA	Prescription Drug User Fee Act (FDA)	处方药使用者付费法案（FDA）
PEI	German Federal Agency for Sera and Vaccines	德国国家血清和疫苗研究所，请参阅BfArM，网址 www.pei.de/EN/home /node-en.html?__nnn=true

续表

英文缩写	英文	最终版
PEM	prescription event monitoring	处方事件监测
PFSB	Pharmaceutical and Food Safety Bureau (Japan)	药品和食品安全局（日本）
PhPID	pharmaceutical identification of medicinal products	医药产品的药物鉴定
PhRMA	Pharmaceutical Research and Manufacturers Association	药品研究与制造商协会，网址 www.phrma.org/
PhVIWG	pharmacovigilance inspectors working group (at EMA)	药品检查工作组（EMA）
PhVWP	pharmacovigilance working party, replaced by the PRAC (EU)	药物警戒工作组，由PRAC取代（欧盟）
PIL	patient information leaflet (EU)	患者信息手册（欧盟）
PIM	product information management system (EU)	产品信息管理系统（欧盟）
PIP	paediatric investigation plan	儿科研究计划
PIS	patient information sheets	患者信息
PK	pharmacokinetics	药代动力学
PK/PD	pharmacokinetics/pharmacodynamics	药代动力学/药效动力学
PL	package leaflet	包装说明书
PLA	product license application, superceded by BLA (US)	产品许可申请，被BLA取代（美国）
PLR	physicians labelling rule (US)	医师标签规则(美国)
PM	EudraVigilance post-authorisation module (EU),	欧洲药物警戒系统上市许可模块(欧盟)
PM	sometimes post-marketing (worldwide)	有时是上市后（全球）
PMA	premarket approval (US application for medical devices)	上市前批准（美国医疗器械申请）
PMC	post-marketing commitment	上市后承诺
PMDA	Pharmaceuticals and Medical Devices Agency (Japan)	药品及医疗器械局(日本)，网址www.pmda.go.jp/english/index.html
PMR	post-marketing requirement	上市后要求
PMS	post marketing surveillance	上市后监测
POM	prescription only medicine	只限处方药物
PRAC	Pharmacovigilance Risk Assessment Committee (EU)	药物警戒风险评估委员会（欧盟）
PRO	patient reported outcome	患者报告结局
PRR	proportional reporting ratio	报告比值比
PSMF	pharmacovigilance system master file (EU), replaced DDPS	药物警戒体系主文件（欧盟），替代DDPS
PSUR	periodic safety update report, see E2C	定期安全性更新报告，请参阅E2C
PT	preferred term (in MedDRA and other terminologies)	首选语（在MedDRA和其他术语中）

续表

英文缩写	英文	最终版
PTC	points to consider, also PtC	考虑要点，也是PtC
PV	pharmacovigilance, sometimes PhV	药物警戒，有时是PhV
PVA	pharmacovigilance agreement	药物警戒协议
PVSMF	pharmacovigilance system master file	药物警戒体系主文件
Q		
QA	quality assurance	质量保证
QALY	quality adjusted life year(s)	质量调整寿命年
QC	quality control	质量控制
QD	quality document	质量文件
QoL	quality of life	生活质量
QP	See QPPV	请参阅QPPV
QPPV	EU qualified person for pharmacovigilance, sometimes EU QPPV or QP	欧盟药物警戒负责人，有时是欧盟QPPV或QP
QRC or QR	quick response code	快速响应码或二维码
QS	quality system	质量体系
R		
RA	rapid alert	快速警报
RA	sometimes vegulatory affairs	有时是法规事务、监管事务、药政事务
R-B	risk-benefit,	风险-效益
R-B	sometimes RB, see B-R	有时是RB，请参阅B-R
RCA	root cause analysis	根本原因分析
RCT	randomised clinical trial	随机临床试验
REMS	risk evaluation and mitigation strategy (US)	风险评估与减低策略（美国）
RiskMAP	risk minimisation action plan (US)	风险最小化行动计划（美国）
RMP	risk management plan	风险管理计划
RMS	reference member state (EU)	参考成员国（欧盟）
RMS	sometimes risk management strategy	有时指风险管理策略
ROW	rest of world	世界其他地区
RSI	reference safety information	安全性参考信息 或 参考安全信息
RTF	refusal to file (US)	拒绝受理（美国）
RWA	real world analytics	真实世界分析
RWD	real world data	真实世界数据

续表

英文缩写	英文	最终版
	S	
SADR	suspected adverse drug reaction (US, proposed)	疑似不良药物反应（美国，建议）
SAE	serious adverse event	严重不良事件
SAM	Estonian State Agency of Medicines (Ravimiamet) or Latvian State Agency of Medicines	爱沙尼亚药品管理局或拉脱维亚药品管理局，网址 www.sam. ee/ Cached - Similar
SAR	serious adverse reaction	严重不良反应
SCDM	Society for Clinical Data Management	临床数据管理协会
SDO	Standards Development Organisation	标准开发组织
SFDA	State Food and Drug Administration (People's Republic of China)	国家食品药品监督管理局（中华人民共和国）
SFDA	sometimes Shanghai Food and Drug Administration (People's Republic of China)	有时指上海食品药品监督管理局（中华人民共和国）
SFDA	or Saudi Food and Drug Adminstration (Saudi Arabia)	沙特食品药品监督管理局（沙特阿拉伯）
SGML	standard generalised markup language	标准通用标记语言
SI	scientific information (Japan)	科学信息（日本）
SLV	Norwegian States Legemiddelverk, see NoMA	挪威国家药品管理局，参见 NoMA
SMCA	Lithuanian State Medicines Control Agency	立陶宛国家药物管制署，网址 www.vvkt.lt/index. php?4130082712
SME	subject matter expert	主题专家
SmPC	summary of product characteristics, see SPC (EU)	产品特性概述，参见 SPC（欧盟）
SMQ	standardised MedDRA Query	标准化 MedDRA 查询
Snomed®	systematized nomenclature of medicine (registered mark of CAP)	医学术语系统化命名法（CAP 注册商标）
Snomed CT®	snomed clinical terms (Snomed RT plus UK NHS clinical terms)	医学临床术语系统化命名法（Snomed RT 加上英国 NHS 临床术语）
Snomed® PL	snomed problem list (US Veteran's Administration/ Kaiser Permanente)	医学术语系统化命名问题列表（美国退伍军人事务部/凯撒医疗网）
Snomed RT®	snomed reference terms	医学术语系统化命名参考术语
SOC	system organ class (in MedDRA terminology)	系统器官分类（MedDRA 术语）
SOP	standard operating procedure	标准操作程序
SPC	summary of product characteristics, see SmPC (EU)	产品特性概述，参见 SmPC
SPC	also may refer to supplementary protection certificate for intellectual property protection (EU)	有时也指知识产权保护的补充保护证书（欧盟）
SPL	structured product labeling (US), see PLR	注册产品标签（美国），参见 PLR
SPS	summary of pharmacovigilance system	药物监管系统综述

英文缩写	英文	最终版
SRS	spontaneous reporting system (worldwide)	自发报告系统（全球范围内）
SRS	sometimes safety reporting system database, retired and replaced by AERS (FDA)	有时是安全报告系统数据库，已停用并由 AERS（FDA）取代
STN	submission tracking number (FDA)	提交跟踪编号（FDA）
SUKL	Czech Republic	捷克共和国国家药品监管机构，网址 www.sukl.cz/
SUKL	or Slovak Republic State Institute for Drug Control	斯洛伐克共和国国家药品监管机构，网址 www.sukl.sk/
SUSAR	suspected unexpected serious adverse reaction	疑似非预期严重不良反应
T		
TCT	European Union telematics controlled terms, see EU TCT	欧盟药物列表术语库，参见 EU TCT
TGA	Therapeutic Goods Administration (Australia)	澳大利亚药品管理局
TPD	Therapeutic Products Directorate of Health Canada	加拿大卫生部药品局
U		
UMC	Uppsala Monitoring Centre	乌普萨拉监测中心，请参阅 www.who-umc.org
UMLS	unified medical language system metathesaurus (US-based dictionary repository)	一体化医学语言系统元词库（总部位于美国的字典存储库）
USPI	United States package insert	美国药品说明书
USPR	United States periodic report	美国定期报告
USR	urgent safety restriction	紧急安全性限制
V		
VAERS	vaccine adverse event reporting system (FDA/CBER/CDC)	疫苗不良事件报告系统（FDA/CBER/CDC）
W		
WebVDM	web visual data mining environment	网页可视化数据挖掘环境
WHO	World Health Organization	世界卫生组织，请参阅 OMS www.who.int
WHO-ART	World Health Organization adverse reaction terminology	世界卫生组织不良反应术语
WHO-CC	World Health Organization Collaborating Centre	世界卫生组织合作中心
WHO-DD	World Health Organisation drug dictionary	世界卫生组织药物词典
WHO-DDE	World Health Organisation drug dictionary enhanced	世界卫生组织增强版药物词典
X		
XEVMPD	extended EudraVigilance medicinal products dictionary, sometimes xEVMPD	扩展版欧洲药物警戒系统药物词典，有时写作 xEVMPD
XEVPRM	extended Eudravigilance product report message	扩展版欧洲药物警戒系统产品报告信息
XML	extensible markup language	可扩展标记语言